中国西部卫生体系十年发展和现状

杨　珉　主编

科学出版社
北　京

内 容 简 介

本书主要研究中国西部卫生体系发展及其现状。全书共十三章，首先介绍了该书的背景。然后采用文献复习、时间趋势分析和关联分析等统计方法，分别按卫生体系的主要版块全面系统地梳理以下内容：卫生政策和体系发展、卫生筹资、卫生机构发展、卫生人力发展、卫生服务和卫生信息。关注卫生体系指标在西部地区的表现和发展趋势，并结合四川省各县的卫生统计信息深入地分析卫生体系投入与人群健康的关系以及四川省近十年疾病谱及疾病负担的变化。为了更广泛地反映西部地区的现状，书中收入了我国西部地区的甘肃、陕西省、宁夏回族和广西壮族自治区的卫生体系发展案例。

本书可供公共卫生政策研究人员、卫生机构管理人员和科研人员参考资料，亦可作为高校公共事业管理学科、医学院校公共卫生和预防医学的教学教材和参考书。

图书在版编目（CIP）数据

中国西部卫生体系十年发展和现状/杨珉 主编．—北京：科学出版社，2016．11

ISBN 978－7－03－050758－7

Ⅰ．①中… Ⅱ．①杨… Ⅲ．①医疗保健制度－概况－西北地区②医疗保健制度－概况－西南地区 Ⅳ．①R199．2

中国版本图书馆 CIP 数据核字（2016）第 281905 号

责任编辑：杨 岭 刘 琳/责任校对：韩雨舟

责任印制：余少力/封面设计：墨创文化

科学出版社 出版

北京东黄城根北街 16 号

邮政编码：100717

http://www.sciencep.com

成都锦瑞印刷有限责任公司印刷

科学出版社发行 各地新华书店经销

*

2016 年 11 月第 一 版 开本：16（787×1092）

2016 年 11 月第一次印刷 印张：24．25

字数：570 千

定价：76.00 元

（如有印装质量问题，我社负责调换）

《中国西部卫生体系十年发展与现状》编委

主　编：杨　珉

副主编：郑晓华　龙　虎　吴先萍

编委（以姓氏拼音首字母为序）：

陈耀龙　邓　颖　冯昌琪　胡锦梁

黄　薇　李　茜　黎燕宁　潘　杰

邱培媛　乔　慧　赵　莉　周晓媛

周忠良

其他参编人员（以姓氏拼音首字母为序）：

陈　飞　陈　文　冯启明　高明月

郭　冰　李林贵　李亚茜　李　志

历　旦　刘鸿宇　刘霖芯　任　燕

孙玉风　王　琪　王　帅　张士华

张子午　曾　晶　甄丽丽

致谢

本书出版获得美国中华医学基金会对四川大学西部农村卫生发展中心项目的资助（项目编号：CMB 12－106）

CHINA MEDICAL BOARD

前　　言

《中国西部卫生体系十年发展和现状》是四川大学西部农村卫生发展研究中心主编，四川省卫计委卫生信息中心、四川省卫生政策研究所和四川省疾病控制中心联合参编的第一本分析中国西部卫生体系发展的专著。

按世界卫生组织定义，卫生体系由卫生行政领导、卫生筹资、卫生机构和人力、医药器材、卫生服务和卫生信息六大版块组成。一个国家人民的健康水平直接与该国卫生体系的表现密切相关。中国政府近二十年来关注人民的健康问题，投入大量资金用于卫生体系发展，现今的城镇居民医保、农村新农合保障制度和城镇职工医保基本实现全民基本医疗保障覆盖，很大程度上解决了人民多年看病贵的问题，极大地提升了卫生服务的公平性和国民的健康水平。根据第五次人口普查及第六次人口普查数据，我国平均寿命从 2000 年的 73.0 岁提升到 2010 年的 78.1 岁；婴儿死亡率从 2000 年的 32.2‰下降到 2014 年的 8.7‰；孕产妇死亡率从 2000 年的 53/10 万下降到 2014 年的 21.7/10 万，提前实现“联合国千年发展 5A 目标”。然而大量文献反映，目前中国西部地区人群的健康水平如孕产妇死亡率、婴儿死亡率和 5 岁以下儿童死亡率等明显高于东部和中部地区。例如 2013 年国家卫生统计数据显示东、中、西部的孕产妇死亡率分别为 10 万活产 9.4 例、13.7 例和 33.4 例，婴儿死亡率分别为 3.9‰、4.2‰和 8.8‰，5 岁以下儿童死亡率分别为 4.9‰、6.5‰和 11.3‰。西部地区卫生体系中的卫生机构、人力资源、卫生服务等均与东部地区存在较大的差距。目前没有足够的学术科学证据显示西部地区的卫生体系现况和发展规律，以及它们与西部人群健康水平的关系。而这些证据可为国家针对西部卫生发展的需要制定正确的卫生政策和实施规范提供重要的参考价值。

四川省位于中国西部的中心，是西部 12 省（市、区）中人口最多的省。四川省各地人群的健康水平有很大的差异。例如 2014 年四川省各地孕产妇死亡率最低是 0，而最高是 429/10 万；婴儿死亡率的差异范围是 0～43‰。2012 年统计四川省各地 5 岁以下儿童死亡率的差异范围是 7.1‰～104‰。为什么会有如此差异，是否是各地卫生体系发展不均衡？能否通过改善对卫生体系的投入和提高卫生服务质量达到缩小人群健康水平上的差异？回答这些问题有必要深入梳理四川省卫生体系的发展趋势和变化、人民健康水平的变化，以及它们之间的关系。结果将有助于了解人群健康水平不同的原因，有利于地方政府正确地实施卫生决策和投资，最终缩小不同地区和群体间的健康非公平性，有效提升全民健康水平。

本书联手四川最有权威性的卫生行政机构和研究机构，利用国家正式发布的卫生年报统计数据、疾病和死亡监测数据，采用文献分析、时间趋势分析和关联分析等方法，分别按卫生体系的主要版块全面系统地梳理如下内容：卫生政策发展（第二章）、卫生筹资（第三章）、卫生机构发展（第四章）、卫生人力发展（第五章）、卫生服务（第六章）和卫生信息（第七章）。分析关注卫生体系指标在西部地区的表现和发展趋势，并结合四川省各县的卫生统计信息深入地分析卫生体系投入与人群健康的关系（第九章），以及四川省近十年疾病谱及疾病负担的变化（第八章）。为了更广泛地反映西部地区的现状，书中还呈现了甘肃省（第十章）、陕西省（第十一章）、宁夏回族自治区（第十二章）和广西壮族自治区（第十三章）的卫生体系发展案例。

本书中丰富的统计分析数据和结果可作为卫生决策者制定政策时的参考，其证据有利于有效地对卫生体系进行投入，使之能真正提升西部人群的健康水平。其中含有多年大量的卫生统计数据和图表可用于公共卫生、预防医学、卫生管理等相关学科学生的教学和科研培训材料。相关领域的研究人员也可以对这些数据进行深入挖掘和再分析，以提出新的决策证据。

本书可认为是新中国成立以来第一本从卫生体系角度系统梳理和分析西部和四川卫生事业发展趋势和现状的专著。全书共十三章，约265万字。本书适合公共卫生政策研究人员、卫生机构管理人员和科研人员、高校公共事业管理学科专业人员和研究生、医学院校公共卫生和预防医学学科的教师和学生等阅读。

本书的出版得到美国中华医学基金会（China Medical Board，CMB）的大力支持。支持项目名称：四川大学西部农村卫生发展研究中心，项目编号12-106（Sichuan University Western China Center for Rural Health Development，Grant Number 12-106）。

杨　珉

2016年9月

目　录

第一章 背 景

第一节 中国西部的地理、气候及资源

中国西部地区包括 12 个省市区，即西南五省区市（四川、云南、贵州、西藏、重庆）、西北五省区（陕西、甘肃、青海、新疆、宁夏），以及内蒙古和广西。总面积约 686 万平方公里，西部地区与蒙古、俄罗斯、塔吉克斯坦、哈萨克斯坦、吉尔吉斯斯坦、巴基斯坦、阿富汗、不丹、尼泊尔、印度、缅甸、老挝、越南 12 个国家接壤，陆地边境线长达 1.8 万余公里，约占全国陆地边境线的 91%；与东南亚许多国家隔海相望，有大陆海岸线 1 595 km，约占全国海岸线的 1/10。西部地区面积约占全国陆地面积的 72%，而人口总数约为 3.8 亿，占全国总人口的 29%左右，相对于中、东部，呈现出明显的区域辽阔、人口密度稀疏的特点。

一、地理环境

中国大陆的自然地貌在总体上呈现出“西高东低”的三级阶梯状，西部地区处于第一和第二阶梯。中国西部地区南北跨越 28 个纬度，东西横贯 37 个经度，远离海洋，深居内陆，地形复杂，以高原、山脉、盆地为主。“三原四盆”是中国西部的基本地势特征，青藏高原、黄土高原和云贵高原，占据了西部的大部分；“五大盆地”中的柴达木、塔里木、准噶尔和四川盆地位居其中，因此中国西部包括了中国大部分的高原和盆地。同中原腹地和沿海地貌相比，西部地区显著的特征为多山地、高原、盆地、纬度高，且大都处于干旱、半干旱或荒漠、半荒漠的自然状态中，属于典型的“高地”环境。因此即使西部地区疆域辽阔，但人口却相对稀少。另外，西部地区还有着绵延的待开发的荒原地带，它们由于崇山峻岭的封闭、漫天风沙的阻挡、节令气候的恶劣，以及草木土壤的贫瘠，仍然原始地、亘古不变地保持着大自然的真实状态。

二、气候特征

我国西部气候类型复杂多样，主要以干旱和高寒气候为主。西部跨越热带、亚热带、暖温带、中温带、寒温带、青藏高原垂直温度带，又因其多样的地貌特征，使得气候的水平和垂直差异明显。例如，年太阳总辐射量由 3 305 MJ/m^2（四川峨眉）到 11 000

MJ/m^2（西藏昆沙），年日照时数由 784 h（四川宝兴）到 3 353.9 h（青海冷湖），年平均气温由<4℃（藏北、江河源区）到 22～24℃（云南红河谷地、广西南部），积温由 0～500 ℃（青南、藏北）到 8710 ℃（云南元江），年降水量由 6.9 mm（新疆托克逊）到 4095 mm（藏南巴昔卡），年平均风速由小于 1 m/s（四川盆地）到超过 6 m/s（新疆达坂城）[1]。

西南地区年平均气温大都在 10 ℃以上，而西北地区多在 10 ℃以下，青藏高原在 0 ℃以下。降水量方面，西南地区气候温和、降水充沛，而西北地区则干旱少雨，3/4 的地区属于干旱、半干旱区，是我国水资源最短缺、河川径流最贫乏的地区[2]。

三、资源分布

中国西部地区水资源丰富，占全国水资源总量的 50%以上，但分布不均，西南地区（9826.5 亿立方米）远高于西北地区（2235.7 亿立方米）。西部地区的矿产资源储量也十分可观，石油资源占全国的 39.0%，天然气占 85.6%，煤炭占 43.4%，多种金属矿产资源储量占全国储量的 50%以上，几种主要的黑色金属如锰矿、铬矿、钒矿、原生钛铁矿甚至高达 80%以上，西部地区的林业用地面积占全国的 58.1%，森林面积占全国的 60.0%，湿地面积占全国的 56.6%[3]。

第二节　中国西部的人口

根据我国第六次人口普查的数据[4]，截至 2010 年 11 月 1 日零时，全国人口总数为 1 332 810 869 人，其中西部地区人口总数为 360 357 767 人、中部地区人口总数为 410 240 270 人、东部地区人口总数为 562 212 832 人。

一、人口出生率、死亡率及自然增长率

2002～2013 年全国各地区的人口出生率、死亡率、自然增长率分别见图 1-1～图 1-3、表 1-1～表 1-3。从图表中可看出，西部地区人口出生率高于中、东部地区，死亡率差别不明显，人口自然增长率呈现出西高东低的趋势[3]。

表 1-1　2002～2013 年全国及东、中、西部地区人口出生率　　单位:‰

地区＼年份	2002	2003	2004	2005	2006	2007	2008	2009	2010	2011	2012	2013
全国	12.86	12.41	12.29	12.40	12.09	12.10	12.14	12.13	11.90	11.93	12.10	12.08
东部	10.53	10.47	10.86	10.74	10.58	10.76	10.66	10.72	10.56	10.23	10.81	10.45
中部	11.16	10.88	10.84	11.04	11.04	11.03	11.17	11.20	11.32	11.15	11.44	11.43
西部	13.17	12.59	12.20	12.30	11.96	11.96	11.95	11.80	11.63	11.61	11.84	11.80

注：根据各省年末人口及出生人口推算。因全国总人口根据抽样误差和调查误差进行了修正，而分地区人口未作修正，且全国总人口包括现役军人数，而分地区人口数中未包括，因此出现全人群的出生率及死亡率高于各部分出生率、死亡率的异常情况。

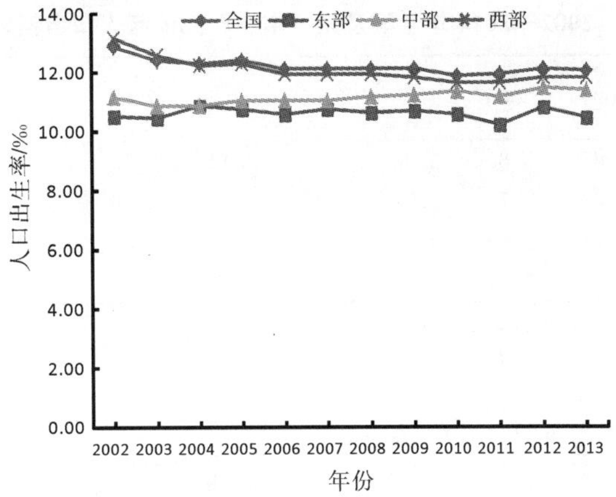

图 1-1 2002～2013 年全国及东、中、西部地区人口出生率

表 1-2 2002～2013 年全国及东、中、西部地区人口死亡率 单位:‰

年份 地区	2002	2003	2004	2005	2006	2007	2008	2009	2010	2011	2012	2013
全国	6.41	6.40	6.42	6.51	6.81	6.93	7.06	7.08	7.11	7.14	7.15	7.16
东部	6.11	6.15	6.03	6.03	5.81	5.89	5.83	5.76	5.69	5.75	5.99	5.94
中部	6.00	6.05	6.10	6.05	6.05	6.11	6.36	6.20	6.09	6.18	6.31	6.29
西部	6.48	6.45	6.24	6.39	6.21	6.14	6.30	6.18	6.15	6.22	6.32	6.37

注：根据各省年末人口及出生人口推算。因全国总人口根据抽样误差和调查误差进行了修正，而分地区人口未作修正，且全国总人口包括现役军人数，而分地区人口数中未包括，因此出现全人群的出生率及死亡率高于各部分出生率、死亡率的异常情况.

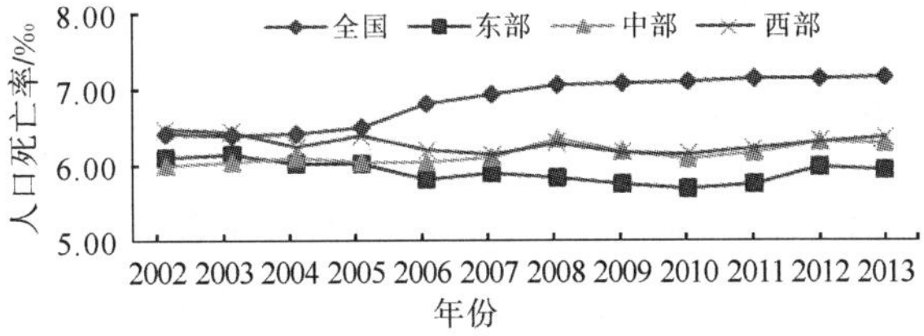

图 1-2 2002～2013 年全国及东、中、西部地区人口死亡率

表 1-3 2002～2013 年全国及东、中、西部地区人口自然增长率 单位:‰

年份 地区	2002	2003	2004	2005	2006	2007	2008	2009	2010	2011	2012	2013
全国	6.45	6.01	5.87	5.89	5.28	5.17	5.08	5.05	4.79	4.79	4.95	4.92
东部	4.42	4.31	4.83	4.71	4.77	4.87	4.83	4.96	4.87	4.48	4.82	4.51
中部	5.16	4.84	4.75	4.99	5.00	4.91	4.81	5.00	5.23	4.97	5.12	5.14
西部	6.70	6.14	5.96	5.91	5.75	5.82	5.65	5.63	5.48	5.39	5.51	5.43

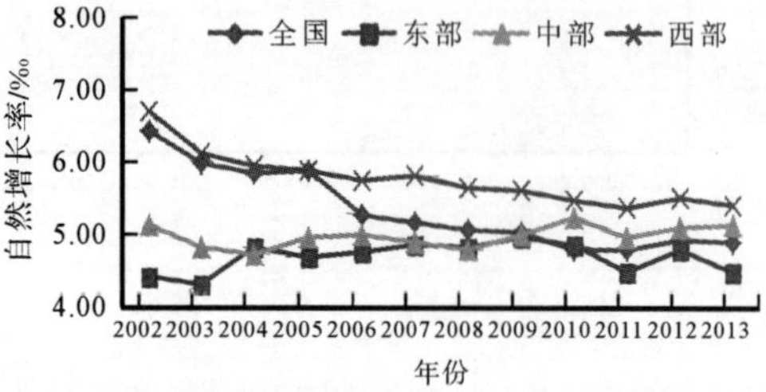

图 1-3 2002～2013 年全国及东、中、西部地区人口自然增长率

二、人口结构及变迁

（一）人口性别结构

根据第六次人口普查的数据[4]，2010 年，我国男性人口数为 682 329 104 人，女性为 650 481 765 人，性别比为 104.9。中部男性人口数为 210 995 871 人，女性人口数为 199 244 399 人，性别比为 105.9。东部男性人口数为 286 065 651 人，女性人口数为 276 147 181 人，性别比为 103.6。西部男性人口数为 185 267 582 人，女性人口数为 175 090 185 人，性别比为 105.8。2000 年全国的性别比为 106.3%，中、东部地区性别比为 105.45，西部地区性别比为 108.6。

（二）人口年龄结构及抚养比

2010 年我国 0～14 岁、15～64 岁和≥65 岁的人口比重分别为 16.60%、74.53%和 8.87%。按照世界卫生组织的标准，我国已经进入老龄化社会。1990 年和 2000 年的数据显示，西部地区的老龄化水平略低于中、东部地区，但是 2010 年的数据显示，西部地区≥65 岁人口比重已经超过了中、东部地区，表明西部地区老龄化速度快于中、东部地区（表 1-4）。从 1990～2010 年，全国抚养比呈现出单边下降的趋势，由 1990 年的 49.83%，到 2000 年的 42.56%，下降到 2010 年的 34.18%[4-6]（表 1-4、图 1-4）。

表 1-4 1990～2010 年全国及中、东、西部地区年龄结构及抚养比 单位:%

地区	1990 年				2000 年				2010 年			
	0～14 岁	15～64 岁	≥65 岁	抚养比	0～14 岁	15～64 岁	≥65 岁	抚养比	0～14 岁	15～64 岁	≥65 岁	抚养比
全国	27.69	66.74	5.57	49.83	22.89	70.15	6.96	42.56	16.60	74.53	8.87	34.18
东部	26.29	67.48	6.23	48.19	20.66	71.64	7.70	39.59	14.47	76.57	8.96	30.61
中部	28.54	66.15	5.31	51.17	23.76	69.61	6.63	43.67	17.45	73.77	8.79	35.56
西部	28.51	66.46	5.02	50.46	25.14	68.50	6.36	45.99	18.93	72.11	8.96	38.69

数据来源：国家统计局第四次、五次、六次人口普查；根据各省年末人口及各年龄段人口推算

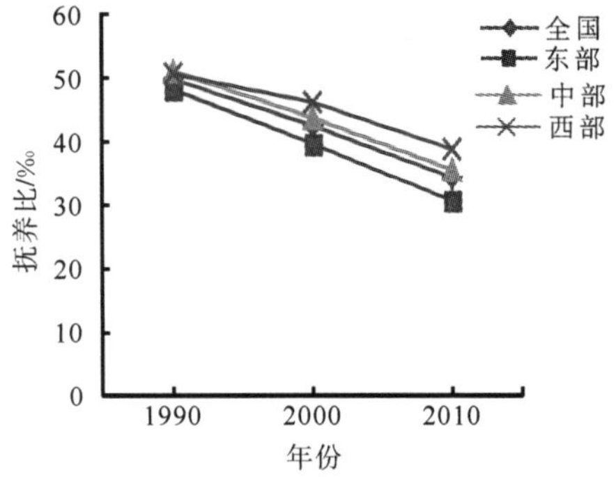

图 1-4 1990～2010 年全国及中、东、西部地区抚养比变化趋势

（三）人口金字塔

2000 年、2010 年全国、东部、中部、西部人口金字塔[4,5]见图 1-5。2000 年，东部劳动人口比例明显高于中部和西部地区，2010 年各地区人口结构接近，较 2000 年少年儿童人口比重明显减小，而 65 岁及以上老年人口比重增加。

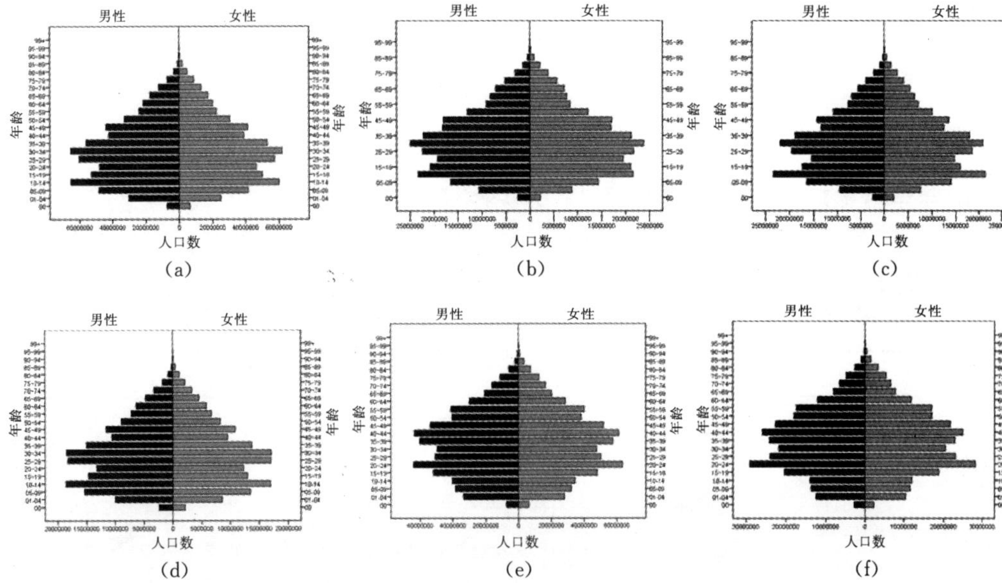

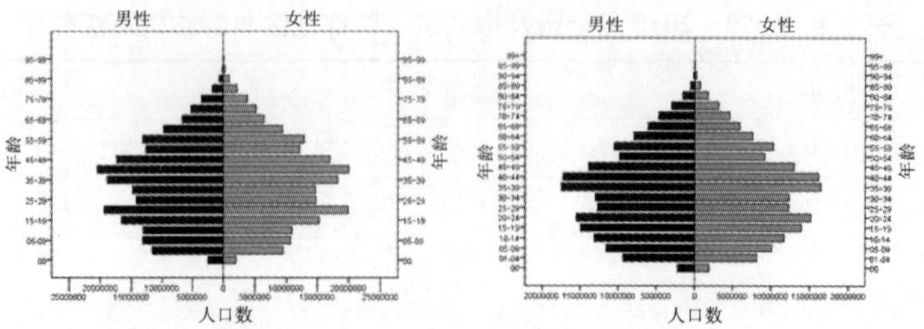

(g) (h)

图 1-5 2000 年及 2010 年全国及东、中、西部人口金字塔

(a) 2000 全国；(b) 2000 东部；(c) 2000 中部；(d) 2000 西部；

(e) 2010 全国；(f) 2010 东部；(g) 2010 中部；(h) 2010 西部

（四）人口城乡结构及人口流动

自 20 世纪 80 年代中期开始，中国经历了快速的城镇化。根据中国统计年鉴数据及第六次人口普查数据[3,4]，我国 2013 年城镇人口比重为 53.73%，其中西部为 45.98%，东部为 63.09%，中部为 49.66%，西部的城镇化水平低于中、东部地区（表 1-5）。亦自 20 世纪 80 年代开始，中国经历了大规模的人口流动。到 2012 年，中国流动人口数量达到了 2.36 亿人，占全国总人口的 17%，流动人口以农村向城市流动为主[7]。

表 1-5 2005～2013 年全国及中、东、西部地区城镇人口比重 单位：%

年份 地区	2005	2006	2007	2008	2009	2010	2011	2012	2013
全国	42.99	44.34	45.89	46.99	48.34	49.95	51.27	52.57	53.73
东部	53.61	54.87	55.72	56.68	57.59	60.02	61.01	62.16	63.09
中部	39.10	40.39	41.63	43.03	44.18	45.31	46.99	48.49	49.66
西部	34.52	35.69	37.00	38.48	39.66	41.44	42.99	44.74	45.98

注：根据各省年末人口及城镇人口推算

（五）教育

2010 年全国文盲人口（即 15 岁及 15 岁以上不识字或识字很少的人口）为 5466 万人，文盲率（文盲人口占 15 周岁及以上人口的比例）为 4.1%，西部文盲率高于中、东部地区[8]（表 1-6）。

表 1-6 1990 年、2000 年、2010 年全国及中、东、西部文盲人口及文盲率

地区	文盲人口/万人			文盲率/%		
	1990 年	2000 年	2010 年	1990 年	2000 年	2010 年
全国	18 003	8507	5466	15.90	6.70	4.10
东部	6117	3052	1806	14.37	6.22	3.29
中部	5919	2540	1680	15.48	6.15	3.99
西部	5967	3206	1953	18.85	9.03	5.40

注：根据各省年末人口及文盲人口推算

第三节　中国西部的经济

一、国内生产总值（GDP）

中国经济自改革开放以来，一直保持着高增长的势头。2013 年，我国 GDP 达 568 845.2 亿元，其中东部省份 GDP 达 349 336.7 亿元，中部省份为 154 670.1 亿元，西部省份为 126 002.9 亿元[3]。全国和各地区 GDP 总体呈现出增长趋势，以东部增长速度最快（表 1-7、图 1-6）。

表 1-7　2000～2013 年全国及中、东、西部地区 GDP　　　单位：亿元

年份＼地区	全国	东部	中部	西部
2000	99 214.6	55 689.6	24 865.2	16 654.6
2001	109 655.2	61 393.2	27 124.7	18 248.4
2002	120 332.7	68 055.8	29 290.5	20 168.6
2003	135 822.8	78 798.4	33 259.2	22 844.8
2004	159 878.3	95 305.9	40 349.5	27 585.2
2005	183 217.5	117 003.9	46 171.4	33 390.3
2006	211 923.5	136 792.4	53 427.7	39 301.4
2007	257 305.6	162 060.5	64 167.6	47 454.8
2008	314 045.4	191 041.2	77 922.1	58 256.6
2009	340 902.8	209 736.4	85 628.5	66 867.9
2010	401 512.8	247 662.8	104 249.5	80 825.4
2011	473 104.0	293 581.5	127 624.7	100 235.0
2012	519 470.1	320 466.5	142 117.3	113 914.5
2013	568 845.2	349 336.7	154 670.1	126 002.9

数据来源：根据 2014 年中国统计年鉴数据整理计算而得

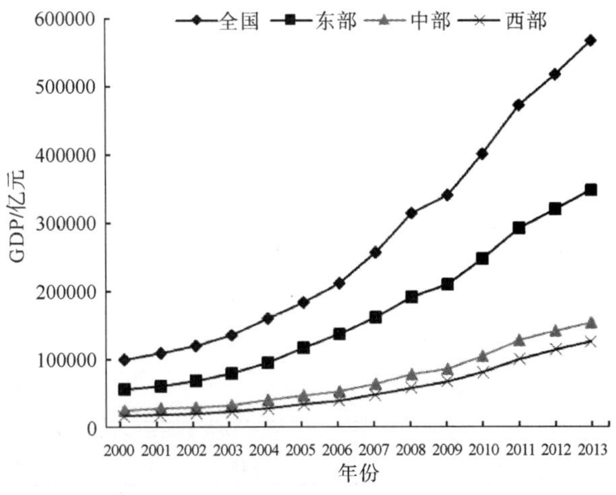

图 1-6　2000～2013 年全国及中、东、西部地区 GDP

二、人均国内生产总值

我国人均 GDP 从 2002 年的 9368 元增加到 2013 年的 41 805 元[3]，增长了约 4.5 倍。表 1-8 为 2002～2013 年全国及中、东、西部的人均 GDP。

表 1-8　2002～2013 全国及东、西、中部人均 GDP　　单位：元

地区＼年份	2002	2003	2004	2005	2006	2007	2008	2009	2010	2011	2012	2013
全国	9368	10 510	12 299	14 012	16 122	19 474	23 648	25 545	29 943	35 114	38 364	41 805
东部	13 758	15 783	18 886	22 965	26 455	30 894	35 930	38 919	44 998	52 949	57 380	62 150
中部	6960	7869	9497	11 062	12 783	15 334	18 542	20 306	24 659	30 118	33 430	36 247
西部	5639	6346	7647	9296	10 912	13 150	16 075	18 378	22 409	27 672	31 272	34 392

数据来源：2014 年中国统计年鉴；根据各省年末人口及 GDP 总数推算

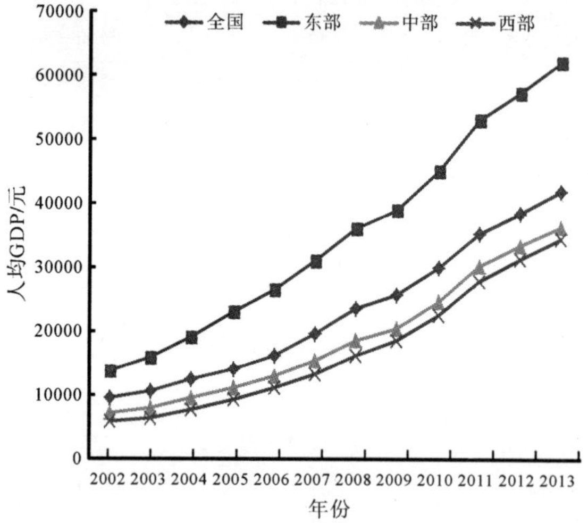

图 1-7　2002～2013 年全国及中、东、西部人均 GDP

三、居民人均收入

随着经济的发展，城市居民人均可支配收入和农村居民人均纯收入均呈现出逐年增长的趋势。总体来说，东部地区高于中、西部地区，城市居民可支配收入高于农村居民人均纯收入，西部农村最为贫困[3]（表 1-9，图 1-8）。

表 1-9　2005～2013 年全国及东、中、西部城镇居民人均可支配收入及农村居民人均纯收入

单位：元

地区＼年份		2005	2006	2007	2008	2009	2010	2011	2012	2013
全国	城镇	10 493.0	11 759.5	13 785.8	15 780.8	17 174.7	19 109.4	21 809.8	24 564.7	26 955.1
	农村	3254.9	3587.0	4140.4	4760.6	5153.2	5919.0	6977.3	7916.6	8895.9

续表

地区		2005	2006	2007	2008	2009	2010	2011	2012	2013
东部	城镇	12 953.5	14 511.2	16 494.5	18 680.4	20 393.6	22 669.8	25 733.5	28 886.0	31 682.5
	农村	4621.4	5079.9	5741.2	6486.2	7027.6	8014.1	9454.3	10 676.9	11 900.0
中部	城镇	8791.9	9887.4	11 599.9	13 204.9	14 358.9	15 958.1	18 319.2	20 708.3	22 760.2
	农村	3007.8	3339.8	3907.1	4534.2	4876.8	5628.9	6695.4	7623.8	8583.0
西部	城镇	8783.2	9728.5	11 309.5	12 971.2	14 213.5	15 806.5	18 159.4	20 600.2	22 710.1
	农村	2378.9	2588.4	3028.4	3517.8	3816.5	4417.9	5246.8	6026.6	6833.6

注：根据各省年末人口数及城镇居民人均可支配收入推算

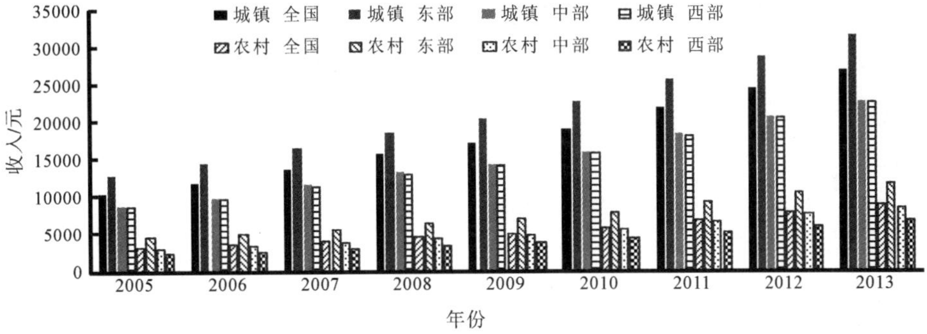

图 1-8　2005～2013 年全国及中东西部城镇居民人均可支配收入、农村居民人均纯收入

第四节　西部人群健康状况

一、平均期望寿命

根据第五次及第六次人口普查数据[4,5]，我国 2000 年的全国平均期望寿命为 73.04 岁，2010 年达到 78.16 岁（表 1-10）。各年的平均期望寿命东、中部均高于西部，各地区女性均高于男性。

表 1-10　2000 年及 2010 年全国及东、中、西部平均期望寿命　　单位：岁

地区	2000 年			2010 年		
	平均	男	女	平均	男	女
全国	73.04	71.23	74.99	78.16	75.86	80.68
东部	75.01	72.88	77.28	78.99	76.76	81.41
中部	73.08	71.42	74.86	78.37	76.02	80.93
西部	70.7	69.12	72.48	76.81	74.42	79.25

数据来源：国家统计局第五次及第六次人口普查；根据五普和六普数据直接进行计算，未进行漏报率的调整

二、儿童死亡率

儿童死亡率主要包含两个指标，即婴儿死亡率和 5 岁以下儿童死亡率。我国婴儿死亡率从 2002 年的 15.41‰下降到 2013 年的 4.97‰，5 岁以下儿童死亡率了从 2002 年的 19.27‰下降到 2013 年的 6.57‰[9]。从表 1-11、表 1-12 中可以看出，两种指标均呈现出

西部明显高于东部和中部。

表 1-11　2002～2013 年全国及东、中、西部婴儿死亡率　　单位:‰

年份/地区	2002	2003	2004	2005	2006	2007	2008	2009	2010	2011	2012	2013
全国	15.41	15.59	13.04	11.69	10.72	9.27	8.35	7.17	6.57	5.78	5.21	4.97
东部	10.16	9.92	8.72	8.11	7.57	6.69	6.00	5.22	4.86	4.26	3.81	3.66
中部	14.04	13.17	11.56	10.58	9.63	8.38	7.75	6.60	6.05	5.14	4.80	4.48
西部	22.76	24.12	19.75	17.44	15.85	13.49	12.06	10.35	9.33	8.55	7.57	7.29

数据来源：2014 年中国卫生统计年鉴

表 1-12　2002～2013 年全国及东、中、西部 5 岁以下儿童死亡率　　单位:‰

年份/地区	2002	2003	2004	2005	2006	2007	2008	2009	2010	2011	2012	2013
全国	19.27	19.40	16.04	14.44	13.23	11.49	10.53	9.11	8.48	7.53	6.82	6.57
东部	12.02	11.85	10.35	9.56	9.08	8.04	7.38	6.50	6.15	5.43	4.82	4.63
中部	17.41	16.19	14.02	12.78	11.83	10.48	9.86	8.56	7.97	6.93	6.51	6.12
西部	29.37	30.74	24.94	22.41	19.96	16.93	15.37	13.13	12.01	10.99	9.89	9.67

数据来源：2014 年中国卫生统计年鉴

三、孕产妇死亡率

孕产妇死亡率同儿童死亡率一样，都是衡量一个国家或地区卫生状况、居民健康水平、社会经济状况的重要指标。我国孕产妇死亡率由 2002 年的 47.76/10 万下降到 2013 年的 13.81/10 万[9]（表 1-13）。同儿童死亡率一样，均是西部明显高于东部和中部。

表 1-13　2002～2013 年全国及东中西部孕产妇死亡率　　单位：/10 万

年份/地区	2002	2003	2004	2005	2006	2007	2008	2009	2010	2011	2012	2013
全国	47.76	50.96	45.14	39.02	34.78	30.25	24.10	20.89	19.25	15.52	13.93	13.81
东部	23.17	22.11	22.35	19.42	17.48	16.59	12.90	11.59	11.46	8.97	8.59	8.50
中部	42.50	41.57	40.68	35.55	33.43	27.74	22.30	19.15	18.38	13.66	12.32	12.67
西部	81.02	91.41	77.00	67.65	57.83	50.14	40.69	34.93	30.06	26.30	23.05	22.14

数据来源：2014 年中国卫生统计年鉴

第五节　中国西部的少数民族

中国是一个多民族聚居的国家，共有 56 个民族，其中少数民族有 55 个。在长期的历史发展过程中各民族相互交往、流动而形成大杂居、小聚居、相互交错居住的特点。我国少数民族主要分布在西部地区，2010 年广西、云南、新疆和贵州四省区少数民族人口占全国少数民族总人口的 50%以上，其中广西占 15.28%、云南占 13.71%、新疆占 11.60%、贵州占 11.08%。我国共有 5 个自治区均为西部省份，包括内蒙古自治区、新疆维吾尔自治区、广西壮族自治区、宁夏回族自治区、西藏自治区。因此，少数民族是西部重要的组成部分。

一、少数民族人口

根据第五和第六次人口普查数据[4,5]，2010 年全国共有少数民族人口数 11 196 万人，其中 1000 万人以上的民族有壮族、回族、维吾尔族、满族。2000～2010 年，少数民族人口中 0～14 岁的少年儿童人口增长率为－19％，65 岁及以上老年人口增长率为 25％，这两个年龄段的人口在全国相同年龄段人口中的增长率分别为－27％、26％，在汉族人群中的增长率分别为－28％、26％[10]（表 1-14）。可见，少数民族的老年人口快速增长，出现老龄化的现象。

2010 年全国少数民族的城镇人口比例为 32.84％，低于全人群的 50.27％，可见少数民族的城镇化水平偏低（表 1-14）。不同地区的少数民族人口城镇化水平差别较大，2010 年少数民族人口城镇化水平最高的是上海 89.23％，最低的是四川 16.61％[11]。

二、少数民族健康

2010 年少数民族平均预期寿命为 75.85，较汉族人口低 3.06 岁，其中男性预期寿命为 73.13 岁，女性为 78.92 岁，分别较汉族低 3.53 岁和 2.47 岁。纵向来看，2010 年少数民族预期寿命较 2000 年提高 6.71 岁，男性、女性分别提高 5.76 岁、7.78 岁，而汉族预期寿命提高了 5.12 岁，男性、女性分别提高 4.66 岁、5.65 岁[10]。

2010 年少数民族的婴儿死亡率为 9.37‰，较 2000 年下降 43.82‰，下降率为 82.38％，汉族人口的婴儿死亡率为 3.13‰，较 2000 年下降 27.29‰，下降率为 89.71％。虽然少数民族婴儿死亡率下降率低于汉族，但下降基数是汉族的近 2 倍，可见少数民族在健康水平的提高上取得了显著的效果[10]。

表 1-14 2000～2010 年少数民族与全人群及汉族部分指标

年份 指标	2000			2010		
	全国	汉族	少数民族	全国	汉族	少数民族
性别比	106.3	106.3	105.9	104.9	104.9	104.8
0～14 岁人口比重/％	22.89	22.46	27.66	16.61	16.07	22.43
65 岁及以上人口比重/％	7.10	7.24	5.58	8.92	9.10	6.99
城镇化率/％	36.92	38.17	23.36	50.27	52.87	32.84
人口死亡率/‰	5.90	5.87	6.27	5.58	5.60	5.37
预期寿命/岁	73.04	73.79	69.14	78.16	78.91	75.85
男性预期寿命/岁	71.23	72.00	67.37	75.86	76.66	73.13
女性预期寿命/岁	74.99	75.74	71.14	80.68	81.39	78.92
婴儿死亡率/‰	—	30.42	53.19	6.57	3.13	9.37

注：0～14 岁和 65 岁及以上人口比重根据五普及六普数据推算；城镇化率数据来源于文献[11]；其余数据来源于文献[10]

三、少数民族经济

2000年以来民族自治地方的GDP及人均GDP逐年增高，人均GDP均低于历年全国水平，但差距在逐渐缩小（表1-15）。2013年民族自治地区的地区生产总值（GDP）为59 322.5亿元，人均GDP为33 002.6元[3,11]。

表1-15 2000～2013年民族自治地方及全国GDP指标

		2000年	2005年	2010年	2012年	2013年
民族自治地方*	地区生产总值/亿元	7486.1	15 705.9	38 989.0	54 078.6	59 322.5
	人均地区生产总值/元	4451.4	8991.4	22 060.0	30 871.1	33 002.6
全国	地区生产总值/亿元	99 214.6	184 937.4	401 512.8	519 470.1	568 845.2
	人均地区生产总值/元	7857.7	14 185.4	30 015.0	38 459.5	41 907.6

数据来源于2014年《中国统计年鉴》；*民族自治地方包括民族自治区、民族自治县及民族自治州

参考文献

[1] 施雅风. 气候变化对西北华北水资源的影响[M]. 济南：山东科学技术出版社.
[2] 张军民. 中国西部气候特点及其变化浅析[J]. 兵团教育学院学报，2006，16（1）：23-26.
[3] 国家统计局. 中国统计年鉴[Z]. 2014.
[4] 国家统计局. 第六次人口普查[Z]. 2010.
[5] 国家统计局. 第五次人口普查[Z]. 2010.
[6] 国家统计局. 第四次人口普查[Z]. 2010.
[7] 国家人口和计划生育委员会. 中国流动人口发展报告[R]. 北京，2013.
[8] 国家人口和计划生育委员会. 中国卫生统计年鉴[Z]. 2013.
[9] 国家人口和计划生育委员会. 中国卫生统计年鉴[Z]. 2014.
[10] 赵欣. 中国各少数民族死亡水平的判定和分析[D]. 中央民族大学，2013.
[11] 郑长德. 2000年以来中国少数民族人口的增长与分布[J]. 西北人口，2013（2）：1-5.

（邱培媛，李亚茜）

主要作者简介：

邱培媛，四川大学华西公共卫生学院流行病与卫生统计系及四川大学西部农村卫生发展研究中心副教授，主要研究方向为新型农村合作医疗对减轻农村居民疾病经济负担及其公平性的研究，以及老龄化相关健康问题和政策的研究。

第二章　卫生政策和卫生体系发展概览

卫生政策是政策制定者为解决特定的卫生问题、实现一定的卫生工作目标而制定的各种法令、法规、规章、规划、计划、制度等的总称，是各层次的决策组织用以引导卫生事业发展方向，调节卫生资源配置，协调各种相关群体利益、矛盾等，以最终改善人群健康状况、维护社会稳定、推动社会发展的手段或途径。本章简要回顾中国卫生体系发展，并在此基础上梳理影响这一发展进程的重大公共卫生、卫生人力资源和药物政策的发展过程，并单独梳理与西部卫生事业发展相关的政策。

第一节　卫生体系及卫生政策的历史沿革、发展与挑战

1949 年以来，中国卫生体系走过了一条跌宕起伏不断完善的坎坷之旅，卫生政策与之密切关联。根据重大国家卫生政策变化和重大事件，卫生体系的发展基本可以分为以下五个时期。

一、新中国成立至实施改革开放时期（1949～1978 年）

这一时期的特点：卫生体系初步建成，卫生政策取得重大成就。

自 1840 年鸦片战争以来经过抗击列强入侵战争、八年抗日战争和四年解放战争的洗礼，新中国成立后，国家积贫人民积弱，卫生事业百废待兴，建立正常的人民生活秩序和提供基本的卫生服务成为国家面临的巨大挑战。新中国成立之初学习苏联的卫生系统模式，逐步建立了自己的卫生系统。该卫生系统涵盖卫生服务体系、卫生保障体系和卫生管理体系，主要负责提供和管理医疗、预防控制、妇幼保健、基本药物和传统医学等各类卫生服务。

1949 年 9 月，中央人民政府原卫生部和中国人民解放军军事委员会原卫生部召开了全国卫生行政会议，根据新中国成立前夕制定的具有国家临时宪法作用的《中国人民政治协商会议共同纲领》第四十八条规定：“提倡国民体育，推广卫生医药事业，并注意保护母亲、婴儿和儿童的健康。”在认真总结中国卫生事业历史发展经验的基础上，确定了全国卫生建设的总方针：预防为主，卫生工作的重点应放在保证生产建设和国防建设方面，面向农村、工矿，依靠群众，开展卫生保健工作。1950～1952 年，逐步确立了“面向工农兵，预防为主，团结中西医，卫生工作与群众运动相结合”这一重要的卫生工作方针。政务院于 1951 年、1952 年先后发布《中华人民共和国劳动保险条例》《关于全国各级人民政府、党派、团体及所属事业单位的国家工作人员实行公费医疗预防的指示》，

在城市和农村建立起医疗保障制度，对国有企业职工及其家属实行劳保医疗，对机关事业单位工作人员实行公费医疗，在农村实行合作医疗。到 1976 年，农村合作医疗覆盖了 90％以上的农村居民。1954 年制定的《中华人民共和国宪法》指出：中华人民共和国劳动者在年老、疾病或者丧失劳动能力的时候，有获得物质帮助的权利。国家举办社会保险、社会救济和群众卫生事业，并且逐步扩大这些措施，以保证劳动者享有这种权利。

1965 年 6 月，毛泽东主席发出了“把医疗卫生工作的重点放到农村去”的指示，全国各地派出大批医疗队赴农村开展巡回医疗，培养农村不脱产卫生员、接生员和半农半医人员，普遍建立了农村县、乡、村三级卫生网、合作医疗制度和赤脚医生制度，这三项制度成为中国农村卫生的三大支柱，被世界卫生组织誉为发展中国家普及初级卫生保健的典范。“把医疗卫生工作的重点放在农村”的卫生工作方针也得到国内外的一致公认和赞扬。

这一时期的卫生政策有如下特点：第一，卫生政策成为政府实现社会公平的核心举措之一。这一时期的政府始终不渝地贯彻毛泽东主席消灭工农差别、城乡差别、脑力劳动和体力劳动差别的指示，通过公有制的建立以及一系列医疗保障制度来保障全体社会成员的卫生服务提供和利用公平。第二，将卫生发展置于社会发展的优先地位，最高领导者重视和直接推动卫生政策，并在实施过程中确保资源投入。第三，确立了以“预防为主”为核心的卫生政策工作方针，将“预防为主”置于卫生政策的突出位置，并辅以法律法规及相关制度支持，在实践中将预防为主贯穿于医疗、卫生、保健工作全过程。第四，有效的卫生政策取得了巨大的成就，但卫生资源仍然十分有限，卫生服务提供还处于较低水平。

二、经济转型期（1979～1997 年）

这一时期的特点：卫生领域放权搞活，政府卫生投入猛降，医疗保障匮乏。

1978 年 12 月，十一届三中全会开启中国对内改革、对外开放的政策，中国从计划经济向社会主义市场经济转轨。1980 年，国务院转发了原卫生部《关于允许个体开业行医问题的请示报告》；1985 年，国务院转发了原卫生部《关于卫生工作若干问题的报告》，启动卫生改革，通过放权、搞活来提升医疗结构的效率和活力；1989 年，国务院下发《关于扩大医疗卫生服务有关问题的意见》，提出开放搞活的具体措施：允许医院承包、允许医院和医生开展有偿服务、允许公共卫生机构开展有偿服务等。

改革的结果是，农村集体经济解体，农村合作医疗失去了赖以生存的基础。1985 年农村合作医疗覆盖率从过去的 90％猛降至 5％，农民失去了基本的医疗保障，因病致贫、因病返贫现象日益突出；集体村卫生室消失，县、乡、村三级医疗卫生体系网彻底瓦解；大量集体企业、国有企业私有化，1998 年城镇职工基本医疗保险覆盖率仅为 7.3％；中央政府与地方政府分权，地方政府承担卫生投入的主要职责，财政部门实施分灶吃饭，政府逐步减少了对医疗卫生的投入。医院成为“自主经营、自负盈亏”的独立经济实体，依靠竞争的方式从市场回收服务成本，卫生总费用迅速增加，从改革开放之初占 GDP 的 3%上升到 2002 年的 5.65%，其中政府卫生支出比重从 1978 年的 32.16%下降至 2002 年的 15.21%，居民个人卫生支出从 20.43%上升至 58.34%。

三、卫生改革时期（1997～2003 年）

这一时期的特点：连续出台卫生改革发展政策，提出人人享有初级卫生保健。

以市场为导向的医疗卫生改革政策导致医疗机构片面追求经济效益，引发了民众的不满，医患矛盾日益加剧。1997 年出台的《中共中央、国务院关于卫生改革与发展的决定》中提出了卫生工作的奋斗目标："以马克思列宁主义、毛泽东思想和邓小平建设有中国特色社会主义理论为指导，坚持党的基本路线和基本方针，不断深化卫生改革，到 2000 年，初步建立起具有中国特色的包括卫生服务、医疗保险、卫生执法监督的卫生体系，基本实现人人享有初级卫生保健，国民健康水平进一步提高。到 2010 年，在全国建立起适应社会主义市场经济体制和人民健康需求的、比较完善的卫生体系，国民健康的主要指标在经济较发达地区达到或接近世界中等发达国家的平均水平，在欠发达地区达到发展中国家的先进水平。"新时期卫生工作的方针是"以农村为重点，预防为主，中西医并重，依靠科技与教育，动员全社会参与，为人民健康服务，为社会主义现代化建设服务"，同时启动了"医疗保障制度、医院管理体制、药品管理体制"三项改革。

1998 年，国务院颁布了《关于建立城镇职工基本医疗保险制度的决定》，规定"城镇所有用人单位，包括企业（国有企业、集体企业、外商投资企业、私营企业等）、机关、事业单位、社会团体、民办非企业单位及其职工，都要参加基本医疗保险。"2000 年，国务院体改办、国家计委、国家经贸委、财政部、劳动保障部、原卫生部、药品监管局、中医药局联合发布《关于城镇医药卫生体制改革的指导意见》，旨在建立适应社会主义市场经济要求的城镇医药卫生体制，促进卫生机构和医药行业健康发展，让群众享有价格合理、质量优良的医疗服务，提高人民的健康水平。

2001 年，国务院体改办、国家计委、财政部、农业部、原卫生部联合发布《关于农村卫生改革与发展的指导意见》，旨在建立适应社会主义市场经济体制要求和农村经济社会发展状况，具有预防保健和基本医疗功能的农村卫生服务体系，实行多种形式的农民健康保障办法，使农民人人享有初级卫生保健。2002 年 10 月，中共中央、国务院颁布了《关于进一步加强农村卫生工作的决定》，要求"到 2010 年，在全国农村基本建立起适应社会主义市场经济体制要求和农村经济社会发展水平的农村卫生服务体系和农村合作医疗制度"，明确指出要"逐步建立以大病统筹为主的新型农村合作医疗制度"。2003 年 3 月 1 日，新修订的《中华人民共和国农业法》正式施行，规定："国家鼓励支持农民巩固和发展农村合作医疗和其他医疗保障形式，提高农民健康水平"，农村合作医疗制度的发展和完善从此有法可依。

2003 年 1 月 16 日，国务院办公厅转发了原卫生部、财政部和农业部《关于建立新型农村合作医疗制度的意见》，要求“从2003年起，各省、自治区、直辖市至少要选择2～3个县（市）先行试点，取得经验后逐步推开。到2010年，实现在全国建立基本覆盖农村居民的新型农村合作医疗制度的目标，减轻农民因疾病带来的经济负担，提高农民健康水平。”“地方财政每年对参加新型农村合作医疗农民的资助不低于人均10元。从2003年起，中央财政每年对中西部地区参加新型农村合作医疗的农民按人均10元安排补助资金。”随着建设社会主义新农村政策的推进，中央和各级政府的财政投入向农村倾斜，新型农村合作医疗得到更多的政策优惠。

然而由于政策执行乏力，这一阶段的卫生改革效果并不明显。

四、“非典”后时期（2003～2007年）

这一时期的特点：建立公共卫生应急体制，卫生服务体系进一步完善。

2003年传染性非典型肺炎（简称“非典”，SARS）爆发，对我国公共卫生体系和公共卫生政策提出了严峻挑战，公共卫生积弊凸现：对突发公共卫生事件的严重性和危害性认识不足，应对公共卫生突发事件机制不健全，疾病预防控制体系能力差，卫生监督不到位，卫生经费投入缺陷等。“非典”后，我国公共卫生政策发生了重大转变。2003年5月7日时任国务院总理温家宝签发了《突发公共卫生事件应急条例》，《条例》规定突发公共卫生事件发生后，如果发生隐瞒、缓报、谎报事件，相关责任人和政府主要领导人不但要给予行政处分，还有可能被依法追究刑事责任。危机爆发后，原卫生部门的权限将会扩大。同年，国务院批准了《突发公共卫生事件医疗救治体系建设规划》。温家宝总理在十届全国人大三次会议的政府工作报告中指出2004年《规划》中的建设项目已经基本完成，“以建设全国疾病预防控制体系和突发公共卫生事件医疗救治体系为重点，加快公共卫生事业发展。1410个县级和250个省、市（地）级疾病预防控制中心基本建成，290所紧急救援中心陆续开工。加强对重大疾病的防治工作。重视农村卫生设施建设，稳步进行新型农村合作医疗制度试点。采取果断措施，及时遏制高致病性禽流感疫情蔓延。”我国的公共卫生应急体制初步建立。

“非典”后卫生政策法规不断健全，公共卫生服务信息网络化建设进一步加强。《突发公共卫生事件应急条例》《中华人民共和国传染病防治法》相继出台，《卫生行政许可管理办法》于2004年7月通过。这些卫生法规的颁布和实施为我国的公共卫生法制化打下了坚实基础；2003年出台的《2003～2010年全国卫生信息化发展纲要》中明确提出要统一信息化标准，保障信息安全，信息化建设要因地制宜，为公共卫生信息化提供了规划和指导；“非典”发生后各地纷纷建立“非典”疫情的直报系统，全国31个省市区建立起11 157个“非典”疫情直报机构，初步建立了公共卫生的网络化结构，为以后的网络信息化打下较好的基础。与此同时，农村合作医疗制度、城市社区卫生服务体系建设、农村公共卫生体系建设进入加速发展时期。

“非典”后中央政府在卫生政策上的一系列变化初步显现政策效果：从大局方面来

看，缓和了社会矛盾，增强了社会抵御风险的能力，促进了社会的稳定与和谐发展，提升了国际形象；从小的方面看，卫生政策更加透明，多层次、多样化的卫生服务体系初步建成。

五、新医改阶段（2006 年至今）

这一时期的特点：医疗、医保、医药三医联动的系统性改革启动，取得显著成绩

2006 年 9 月，中央成立了由 14 个部委组成的卫生改革协调小组，由国家发改委主任和原卫生部部长共同出任组长，新一轮的医改方案设计正式启动。卫生改革协调小组委托六家机构（北京大学、复旦大学、国务院发展研究中心、世界卫生组织、世界银行、麦肯锡公司，后来增加到九家机构）进行医改方案的设计与研究，为决策提供参考。2008 年新医改方案初步形成并面向全国公开征询意见，2009 年 4 月，《中共中央、国务院关于深化医药卫生体制改革的意见》正式出台，其基本框架如下：

指导思想：以邓小平理论和“三个代表”重要思想为指导，深入贯彻落实科学发展观，从我国国情出发，借鉴国际有益经验，着眼于实现人人享有基本医疗卫生服务的目标，着力解决人民群众最关心、最直接、最现实的利益问题。坚持公共医疗卫生的公益性质，坚持预防为主、以农村为重点、中西医并重的方针，实行政事分开、管办分开、医药分开、营利性和非营利性分开，强化政府责任和投入，完善国民健康政策，健全制度体系，加强监督管理，创新体制机制，鼓励社会参与，建设覆盖城乡居民的基本医疗卫生制度，不断提高全民健康水平，促进社会和谐。

基本原则：坚持以人为本，把维护人民健康权益放在第一位。坚持立足国情，建立中国特色医药卫生体制。坚持公平与效率统一，政府主导与发挥市场机制作用相结合。

总体目标：建立健全覆盖城乡居民的基本医疗卫生制度，为群众提供安全、有效、方便、价廉的医疗卫生服务。同时医改方案也提出了医改的近期目标和远期目标。近期目标是到 2011 年，基本医疗保障制度全面覆盖城乡居民，基本药物制度初步建立，城乡基层医疗卫生服务体系进一步健全，基本公共卫生服务得到普及，公立医院改革试点取得突破，明显提高基本医疗卫生服务可及性，有效减轻居民就医费用负担，切实缓解“看病难、看病贵”问题。远期目标是到 2020 年，覆盖城乡居民的基本医疗卫生制度基本建立。普遍建立比较完善的公共卫生服务体系和医疗服务体系，比较健全的医疗保障体系，比较规范的药品供应保障体系，比较科学的医疗卫生机构管理体制和运行机制，形成多元办医格局，人人享有基本医疗卫生服务，基本适应人民群众多层次的医疗卫生需求，人民群众健康水平进一步提高。

“四梁八柱”主体框架：“四梁”代表建设覆盖城乡居民的公共卫生服务体系、医疗服务体系、医疗保障体系、药品供应保障体系，形成四位一体的基本医疗卫生制度。四大体系相辅相成，配套建设，协调发展。“八柱”代表建立协调统一的医药卫生管理体制、建立高效规范的医药卫生机构运行机制、建立政府主导的多元卫生投入机制、建立

科学合理的医药价格形成机制、建立严格有效的医药卫生监管体制、建立可持续发展的医药卫生科技创新机制和人才保障机制、建立实用共享的医药卫生信息系统、建立健全医药卫生法律制度。

新一轮医改稳步推进，截至2013年底，我国有医疗卫生机构97.44万个，其中医院2.47万个，基层医疗卫生机构91.54万个，专业公共卫生机构3.12万个；卫生人员979万名，其中卫生技术人员721万名；床位618万张。每千常住人口拥有医疗卫生机构床位4.55张、执业（助理）医师2.06名、注册护士2.05名。2004～2013年，全国医疗卫生机构总诊疗人次由每年39.91亿人次增加到73.14亿人次，年均增长6.96%，住院人数由每年6657万人增加到1.91亿人，年均增长12.42%。但是，医疗卫生资源总量不足、质量不高、结构与布局不合理、服务体系碎片化、公立医院改革还不到位部分公立医院单体规模不合理扩张，政府对医疗卫生资源配置的宏观管理能力不强等问题依然突出。2015年3月，国务院办公厅发布了《全国医疗卫生服务体系规划纲要（2015～2020年）》，全面规划未来五年我国医疗卫生资源。

第二节　重大公共卫生政策回顾与分析

20世纪30年代，公共卫生创始人之一美国耶鲁大学温思络（Charles－Edward A. Winslow）教授提出：公共卫生就是预防疾病、延长寿命，通过有组织的社会共同努力来改善环境卫生，促进身体健康，提高工作效率，控制传染病流行，教育个人养成良好的卫生习惯，组织医护人员对疾病进行早期诊断和预防性治疗。该定义于1952年被联合国世界卫生组织（WHO）采纳，一直沿用至今，是目前全世界引用最多、影响最为广泛、最著名的关于公共卫生的定义。该定义指出公共卫生的最终目标：促进健康，延长寿命。其对象以人群为工作重点。

2003年时任国务院副总理兼原卫生部部长吴仪在全国卫生工作会议上提出了我国公共卫生的新定义：公共卫生就是组织社会共同努力，改善环境卫生条件，预防控制传染病和其他疾病流行，培养良好的卫生习惯和文明生活方式，提供医疗服务，达到预防疾病、促进人民身体健康的目的。公共卫生是以保障和促进公众健康为宗旨的公共事业。通过国家和社会共同努力，预防和控制疾病与伤残，改善与健康相关的自然和社会环境，提供预防保健与必要的医疗服务，培养公众健康素养，创建人人享有健康的社会。该定义指出公共卫生的实质是公共政策，要有政府强有力的领导和相关的法律法规保障。本部分梳理了我国近20年的重大公共卫生政策，简要描述我国公共卫生发展概况。

一、“预防为主”的卫生工作方针

卫生工作方针是党和国家在一定历史阶段提出的卫生工作发展的总方向，是卫生基本政策的总概括。我国卫生工作方针随社会政治经济不断发展，但“预防为主”一以贯之。

在中国医学发展史上，很早就十分重视预防疾病的理论和实践，并提出了不少预防疾病的方法。如《易经》提出："君子以思患而豫防之"；《黄帝内经》指出："圣人不治已病治未病"；早在 16 世纪就有应用人痘接种技术以预防天花的记载。"预防为主"在新中国成立前的革命根据地已经提出和实施，在当时条件极其困难的情况下，因地制宜地开展了各种公共卫生活动，降低了发病率，提高了部队的战斗力，保护了根据地广大军民的健康。

1949 年 10 月，军委原卫生部召开了全国卫生行政会议，在研究全国卫生工作建设总方针时，总结了革命战争不同阶段提出的"对于疾病着重预防""预防在先""预防第一"等指导思想。1950 年、1952 年分别在第一届和第二届卫生工作会议上正式确立了"面向工农兵，预防为主，团结中西医，卫生工作与群众相结合"的卫生工作方针。在这一方针指引下，我国卫生事业取得了巨大成就。

1991 年 4 月 9 日七届人大四次会议批准的《国民经济和社会发展十年计划和第八个五年计划纲要》明确提出了卫生事业贯彻"预防为主，依靠科技进步，动员全社会参与，中西医并重，为人民健康服务"的方针。1997 年 1 月发布的《中共中央、国务院关于卫生改革与发展的决定》中再次确立了新时期卫生工作的方针是"以农村为重点，预防为主，中西医并重，依靠科技与教育，动员全社会参与，为人民健康服务，为社会主义现代化建设服务"。新的卫生工作方针是对原卫生工作方针的补充、完善、继承和发展，确定了 20 世纪 90 年代至今卫生工作的重点及方向。

二、疾病防控、卫生监督和公共卫生应急体系的建设与发展

（一）疾病预防控制、卫生监督体系的建设与发展

1949 年，东北中长铁路管理局参照苏联模式，首先建立了"卫生防疫站"。此后，东北地区的一些省、市相继建立起卫生防疫站，东北行政区还建立了东北卫生防疫总站（1954 年撤销）。1952 年底，全国已建立各级各类卫生防疫站 147 个，各类专科防治所（站）188 个。这些实践为 1953 年在全国普遍建立卫生防疫体系积累了宝贵经验。1954 年，原卫生部颁发了《卫生防疫站暂行办法》和《各级卫生防疫站组织编制规定》，这是我国卫生防疫体系建设中的重要文件，明确规定卫生防疫站的任务是：预防性、经常性卫生监督和传染病管理。至 1956 年底，全国除一些少数民族地区和边远地区外，都建立了卫生防疫站，铁路系统和大型厂矿企业也建立了卫生防疫站，形成遍布全国的卫生防疫网络，开展疾病控制、卫生监督、卫生监测、卫生宣教和科研培训等工作。

1957 年，周总理在党的八届三中全会报告中提出了"扩大预防，以医院为中心指导地方和工矿的卫生预防工作"的指示，要求医疗机构也要把预防疾病作为重要任务之一。据此，县级及以上医院建立了预防保健科，乡卫生院建立了卫生防疫组，临床与预防密切结合，扩大了卫生防疫工作范围，增强了基层卫生防疫力量，极大地壮大了卫生防疫体系。

1959～1961 年自然灾害期间，初建的卫生防疫体系经受了第一次曲折，不少卫生防疫站、专科防治所与卫生行政机构、医疗保健机构被拆并，工作停顿，人员流失，造成一些传染病发病率回升，直至 1962 年党中央提出“调整、巩固、充实、提高”的方针后，原卫生部于 1964 年颁发了《卫生防疫站工作试行条例》并在全国贯彻实施，卫生防疫体系又恢复到正常的发展轨道。《卫生防疫站工作试行条例》明确了卫生防疫站作为体系主体机构的性质、任务和工作内容，并规定卫生防疫站的组织机构设置人员编制，对卫生防疫站的发展起到了积极推进作用。到 1965 年底，全国共有各级各类卫生防疫站 2499 个，专业防治机构 822 个，卫生人员 77 179 人，其中卫生技术人员 63 879 人，卫生防疫机构得到了长足发展。

“文革”期间，卫生防疫体系受到破坏，国务院于 1972 年发布了《健全卫生防疫工作的通知》，全国卫生防疫体系及其工作得到一定程度的恢复。1976 年唐山大地震发生后，由于各项公共卫生措施到位，使得灾区的卫生防疫工作取得了很大成功。

1972 年，我国恢复了在世界卫生组织的合法席位，公共卫生的许多领域都与国际组织或友好国家加强了联系，引入和利用国际资金合作项目用于冷链建设、计划免疫、防治脊灰、艾滋病、性病、结核病、血吸虫病、麻风病、疟疾、寄生虫病、碘缺乏病等疾病，并按期达到了世界卫生组织规定的目标要求。如世界银行贷款“健康促进”项目，将国际先进的“健康促进”理念应用到慢性非传染性疾病和与心理、行为密切相关的传染性疾病的预防控制中，实践证明这种新理念新方法在相关疾病预防控制中具有重要作用。

1979 年，原卫生部在《卫生防疫站暂行办法》和《各级卫生防疫组织编制规定》的基础上，颁布了《全国卫生防疫站工作条例》；1979 年，原卫生部、财政部、国家劳动总局联合下发了《卫生防疫人员实行卫生防疫津贴的规定》；1980 年，国家编委和原卫生部联合下发了《各级卫生防疫站组织编制规定》，同年 10 月原卫生部下发了《关于加强县卫生防疫站工作的几点意见》。

1989 年，国务院转发原卫生部《关于全面深入贯彻预防为主方针，进一步加强预防保健工作的若干意见》，有偿服务开始公开化合法化，无形中成为疾病防治机构维持、更新和发展的支柱。《中国卫生年鉴（1990 年）》数据显示吉林、黑龙江两省有偿服务收入占全部防保事业费总支出的 1/4～1/3，全国 90％以上的防疫机构开展了有偿服务；对 12 个省、市的调查表明：省级防疫站有偿服务项目占总工作量的 10％～15％，地、市级占 20％～25％，县级有偿服务与无偿服务之比为 1∶4。有偿服务带来如下问题：疾病防治机构的社会角色定位发生错乱，而且是社会和疾病防治机构都存在这个问题；疾病防治机构为追求有偿服务收益而影响整个疾病防治工作的有效落实；疾病防治机构内部出现权力寻租；淡化政府对提供公共物品的责任；掩盖了政府财政投入不足。

20 世纪 90 年代中期，根据社会疾病谱和公共卫生服务需求变化以及世界卫生组织对慢性非传染性疾病的重视和关注，我国也把传统的公共卫生单纯应对传染性疾病的概念，扩展到慢性非传染性疾病领域（包括伤害和精神卫生领域），并以“疾病预防控制”替代传统的“卫生防疫”概念，探索卫生监督和疾病预防控制机构设立的新模式。1999年7月，原卫生部、国家发展计划委员会、教育部、民政部等相关部门联合发布了《关于发展城市社区卫生服务的若干意见》，将社区卫生服务中心（站）作为城市疾病预防控制体系的重要组成部分。

2000年，为贯彻落实《中共中央、国务院关于卫生改革与发展的决定》，建立适应社会主义市场经济体制和法制建设要求的卫生监督体制，国务院体改办联合相关部委下发了《关于城镇医药卫生体制改革的指导意见》，提出了“合理划分卫生监督和卫生技术服务的职责”的要求。原卫生部发布了由其主持起草并商中编办、财政部、国务院法制办同意的《关于卫生监督体制改革的意见》，按照依法行政、政事分开、综合管理、总体规划、分步进行、逐步到位的原则改革和重建卫生监督体系，将原来由各卫生事业单位承担的各项卫生监督职能集中，根据实际情况，对原有机构适当加以精简、归并、调整，组建卫生监督所，适应依法治国和社会主义市场经济体制发展的需要，专职承担卫生监督任务，更好地保障人民健康。

2001年4月，原卫生部办公厅下发了《关于疾病预防控制体制改革的指导意见》，明确了各级疾病预防控制机构的职能与任务，对各地进一步开展疾病预防控制体制改革起到了指导作用。根据《指导意见》的要求，原省、市、县卫生防疫站的卫生执法、监督功能被整体划出，有关卫生事业单位中的疾病预防控制、公共卫生技术管理和服务职能集中，并相应增加了预防控制慢性非传染性疾病等功能，更名为“疾病预防控制中心”。同时，经国务院批准，于2001年组建中国疾病预防控制中心与原卫生部卫生监督中心。中国疾病预防控制中心以预防医学科学院为主体组建。自此，政府主导下，相关部门与社会广泛参与，以疾病预防控制中心为主体，全国卫生系统内相关部门及机构，包括政府卫生计生行政部门、疾病预防控制相关医疗卫生机构与基层卫生机构（城市社区卫生服务中心或站、农村乡镇卫生院和村卫生室）共同构成的，国家、省、市、县、社区五个层次的机构组织起来的疾病预防控制工作体系初步形成。同年，根据改革后的疾病预防控制中心的基本职责和任务，原卫生部制定颁布了《全国疾病预防控制机构工作规范》，有力促进了各地疾病预防控制中心工作的规范化建设。2014年，中央编办、财政部和国家卫生计生委联合下发的《关于印发疾病预防控制中心机构编制标准指导意见的通知》指出，县级以上各级人民政府在本辖区内设立1个疾病预防控制中心。截至2013年，我国共有1个国家级、32个省级、439个地级和2862个县级疾病预防控制中心。2011年底，全国共有疾控人员19.5万人。

（二）公共卫生应急体系建设

2003年，传染性非典型肺炎疫情暴露出我国在处置重大突发公共卫生事件方面机制不健全的问题，包括预警机制不健全，组织指挥不统一，信息渠道不畅通，应急准备不充分，有效协调机制缺乏，公共卫生长期投入不足等等。国家认识到完善突发公共卫生事件应急机制的重要性和迫切性，明确提出2003～2005年加强公共卫生体系建设的任务，其中重要内容之一就是全面建立健全突发公共卫生事件处理体系。2003年5月7日时任国务院总理温家宝签发了《突发公共卫生事件应急条例》，从法律角度进一步确立了应对突发公共卫生事件的快速处理机制。温家宝总理在2003年的政府工作报告中指出，要提高应对重大传染病等突发公共卫生事件的能力。2004年，原卫生部卫生应急办公室正式成立。其主要职能包括：依法组织协调有关突发公共卫生事件的应急处理工作；负责与突发公共卫生事件应急处理相关的法律法规的起草工作；组织拟定有关突发公共卫生事件应急处理的方针、政策和措施；组建与完善公共卫生事件监测和预警系统；制定突发公共卫生事件应急预案，组织预案演练；组织对公共卫生和医疗救助专业人员进行有关突发公共卫生事件知识和处理技术的培训；指导各地实施突发公共卫生事件应急预案；帮助和指导各地应对其他突发事件的伤病救治工作；承办救灾、反恐、中毒、放射事故等重大安全事件中涉及公共卫生问题的组织协调工作；对突发重大人员伤亡事件组织紧急医疗救护工作。

三、公共卫生法制建设与发展

1955年6月1日，经国务院批准，我国颁布了第一个卫生防疫法规《传染病管理办法》。该办法对指导传染病防治与管理工作起到了重要作用。1959年，我国在云南扑灭最后一起天花后，世界卫生组织于1962年证实中国从此消灭了天花。1978年9月，原卫生部在《传染病管理办法》的基础上颁布了《中华人民共和国急性传染病管理条例》，该条例加强了卫生防疫体系在预防控制传染病中的责任、地位和作用。1982年1月，第五届全国人大常委会第二十五次会议通过了《中华人民共和国食品卫生法（试行）》。1986年12月2日，第六届全国人民代表大会常务委员会第十八次会议通过了《中华人民共和国国境卫生检疫法》。1987年4月1日，国务院发布《公共场所卫生管理条例》。1987年12月3日，国务院颁布《中华人民共和国尘肺病防治条例》。1989年2月21日，第七届全国人民代表大会常务委员会第六次会议通过《中华人民共和国传染病防治法》（同时废止《中华人民共和国急性传染病管理条例》，于2004年8月28日第十届全国人民代表大会常务委员会第十一次会议第一次修订，2013年6月29日第十二届全国人民代表大会常务委员会第三次会议第二次修订）。根据《传染病防治法》，2006年1月18日，国务院第一百二十二次常务会议通过《艾滋病防治条例》。1989年11月13日，原卫生部颁布《化妆品卫生监督条例》。

为了保障母亲和婴儿健康，提高出生人口素质，根据《宪法》，1994年10月27日第八届全国人民代表大会常务委员会第十次会议通过《中华人民共和国母婴保健法》，自1995年6月1日起施行。2001年10月27日第九届全国人民代表大会常务委员会第二十四次会议通过《中华人民共和国职业病防治法》（于 2011 年 12 月 31 日第十一届全国人民代表大会常务委员会第二十四次会议修订）。2003 年 5 月 7 日，国务院第七次常务会议通过《突发公共事件应急条例》。2004 年 11 月 12 日，国务院发布并施行《病原微生物实验室生物安全管理条例》。2005 年 3 月 24 日，国务院颁布《疫苗流通和预防接种管理条例》（2016 年 4 月 13 日国务院第一百二十九次常务会议通过并颁布实施《国务院关于修改〈疫苗流通和预防接种管理条例〉的决定》）。2012 年 10 月 26 日，全国人大常委会表决通过了《中华人民共和国精神卫生法》，这是一部规范精神障碍患者治疗、保障精神障碍患者权益和促进精神障碍患者康复的法律。2013 年 5 月 1 日，《中华人民共和国精神卫生法》正式实施，新法规定，对查找不到近亲属的流浪乞讨疑似精神障碍患者，由当地民政等有关部门按照职责分工，帮助送往医疗机构进行精神障碍诊断。

覆盖公共卫生各个领域的法律、法规相继出台并付诸实施，为疾病控制和卫生监督提供了有力的法制管理条件和手段，使公共卫生各个领域的管理有法可依，卫生防疫体系从此步入法制管理的轨道。

四、基本公共卫生服务均等化政策

2009 年，中共中央、国务院做出了进一步深化医药卫生体制改革的战略决策，坚持以公益、公平和人人享有基本医疗卫生服务为导向，提出了将基本医疗卫生服务作为公共产品向全民提供，并从基本公共卫生服务均等化着手实施。原卫生部、财政部、国家人口计生委联合印发《关于促进基本公共卫生服务逐步均等化的意见》，明确了基本公共卫生服务均等化的主要任务：一是制定并实施国家基本公共卫生服务项目，二是实施国家重大公共卫生服务项目。其中，国家基本公共卫生服务项目主要包括建立居民健康档案、健康教育、预防接种、传染病防治、慢性病管理、重性精神疾病病例管理以及儿童保健、孕产妇保健、老年人保健等 9 个项目。国家重大公共卫生服务项目则是继续实施结核病、艾滋病等重大疾病防控、国家免疫规划、农村孕产妇住院分娩、贫困白内障患者复明、农村改水改厕、消除燃煤型氟中毒危害项目；并新增 15 岁以下人群补种乙肝疫苗、农村妇女孕前和孕早期增补叶酸预防神经管缺陷、农村妇女乳腺癌和宫颈癌检查等项目。

基本公共卫生服务项目主要通过城市社区卫生服务中心（站）、乡镇卫生院、村卫生室等城乡基层医疗卫生机构免费为全体居民提供。重大公共卫生服务项目主要通过专业公共卫生机构组织实施，经费由各级政府预算安排。2009 年国家人均基本公共卫生服务经费标准为 15 元，2011 年提高到 25 元，并增加传染病及突发公共卫生事件报告和处理以及卫生监督协管服务两个项目。此后基本公共卫生服务经费逐年增长，到 2016 年全国人均基本公共卫生服务经费财政补助标准提高到 45 元。同时，各级地方政府有关部门逐步建立健全了基本公共卫生服务绩效考核制度，完善了考核评价体系和方法，明确了各类医疗卫生机构的工作职责、目标和任务，考核履行职责、提供公共卫生服务的数量和质量、社会满意度等情况，保证了公共卫生任务落实和群众受益。目前，各类基本公共卫生服务项目在全国各地全面开展，这是新中国成立60多年来覆盖范围最大、受益人群最广的一项公共卫生干预策略，有利于改善卫生服务的公平性和可及性、转变基层医疗卫生机构运行机制、提高基层卫生服务效率、提升城乡居民的健康水平。

五、西部民族地区公共卫生政策

我国的西部地区和民族地区地理环境特殊，经济发展和卫生基础条件相对落后。民族地区的医疗卫生条件经过多年建设得到一定改善，卫生工作逐步加强。但是，由于民族地区医疗卫生基础差、底子薄，卫生工作仍然存在许多困难。为此，国家和省级层面均制定了相关政策，推进和支持西部卫生事业发展。

2004年，《国务院关于进一步推进西部大开发的若干意见》提出“大力支持西部地区卫生事业发展，加强公共卫生设施建设，完善疾病预防控制体系和医疗救治体系。逐步建立和完善新型合作医疗制度、贫困农民家庭医疗救助制度，建立健全县、乡、村三级卫生服务网络，重点支持以乡镇卫生院为主体的农村医疗设施建设。加强重大传染病和地方病的防治。加强人口和计划生育工作，采取经济措施建立农村部分计划生育家庭奖励扶助制度，鼓励贫困地区农民家庭“少生快富”，降低出生率，提高人口素质。”2006年，原卫生部印发了《西部地区计划生育少生快富工程实施方案》，对按照政策法规，可以生育三个孩子而自愿少生一个孩子的家庭实施奖励政策。

2007年，《国务院办公厅关于印发少数民族事业“十一五”规划的通知》提出，扎实推进少数民族医疗卫生事业。国家在公共卫生服务体系建设、农村卫生服务体系建设、新型农村合作医疗制度建设、农村医疗卫生人才队伍建设、重点疾病防治等方面，加大对民族自治地方的倾斜力度。加快完善民族自治地方公共卫生和基层医疗服务体系。优先安排民族自治地方公共医疗卫生机构改造，逐步实现公共医疗卫生机构的房屋、设备、人员、技术四配套。加快民族自治地方县、乡、村三级医疗卫生服务网络体系、医疗救治体系和疾病防控体系建设，重点扶持以乡镇卫生院为主体的农村医疗卫生设施建设。加快民族自治地方医疗保障制度建设，完善城镇基本医疗保险和医疗救助制度，建立和完善新型农村合作医疗制度，建立与农牧民收入水平相适应的农村牧区药品供应和监管体系，进一步健全和完善农村医疗救助制度，切实解决少数民族群众看病难问题。加强民族自治地方农村医疗卫生人才培养，定期组织开展农村医务人员培训。鼓励医学院校毕业生到民族自治地方服务，鼓励发达地区医务人员到民族自治地方开展医疗扶贫，组织大中城市医疗卫生机构对口支援民族自治地方。加强民族自治地方传染病和地方病防治工作，降低重大传染病和地方病的发病率。加强民族自治地方妇幼保健工作，大幅度提高孕产妇住院分娩率，降低孕产妇死亡率和婴儿死亡率。加强民族自治地方农村环境卫生整治，着力解决住宅与畜禽圈舍混杂问题，大力推进改圈、改厕、改厨，不断改善人居环境。大力宣传普及人口与计划生育、卫生、疾病预防知识，倡导科学、文明、健康的生活方式。建立健全计划生育综合服务体系，建立农村部分计划生育家庭奖励扶助制度，引导和鼓励少数民族群众依法实行计划生育和优生优育。加大少数民族传统医药的保护和抢救力度，实施少数民族传统医药发展工程。开展少数民族传统医药资源研究与保护性开发，建立少数民族传统医药野生资源保护区。大力推广民族医药适宜技术，加大乡村民族医药工作者培训力度。加强民族医药基础理论和临床研究，鼓励科研院所和高等院校设立民族医药专业、开展民族医药学科建设，培养一批民族医药专业技术骨干和学术带头人。

在中央财政支持下，2004～2009 年，二级以上医疗卫生机构对口支援乡镇卫生院项目已在中西部地区 21 个省（区、市）连续开展五年。为配合同时开展的农村卫生人员培训项目，历年对口支援重点均有所侧重，相继有急诊急救、中医药和民族医药、内儿科、妇产科等专业技术人员赴基层支援。2009 年，原卫生部办公厅印发《2009 年中西部地区二级以上医疗卫生机构对口支援乡镇卫生院项目管理方案》；财政部、原卫生部下发《关于补助公共卫生专项资金的通知》，由中央财政安排 1.9677 亿元，在中西部地区 21 个省（区、市）的 592 个国家扶贫开发工作重点县，开展二级以上医疗卫生机构对口支援乡镇卫生院工作。

2007 年，原卫生部通知要求进一步支持民族地区卫生事业发展，采取有力措施对民族地区给予重点、优先支持，力争在“十一五”期间使民族地区卫生工作有一个较大改观。要求各地卫生行政部门要切实推进民族地区卫生事业的发展，在研究制定有关卫生改革与发展政策时对民族地区的卫生工作给予倾斜和照顾。少数民族地区多数处于高山、边远等地区，传染病、地方病等发病率高，各地卫生行政部门要在技术上、项目上、资金上给予倾斜；特别是在艾滋病、结核病、血吸虫病、大骨节病、包虫病和鼠疫等防治工作方面要重点给予支持；要优先保证民族地区计划免疫工作经费的投入，努力提高接种质量和接种率，防止疫苗可预防疾病的暴发流行。中央专项资金对民族地区给予重点优先倾斜，各省（区、市）在安排具体项目和分配资金时要将上述专项资金向其所辖民族地区倾斜，优先投向民族地区。各省（区、市）设立的专项资金也要对所辖民族地区给予优先重点扶持。国家还出台了针对西部和少数民族地区疾病防控的政策，如财政部、原卫生部出台的《2007 年中西部地区儿童先天性疾病和贫困白内障患者复明救治项目管理方案》，2010 年原卫生部出台的《关于加强少数民族地区癌症综合防治工作的意见》。西部相关省份也制定了相应的促进民族地区卫生发展的政策，如 2002 年，西藏、新疆、贵州启动了“初级卫生保健项目”，在西藏的日喀则、山南、那曲、林芝四个地区的拉孜、昂仁、江孜、白朗、仁布、康马、乃东、曲松、措美、浪卡孜、那曲、安多、申扎、朗县、米林 15 个县开展以社区为基础的强化初级卫生保健活动项目。新疆开展了以合作医疗为主要特色的农村初级卫生保健项目。贵州省则以为妇女和儿童提供高质量的基本卫生服务为主要目标。

2011 年，四川省以深化医药卫生体制改革为契机，以健全公共卫生服务体系、医疗

服务体系、医疗保障体系和药品供应保障体系为基础，以人才队伍建设为核心，以强化公共卫生服务为重点，以加大投入为保障，实施《四川省民族地区卫生发展十年行动计划（2011～2020年）》，开展民族地区卫生队伍建设行动，包括：实施定向学历教育计划、人才强化培养计划、人才定向引进计划、对口强化帮扶计划、人才激励稳定计划。开展民族地区卫生体系建设行动，包括：完善民族地区医疗卫生体系、大力加强民族地区卫生机构建设、努力实现民族地区卫生信息化。开展民族地区公共卫生强化行动，包括：提高疾病预防控制能力、加强重点疾病综合防控、深入开展爱国卫生运动、切实加强食品安全工作、大力强化妇幼卫生工作。抓好民族地区卫生发展重点工作，包括：促进新农合可持续发展，提高居民医疗保障水平、切实增强医疗服务能力，不断改善医疗服务工作、完善卫生应急网络体系，提高应急处置救治能力、完善卫生执法体制机制，提高卫生监督工作水平、建立健全基本药物制度，满足群众基本用药需求、促进民族医药继承创新，努力加快民族医药发展。

2012年，《国务院办公厅关于印发少数民族事业“十二五”规划的通知》提出，中央财政继续支持民族地区医疗卫生事业发展，新增医疗卫生资源重点向民族地区倾斜。鼓励医学院校毕业生到民族地区服务，鼓励发达地区医务人员到民族地区开展医疗帮扶。“西部卫生行动”于2012年7月正式启动，由国家卫生计生委、世界卫生组织及广西壮族自治区、重庆市、陕西省政府共同参与，旨在合作改善西部地区人民健康状况。“西部卫生行动”已经在医改、慢病防控、妇幼卫生、传染病等领域和人员能力建设等方面，为促进西部地区卫生发展和提高人民健康水平做出了积极贡献。

第三节　卫生人才政策回顾与分析

卫生人才是我国人才的重要组成部分，是推进医疗卫生事业改革发展、维护人民健康的重要保障。新中国成立以来特别是改革开放后，卫生人才工作取得了巨大成就，在规模、质量、结构方面得到不断提升和优化，但仍然不能满足经济社会发展和人民群众的健康需求，表现在总量仍然不足、素质和能力有待提高、结构和分布有待调整、政策环境尚待完善。

为了解决卫生人才发展长期面临的问题，更好地满足人民群众日益增长的医疗卫生服务需求，国家层面相继出台了一系列卫生人才发展政策，指导各地推进卫生人才全面协调发展。本节主要对1995年以来国家、西部及四川省卫生人才政策进行梳理，并简要描述近20年卫生人才政策的发展。

一、近20年我国卫生人才政策的发展沿革

（一）农村为主，法律制度初建阶段（1997～2002年）

1997年，《中共中央、国务院关于卫生改革与发展的决定》提出了新时期我国“以

农村为重点、预防为主，依靠科技与教育，动员全社会参与”的卫生工作方针，要求加强农村卫生工作，积极发展社区卫生服务，改革卫生机构运行机制，办好医学教育，推进法制建设等[3]。围绕该决定，1998 年，全国人大通过《执业医师法》[4]，原卫生部先后出台医师资格考试、执业注册、资格认定等配套文件及政策，从法律层面规范了全国医师工作，明确了医师依法执业的权利、义务[5-8]；2001～2002 年，国家及相关部委相继提出要提高农村卫生人员素质，把好准入关，改革培养模式[9,10]；2002 年，原卫生部联合教育、财政等部门专门出台《关于加强农村卫生人才培养和队伍建设的意见》，要求通过吸引、激励措施稳定农村卫生人才队伍，在招生、培养模式、在职培训、定期进修等方面给予农村特殊扶持[11]；2000 年，中组部、人事部提出改革卫生事业单位的用人制度，全面实行聘用制，完善岗位考核制度，改革工资分配机制，开展生产要素参与分配试点[12]；2002 年，原卫生部发布了五个人事制度改革配套文件，对卫生事业单位人员的考核、分配、薪酬，领导干部的选拔任用作出了详细规定[13]；此外，2001 年原卫生部、教育部提出调整医学教育的规模结构，深化教育教学改革，进一步加快农村卫生人才培养[14]，2002 年原卫生部提出加快发展城市社区卫生服务，从准入、培训、流动方面提高社区卫生队伍水平[15]。这些政策显示国家高度重视农村卫生人才薄弱、人事管理效率低下问题，体现了卫生人才政策适应形势、服务国家卫生事业发展的宗旨，推动了农村卫生人才队伍建设，初步建立了卫生人才使用、评价、分配、激励等制度的基本框架。

（二）加强管理，强化基层发展阶段（2003～2010 年）

随着 21 世纪以来医药卫生体制改革的深化及医疗服务需求的释放，国家开始重视卫生人才的考核管理和水平提升，进一步强化基层卫生人才队伍建设，陆续出台多项政策，为卫生人才发展创造条件。2003 年，原卫生部制定了《乡村医生从业管理条例》，对乡村医生的执业注册、执业规则等作出规定，在此基础上于 2008 年明确了乡村医生的考核方式、程序、内容和结果应用[16]；2007 年，原卫生部提出执业医师每两年定期考核，所有医务人员每年度医德考评的要求[17,18]；2008 年，国务院颁布《护士条例》，规范了护士的执业注册。为进一步提升农村卫生人才水平，2004 年原卫生部提出城市医疗机构新聘人员定期到农村服务[19]，同年要求对乡镇卫生院卫生技术人员培训工作进行规范管理[20]；2008 年选择中西部 8 个省份率先开展乡镇卫生院招聘执业医师试点[21]。在基层卫生人才发展方面，2006 年先后对社区卫生人才的培养、培训、准入、吸引、使用，及社区机构的编制标准给出指导意见[22,23]；2009 年新医改方案强调了基层卫生人员的培养、培训，并专门出台《关于加强卫生人才队伍建设的意见》，要求促进农村卫生、社区卫生等各类人才协调发展；2010 年，发展改革委牵头，要求建立以全科医生为重点的基础医疗卫生队伍，完善培养、吸引、使用的制度机制[24]，原卫生部提出基层卫生机构开展全科医生转岗培训的具体实施办法[25]；同时，原卫生部明确了乡村医生的执业管理和引进培养[26]，发展改革委牵头开始实施农村订单定向医学生免费培养工作[27]。从这一阶段的政策可以看出，农村卫生依然是当下我国卫生工作的重点，以社区卫生服务机构、乡镇卫生院为主的基层卫生人才发展赢得了良好的政策环境。

（三）深化改革，制度机制完善阶段（2011 年至今）

这一时期，医疗保障制度逐步完善，医疗保障水平和人民生活水平日益提高，人民健康需求越来越高。同时，双向转诊、分级诊疗等制度的实施，对基层卫生人才的服务水平和优质医疗资源的配置提出了更高要求。为确保农村医疗卫生服务“网底”不破，2011 年、2015 年，国务院先后出台加强乡村医生队伍建设的指导意见、实施意见，要求实现村医全覆盖，严格准入和管理考核，转变村医服务模式，并从培养培训、补偿养老、保障收入、改善执业环境等方面稳定优化村医队伍[28,29]；2013 年，从加强继续教育，实施定期在岗培训和学历教育，提升后备人才准入要求等方面制定乡村医生教育规划[30]，在安徽、湖南、四川、云南四个省份开展全科医生特设岗位试点，即县级医疗机构设置岗位，招聘全科医生派驻至乡镇卫生院工作[31]；2015 年，教育部等 6 部门提出继续实施免费医学生 5 年制本科或 3 年制专科培养，确保基层医疗机构的人才输送[32]。在完善制度机制方面，国务院于 2011 年提出建立统一规范的全科医生制度，实行“5＋3”培养模式，鼓励全科医生多点执业、与居民建立契约服务关系[33]；2013 年国家卫生计生委提出到 2020 年基本建立住院医师规范化培训制度，规范招收对象、培训模式和培训内容，完善编制、待遇保障，做好学位衔接、执业注册等[34]；2014 年教育部提出 2020 年基本建成院校教育、毕业后教育、继续教育有机衔接的标准化、规范化临床医学人才培养体系，近期构建以“5＋3”为主体，“3＋2”为补充的培养体系[35]；为促进优质医疗资源有序流动和科学配置，国家层面于 2014 年从资格条件、注册管理、人事（劳动）管理和医疗责任方面给出了医师多点执业的实施意见[36]。上述政策紧密结合新一轮医改的重大举措，政策内容更加具体，更具创新性，在调动医疗卫生人才积极性方面发挥了显著作用。

二、国家及四川省现行卫生人才政策

（一）发展规划

2011 年，原卫生部出台《医药卫生中长期人才发展规划（2011～2020 年）》，详细地规划了各类卫生人才发展目标，即到 2020 年，卫生人员总量达到 1255 万人，每千人口执业（助理）医师达到 2.10 人、注册护士达到 3.14 人、专业公共卫生机构人员达到 0.83 人；所有新进临床医疗岗位的医师均经过住院医师规范化培训，建立较完善的公共卫生人员规范化培训和准入制度，高层次人才创新能力与国际竞争力大幅提升，全国卫生技术人员继续医学教育覆盖率达到 80％。此外，提出加强基层医疗卫生、公共卫生、急需紧缺、高层次、其他各类人才队伍建设五项主要任务，建立完善住院医师规范化培训、全科医师制度等，创新培养开发、使用评价、流动配置、激励保障机制，实施五项重大工程[37]。

根据国家规划，四川省于2011年出台《四川省“十二五”卫生人才发展规划》，提出了四川省2015年卫生人才数量、结构、能力发展目标，从不同类型人才发展、重要举措、制度机制建设方面提出了要求[38]。2014年，卫生、计生实施机构合并后，四川省政府提出“到2020年，全省卫生计生人才发展总体水平位居西部前列，卫生计生人才总量达到80万人，每千人口执业（助理）医师、注册护士、专业公共卫生机构人员数达到全国平均水平，整体素质明显增强”的目标，要求全面提升基层、民族地区、中青年骨干、高层次、管理卫生计生人才素质，加强公共卫生、中医药队伍建设，完善教育培养、配置、评价、激励机制[39]。

鉴于多民族聚居的省情，四川省针对民族地区出台卫生人才队伍建设专项行动方案，提出实施定向学历教育、各类人才强化培养、人才定向引进、对口强化帮扶、激励稳定计划的具体目标和措施，以期补充民族地区人才数量，优化结构，提升素质，缩小与内地卫生发展差距[40]。

（二）教育培养

到2020年，全国基本建成院校教育、毕业后教育、继续教育三阶段有机衔接的具有中国特色的标准化、规范化临床医学人才培养体系。近期加快构建以“5＋3”（5年临床医学本科教育＋3年住院医师规范化培训或3年临床医学硕士专业学位研究生教育）为主体、以“3＋2”（3年临床医学专科教育＋2年助理全科医生培训）为补充的临床医学人才培养体系。

1. 院校教育

2015年起，所有新招收的临床医学硕士专业学位研究生，同时也是参加住院医师规范化培训的住院医师，在学期间可以相关本科学历报名参加国家医师资格考试，并按国家统一要求和标准参加住院医师规范化培训，考核合格可取得“住院医师规范化培训合格证书”。继续深化临床医学专业5年制本科生、医学高职（专科）培养改革，将7年制临床医学专业招生调整为“5＋3”一体化临床医学人才培养模式，组织开展“5＋3＋X”（X为专科医师规范化培训或临床医学博士专业学位研究生教育所需年限）培养模式改革试点[35]。继续实施农村订单定向免费医学生5年制本科或3年制专科培养，统筹招生录取，落实经费，改革培养模式，进一步明确免费医学生服务农村基层的培养目标，优化教学内容和课程体系，加强临床能力培养[32]。

2. 毕业后医学教育

2011年，国务院提出建立全科医生制度，要求将全科医生培养逐步规范为“5＋3”模式，即先接受5年的临床医学（含中医学）本科教育，再接受3年的全科医生规范化培养。在过渡期内，3年的全科医生规范化培养可以实行“毕业后规范化培训”和“临床医学研究生教育”两种方式，具体方式由各省（区、市）确定[33]。2013年，国家正式发文要求全面启动住院医师规范化培训工作，到2020年基本建立住院医师规范化培训制度，所有新进医疗岗位的本科及以上学历临床医师均接受住院医师规范化培训。主要采用“5+3”培养模式，重点培养临床诊疗能力，接受考核认证[34]。

2012年，四川省根据国家指导意见，出台建立全科医生制度的实施意见，指出了阶段性目标，对参加规范化培养人员的管理、多渠道培养措施、改革执业方式等进行了细化，明确建立临床医学（全科方向）专业学位授予制度和全科医生执业准入制度，并在国家提出的激励机制外，鼓励医院医生到基层服务，给予职称晋升和福利待遇优惠，实施特聘全科医生任乡镇卫生院院长项目[41]。四川省分解了建立住院医师规范化培训制度在2014～2020年的进程安排，在“5+3”培养模式外，以“3+2”为适度补充[42]。

3. 继续医学教育

2000年开始，国家对卫生技术人员实行继续医学教育制度，原卫生部对继续医学教育的组织管理、内容形式、考核登记评估等作出了规定[43]。2008年原卫生部、教育部在组织管理、活动形式、工作重点方面对继续医学教育提出具体要求，要求加强学分授予管理、严格社团组织、专业性杂志、异地、远程等继教项目管理，积极开展面向农村、基层、全科医学等的继教活动[44]。

（三）使用评价

1. 准入与选拔

1）准入

关于卫生人才准入的相关政策主要针对基层医疗卫生人员。2011年，国务院要求统一全科医生的执业准入条件，注册全科医师必须经过3年全科医生规范化培养取得合格证书，并通过国家医师资格考试取得医师资格[33]。2015年，进一步严格乡村医生执业准入，在村卫生室执业的医护人员必须具备相应的资格并按规定进行注册。新进入村卫生室从事预防、保健和医疗服务的人员，应当具备执业医师或执业助理医师资格[29]。

四川省在建立全科医生制度的实施意见中，提出建立全科医生执业准入制度，凡在全科医疗岗位上工作的临床医务人员，必须具有执业范围为“全科医学专业”的医师证书，并给出了2020年前过渡期内4种可注册为全科医师的情况条件[41]。四川省2011年提出乡村医生必须具有乡村医生执业证书或执业（助理）医师证书，并在卫生行政部门注册获得相关执业许可。新进入村卫生室人员原则上应当具备执业助理医师及以上资格。严禁并坚决打击不具备资格人员非法行医[45]。然而，考虑到实际情况，2015年对上述规定进行了修改，仅保留“在村卫生室执业的医护人员必须具备相应的资格并按规定进行注册”[46]。

2）选拔

为做好卫生事业单位领导干部选拔任用制度改革，原卫生部于2002年出台指导意见，指出要引入竞争机制，公开选拔领导干部，改革单一委任制，同时完善民主推荐和干部考察制度，实行院长负责制和党政领导干部任职试用期制[13]。

自2015年起，国家每两年组织选拔一次卫生计生突出贡献中青年专家，每次选拔100名左右，选拔对象为在卫生计生系统内从事医疗、预防、疾控、保健、科研及中医等领域工作的卫生专业技术人员或管理人员[47]。

四川省于2015年提出实施卫生计生高层次人才“5121工程”，即到2020年遴选出50名首席专家、100名领军人才、200名优秀学科带头人和1000名中青年骨干人才[48]，并分别制定出台各类人才的选拔聘任管理办法[49]。

2. 使用与评价

2000年全国启动卫生事业单位人事制度改革，要求卫生事业单位实行聘用制，根据不同人员的特点实行相应的聘用办法，卫生管理人员实行职员聘任制，卫生专业技术人员实行专业技术职务聘任制，工勤人员实行合同制。同时要求加强聘后管理，建立解聘、辞聘制度[12]。

《医药卫生中长期人才发展规划》中指出要健全以聘用制度和岗位管理制度为主要内容的事业单位用人机制，健全以岗位职责要求为基础，以品德、能力、业绩为导向，符合卫生人才特点的科学化、社会化评价机制。对从事临床工作的专业技术人才，淡化论文要求，注重实践能力；对从事科研工作的专业技术人才，强化创新能力，鼓励潜心研究。拓宽卫生人才评价渠道，改进卫生人才评价方式[37]。四川省则在此基础上，提出坚持医德考核与业务考核并重，把医德考评结果作为执业注册、业绩考核、职称评审、岗位聘用、评优奖励的首要内容，实行医德考评结果“一票否决”制[39]。

3. 考核与激励

2002年的卫生事业单位人事制度改革对卫生事业单位的人员考核、内部分配、薪酬等制定了详细措施。考核围绕岗位职责，内容包括德、能、勤、绩，实行分级分类考核，结果与用人制度、分配制度挂钩。建立以岗位工资为主要内容，形式多样、自主灵活的分配形式；积极探索生产要素参与分配的实现形式和办法。同时，提出建立领导聘任制和任期目标责任制的医疗事业单位法人代表试行年薪制[13]。

2007年全国开始实行针对各类机构执业医师的每两年定期考核和针对所有医务人员的年度医德考评[17,18]；2008年原卫生部专门制定《乡村医生考核办法》，由县级卫生行政部门每两年组织一次[16]。2011年原卫生部要求深化收入分配制度改革，建立以服务质量、服务数量和服务对象满意度为核心、以岗位职责和绩效为基础的分配制度；重点向关键岗位、业务骨干和做出突出成绩的人才倾斜；公共卫生与基层医疗卫生事业单位绩效工资水平要与当地事业单位平均工资水平相衔接；探索高层次人才协议工资、项目工资制等多种分配形式[37]。

四川省2011年出台的《四川省“十二五”卫生人才发展规划》中沿用了国家规划中关于分配制度改革的内容，但删去了“公共卫生与基层医务人员工资水平与当地事业单位工作人员平均工资水平相衔接”的内容[38]。

（四）配置流动

1. 编制管理

国家先后于2006年、2011年、2014年制定了城市社区卫生服务机构、乡镇卫生院、疾病预防控制中心的机构编制标准，但妇幼保健机构仍沿用1986年出台的《各级妇幼保健机构编制标准》，尚未有关于卫生监督机构具体编制标准说明的政策文件。四川省按照国家统一政策，结合实际情况，研究制定了本省社区卫生服务机构、乡镇卫生院和疾病预防控制中心的机构编制标准，并于2006年规范了市（州）、县（市、区）级卫生监督机构的人员编制[50]。

2. 人才配置

国家针对基层卫生人才匮乏的现实，出台相关政策，要求原则上按照每千人口不少于1名的标准配备乡村医生[29]；基本实现城市每万名居民有1～2名合格的全科医生，农村每个乡镇卫生院有1名全科医生，逐步实现每个乡镇卫生院至少有1名执业医师[24]。四川省参考国家政策，要求按照每千人口不少于1～1.2名的标准配备乡村医生[46]；到2020年实现城乡每万名居民有2名全科医生[41]；民族地区2020年每千人执业（助理）医师数达到1.8人，每千人注册护士数达到1.5人[51]。

2015年，国务院办公厅颁布的《全国医疗卫生服务体系规划纲要（2015～2020年）》提出了2020年每千常住人口执业（助理）医师数、注册护士数、公共卫生人员数和每万常住人口全科医生数、医护比的配置目标[52]。

3. 人才流动

2014年，为促进优质医疗资源平稳有序流动和科学配置，国家卫生计生委等部门联合印发《关于推进和规范医师多点执业的若干意见》，具体阐述了医师多点执业的资格条件、注册管理、人事（劳动）管理和医疗责任等。四川省响应国家要求，编制了《四川省医师多点执业管理办法（试行）》，更加明确了四川省医师多点执业的内涵，详细阐述了医师多点执业的申请条件、执业地点条件、注册登记流程、取消申请流程及各级卫生行政部门的监督管理职责[53]。

（五）吸引激励

关于卫生人才吸引、激励的政策内容主要出现在基层卫生人才队伍建设的文件中，主要从鼓励和引导高校医学毕业生到城乡基层卫生机构就业、招聘优秀医疗卫生人才到基层卫生机构工作两方面吸引人才。一方面，到城乡基层卫生机构就业的毕业生优先选拔参加住院医师规范化培训；对于志愿到中西部地区和艰苦边远地区县以下农村基层机构就业并连续服务三年以上的高校医学毕业生，实施相应的学费和助学贷款代偿，给予解决县（市）城镇户口，并帮助解决配偶就业和子女就学问题；对到艰苦边远地区、国家扶贫开发工作重点县以及乡（含乡）以下机构工作的大中专及以上毕业生，按国家规定实行工资倾斜政策；积极引导经过规范化培训合格的住院医师到基层就业，可优先解决城市户口；对具有基层工作经历的高等医学毕业生，在研究生招录时同等条件下优先录用，在医疗卫生单位选聘时同等条件下优先聘用[24]。另一方面，实施乡镇卫生院招聘执业医师项目，计划 3 年招聘 3000 名执业医师[21]；开展全科医生特设岗位项目，2010 年起，取得资格的全科医师或应届医学毕业生，到乡镇卫生院和社区卫生服务中心（站）工作，可以按照国家有关规定申请设置全科医生特岗[31]。

四川省也出台专门政策，激励引导卫生人才服务基层：公开招聘专业技术和管理岗位人员原则上应从具有 2 年及以上基层工作经历的人员中招聘；晋升专业技术职务原则上应具有一定期限的乡镇及以下相应工作经历；严格执行城市医生在晋升主治医师或副主任医师前到农村累计服务 1 年的规定；实行服务基层奖励积分制，积分用于同等条件下优先评聘专业技术岗位（职务）等；加大绩效奖励力度，加强在岗培训；实行最低服务年限制度，凡通过考核方式招聘进入基层工作的人员，工作不满 5 年的一律不得调动，确保队伍稳定[54]。

三、西部卫生人力发展措施

针对西部地区的卫生人才发展，比较多的情况出现在帮扶、培训等政策或项目中。

《中华人民共和国国民经济和社会发展第十个五年计划纲要》把实施西部大开发提升到国家战略任务层面。2002 年，中共中央、国务院印发《西部地区人才开发十年规划》，提出加强领导人才队伍建设、稳定和发展当地人才队伍、大力吸引国内外优秀人才、全面提高各类人才素质四项主要任务，并要求在人事制度改革、干部交流、人才培训、教育培养、工资分配、社会保障、人才吸引等方面做好保障工作[55]。同年，《中国 2001～2015 年卫生人力发展纲要》中专门提到大力加强西部人才开发，一是联合有条件的院校为西部举办卫生管理干部硕士班，“十五”期间为西部培训 600 名左右卫生管理干部；二是“十五”期间组织 300 名左右医学院校优秀毕业生参与西部开发；三是组织、协调卫生科技人才西部行，带动西部自身人才的培养与开发；四是争取企业支援西部人才建设活动，支持东西部地区卫生管理人才交流、培训活动；五是指导西藏在四川创建中的一所综合医院人才建设工作；六是组织西部卫生管理人才到东部挂职培训和东部卫生管理人才去西部挂职工作[56]。

2006年，国务院常务会议审议并通过《西部大开发“十一五”规划》，其中第九部分提出切实加强人才队伍建设，包括优化人才开发体制环境，加大高层次人才开发力度，重点围绕科技、教育、卫生等领域强化农村和社区人才队伍建设，鼓励支持人才交流和合理流动，加强各类人才培训[57]。此外，2003年启动的“大学生志愿服务西部计划”按照公开招募、自愿报名、组织选拔、集中派遣的方式，每年招募一定数量的普通高等学校应届毕业生，到西部贫困县的乡镇从事为期1～2年的教育、卫生、农技等方面的志愿服务工作。志愿者服务期满后，鼓励其扎根基层，或者自主择业和流动就业[58]。通过该项目及“西部之光”人才培养计划和西部地区千名学科带头人工程为西部地区吸引了大量高校毕业生，培养了中青年科技人才，充实了卫生人才队伍。

为积极推动国家西部大开发战略的实施，切实加强西部地区卫生人才队伍建设，促进西部卫生事业发展，国家层面加大对西部地区的投入，安排专项资金用于人才队伍建设与培养。①2006年中央财政预算安排了“西部卫生人才培养项目”。根据西部卫生事业发展的需要，项目以培养西部地区县级医疗卫生机构专业技术骨干为重点，计划用几年的时间，为西部地区培养一批卫生专业技术骨干，着力提高西部农村的医疗技术水平[59]。②为落实《医药卫生体制改革近期重点实施方案（2009～2011年）》提出“用三年时间，为乡镇卫生院和村卫生室培训医疗卫生人员36万人次和137万人次”的要求；2009年，原卫生部印发《2009年中西部地区农村卫生人员培训项目管理方案》，安排专项资金为中西部地区22个省（区、市）提供乡镇卫生院卫生技术人员、公共卫生人员、管理人员培训，村卫生室人员及县（市）卫生局局长培训。③2010年启动的“农村订单定向医学生免费培养项目”计划分三年为中西部每个乡镇卫生院培养一名拟从事全科医疗的5年制临床医学本科毕业生（其中2010年招收5000名免费医学生），中央财政按照每生每年6000元的标准予以补助，优先用于免费医学生的生活费补助[27]。④为顺利实施全科医生转岗培训项目，原卫生部于2010年底组织制定了《2010年中西部地区全科医生转岗培训项目管理方案》，安排中央财政专项资金支持中西部22个省（区、市）的基层医疗卫生机构选拔11 683名在岗临床执业（助理）医师，采取按需、分程的培训方式，进行为期1～2年的培训。

四、卫生人才政策评价

近年来，国家层面顺应时代要求，不断调整卫生人才发展政策措施，理顺管理体制，创新人才培养、吸引、使用各环节机制，推动了卫生人才队伍的发展壮大。以四川省为代表的西部省份也相继制定出台了一系列加强卫生人才队伍建设的政策性文件，涵盖培训培养、选拔使用、考核评价、配置流动等多个方面，政策效应较明显。然而，受地域和历史发展条件限制，西部地区医疗卫生服务能力远低于全国平均水平[60]，在现有政策环境下仍然暴露出许多问题，需要紧随社会经济发展，结合本地实际，进一步完善卫生人才政策，制定更具体、更具操作性的措施。

（一）逐步建立卫生人才政策框架体系，指导和保障卫生人才发展

近 20 年来，各级政府和相关行政部门高度重视卫生人才发展，从增加人才数量到提高人员素质，从调整结构到促进流动，逐步规范毕业后医学教育制度，完善人事管理制度机制，初步形成了卫生人才政策框架体系。一是深化医学教学改革，提升医学教育培养层次。推动医学院校学制设置、课程设置、临床实践教学等的改革，压缩中等教育，加速发展研究生教育，不断提高培养等级和水平，与卫生行业准入要求逐步实现有机衔接。二是以制度形式规范毕业后医学教育。出台建立全科医生和住院医师规范化培训制度相关政策，强化卫生人才的专业能力培养，并作为准入条件。三是改革人事制度，实现人才科学管理。推行聘用制，扩大单位用人自主权，对不同人员灵活采用不同的聘用方法；变身份管理为岗位管理，按需设岗、竞聘上岗、以岗定酬；秉持公开竞争原则选拔人才，重视高层次人才队伍的选拔使用；强调人才评价的社会化和科学性，建立起中初级以考代评、高级考试和评审结合的专业技术资格认定政策，并实行评聘分开；考核与分配挂钩，实行以岗位工资为主要内容的多种分配形式，注重按劳分配和生产要素参与分配，有利于调动卫生人员的工作积极性。四是引导卫生人才的合理流动。建立城市对口支援农村制度，鼓励大中型医疗机构人员定期到社区机构指导服务，引导毕业生到农村、边远地区就业，缓解农村、社区、西部地区及艰苦边远地区卫生人才匮乏的局面；推行医师多点执业制度，促进优质医疗资源向基层流动。五是重视基层卫生人才发展，稳定基层人才队伍。包括加强全科医学、社区护理学教育和学科建设，积极开展全科医学规范化培训工作；继续实施农村订单定向免费医学生培养项目、全科医生特设岗位项目、乡镇卫生院招聘执业医师项目等。

（二）院校教育政策前瞻性不足

（1）未出台专门政策加强师资队伍建设。在 2011 年《中国医学教育改革和发展纲要》关于“扩大本专科和研究生招生规模”的目标指引下，部分医学院校盲目扩大临床医学类招生规模，而师资队伍未相应增长，加之学习实习条件及培训基地水平有失水准，难以提供严格规范的能力训练[61]。师资条件是确保医学生取得合格医学理论与实践能力的前提和保障，虽然相关政策对合理确定招生规模、加强师资队伍建设提出了要求，但缺乏师资队伍建立、发展的专门政策。

（2）伦理和职业精神教育不足。在现行政策环境下，高校医学基础教育和临床实践仍以学科为基础，重视基本知识和技能教学而忽略职业精神、责任意识、人怀关怀、医学伦理等培养，这对医学人员尤其是护理人员的职业理念而言是重大的内容缺失[62]。

（3）医学教育学制复杂。医学学历教育方面，我国医学院校现有四年制、五年制、

六年制的本科教育，有七年制、八年制的研究生教育，加上层次稍低的两年制、三年制专科教育等[63]，五花八门，缺乏国家层面的统一规定。

（4）医学教育资源布局缺乏调控。国家在医学院校设置、区域布局、专业结构、招生规模、教学资源配置方面缺乏政策性宏观调控，区域间、院校和学科专业之间培养水平差距较大。

（三）毕业后医学教育政策不完善

（1）住院医师规范化培训政策内容不明朗。当前建立住院医师规范化培训制度的指导意见中未明确要求“先培训、后上岗”的配套机制，部分培训单位把所有只针对应届毕业生的岗位关闭，但对往届生或具有一定职称的医师开放，导致受训人员不能安心培训，甚至通过寻找其他工作岗位来规避就业风险，这是导致医务人员流失的一个重要原因。此外，全国或省级缺乏统一、标准的培训方案和培训细则，难以保证培训质量[64]。

（2）规范化培训基地缺乏监管。规陪基地在规模和医疗水平方面本身存在着较大差异，不同带教设施、带教经验、医疗管理水平的差别导致基地间的规培质量差异巨大。目前，缺乏对规培基地的监管措施，带教规范上也没有具体条款，对带教质量缺乏中间过程的评价与考量，规培质量难以保证，一定程度上削弱了规范化培训的同质性。

（3）尚无规范的专科医师培养制度。现行专科医师职称、职务认证和管理基本基于行业惯例。尤其在基层医院，专科医师与住院医师的衔接还属于自然过渡，医师晋升主要靠资历。各专科岗位的医师素质在不同地区、不同医院之间差距较大。专科医师的培养和管理亟待规范[63]。

（四）继续医学教育政策执行不力

一方面，部分卫生专业技术人员和医疗卫生机构对继续医学教育的重要性认识不足，对参加继续医学教育学习不够重视，热情不高。另一方面，继续医学教育项目缺乏有效监督，目前监督尚停留在形式上的对继教项目的管理上，而对项目本身开展情况、培训学员获益情况等未进行有效的评估。

（五）准入政策与教育政策衔接不畅

2015 年，国务院提出“新进入村卫生室的人员应当具备执业医师或执业助理医师资格，然而目前我国医学教育把服务层次与人才培养水平对应，培养低学历卫生专业人才配置基层卫生机构，培养高学历卫生专业人才配置高层次医院[65]，导致愿意服务基层的人员却不符合准入资格，满足准入条件的人员不愿留在基层的尴尬局面。

（六）卫生人才评价政策缺乏突破

（1）现有评价方式不够合理。现行的卫生人才评价实践中，依然过分倚重学历、资历、论文、课题，易忽略医德医风、实际服务能力、工作业绩等因素，缺乏定量和定性相结合的综合素质和潜力的衡量指标，甚至影响卫生人才的工作积极性和工作水平。此外，缺乏更合理、系统的人才分类管理和评价体系[61]。

(2) 评价活动缺乏法律层面的保障。考试活动、考生权益及行业发展既需要纪律、规章等非正式制度的约束，更需要法律这种正式制度统一的强制规范和保护。目前，卫生人才评价的权威性和公平性尚未提升到法制层次，评价活动的组织、管理、实施和违规违法行为处理缺少统一的标准[66]。

（七）考核、分配政策浮于形式

卫生事业单位涵盖医疗、护理、医技、药剂、疾控、监督等不同的专业领域，每个领域又划分为更细的学科、专业，各工作岗位的技术含量、风险系数不同，缺乏有针对性的、有较强可操作性的考核标准，造成考核方式、内容的笼统和考核实施的低效。

在卫生事业单位内部分配制度改革意见的指导下，卫生事业单位主要实行绩效工资制度。但实施过程中受政策限制，仍然未建立起符合卫生行业特点的薪酬制度：工资水平偏低，缺乏合理的工资增长机制；分配制度与绩效联系不紧密，除职务、职称外的其他要素参与分配的比重太小，尤其是技术要素、劳动强度的体现不充分，津贴补贴标准较低；同一专业人员不同级别间的工资差距尚未拉开，过小的等级差异导致分配缺乏竞争性，难以起到有效的激励作用[63]。

（八）编制政策缺乏适时调整

(1) 编制不足和利用不饱和并存。国家及四川省级层面虽均出台了乡镇、社区、疾控、妇幼机构的编制标准，但未视服务人口和工作任务的变化进行动态调整。基层机构，尤其是乡镇卫生院规定编制数过低，或现有编制已经满员导致需要的人员进不来，影响人员引进；部分城市医院则可能因自身服务定位不准，发展乏力等原因吸引不了优秀人才，造成空编较多[67]。

(2) 妇幼保健机构编制政策存在明显缺失。1986 年国家出台了《各级妇幼保健机构编制标准（试行）》，在 2006 年的《妇幼保健机构管理办法》和 2009 年的《关于加强卫生人才队伍建设的意见》中分别重申了这一标准的要求。近 30 多年来，妇幼保健服务范围不断拓宽、服务项目不断拓展、工作要求不断提升，人员配备标准却没有变化。缺乏乡（镇）、村及城市社区妇幼保健服务人员配备标准[68]。

（九）医师多点执业政策存在诸多瓶颈

(1) 制度环境影响政策实施。我国绝大部分公立医院属于事业单位，事业单位体制通过人事管理等核心制度和以医生职称评定及晋升、薪酬分配、培养培训和医学科研等各项外围制度形成稳定的制度结构，对医师多点执业造成了结构性障碍。在医师单位人的制度环境下，个体在声誉积累、事业进步、社会保障等方面高度依赖医院，使得政策的推进举步维艰。

(2) 配套政策不完善。一是利益分配模糊。公立医院是否有从医师在非第一执业点获得收入分成的权利以及应享有多大权利尚存在争议，参与者之间的利益界定不明确。二是多点执业工作评价面临挑战。医师工作在多个执业点进行，对其执业绩效考核相对动态，在工作数量、质量评定及数据收集的全面性、及时性方面缺乏清晰规定。三是医疗责任和风险分担机制不明。目前，医师执业相关法律法规不完善，医师在不同地点执业过程中发生的医疗纠纷和医疗安全问题缺乏明确的责任分担机制[69]。

（十）吸引激励政策落实不到位

(1) 政策落实存在隐性阻碍。尽管国家和很多地方政策都提出鼓励引导优秀人才服务基层，要在考核招聘、工资待遇、职称晋升、社会保障等方面向基层人才倾斜，但实际上由于基层，尤其是西部、农村、边远艰苦地区的基层机构受自然、经济环境的影响，用于发展卫生事业的财力明显不足，人才吸引力低。加之政府投入、补助政策不能落实到位，基层人员的收入水平低，激励机制难以真正形成[70]。

(2) 政策实施效果不佳。由于生活环境、工作条件、发展空间等问题，基层“人才招不来，来了稳不住”的现象仍然存在。据不完全统计，近三年来，四川省基层医疗卫生机构每年流失上千人，大部分流向条件较好的城市医院，且多数是中级职称及以上专业技术人才。与此同时，派出进修的学习人员不愿返回基层单位工作，出现“培养一个，流失一个”的现象[71]。

参考文献

[1] 戴志澄. 中国卫生防疫体系五十年回顾[J]. 中国公共卫生管，2003，19 (5)：377-380.

[2] 于竞进. 我国疾病预防控制体系建设研究：困境·策略·措施[D]. 上海：复旦大学，2006.

[3] 中共中央，国务院. 关于卫生改革与发展的决定[Z]. 1997.

[4] 全国人大. 中华人民共和国执业医师法[Z]. 1998.

[5] 原卫生部，人事部. 具有医学专业技术职务任职资格人员认定医师资格及执业注册办法[Z]. 1999.

[6] 原卫生部. 医师资格考试暂行办法[Z]. 1999.

[7] 原卫生部. 医师执业注册暂行办法[Z]. 1999.

[8] 原卫生部. 关于进一步做好医师资格认定工作的通知[Z]. 2000.

[9] 国务院体改办，国家计委，财政部，等. 关于农村卫生改革与发展的指导意见[Z]. 2001.

[10] 中共中央，国务院. 关于进一步加强农村卫生工作的决定[Z]. 2002.

[11] 原卫生部，教育部，财政部，等. 关于加强农村卫生人才培养和队伍建设的意见[Z]. 2002.

[12] 中组部，人事部，原卫生部. 关于深化卫生事业单位人事制度改革的实施意见[Z]. 2000.

[13] 原卫生部. 关于印发卫生事业单位人事制度改革配套文件的通知[Z]. 2002.

[14] 原卫生部，教育部. 中国医学教育改革和发展纲要[Z]. 2001.

[15] 原卫生部. 关于加快发展城市社区卫生服务的意见[Z]. 2002.

[16] 原卫生部. 乡村医生考核办法[Z]. 2008.

[17] 原卫生部. 医师定期考核管理办法[Z]. 2007.

[18] 原卫生部. 关于建立医务人员医德考评制度的指导意见（试行）[Z]. 2007.

[19] 原卫生部. 关于城市医疗卫生机构新聘人员取得医师执业证书后定期到农村服务的规定[Z]. 2004.

[20] 原卫生部. 乡镇卫生院卫生技术人员培训暂行规定[Z]. 2004.

[21] 原卫生部，财务部. 关于开展乡镇卫生院招聘执业医师试点工作的指导意见[Z]. 2008.

[22] 人事部，原卫生部，教育部，等. 关于加强城市社区卫生人才队伍建设的指导意见[Z]. 2006.

[23] 中央编办. 城市社区卫生服务机构设置和编制标准指导意见[Z]. 2006.

[24] 国家发展改革委，原卫生部，中央编办，等. 以全科医生为重点的基层医疗卫生队伍建设规划[Z]. 2010.

[25] 原卫生部. 关于开展基层医疗卫生机构全科医生转岗培训工作的指导意见（试行）[Z]. 2010.

[26] 原卫生部. 关于加强乡村医生队伍建设的意见[Z]. 2010.

[27] 国家发展改革委，原卫生部，教育部，等. 关于开展农村订单定向医学生免费培养工作的实施意见[Z]. 2010.

[28] 国务院. 关于进一步加强乡村医生队伍建设的指导意见[Z]. 2011.

[29] 国务院. 关于进一步加强乡村医生队伍建设的实施意见[Z]. 2015.

[30] 国家卫生计生委，国家发展改革委，教育部，等. 全国乡村医生教育规划（2011～2020 年）[Z]. 2013.

[31] 国家卫生计生委，财政部，人力资源和社会保障部，等. 关于开展全科医生特设岗位计划试点工作的暂行办法[Z]. 2013.

[32] 教育部，国家发展改革委，国家卫生计生委，等. 关于进一步做好农村订单定向医学生免费培养工作的意见[Z]. 2015.

[33] 国务院. 关于建立全科医生制度的指导意见[Z]. 2011.

[34] 国家卫生计生委，中央编办，国家发展改革委，等. 关于建立住院医师规范化培训制度的指导意见[Z]. 2013.

[35] 教育部，国家卫生计生委，国家中医药管理局，等. 关于医教协同深化临床医学人才培养改革的意见[Z]. 2014.

[36] 国家卫生计生委，国家发展改革委，人力资源和社会保障部，等. 关于推进和规范医师多点执业的若干意见[Z]. 2014.

[37] 原卫生部. 医药卫生中长期人才发展规划（2011～2020 年）[Z]. 2011.

[38] 四川省卫生厅. 四川省“十二五”卫生人才发展规划[Z]. 2011.

[39] 四川省人民政府. 关于加强卫生计生队伍建设的意见[Z]. 2014.

[40] 四川省卫生厅. 四川省民族地区卫生人才队伍建设专项行动工作方案（2011～2020 年）[Z]. 2013.

[41] 四川省人民政府. 关于建立全科医生制度的实施意见[Z]. 2012.

［42］四川省卫生计生委，四川省编办，四川省发展改革委，等．关于加快建立和完善住院医师规范化培训制度的实施意见[Z]．2014.

［43］原卫生部．继续医学教育规定（试行）[Z]．2000.

［44］原卫生部，教育部．关于加强继续医学教育工作的若干意见[Z]．2008.

［45］四川省人民政府．关于进一步加强乡村医生队伍建设的实施意见[Z]．2011.

［46］四川省人民政府．关于进一步加强乡村医生队伍建设的实施意见[Z]．2015.

［47］国家卫生计生委，国家中医药管理局．关于印发国家卫生计生突出贡献中青年专家选拔管理办法的通知[Z]．2015.

［48］四川省卫生计生委，四川省中医药局．关于实施卫生计生高层次人才“5121 工程”的通知[Z]．2015.

［49］四川省卫生计生委，四川省中医药局．关于印发《四川省卫生计生首席专家选拔聘任管理办法（试行）》等四个办法的通知[Z]．2015.

［50］四川省机构编制委员会．关于进一步加强全省卫生执法监督体系建设的通知[Z]．2006.

［51］四川省委，四川省人民政府．四川省民族地区卫生发展十年行动计划（2011～2020 年）[Z]．2011.

［52］国务院办公厅．全国医疗卫生服务体系规划纲要（2015～2020 年）[Z]．2015.

［53］四川省卫生和计划生育委员会，四川省发展和改革委员会，四川省人力资源和社会保障厅，等．四川省医师多点执业管理办法（试行）[Z]．2015.

［54］四川省委，四川省人民政府．关于激励引导教育卫生人才服务基层的意见[Z]．2014.

［55］中共中央办公厅，国务院办公厅．西部地区人才开发十年规划[Z]．2002.

［56］原卫生部．中国 2001～2015 年卫生人力发展纲要[Z]．2002.

［57］国家发展改革委．西部大开发“十一五”规划[Z]．2006.

［58］团中央，教育部，财政部，等．大学生志愿服务西部计划[EB/OL]．http：//baike．haosou．com/doc/2067831-2187550．html，2015-10-12.

［59］原卫生部办公厅．关于组织实施西部卫生人才培养项目的通知[Z]．2006.

［60］陈煜，姚华，耿直，等．西部少数民族地区农村卫生人力资源现况及对策研究[J]．中国卫生事业管理，2014，31（2）：122-124.

［61］池慧．关于我国卫生人才队伍建设中的几个问题[J]．中国卫生人才，2013，（4）：30.

［62］张爽．我国卫生行业人力资源状况及医学教育发展对策研究[J]．复旦教育论坛，2013，11（6）：86-92.

［63］崔霞．我国医药卫生人才队伍发展策略研究[D]．长沙：中南大学，2012.

［64］肖明朝．顶层设计、政策配套、培训管理，一个不能少[J]．中国卫生人才，2013，（4）：42.

［65］尹爱田，王文华，杨文燕．基于 WHO 卫生人力战略目标的我国农村卫生人才政策研究[J]．中国卫生经济，2012，31（1）：43-45.

［66］汪本奎．我国卫生人才评价的现状与思考[J]．中国卫生人才，2013，（4）：78-80.

［67］夏迎秋．加快农村卫生人才引进培养促进农村卫生持续健康发展[J]．江苏卫生事业管理，2013，24（6）：1-4.

［68］李鸿斌，顾建明，丁燕，等．改革开发以来我国妇幼卫生政策回顾与分析[J]．中国卫生政策研究，2011，4（10）：48-54.

［69］谢宇，杨顺心，陈瑶，等．我国医师多点执业研究综述[J]．中国卫生政策研究，2014，7（1）：8-13.

[70] 张光鹏. 我国基层卫生人才队伍建设的进展与挑战[J]. 中国卫生政策研究，2012，5（10）：39-43.

[71] 徐斌. 基层卫生计生队伍建设的实践与思考[J]. 中国卫生人才，2015，（10）：57-59.

附表 1　1949～2016 年国家重大卫生与公共卫生政策

序号	政策类别	年份	名称与发布机构	相关内容
1	法律	1949	《中国人民政治协商会议共同纲领》（中国人民政治协商会议）	提倡国民体育，推广卫生医药事业，并注意保护母亲、婴儿和儿童的健康
2	会议决定	1949	《全国卫生建设的总方针》（中央人民政府原卫生部、中国人民解放军军事委员会原卫生部全国卫生行政会议）	预防为主，卫生工作的重点应放在保证生产建设和国防建设方面，面向农村、工矿，依靠群众，开展卫生保健工作
3	会议决定	1950 1952	《卫生工作方针》（中央人民政务院第四十九次，第一百六十七次政务会议）	面向工农兵，预防为主，团结中西医，卫生工作与群众运动相结合
4	法规	1951	《中华人民共和国劳动保险条例》（政务院）	在城市和农村建立起医疗保障制度
5	文件	1952	《关于全国各级人民政府、党派、团体及所属事业单位的国家工作人员实行公费医疗预防的指示》（政务院）	对国有企业职工及其家属实行劳保医疗，对机关事业单位工作人员实行公费医疗，在农村实行合作医疗
6	宪法	1954	《中华人民共和国宪法》（全国人民代表大会）	劳动者在年老、疾病或者丧失劳动能力的时候，有获得物质帮助的权利。国家举办社会保险、社会救济和群众卫生事业，并且逐步扩大这些措施，以保证劳动者享有这种权利
7	法规	1954	《卫生防疫站工作试行条例》（国务院）	规定卫生防疫站的任务是：预防性、经常性卫生监督和传染病管理
8	文件	1954	《各级卫生防疫站组织编制规定》（原卫生部）	卫生防疫站作为体系主体机构的性质、任务和工作内容，并规定卫生防疫站的组织机构设置人员编制，对卫生防疫站的发展起到了积极推进作用
9	法规	1955	《传染病管理办法》（国务院）	指导传染病防治与管理工作
10	领导讲话	1965	“把医疗卫生工作的重点放到农村去”——毛主席	普遍建立了农村县、乡、村三级卫生网、合作医疗制度和赤脚医生制度
11	文件	1972	《健全卫生防疫工作的通知》（原卫生部）	恢复全国卫生防疫体系及其工作
12	领导讲话	1978	“解放思想，实事求是，团结一致向前看”——邓小平	把全党的工作重点转移到经济建设上
13	法规	1978	《中华人民共和国急性传染病管理条例》（国务院）	加强卫生防疫体系在预防控制传染病中的责任、地位和作用
14	法规	1979	《全国卫生防疫站工作条例》（全国人大常委会）	贯彻预防为主的方针，明确卫生防疫站的性质、任务，建设，充分发挥在防病灭病工作中的作用，提高人民健康水平，保护劳动力
15	文件	1980	《关于允许个体开业行医问题的请示报告》（国务院转发原卫生部报告）	允许个体开业行医
16	法规	1982	《中华人民共和国食品卫生法（试行）》（第五届全国人大常委会第二十五次会议）	食品卫生法
17	文件	1985	《关于卫生工作改革若干政策问题的报告》（国务院转发原卫生部报告）	启动卫生改革，通过放权、搞活来提升医疗结构效率和活力

续表

序号	政策类别	年份	名称与发布机构	相关内容
18	法律	1986	《中华人民共和国国境卫生检疫法》（第六届全国人民代表大会常务委员会第十八次会议）	国境卫生检疫法
19	法规	1987	《公共场所卫生管理条例》（原卫生部）	公共场所卫生管理
20	文件	1989	《关于全面深入贯彻预防为主方针，进一步加强预防保健工作的若干意见》（国务院转发原卫生部文件）	有偿服务公开化、合法化，并成为疾病防治机构维持、更新和发展的支柱
21	文件	1989	《关于扩大医疗卫生服务有关问题的意见》（国务院批转原卫生部文件）	对医院施行定额补助，放权让利，允许医院承包、允许医院和医生开展有偿服务；允许公共卫生机构开展有偿服务等。继续推行各种形式的承包责任制
22	文件	1991	《国民经济和社会发展十年计划和第八个五年计划纲要》（全国人大四次会议）	卫生事业贯彻“预防为主，依靠科技进步，动员全社会参与，中西医并重，为人民健康服务”的方针
23	文件	1990	《中国卫生发展与改革纲要》（原卫生部，国家中医药管理局）	贯彻预防为主，依靠科技进步，动员全社会参与，中西医协调发展，为人民健康服务
24	法律	1994	《中华人民共和国母婴保健法》（第八届人大常务委员会第十次会议）	母婴保健
25	文件	1997	《中共中央、国务院关于卫生改革与发展的决定》（中共中央，国务院）	到2000年，初步建立起具有中国特色的包括卫生服务、医疗保险、卫生执法监督的卫生体系，基本实现人人享有初级卫生保健，国民健康水平进一步提高。到2010年，在全国建立起适应社会主义市场经济体制和人民健康需求的、比较完善的卫生体系，国民健康的主要指标在经济较发达地区达到或接近世界中等发达国家的平均水平，在欠发达地区达到发展中国家的先进水平。新时期的卫生工作方针：以农村为重点，预防为主，中西医并重，依靠科技与教育，动员全社会参与，为人民健康服务，为社会主义现代化建设服务
26	文件	1998	《关于建立城镇职工基本医疗保险制度的决定》（国务院）	城镇所有用人单位，包括企业（国有企业、集体企业、外商投资企业、私营企业等）、机关、事业单位、社会团体、民办非企业单位及其职工，都要参加基本医疗保险
27	文件	2000	《关于城镇医药卫生体制改革的指导意见》（国务院体改办、国家计委、国家经贸委、财政部、劳动保障部、原卫生部、国家药品监管局、国家中医药局）	建立适应社会主义市场经济要求的城镇医药卫生体制，促进卫生机构和医药行业健康发展，让群众享有价格合理、质量优良的医疗服务，提高人民的健康水平
28	文件	2000	《关于卫生监督体制改革的意见》（原卫生部、中编办、财政部、国务院法制办）	按照依法行政、政事分开、综合管理、总体规划、分步进行、逐步到位的原则改革和重建卫生监督体系，将原来由各卫生事业单位承担的各项卫生监督职能集中，组建卫生监督所
29	法律	2001 2011	《中华人民共和国职业病防治法》（第九届全国人大常委会第二十四次会议通过，第十一届全国人大常委会第二十四次会议修订）	职业病防治
30	文件	2001	《关于疾病预防控制体制改革的指导意见》（原卫生部）	明确了各级疾病预防控制机构的职能与任务

续表

序号	政策类别	年份	名称与发布机构	相关内容
31	文件	2001	《关于农村卫生改革与发展的指导意见》（国务院体改办、国家计委、财政部、农业部、原卫生部）	建立适应社会主义市场经济体制要求和农村经济社会发展状况，具有预防保健和基本医疗功能的农村卫生服务体系，实行多种形式的农民健康保障办法，使农民人人享有初级卫生保健
32	文件	2002	《关于进一步加强农村卫生工作的决定》（中共中央、国务院）	到 2010 年，在全国农村基本建立起适应社会主义市场经济体制要求和农村经济社会发展水平的农村卫生服务体系和农村合作医疗制度
33	法律	2003	《中华人民共和国农业法》（第八届全国人大常委会）	国家鼓励支持农民巩固和发展农村合作医疗和其他医疗保障形式，提高农民健康水平
34	文件	2003	《关于建立新型农村合作医疗制度的意见》（国务院办公厅转发原卫生部、财政部和农业部文件）	到 2010 年，实现在全国建立基本覆盖农村居民的新型农村合作医疗制度的目标，减轻农民因疾病带来的经济负担，提高农民健康水平
35	法规	2003	《突发公共卫生事件应急条例》（国务院第七次常务会议通过）	突发公共卫生事件发生后，如果发生隐瞒、缓报、谎报事件，相关责任人和政府主要领导人不但要给予行政处分，还有可能被依法追究刑事责任。危机爆发后，原卫生部门的权限将会扩大
36	文件	2003	《突发公共卫生事件医疗救治体系建设规划》（国务院）	以建设全国疾病预防控制体系和突发公共卫生事件医疗救治体系为重点，加快公共卫生事业发展
37	法规	1989 2004 2013	《中华人民共和国传染病防治法》（第七届全国人大常务委员会第六次会议通过，第十届全国人大常务委员会第十一次会议修订，第十二届全国人大常务委员会第三次会议通过）	国家对传染病防治实行预防为主的方针，防治结合、分类管理、依靠科学、依靠群众
38	文件	2003	《2003～2010 年全国卫生信息化发展纲要》（原卫生部）	统一信息化标准，保障信息安全，信息化建设要因地制宜，为公共卫生信息化提供了规划和指导
39	法规	2004	《病原微生物实验室生物安全管理条例》（国务院）	病原微生物实验室生物安全管理
40	法规	2004	《卫生行政许可管理办法》（原卫生部）	对卫生行政许可的申请与受理、审查与决定、听证、变更与延续、监督检查、法律责任等作出了明确规定
41	文件	2004	《国务院关于进一步推进西部大开发的若干意见》（国务院）	大力支持西部地区卫生事业发展，加强公共卫生设施建设，完善疾病预防控制体系和医疗救治体系。逐步建立和完善新型合作医疗制度、贫困农民家庭医疗救助制度，建立健全县、乡、村三级卫生服务网络，重点支持以乡镇卫生院为主体的农村医疗设施建设。加强重大传染病和地方病的防治
42	法规	2005	《疫苗流通和预防接种管理条例》（国务院）	疫苗流通与预防接种管理
43	法规	2006	《艾滋病防治条例》（国务院第一百二十二次常务会议通过）	艾滋病防治
44	文件	2007	《国务院办公厅关于印发少数民族事业“十一五”规划的通知》（国务院）	扎实推进少数民族医疗卫生事业。国家在公共卫生服务体系建设、农村卫生服务体系建设、新型农村合作医疗制度建设、农村医疗卫生人才队伍建设、重点疾病防治等方面，加大对民族自治地方的倾斜力度

续表

序号	政策类别	年份	名称与发布机构	相关内容
45	文件	2007	《2007年中西部地区儿童先天性疾病和贫困白内障患者复明救治项目管理方案》(财政部、原卫生部)	中西部地区儿童先天性疾病和贫困白内障患者复明救治
46	文件	2009	《中共中央、国务院关于深化医药卫生体制改革的意见》(中共中央、国务院)	建立健全覆盖城乡居民的基本医疗卫生制度，为群众提供安全、有效、方便、价廉的医疗卫生服务
47	文件	2009	《关于促进基本公共卫生服务逐步均等化的意见》(原卫生部、财政部、国家人口计生委)	从基本公共卫生服务均等化着手，实施将基本医疗卫生服务作为公共产品向全民提供
48	文件	2009	《2009年中西部地区二级以上医疗卫生机构对口支援乡镇卫生院项目管理方案》(原卫生部)	在中西部地区开展二级以上医疗卫生机构对口支援乡镇卫生院工作
49	文件	2010	《关于加强少数民族地区癌症综合防治工作的意见》(原卫生部)	加强少数民族地区癌症综合防治
50	文件	2011	《四川省民族地区卫生发展十年行动计划(2011～2020年)》(四川省政府)	健全公共卫生服务体系、医疗服务体系、医疗保障体系和药品供应保障体系，建设人才队伍建设，强化公共卫生服务，加大投入发展少数民族地区卫生
51	文件	2012	《国务院办公厅关于印发少数民族事业"十二五"规划的通知》(国务院)	支持民族地区医疗卫生事业发展，新增医疗卫生资源重点向民族地区倾斜。鼓励医学院校毕业生到民族地区服务，鼓励发达地区医务人员到民族地区开展医疗帮扶
52	法律	2013	《中华人民共和国精神卫生法》(全国人大常委会表决通过)	规范精神障碍患者治疗、保障精神障碍患者权益和促进精神障碍患者康复
53	法规	2016	《国务院关于修改〈疫苗流通和预防接种管理条例〉的决定》(国务院第一百二十九次常务会议通过)	完善和加强疫苗流通和预防接种管理

附表2 1995～2015年国家卫生人才政策

序号	政策类别	年份	名称	关键内容
1	规划	2002	《中国2001～2015年卫生人力发展纲要》(卫人发〔2002〕35号)	卫生人力发展目标及人才配置、人事改革、医学教育、高新人才、农村、社区卫生人才、中医药人才建设等相关政策，突出加强西部人才开发
2		2005	《中国护理事业发展规划纲要(2005～2010年)》(卫医政发〔2011〕96号)	加强护士队伍建设，培养临床护理骨干和护理管理人员，推进护理教育改革
3		2011	《医药卫生中长期人才发展规划(2011～2020年)》(卫人发〔2011〕15号)	加强基层卫生、公共卫生、急需紧缺、高层次等各类人才队伍建设，建立完善住院医师规范化培训、全科医师制度等，创新培养开发、使用评价、流动配置、激励保障机制，实施五项重大工程
4		2011	《中国护理事业发展规划纲要(2011～2015年)》(卫医政发〔2011〕96号)	加强护士队伍建设和护理教育改革，完善考核、晋升制度，建立专科护理岗位培训制度和护理管理岗位培训制度

续表

序号	政策类别	年份	名称	关键内容
5	宏观政策	2002	《关于加强农村卫生人才培养和队伍建设的意见》（卫人发〔2002〕321号）	农村卫生人才的教育培训、吸引、使用评价、分配等，西部地区试办初中起点、5年制医学专业
6		2002	《关于加快发展城市社区卫生服务的意见》（卫基妇发〔2002〕186号）	社区卫生人员的选拔、使用、培训、流动、薪酬、激励
7		2006	《关于加强城市社区卫生人才队伍建设的指导意见》（国人部发〔2006〕69号）	社区卫生人才的培养、培训、资格认定、岗位管理、聘用、考核、吸引和使用
8		2009	《中共中央、国务院关于深化医药卫生体制改革的意见》（中发〔2009〕6号）	强调基层人员的高等医学教育、引进、培养培训，加强高层次科研、医疗、卫生管理人才建设，推动人员合理流动
9		2009	《关于加强卫生人才队伍建设的意见》（卫人发〔2009〕131号）	促进基层卫生、公共卫生、中医药等各类卫生人才协调发展、加强人才培养、完善使用评价、分配机制、促进人才合理流动
10		2010	《关于加强乡村医生队伍建设的意见》（卫农卫发〔2010〕3号）	明确乡村医生的工作职责、配置原则、执业管理、绩效考核、引进培养
11		2010	《以全科医生为重点的基层医疗卫生队伍建设规划》（发改社会〔2010〕561号）	近三年及长期基层卫生队伍建设目标，及深化高等医学教育改革、建立全科医生培养制度、鼓励引导人才到基层服务、深化人事制度改革等措施
12		2011	《关于进一步加强乡村医生队伍建设的指导意见》（国办发〔2011〕31号）	对乡村医生的配置、准入、培养培训、补偿和养老等作出规定
13		2015	《关于进一步加强乡村医生队伍建设的实施意见》（国办发〔2015〕13号）	严格乡村医生准入和考核，加强继续教育、订单定向培养和岗位培训，保障收入和养老，改善工作条件和执业环境
14	资格认定与执业注册	1998	《中华人民共和国执业医师法》	从法律层面对医师资格考试、执业注册、执业活动规则、考核与培训、法律责任作出规定
15		1999	《具有医学专业技术职务任职资格人员认定医师资格及执业注册办法》（卫医发〔1999〕319号）	《执业医师法》颁布之前取得医学专业技术职务任职资格人员的资格认定及执业注册
16		1999	《医师资格考试暂行办法》（原卫生部令第4号）	医师资格考试的组织管理、报考程序、实践技能与医学综合考试、处罚规定
17		1999	《医师执业注册暂行办法》（原卫生部令第5号）	医师执业注册的条件、程序、注销及变更
18		2000	《关于进一步做好医师资格认定工作的通知》（卫人发〔2000〕117号）	医师资格认定的补充说明
19		2003	《乡村医生从业管理条例》（国务院令第386号）	乡村医生的执业注册、执业规则、培训与考核、法律责任
20		2008	《护士条例》（国务院令第517号）	护士执业注册的条件、程序、变更，护士的权利与义务

续表

序号	政策类别		年份	名称	关键内容
21	培养开发	总体医学教育	2001	《中国医学教育改革和发展纲要》（卫科教发〔2001〕212号）	调整医学教育的规模和结构、改革完善医学教育体系、加快农村人才培养。促进西部医学教育较快发展
22			2002	《中共中央、国务院关于进一步加强农村卫生工作的决定》（中发〔2002〕13号）	农村卫生人员的院校教育、定向培养、继续教育、准入
23			2009	《医药卫生体制改革近期重点实施方案》（2009～2011年）	基层医疗卫生人员的培养、培训
24			2010	《关于开展农村订单定向医学生免费培养工作的实施意见》（发改社会〔2010〕1198号）	免费医学生培养的招生、学制、费用减免与补助、培养方向、协议签订与履行、规范化培训与执业考试
25			2013	《全国乡村医生教育规划（2011～2020年）》(国卫科教发〔2013〕26号）	加强继续教育培训，执行定期在岗培训，实施在岗村医学历教育，提升后备人才准入要求，强化师资队伍建设，促进中西部地区村医教育均衡发展
26			2014	《关于医教协同深化临床医学人才培养改革的意见》（教研〔2014〕2号）	深化院校教育改革（重点加大对中西部高等医学院校的支持），健全毕业后教育制度，完善继续教育体系；近期构建以“5＋3”为主体，“3＋2”为补充的临床医学人才培养体系
27			2015	《关于进一步做好农村订单定向医学生免费培养工作的意见》（教高〔2015〕6号）	继续实施免费医学生5年制本科或3年制专科培养，统筹招生录取，落实经费，改革培养模式，做好就业安排，开展毕业后教育和就业履约管理，完善职业发展政策措施
28		毕业后医学教育	2011	《国务院关于建立全科医生制度的指导意见》（国发〔2011〕23号）	建立统一规范的全科医生培养制度，近期通过转岗培训、定向培养等多途径培养全科医生
29			2013	《关于建立住院医师规范化培训制度的指导意见》（国卫科教发〔2013〕56号）	从招收对象、培训模式、培训招收、培训基地、培训内容和考核认证等方面建立健全住院医师规范化培训制度，做好学位衔接、执业注册等
30		继续医学教育	2000	《继续医学教育规定（试行）》（卫科教发〔2000〕477号）	继续医学教育的组织管理、内容与形式、考核登记与评估
31			2004	《乡镇卫生院卫生技术人员培训暂行规定》（卫科教发〔2004〕7号）	乡镇卫生院在职卫技人员的培训组织、内容形式与要求、登记与考核
32			2008	《关于加强继续医学教育工作的若干意见》（卫科教发〔2008〕49号）	强化激励约束机制、严格社团组织、专业性杂志、异地、远程等继教项目管理，积极开展农村、基层、全科医学等继教活动
33			2010	《关于开展基层医疗卫生机构全科医生转岗培训工作的指导意见（试行）》	全科医生转岗培训的目标、对象、内容、方式、时间、基地、师资及考核

续表

序号	政策类别		年份	名称	关键内容
34	使用评价	准入选拔	2001	《关于农村卫生改革与发展的指导意见》（国办发〔2001〕39号）	农村卫生人员的准入、激励
35			2001	《原卫生部有突出贡献中青年专家选拔管理办法》（卫人发〔2001〕265号）	突出贡献中青年专家的选拔范围、条件、程序与管理
36			2015	《国家卫生计生突出贡献中青年专家选拔管理办法》（国卫人发〔2015〕47号）	国家卫生计生突出贡献中青年专家的选拔对象、条件、程序、培养与管理
37		使用评价	2000	《关于深化卫生事业单位人事制度改革的实施意见》（人发〔2000〕31号）	卫生事业单位人员的优化配置、聘用、选拔、岗位管理、评价考核、分配激励、流动等
38			2002	《原卫生部关于印发卫生事业单位人事制度改革配套文件的通知》（卫人发〔2002〕325号）	卫生事业单位人员的考核、分配、薪酬，领导干部的选拔任用
39			2004	《关于城市医疗卫生机构新聘人员取得医师执业证书后定期到农村服务的规定》（卫人发〔2004〕115号）	城市医疗卫生机构取得医师执业证书的新聘人员定期到农村服务
40		考核分配	2007	《医师定期考核管理办法》（卫医发〔2007〕66号）	已在各类机构执业医师每两年定期考核的考核机构、考核方式、考核程序、考核结果评定、监督管理
41			2007	《关于建立医务人员医德考评制度的指导意见（试行）》（卫办发〔2007〕296号）	各类机构医务人员每年度医德考评的内容、方法、结果及其应用
42			2008	《乡村医生考核办法》（卫农卫发〔2008〕43号）	乡村医生每两年考核的考核机构、考核内容、方式、程序、考核结果及应用、监督管理
43		岗位管理	2007	《关于卫生事业单位岗位设置管理的指导意见》（国人部发〔2007〕35号）	对卫生事业单位岗位类别、岗位等级、专业技术岗位名称及岗位等级、岗位任职条件、岗位聘用作出规定
44			2012	《关于实施医院护士岗位管理的指导意见》（卫医政发〔2012〕30号）	科学设置护理岗位，合理配置护士数量，完善绩效考核制度，加强护士岗位培训，保障合同制护士权益
45	配置流动		2006	《城市社区卫生服务机构设置和编制标准指导意见》（中央编办发〔2006〕96号）	社区卫生服务机构的人员编制标准
46			2008	《关于开展乡镇卫生院招聘执业医师试点工作的指导意见》（卫人发〔2008〕26号）	选择中西部8个省份率先开展乡镇卫生院招聘执业医师试点，对试点原则、范围、组织管理、人员招聘与管理作出规定
47			2011	《关于乡镇卫生院机构编制标准的指导意见》（中央编办发〔2011〕28号）	乡镇卫生院的编制标准

续表

序号	政策类别	年份	名称	关键内容
48	配置流动	2014	《关于推进和规范医师多点执业的若干意见》（国卫医发〔2014〕86号）	医师多点执业的资格条件、注册管理、人事（劳动）管理和医疗责任
49		2014	《关于印发疾病预防控制中心机构编制标准指导意见的通知》（中央编办发〔2014〕2号）	疾病预防控制中心的机构设置、编制配备和编制管理
50	吸引激励	2013	《关于开展全科医生特设岗位计划试点工作的暂行办法》（国卫人发〔2013〕35号）	县级医疗机构特岗全科医生的岗位设置及职责、招聘与管理、激励与保障政策

（赵莉，黄薇）

主要作者简介：

赵莉，社会医学与卫生事业管理学博士，四川大学华西公共卫生学院卫生政策与管理学系副教授，西部农村卫生发展研究中心研究员，人民卫生出版社“全国高等院样卫生管理规划教材”和高等教育出版社“社公共管理系列教材”相关系列编委，四川省预防医学会儿童伤害防治分委会副主任委员，美国肯塔基大学公共卫生学院兼职副教授，四川省疾病预防与控制中心健康教育咨询专家。主要研究方向少数民族地区人群卫生问题和卫生服务政策和管理，发表有10多篇核心期刊论文。

黄薇，卫生信息管理学硕士，四川省人民医院卫生政策与医院管理研究所研究实习员。主要研究方向为卫生政策、卫生信息化和医院管理。参与多项卫生管理领域研究课题，如中国一澳大利亚合作项目《卫生信息利用与决策支持研究》、世界银行项目《中国卫生信息化发展现状调查及国内外发展经验对比研究》和《四川省"十三五"时期卫生计生事业发展研究》等，已发表论文7篇。

第三章　卫生筹资

第一节　卫生筹资的概述

一、卫生筹资的概念

卫生筹资（health financing，HF）即指为各项卫生活动筹集资金，筹资的来源一般包括政府一般税收、社会医疗保险、商业健康保险以及居民自费等多种渠道[1]。卫生总费用（total expenditures on health，THE）为各国或地区普遍采用的衡量一定时期内全社会用于医疗卫生服务所消耗的资金总额的指标，该指标反映了一个国家或地区卫生筹资的规模。按照资金的来源，卫生总费用由三部分构成，即政府卫生支出（government expenditures on health，GEH）、社会卫生支出（societal expenditures on health，SHE）和个人卫生支出（out-of-pocket expenditures on health，OOP）。

（一）政府卫生支出

政府卫生支出指各级政府用于医疗卫生服务、医疗保障补助、卫生和医疗保障行政管理、人口与计划生育事务性支出等各项事业的经费。

（二）社会卫生支出

指政府支出外的社会各界对卫生事业的资金投入。包括社会医疗保障支出、商业健康保险费、社会办医支出、社会捐赠援助、行政事业性收费收入等。

（三）个人卫生支出

指城乡居民在接受各类医疗卫生服务时的现金支付，包括享受各种医疗保险制度的居民就医时自付的费用。可分为城镇居民、农村居民个人现金卫生支出，反映城乡居民医疗卫生费用的负担程度。

二、卫生筹资对卫生服务体系的影响

人类对于健康的追求从人类诞生起就从未中止过，1978 年的《阿拉木图宣言》重申了全人类的健康不仅是高质量生活必不可少的元素，更是全球和平与安全的基石。为了保护和提升人们的健康水平，从而达到改善经济和促进社会发展的目标，全球大多数国

家都将解决健康问题纳入其政治议程，以体现对其的重视。

然而要实现卫生服务的及时、有效，并非易事。作为一个庞大而复杂的体系，卫生服务不仅包含着健康促进、预防，也包括治疗、康复等各方面，而这些活动得以实现的前提是有一个运转良好的卫生筹资系统。对这样一个系统而言，持续的、稳定的资金来源是必不可少的前提条件，政府的财政能力、社会保障体系的建立与完善，以及个人经济水平的高低，对于居民如何使用卫生服务都会产生极大影响。以中国的新型农村合作医疗（以下简称“新农合”）为例，新农合建立之前，农村居民的住院率为 3.38%（2003 年国家卫生服务调查），而到了 2008 年，农村居民住院率上升到了 6.75%。新农合作为目前我国农村居民最重要的卫生筹资手段之一，主要的资金来源是各级财政（特别是中央和省级财政）和个人缴费，经过十多年的运行，已经形成了较为稳定的筹资机制，从政府层面和居民自身两个方面推动了农村卫生体系的重建和运转。

三、全球卫生筹资体系的发展

（一）全球卫生筹资面临的问题

尽管世界卫生组织不断倡导各成员国或地区建立有效的卫生筹资体系，但从全球角度看，无论是在卫生服务可及性方面还是在避免因病致贫方面，都仍然是任重而道远的。

在国与国之间，有些国家的产妇几乎 100%地能够受到专业卫生人员的照护，而有的国家却只有 10%的妇女在分娩时能够得到专业的护理。在同一个国家的内部，也存在着类似的卫生服务利用不公平的情况，最富裕的 20%的人群获得专业助产士照护的可能性是贫困人群的 20 倍。据世界卫生组织的估计，如果能够缩小这种服务利用上的差距，在 49 个低收入国家中能够拯救超过 70 万妇女的生命。国内也有研究显示，在中国农村最低收入组的妇女在医院生育所花的自付费用占家庭年收入的比例明显高于中等和高收入家庭[2]。

另一方面，当人们在使用这些服务时，常常可能产生高额的，甚至是灾难性的卫生支出。在一些国家，大约每年会有 11%的人口因疾病费用而造成经济困难，大约 5%的人会因此陷入贫困。从全球范围来看，每年会有 1.5 亿人口陷入灾难性支出的困境，而 1 亿人左右会跌落到贫困线下。

除了直接的经济负担，患有重病的人（包括照顾他们的人）还会面临收入减少的问题。在大多数国家，亲人朋友之间可以在患病期间提供一些少量的、金额不一的经济帮助，但这种经济上的援助并不稳定，而且在力度上也是不够的。人们需要一种更为正式的、稳定的、有效的社会化经济援助方式，来更好地转移疾病所带来的经济风险。根据国际劳工组织的统计，2010 年以前，全球只有 1/5 的人享有广泛全面的社会保障，包括医疗保险和病假收入损失补贴；一半以上的人口没有任何形式的社会保障，撒哈拉沙漠以南地区和南亚地区只有 5%～10%的人口有社会保险，即使中等收入国家，这个比例也是在20%～60%徘徊。

可见，要促进卫生服务的利用，提高卫生服务利用的公平性，有必要建立一套集多方努力，能够为卫生服务提供可持续经费支持的卫生筹资系统。

（二）全民健康覆盖

由于卫生筹资对卫生服务领域的重要性，世界卫生组织（WHO）于2005年在各成员国和地区发起倡议，要求建立全民健康覆盖（universal health coverage，UHC），这个体系的目标是保证民众有公平的卫生服务利用途径，并且不会因为支付这些服务而产生经济困难。世界卫生组织建议，个人卫生支出的比例要低于总费用的30%，才能认为是实现了全民健康覆盖。

为了实现这个目标，各国或地区的政府通常要考虑三个问题：

（1）对相应的卫生系统如何进行筹资？换言之，卫生系统需要的资金从哪些渠道可以获得？这些渠道是否稳定并且能够持续？

（2）政府如何保护其公民免受不良健康状况导致的经济后果？如果将卫生服务视为公共或准公共产品，那么政府需要考虑如何分配卫生资金来避免卫生支出给居民造成的负担，特别是对灾难性病伤等可能产生大额费用支出的情况，以及帮助贫困人群避免会导致其经济状况进一步恶化的卫生支出。

（3）在可获得的资源范围内，如何鼓励人们选择利用最适宜的卫生服务？卫生筹资作为一个重要的经济杠杆，除了为卫生服务系统提供资金，还可以在合理配置卫生资源方面发挥作用。比如，如何引导居民去大医院就诊还是去基层医疗机构就诊，医疗保险可以通过补偿方案的设计来调节人们的就医行为。

目前，许多高收入国家通过一般税收或社会医疗保险实现了全民健康覆盖，而中、低收入国家则是将零零碎碎的各种保险组合起来，给不同的人群提供不同的风险保障[3]，显然距离“全民覆盖”尚有一段距离。

作为全球人口最多、经济总量排名第二的国家，中国的卫生筹资在过去的近二十年中有了快速的发展。1998年建立了城镇职工基本医疗保险（以下简称“城职保”），通过单位和职工个人缴费，形成保险基金，按照补偿的标准，解决参保人员的就医费用；2003年建立了“新农合”，是目前农村居民最主要的卫生筹资手段之一；2006年建立了城镇居民医疗保险（以下简称“城居保”），覆盖了城职保和新农合没有覆盖的人群。目前，全国已有超过95%的人群被三大基本医疗保险覆盖。

除了各类医疗保险之外，政府还对特殊人群开展了筹资项目，以解决不同的卫生服务需求。通过建立贫困医疗救助，解决贫困人群的医疗费用以及参加基本医疗保险的保费；通过对农村孕产妇住院分娩实行专项补助，减轻农村妇女的生育费用负担；建立大病保险来解决高额医疗费用等等，从更多的渠道为卫生服务进行筹资。

第二节 中国卫生筹资发展概况

一、全国及各省经济发展状况

（一）GDP 总量及地区差别

改革开放以来，中国的经济水平一直保持快速增长的势头，从国内生产总值（以下简称“GDP”）来看，无论是全国还是 31 个省（市、自治区）（不含台湾、香港、澳门地区），GDP 总量在不断增加。1990～2013 年，中国 GDP 的年均增长率为 9.93%，其中有 10 个年份的 GDP 年均增长率超过 10%（表 3-1）。

表 3-1 1990～2013 年中国 GDP 变化趋势

年份	GDP/亿元	年增长/%	年份	GDP/亿元	年增长率/%
1990	18 667.8	3.90	2002	120 332.7	9.10
1991	21 781.5	9.30	2003	135 822.8	10.00
1992	26 923.5	14.30	2004	159 878.3	10.10
1993	35 333.9	13.90	2005	183 217.5	11.30
1994	48 197.9	13.10	2006	211 923.5	12.70
1995	60 793.7	11.00	2007	257 305.6	14.20
1996	71 176.6	9.90	2008	314 045.4	9.60
1997	78 973.0	9.20	2009	340 902.8	9.20
1998	84 402.3	7.80	2010	401 512.8	10.60
1999	89 677.1	7.60	2011	473 104.0	9.50
2000	99 214.6	8.40	2012	519 470.1	7.70
2001	109 655.2	8.30	2013	568 845.2	7.70

注：GDP 名义值和年增长率来源于中国国家统计局

1990～2013 年，各省（市、自治区）（不含台湾、香港、澳门地区）的 GDP 总量也在不断增加。其中广东省是全国经济总量最大的省份，一直占据着中国各省经济总量的首位；而西藏自治区则一直是经济总量最小的省份。

在东部的 10 个省当中，经济总量最大的是广东省，经济总量最小的是海南省，2013 年广东省经济总量相当于海南省的 20 倍；在中部的 8 个省中，河南省是经济总量最大的省，山西、吉林是经济总量较小的省份，2013 年河南省的经济总量是山西省经济总量的 2.6 倍；在西部的 12 个省中，四川省一直是经济总量最大的省份，而西藏自治区的经济总量一直最小，2013 年西藏地区的经济总量只及四川省的 3%。东部、西部地区的各省经济总量的差距情况明显高于中部地区。

虽然各省经济总量受经济发展、人口规模的影响而存在差异，但是从增长率来看，各省的经济状况均处于一个发展上升的阶段（图 3-1）。

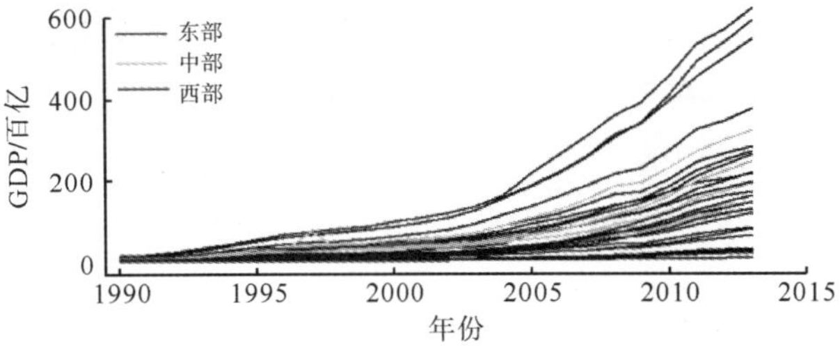

图 3-1　1990～2013 年各省 GDP 变化趋势

从区域的经济发展水平来看，东部地区的经济总量占到全国经济总量的一半以上，西部地区的经济总量大约占全国的 20%左右，中部地区经济总量约占全国的 20%～30%。明显地，东部地区的经济实力大大高于中、西部地区（图 3-2）。

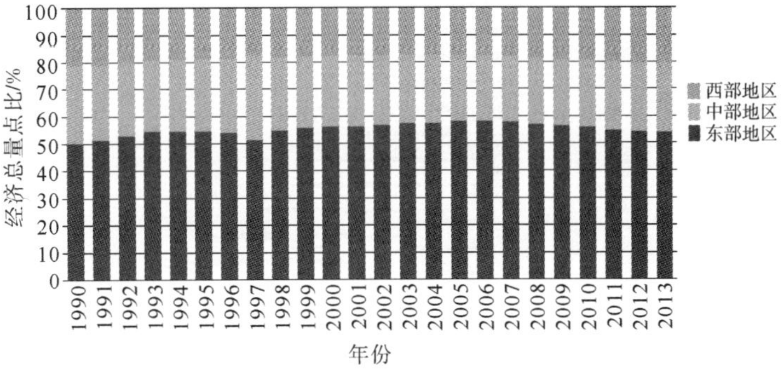

图 3-2　1990～2013 年东、中、西部地区经济总量分布情况

（二）人均 GDP 及地区差别

GDP 总量能够反映一个地区整体的经济实力，但受地区人口总量的影响，尚不能反映出一个地区居民的经济水平，为了更好地把握一个地区宏观经济运行状况，我们使用人均 GDP 这一指标来分析东、中、西部的经济状况。

从 1990～2013 年数据看，东部地区各省人均 GDP 的中位数明显高于中、西部地区，中部地区略高于西部地区。东部地区不仅拥有更好的整体经济规模，在个人的经济状况上整体也好于中、西部地区。随着时间的推移，东部地区与中、西部地区间的经济水平差距越来越大（图 3-3）。

同时，在各区域内部，各省之间的差距也在加大（反映在每年条图的宽度上），但中、西部地区各省之间的差距远远小于东部地区。1992～2004 年地处东部的上海市的人均 GDP 遥遥领先于东部其他省份；2002 年和 2004 年地处中部的黑龙江省人均 GDP 较中部其他省份有明显领先优势；1991～1992 年以及 1997～2003 年西部新疆的人均 GDP 较西部其他省份有领先优势；2005～2013 年西部内蒙古的人均 GDP 远远领先于西部其他省份。1998～2003 年西部贵州省人均 GDP 远远落后于西部其他省份。东部地区的海南省在经济水平上与中、西部地区更接近，而西部地区的新疆、内蒙古自治区已经超过东部地区的平均水平。地理意义上的东、中、西部地区已不完全等同于经济意义上的东、中、西部地区。可以认为，在1990～2013年，中国地区之间的经济发展不均衡变得越来越严重。

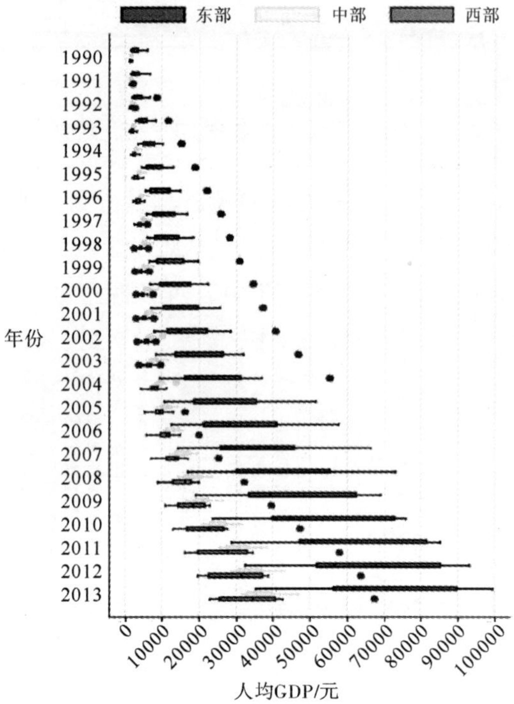

图 3-3　1990～2013年中国东、中、西部省份人均GDP的分布

二、卫生费用

（一）全国的卫生总费用

通常，一个国家或地区的卫生总费用占GDP的比重可以反映卫生领域在该国或该地区的发展状况。中国卫生总费用从1990年的747.39亿元增加到2013年的31 868.95亿元，一直保持增长态势。卫生总费用占GDP的比重总体上有所增加，但在1993～1996年，卫生费用占GDP的比重低于4%，是24年中最低的一段时期（图3-4）。世界卫生组织提出卫生总费用相对于GDP比值至少在4%～5%[4]，可见我国早已达到此标准。

2013年，中国卫生总费用占GDP的比例为5.6%，在全球191个国家中排名第121位（从高至低），低于该指标的全球平均值（6.77%），比排名第一位的图瓦卢群岛少14.1个百分点（表3-2）。

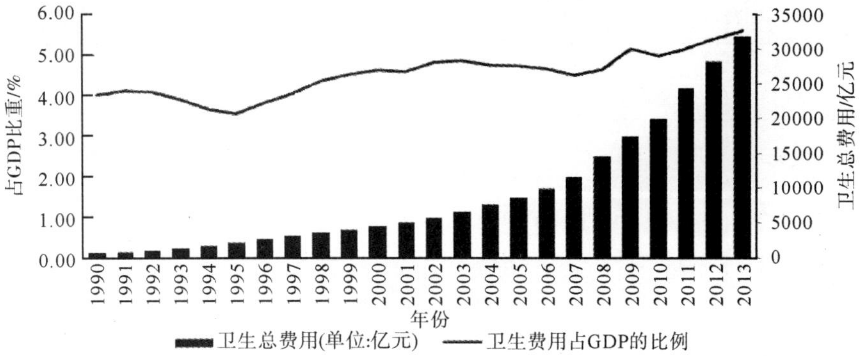

图 3-4　1990～2013 年中国卫生总费用及卫生费用占 GDP 比例的变化趋势

表 3-2　主要工业国家和金砖国家的卫生总费用占 GDP 的比例及排名

排名	国家	比例/%	排名	国家	比例/%
2	美国	17.1	38	意大利	9.1
8	法国	11.7	39	英国	9.1
11	德国	11.3	94	俄罗斯	6.5
15	加拿大	10.9	43	南非	8.9
19	日本	10.3	159	印度	4
26	巴西	9.7	—	—	—

表 3-3　1990～2013 年全国卫生总费用及其构成的变化趋势

年份	卫生总费用	政府卫生支出		社会卫生支出		个人卫生支出	
	/亿元	/亿元	占卫生总费用/%	/亿元	占卫生总费用/%	/亿元	占卫生总费用/%
1990	747.39	187.28	25.06	293.10	39.22	267.01	35.73
1991	893.49	204.05	22.84	354.41	39.67	335.03	37.50
1992	1096.86	228.61	20.84	431.55	39.34	436.70	39.81
1993	1377.78	272.06	19.75	524.75	38.09	580.97	42.17
1994	1761.24	342.28	19.43	644.91	36.62	774.05	43.95
1995	2155.13	387.34	17.97	767.81	35.63	999.98	46.40
1996	2709.42	461.61	17.04	875.66	32.32	1372.15	50.64
1997	3196.71	523.56	16.38	984.06	30.78	1689.09	52.84
1998	3678.72	590.06	16.04	1071.03	29.11	2017.63	54.85
1999	4047.50	640.96	15.84	1145.99	28.31	2260.55	55.85
2000	4586.63	709.52	15.47	1171.94	25.55	2705.17	58.98
2001	5025.93	800.61	15.93	1211.43	24.10	3013.89	59.97
2002	5790.03	908.51	15.69	1539.38	26.59	3342.14	57.72
2003	6584.10	1 116.94	16.96	1788.50	27.16	3678.66	55.87

续表

年份	卫生总费用/亿元	政府卫生支出/亿元	政府卫生支出占卫生总费用/%	社会卫生支出/亿元	社会卫生支出占卫生总费用/%	个人卫生支出/亿元	个人卫生支出占卫生总费用/%
2004	7590.29	1293.58	17.04	2225.35	29.32	4071.35	53.64
2005	8659.91	1552.53	17.93	2586.41	29.87	4520.98	52.21
2006	9843.34	1778.86	18.07	3210.92	32.62	4853.56	49.31
2007	11 573.97	2581.58	22.31	3893.72	33.64	5098.66	44.05
2008	14 535.40	3593.94	24.73	5065.60	34.85	5875.86	40.42
2009	17 541.92	4816.26	27.46	6154.49	35.08	6571.16	37.46
2010	19 980.39	5732.49	28.69	7196.61	36.02	7051.29	35.29
2011	24 345.91	7464.18	30.66	8416.45	34.57	8465.28	34.77
2012	28 119.00	8431.98	29.99	10 030.70	35.67	9656.32	34.34
2013	31 668.95	9545.81	30.14	11 393.79	35.98	10 729.34	33.88

注：①本表系核算数；②按当年价格计算；③2001 年起卫生总费用不含高等医学教育经费，2006 年起包括城乡医疗救助费用

（二）全国卫生总费用的构成及变化

在卫生费用的构成中，政府卫生支出、社会卫生支出和个人卫生支出在 1990～2013 年不断增加，政府卫生支出从 1990 年的 187.28 亿元增加到了 2013 年的 9 545.81 亿元，社会卫生支出从 293.1 亿元增加到了 11 393.79 亿元，个人卫生支出从 267.01 亿元增到了 10 729.34 亿元，三大卫生支出占卫生总费用比例在这 24 年中变化较大（表 3-3）。政府预算卫生支出从 1990 年起经历了十年左右的下降，在 1999～2002 年的投入降到最低，徘徊在 15%～16%，然后逐渐开始增加，在 2013 年达到 30.14%。社会卫生支出的变化趋势与政府投入相似，也经历了十年左右的下滑，2001 年的比例跌到了 24.1%，是所有年份中占比最低的一年，然后逐渐增加到 2013 年的 35.98%。相反，个人卫生支出的占比则是经历了先增后减的过程，2001 年个人卫生支出的比例占到了卫生总费用的 60%，堪称看病“最贵”的一年，之后个人卫生支出的比例逐渐下降，2013 年占到总费用的 33.88%（表 3-3）。

三大支出的分布变化反映了国家宏观政策的变化。1990～2001 年政府卫生支出及社会卫生支出占卫生总费用比重不断降低，有研究指出这与城乡经济体制改革密切相关。城市国有企业改革逐步改变了其“企业办社会”的角色，企业职工就医逐渐由公费医疗、劳保医疗转而向市场直接购买医疗服务，农村集体经济改革弱化了集体经济为农村合作医疗提供资金资源的能力，农村合作医疗体系陷于瘫痪的边缘，政府预算卫生支出在卫

生总费用中的比重不断降低的时候，社会卫生支出未能及时有效地填补这个真空，个人现金卫生支出自然而然地快速膨胀[5]。2002年年底我国建立了新型农村合作医疗，新农合的筹资由政府财政和个人缴费组成，政府筹资占筹资总额的2/3以上；2006年我国又建立了城镇居民医疗保险，与新农合类似，也是由政府财政和个人缴费组成，政府在卫生的投入加大；同时，医疗保险制度的建立可以为参保（合）人报销医疗费用，个人疾病经济负担得到一定程度的缓解，因此个人卫生支出占比下降，政府卫生支出比例增加。从社会卫生支出占卫生总费用比例来看，2004～2013年随着社会医疗保险、商业健康保险等支出的增加，社会卫生支出的比例又再上升到30%～40%（图3-5）。

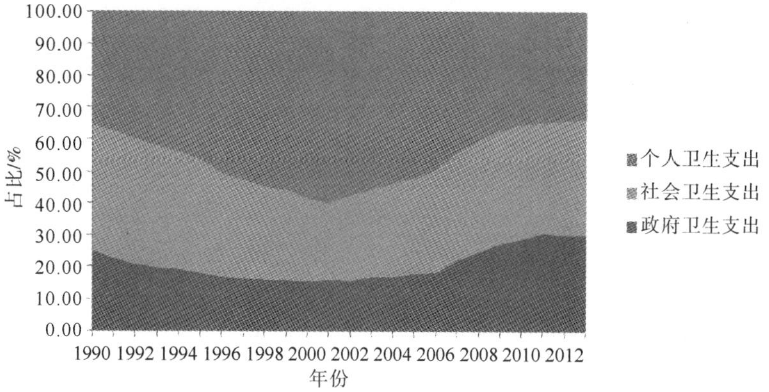

图3-5　1990～2013年中国卫生总费用各构成部分所占比例变化趋势

政府卫生支出来源于政府的财政投入，1990～2013年政府卫生支出占国家财政支出的比例在4%～7%，其中1999～2006年是最低的8年，政府卫生支出不足财政支出的5%；2006年以后，政府财政支出的比例逐渐增加到2013年的6.83%；从政府卫生支出占国内生产总值比例来看，也是经历了先减少然后增加的过程，但比例没有超过2%；从2000年以后，国家对卫生的投入逐渐增加，特别是2009年“新医改”之后，政府对卫生领域的投入更进一步增长，使得政府卫生支出在卫生总费用中的比例上升明显（表3-4）。

表3-4　1990～2013年中国政府卫生支出所占比重变化趋势

年份	政府卫生支出/亿元	占财政支出比重/%	占卫生总费用比重/%	占国内生产总值比重/%
1990	187.28	6.07	25.06	1.00
1991	204.05	6.03	22.84	0.93
1992	228.61	6.11	20.84	0.84
1993	272.06	5.86	19.75	0.77
1994	342.28	5.91	19.43	0.71
1995	387.34	5.68	17.97	0.63
1996	461.61	5.82	17.04	0.64

续表

年份	政府卫生支出/亿元	占财政支出比重/%	占卫生总费用比重/%	占国内生产总值比重/%
1997	523.56	5.67	16.38	0.66
1998	590.06	5.46	16.04	0.70
1999	640.96	4.86	15.84	0.71
2000	709.52	4.47	15.47	0.71
2001	800.61	4.24	15.93	0.73
2002	908.51	4.12	15.69	0.75
2003	1116.94	4.53	16.96	0.82
2004	1293.58	4.54	17.04	0.80
2005	1552.53	4.58	17.93	0.84
2006	1778.86	4.40	18.07	0.82
2007	2581.58	5.19	22.31	0.96
2008	3593.94	5.74	24.73	1.13
2009	4816.26	6.31	27.46	1.39
2010	5732.49	6.38	28.69	1.40
2011	7464.18	6.83	30.66	1.54
2012	8431.98	6.69	29.99	1.58
2013	9545.81	6.83	30.14	1.62

从政府卫生支出的构成来看，医疗卫生服务支出和医疗保障支出是政府支出的主要部分，从 2006 年以后，由于新农合和城镇居民医疗保险的陆续建立，政府投入在医疗保障支出方面迅速增长（表 3-5、图 3-6）。同时，政府投向医疗卫生支出的经费也在快速增加，基本公共卫生服务经费从 2011 年的人均 15 元提高到 2014 年的人均 35 元，基层医疗卫生机构（包括社区卫生服务中心、乡卫生院）的基础建设得到很大改善，万元以上设备从 2002 年的 18.59 万台增加到 2012 年的 75.28 台。

表 3-5　1990～2013 年中国政府卫生支出构成变化趋势　　单位：亿元

年份	合计	医疗卫生服务支出	医疗保障支出	行政管理事务支出	人口与计划生育事务支出
1990	187.28	122.86	44.34	4.55	15.53
1991	204.05	132.38	50.41	5.15	16.11
1992	228.61	144.77	58.10	6.37	19.37
1993	272.06	164.81	76.33	8.04	22.89
1994	342.28	212.85	92.02	10.94	26.47
1995	387.34	230.05	112.29	13.09	31.91
1996	461.61	272.18	135.99	15.61	37.83
1997	523.56	302.51	159.77	17.06	44.23
1998	590.06	343.03	176.75	19.90	50.38
1999	640.96	368.44	191.27	22.89	58.36

续表

年份	合计	医疗卫生服务支出	医疗保障支出	行政管理事务支出	人口与计划生育事务支出
2000	709.52	407.21	211.00	26.81	64.50
2001	800.61	450.11	235.75	32.96	81.79
2002	908.51	497.41	251.66	44.69	114.75
2003	1116.94	603.02	320.54	51.57	141.82
2004	1293.58	679.72	371.60	60.90	181.36
2005	1552.53	805.52	453.31	72.53	221.18
2006	1778.86	834.82	602.53	84.59	256.92
2007	2581.58	1153.30	957.02	123.95	347.32
2008	3593.94	1397.23	1577.10	194.32	425.29
2009	4816.26	2081.09	2001.51	217.88	515.78
2010	5732.49	2565.60	2331.12	247.83	587.94
2011	7464.18	3125.16	3360.78	283.86	694.38
2012	8431.98	3506.70	3789.14	323.29	812.85
2013	9545.81	3838.93	4428.82	373.15	904.92

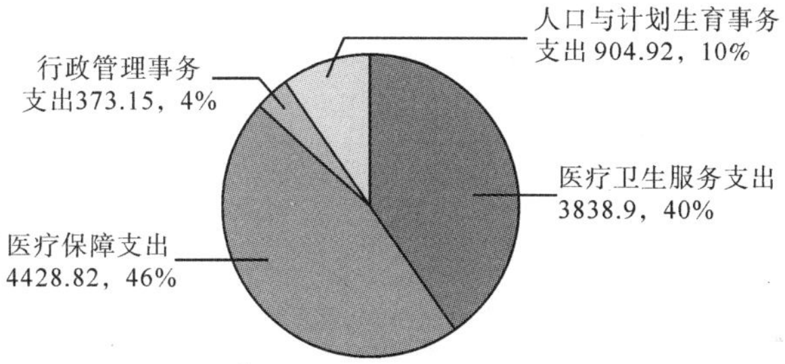

图 3-6　2013 年中国政府卫生支出结构

（三）各地区的卫生总费用

1. 卫生总费用与 GDP

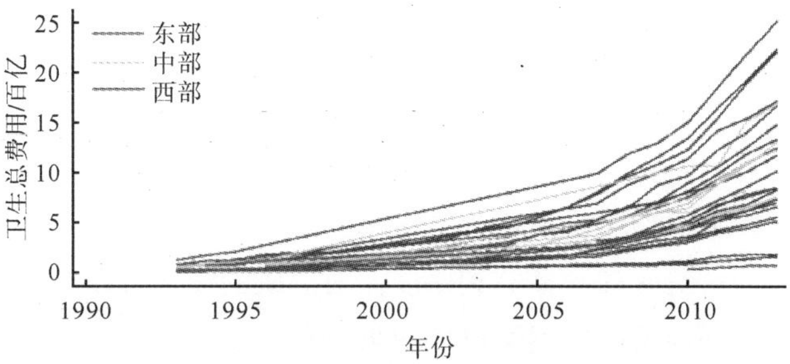

图 3-7　1993～2013 年中国东、中、西部地区卫生总费用变化趋势

从各省卫生总费用的分布来看，经济状况好的地区卫生总费用整体上要高于经济状况差的地区。虽然地域面积和人口数量存在差异，但卫生总费用最高的省份仍然位于东部，而卫生总费用最低的省份位于西部（图 3-7）。

通常，一个地区卫生总费用在 GDP 中的占比能够部分反映该地区卫生事业发展的受重视程度。由于各省的卫生费用数据存在不同年份的缺失，我们选择了 2010～2013 年各省的卫生费用与该省当年的 GDP 作比较，由图 3-8 可见，4 年中卫生总费用占 GDP 比例超过 6％的省份全部在西部地区，分别是西藏、新疆、青海、甘肃、云南、贵州，其中西藏自治区 2012 年、2013 年的这一比例更是超过 9％，是全国最高的省份。中部和东部各有两个省份有两年超过了 6％。总体看来，西部、中部地区卫生费用占 GDP 的比例都在 4％以上，东部地区有几个省份反而低于 4％。这可能意味着比起东部地区，中、西部卫生行业的发展对地区的重要性更大。

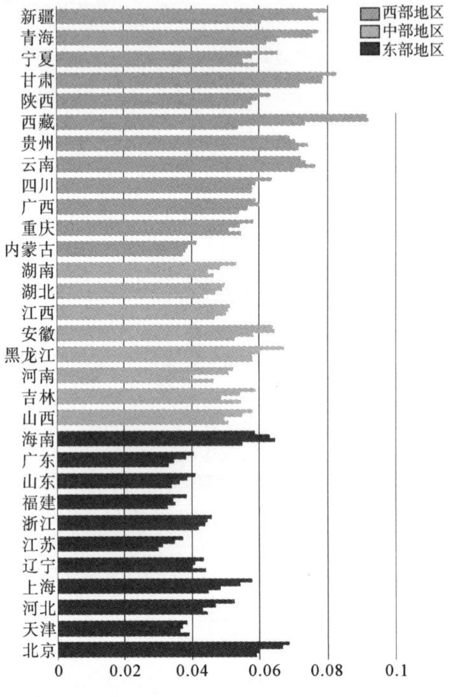

图 3-8　2010～2013 年各省卫生总费用占 GDP 的比例

2. 人均卫生费用

人均卫生费用的高低直接反映个人用于购买医疗服务的花费多少，与人们对医疗卫生服务的利用度和医疗卫生服务的价格密切相关。而个人或家庭经济水平的提高、医疗服务质量的提高可以提升对医疗服务的利用度。对健康的投资可以带来更好的人力资源，从而获得经济的发展，而经济的发展又可以更好地促进健康的发展，若干研究表明 GDP 与卫生费用存在很强的相关性[2,3,6]。

由图 3-9 可见，2010～2013 年各省的人均卫生费用呈上涨趋势，东部地区经济的人均卫生费用高于中、西部地区的人均卫生费用。北京、上海两地人均卫生费用明显高于全国其他地区；2013 年，北京的人均卫生费用已经超过 6000 元，上海超过 5000 元，而其余省（区）都在 4000 元以下。西部 12 个省（市、区）中有 3 个省人均卫生费用不足 2000 元，中部 8 个省（市、区）中人均卫生费用不到 2000 元，东部 11 个省（市、区）的人均卫生费用都在 2000 元以上（表 3-6）。

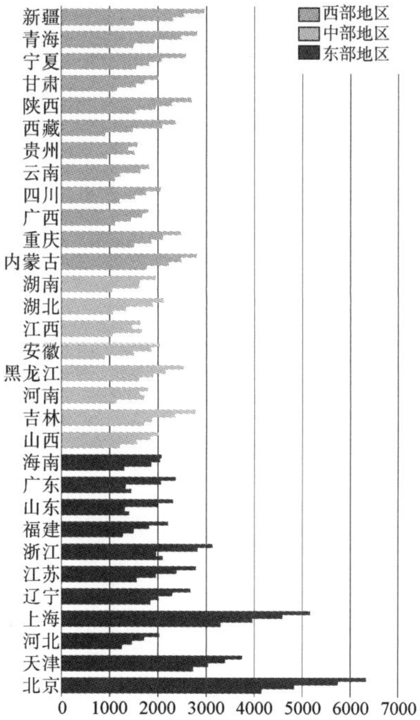

图 3-9 2010～2013 年各省人均卫生费用（单位：元）

表 3-6 2013 年东、中、西部地区人均卫生费用统计结果

地区	省份个数	均值/元	标准差/元	最小值/元	最大值/元
全国	31	2568.51	987.85	1 577.7	6377.38
东部地区	11	3167.50	1399.40	2026.92	6377.38
中部地区	8	2106.27	376.30	1632.17	2779.78
西部地区	12	2327.60	462.06	1577.7	2945.97

（四）各地区卫生总费用的构成

在卫生总费用的构成中，各省的政府卫生支出、社会卫生支出和个人卫生支出在金额上呈上升趋势，但是三者在卫生总费用中的比例与过去相比发生了很大变化。总体看来，社会卫生支出的比例和政府卫生支出比例在增加，而个人卫生支出比例在下降。

由 2010～2013 年的年度卫生费用支出数据可见，在东、中、西部地区的卫生费用构成中，东部地区的政府卫生支出占比最低，社会卫生支出占比最高约 41%，个人卫生支出已接近 30%，接近世界卫生组织提倡的全民卫生覆盖的要求；中部地区则是个人卫生支出占比最高接近40%，2013年仍然高达38.3%，而社会卫生支出比例最低约30%，政府卫生支出要略高于社会卫生支出；西部地区社会卫生支出也是三大支出中最低的，但是由于政府支出的比例较高，个人卫生支出的比例比中部地区低，与东部地区相似，个人卫生支出的比例也很接近30%（表3-7）。

表3-7 2010～2013年东、中、西部地区卫生费用构成比的变化趋势

地区	年份	政府卫生支出占卫生总费用的比例/%	社会卫生支出占卫生总费用的比例/%	个人卫生支出占卫生总费用的比例/%
东部	2010	27.6	40.1	33.7
	2011	28.8	39.8	32.9
	2012	28.6	41.2	31.9
	2013	28.7	42.0	30.9
中部	2010	30.1	29.6	40.3
	2011	32.2	28.0	39.8
	2012	30.8	29.1	40.1
	2013	31.2	30.4	38.3
西部	2010	36.3	29.4	34.2
	2011	37.8	28.7	33.5
	2012	39.5	29.3	31.2
	2013	38.9	30.3	30.8

在东部地区，浙江省的政府卫生支出在卫生费用中的占比连续4年是11个省中最高的，2013年超过40%；海南省的政府投入增加也较快，从35%增加到了41%。2013年上海市的政府投入占比已降到20%左右，为东部各省中最低。其余省份的政府投入在25%左右。在社会卫生支出方面，上海市的比例明显领先于其他省份，2013年已接近60%，显示上海地区在医疗保险体系的建设和完善方面具有优势；同时，上海、北京地区的个人卫生支出都已降至20.6%，是全国最低的水平，从筹资的角度，这两个地区已实现了全民卫生覆盖。

中部地区，除江西省2013年的个人卫生支出低于30%，其余省份的个人卫生支出都在35%以上；从政府投入来看，江西省的政府投入比例最高，历年均在40%左右，并有上升的趋势，黑龙江省的政府投入比例最低；在社会卫生支出方面，黑龙江省的比例总体最高，2013年为37.1%，有一半省份的社会卫生支出的比例不到30%。整体来看，中部地区的卫生筹资结构需要进一步调整，继续改善医疗保障体系，增加社会卫生支出的比例，降低个人卫生支出比例。

西部地区的12个省中，2013年贵州、西藏、青海、新疆的个人卫生支出在30%以下，内蒙古和陕西的个人卫生支出在35%以上，其余各省在30%～35%。在社会卫生支出方面，新疆、四川的占比较高，贵州的占比则较低。特别的是，西藏的卫生总费用以政府卫生支出为主，2013年西藏的政府卫生支出占其总费用的64.4%。贵州、青海的政府投入比例分别为50.3%、48.1%，分列第二、第三位，高于全国其他地区。可以认为，与东部地区社会卫生支出增加导致个人卫生支出降低不同，西部地区可能是由于更多的政府财政投入导致了个人卫生支出的相对减少。

（五）中国城乡居民的卫生费用及地区间比较

1. 城、乡卫生总费用差距拉大，人均卫生费用差距缩小

1990～2013年，城乡居民卫生总费用呈上升趋势（表3-8），2000年以前城市、农村之间的卫生总费用水平基本相当，城市地区略高于农村。2000年以后，城市和农村之间的卫生总费用差距开始逐渐拉大，城市卫生总费用增加的速度远远高于农村地区，2013年城市地区卫生总费用是农村地区卫生总费用的2.95倍。“城市化”进程的加快，不仅增加了城市户籍人员，同时大量农业户籍人员也在城市工作、生活，使城市地区的卫生服务需求量快速膨胀，卫生总费用大大增加。

另一方面，长期以来，由于我国农村地区人口多于城市人口，在城市卫生总费用与农村卫生总费用相当的时期，城市人均卫生费用高于农村地区。但随着中国“城市化”进程的推进，城市人口不断增加，2011年中国城市人口的比例已经超过农村人口，尽管城市地区卫生总费用与农村卫生地区卫生总费用的差距在不断拉大，但人均卫生费用的差距却在逐渐减小。1990年，城市的人均卫生费用是农村地区的4.1倍，2013年降至2.5倍。

表3-8　1990～2013年中国及其城乡地区卫生费用变化趋势

年份	卫生总费用/亿元			人均卫生费用/元		
	合计	城市	农村	合计	城市	农村
1990	747.39	396.00	351.39	65.40	158.80	38.80
1991	893.49	482.60	410.89	77.10	187.60	45.10
1992	1 096.86	597.30	499.56	93.60	222.00	54.70
1993	1 377.78	760.30	617.48	116.30	268.60	67.60
1994	1 761.24	991.50	769.74	146.90	332.60	86.30
1995	2 155.13	1 239.50	915.63	177.90	401.30	112.90
1996	2 709.42	1 494.90	1 214.52	221.40	467.40	150.70
1997	3 196.71	1 771.40	1 425.31	258.60	537.80	177.90
1998	3 678.72	1 906.92	1 771.80	294.90	625.90	194.60
1999	4 047.50	2 193.12	1 854.38	321.80	702.00	203.20
2000	4 586.63	2 624.24	1 962.39	361.90	813.70	214.70
2001	5 025.93	2 792.95	2 232.98	393.80	841.20	244.80
2002	5 790.03	3 448.24	2 341.79	450.70	987.10	259.30
2003	6 584.10	4 150.32	2 433.78	509.50	1 108.90	274.70

续表

年份	卫生总费用/亿元			人均卫生费用/元		
	合计	城市	农村	合计	城市	农村
2004	7 590.29	4 939.21	2 651.08	583.90	1 261.90	301.60
2005	8 659.91	6 305.57	2 354.34	662.30	1 126.40	315.80
2006	9 843.34	7 174.73	2 668.61	748.80	1 248.30	361.90
2007	11 573.97	8 968.70	2 605.27	876.00	1 516.00	358.10
2008	14 535.40	11 251.90	3 283.50	1 094.50	1 861.80	455.20
2009	17 541.92	13 535.61	4 006.31	1 314.30	2 176.60	562.00
2010	19 980.39	15 508.62	4 471.77	1 490.10	2 315.50	666.30
2011	24 345.91	18 571.87	5 774.04	1 807.00	2 697.50	879.40
2012	28 119.00	21 280.46	6 838.54	2 076.70	2 999.30	1 064.80
2013	31 668.95	23 644.95	8 024.00	2 327.40	3 234.10	1 274.40

注：①本表系核算数；②按当年价格计算；③2001 年起卫生总费用不含高等医学教育经费，2006 年起包括城乡医疗救助费用

2. 城市医疗保健支出压力有所减轻，农村压力依然没有缓解

无论是城市还是农村地区，20 世纪 90 年代以后人均医疗保健支出都在增加，说明中国人的生活水平随着经济增长逐渐改善，人们越来越注重在健康方面的投入（表 3-9）。从医疗保健支出占消费性支出的比例来看，城市地区在经历了多年的上涨之后，从 2005 年开始下降（图 3-10）。这可能与城市地区其他消费增长更快有关，比如教育、旅行等，同时医疗保险减少了居民的实际医疗支出，使得近十年医疗消费对城市家庭的影响在减弱。

在农村地区，除了 2000～2009 年的医疗保健支出占消费性支出的比例低于城市地区外，其余时期都高于城市地区。这反映出现阶段农村地区的医疗消费倾向高于城市地区。而且 20 世纪 90 年代以来，农村地区的这一指标总体呈上升趋势（图 3-10）。

一方面，这与农村地区医疗保健支出的增加有关。随着我国工业化、城市化进程的推进，农村年轻人大量涌向城市、老年人留守农村，农村出现了大批“空巢老人”，据统计，2009 年我国农村空巢和类空巢家庭已经达到了 48.9%[9]，农村的“老龄化”速度快于城市。程海星等利用 2002～2011 年中国 31 个省（市、区）的数据显示，人口老龄化程度的提升会增加居民的医疗保健消费支出，但对农村的影响更大[10]。另外，基本医疗保险虽然可以降低实际支付的医疗服务价格，但农村医疗保障水平远低于城市地区，同时农村地区的消费支出增长速度低于城市地区，也使得农村地区医疗保健支出占消费性支出的比例高于城市。

表 3-9　1990～2013 年中国城乡居民医疗保健支出情况

年份	城镇居民		农村居民	
	人均年现金消费支出/元	人均医疗保健支出/元	人均年现金消费支出/元	人均医疗保健支出/元
1990	1 278.9	25.7	374.7	19.0
1995	3 537.6	110.1	859.4	42.5
1998	4 331.6	205.2	1 128.2	68.1
1999	4 651.9	245.6	1 144.6	69.8
2000	4 998.0	318.1	1 670.1	87.6
2001	5 309.0	343.3	1 741.1	96.6
2002	6 029.9	430.1	1 834.3	103.9
2003	6 510.9	476.0	1 943.3	115.7
2004	7 182.1	528.2	2 184.7	130.6
2005	7 942.9	600.9	2 555.4	168.1
2006	8 696.6	620.5	2 829.0	191.5
2007	9 997.5	699.1	3 223.9	210.2
2008	11 242.9	786.2	3 660.7	246.0
2009	12 264.6	856.4	3 993.5	287.5
2010	13 471.5	871.8	4 381.8	326.0
2011	15 160.9	969.0	5 221.1	436.8
2012	16 674.3	1 063.7	5 908.0	513.8
2013	18 022.6	1 118.3	6 625.5	614.2

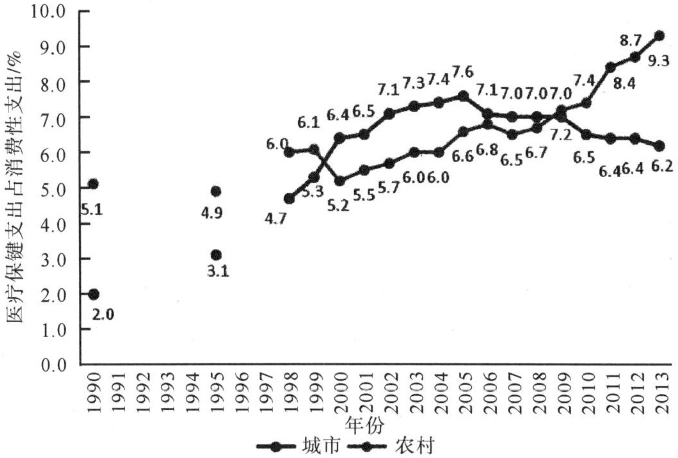

图 3-10　1990～2013 年中国城乡居民医疗保健支出占消费性支出百分比变化情况

另一方面，农村地区的消费类型比城市地区要简单一些，相对于其他支出，医疗消费支出的占比可能会更高一些。另外，近几年卫生院的人才流失、基本药物的缺少，使得农村人员更多地流向更高级别的医院就诊，这也是导致农村地区医疗保健支出相对增加的一个原因。

从不同地域来看，东、中、西部的人均医疗保健支出都在增加，东部地区无论是城市还是农村，人均医疗保健支出都是最高的，中、西部地区人均医疗保健支出金额相近（表 3-10）。

表 3-10　2005～2013 年中国东中西部城乡居民人均医疗保健支出情况

年份	地区	城镇居民人均医疗保健支出/元	农村居民人均医疗保健支出/元	年份	地区	城镇居民人均医疗保健支出/元	农村居民人均医疗保健支出/元
2005	东部	702.33	208.57	2010	东部	939.38	387.98
	中部	512.12	148.07		中部	815.81	305.87
	西部	520.73	133.07		西部	773.81	270.37
2006	东部	728.59	235.47	2011	东部	1 044.76	527.99
	中部	542.10	173.33		中部	895.10	428.65
	西部	515.03	148.99		西部	882.65	367.99
2007	东部	792.40	248.06	2012	东部	1 001.10	593.77
	中部	616.63	195.39		中部	1 036.60	527.81
	西部	589.13	169.70		西部	970.98	439.60
2008	东部	859.17	291.44	2013	东部	1 196.99	719.73
	中部	738.78	233.71		中部	1 060.99	618.19
	西部	664.78	193.38		西部	1 068.38	511.87
2009	东部	934.42	330.54	—	—	—	—
	中部	804.82	269.20	—	—	—	—
	西部	733.26	239.15	—	—	—	—

东、中 、西部城镇的医疗保健消费支出占消费性支出的比例都在下降，而这一比例在农村地区呈上涨趋势，在不同地域均是如此（图 3-11、图 3-12）。

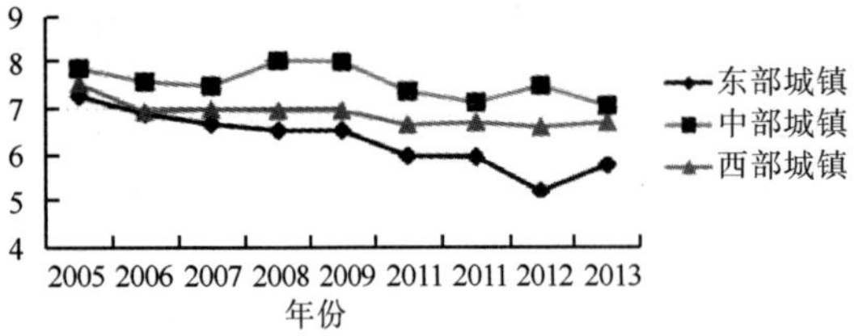

图 3-11　2005～2013 年中国东中西部城镇居民人均医疗保健支出占消费性支出比例变化情况

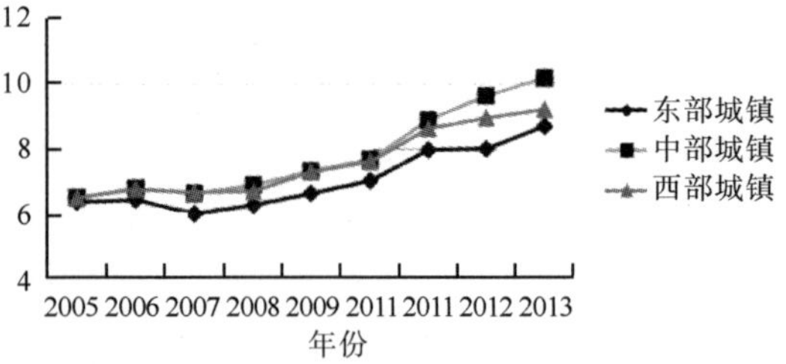

图 3-12　2005～2013 年中国东中西部农村居民人均医疗保健支出占消费性支出比例变化情况

3. 基本医保发展迅速，但城市、农村卫生筹资水平差距巨大

从 2003～2013 年，城镇职工医保基金收入从 890 亿元增加到 7061.6 亿元，参保人

数从 10 902 万人增加到了 27 443 万人，基金的人均支出从 600 元上升到 2124 元，平均使用率为 76.43%（图 3-13）。

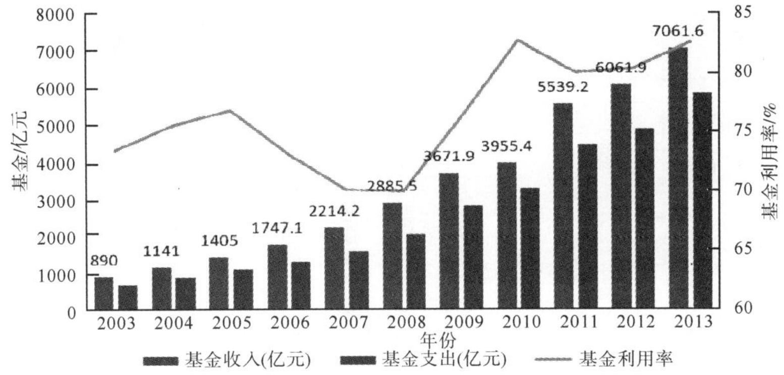

图 3-13　2003～2013 年中国城镇职工医保基金收入及支出

从地域上看，东部地区的城职保参加人数最多、基金总量最大，均超过中部、西部地区之和。从城职保基金人均支出看，东部和西部差别不大，2012～2013 年，西部的人均基金支出比东部地区还略高一些，而中部地区的人均基金支出最低，同东、西部地区相比有较大差距（图 3-14）。

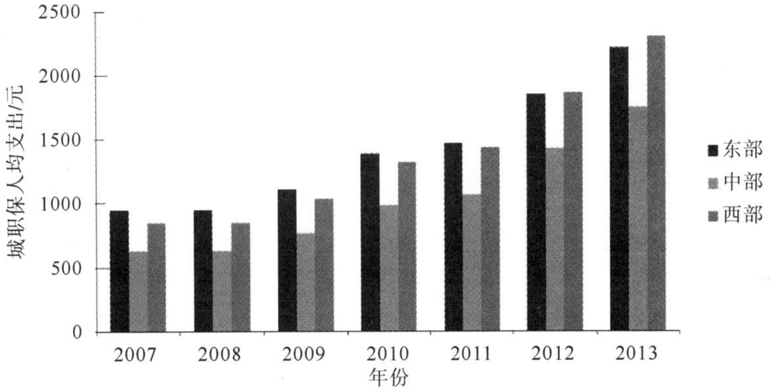

图 3-14　2007～2013 年中国东、中、西部城镇职工医保基金人均支出

2003 年中国建立了新型农村合作医疗制度，通过财政拨款和农民缴费筹集新农合基金为农民报销医疗费用。全国参合率由 2004 年的 75.2%增加到 2013 年的 98.7%，基金总支出由 2004 年的 26.37 亿元逐年增加到 2013 年的 2909.2 亿元，人均基金支出由 2004 年的 32.94 元增加到 2013 年的 362.74 元（图 3-15）。基金的平均利用率为 87.5%。

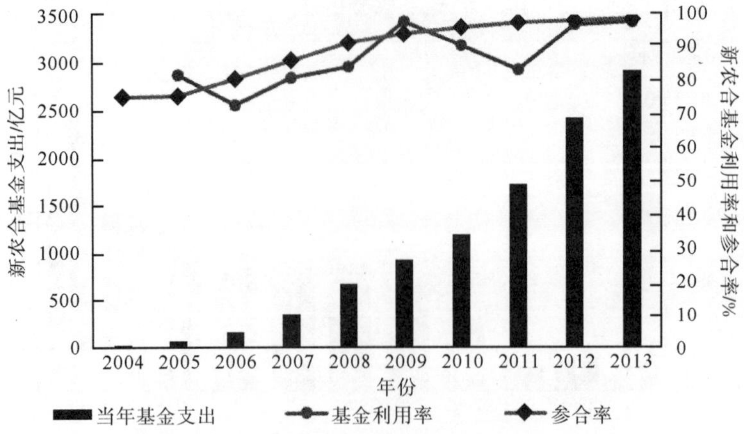

图 3-15　2004～2013 年中国新农合基金支出及参合率变化趋势

考虑到城市与农村地区卫生费用的差异，我们分别将两大基本保险的人均支出同城、乡的人均卫生费用做比较，发现城职保人均支出占人均卫生费用的平均比例为 60.4%，而在农村，平均比例仅为 18.5%（图 3-16）。基本医保在分担城镇、农村人口疾病经济负担方面存在很大差距，城市、农村卫生筹资不公平现象依然严重。

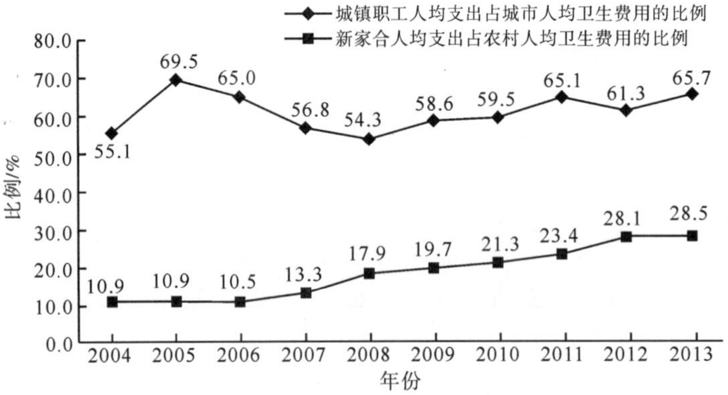

图 3-16　2004～2013 年基本医保人均支出占人均卫生费用比例

三、小结

中国卫生总费用在 1990～2013 年快速增长，但占 GDP 的比例仍然不高，同主要发达国家差距明显。地区间的卫生发展不均衡，东、西部地区的个人卫生支出已基本降到卫生总费用的 30%，初步实现世卫组织提出的全民卫生覆盖的融资目标，而中部地区尚有一段差距；从基本医疗保险的发展来看，东、西部地区的城职保水平相当，中部地区需要加强城职保建设和发展，农村基本医保和城市基本医保相比，筹资水平差距悬殊，新农合的抗疾病经济风险的能力很弱，城、乡基本医保发展极为不均衡。研究结果初步显示，中部地区、农村地区卫生筹资发展滞后。

第三节　四川省卫生筹资发展概况

一、经济发展状况

（一）全省 GDP 总量及市州差异

四川省地处中国西部，辖 21 个市、州，183 个县（市、区）。根据经济水平可将四川省 21 个市州划为三类经济区：成都市和攀枝花市为一类地区；巴中市、达州市、德阳市、广安市、广元市、乐山市、眉山市、绵阳市、南充市、内江市、遂宁市、雅安市、宜宾市、资阳市、自贡市、泸州市为二类地区；阿坝藏族羌族自治州、甘孜藏族自治州和凉山彝族自治州为三类地区（图 3-17）。

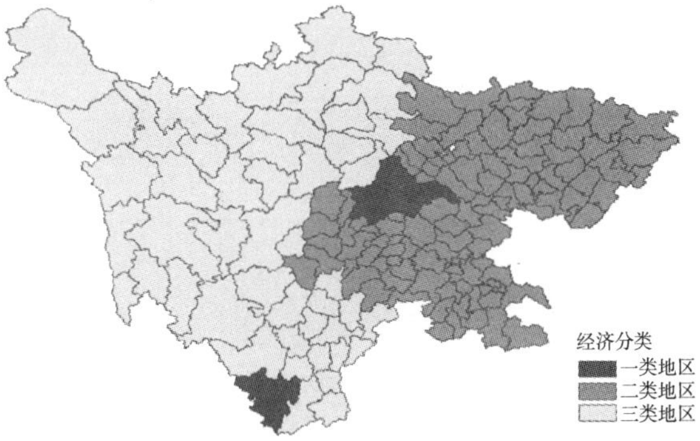

图 3-17　四川省三类经济区划分

四川省的 GDP 总量在 1990～2013 年呈逐年增长，2013 年的 GDP 总量是 1990 年的 29.48 倍，达 26 260.77 亿元（表 3-11）。各市州的 GDP 总量在 24 年中均保持增长趋势（图 3-18）。其中成都市的 GDP 一直居全省首位，且与其他市州的差距呈增大趋势，2013 年成都市的 GDP 是排在第二位的绵阳市的 6.26 倍。甘孜州和阿坝州经济总量最低。总的看来，全省各市州的经济总量差异在逐渐拉大。

表 3-11　1990～2013 年四川省 GDP 变化趋势

年份	GDP 总量/亿元	GDP 增长率/%	人均 GDP/元	人均 GDP 增长率/%
1990	890.95	—	1 136	—
1991	1016.31	14.07	1283	12.94
1992	1177.27	15.84	1477	15.12
1993	1486.08	26.23	1854	25.52
1994	2001.41	34.68	2338	26.11
1995	2443.21	22.07	3043	30.15
1996	2871.65	17.54	3550	16.66
1997	3241.47	12.88	4032	13.58
1998	3474.09	7.18	4294	6.50
1999	3649.12	5.04	4540	5.73
2000	3928.2	7.65	4956	9.16
2001	4293.49	9.30	5376	8.47
2002	4725.01	10.05	5890	9.56
2003	5333.09	12.87	6623	12.44
2004	6379.63	19.62	7895	19.21
2005	7385.1	15.76	9060	14.76
2006	8690.24	17.67	10 613	17.14
2007	10 562.39	21.54	12 963	22.14
2008	12 601.23	19.30	15 495	19.53
2009	14 151.28	12.30	17 339	11.90
2010	17 185.48	21.44	21 182	22.16
2011	21 026.68	22.35	26 133	23.37
2012	23 872.8	13.54	29 608	13.30
2013	26 260.77	10.00	32 454	9.61

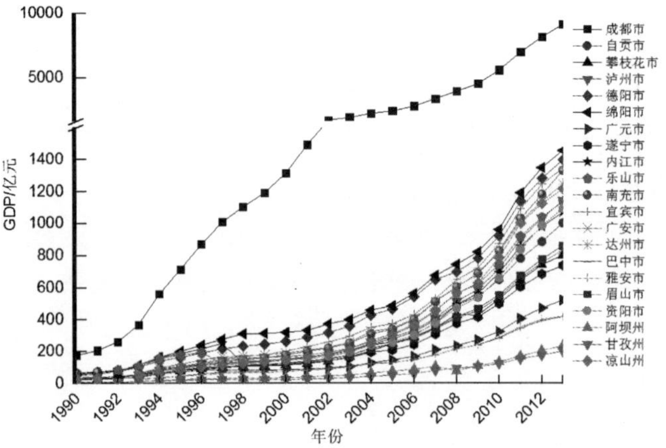

图 3-18　1990～2013 年四川省各市州 GDP 变化趋势

（二）全省人均 GDP 及各市州差异

四川省人均 GDP 在 1990～2013 年也一直处于增长趋势，2013 年的人均 GDP 是 1990 年的 28.57 倍，达 32 454 元。增长速度波动较大，1995 年的增长率最高（30.15%），1999 年的增长率最低（5.73%）。

总的说来，四川省 21 个市州的人均 GDP 在逐年增加，但各地之间经济水平的分化更加明显（图 3-19）。成都市和攀枝花市的人均 GDP 一直位于全省前列，且与其他市州之间的差距有增大趋势；巴中市的人均 GDP 较低，自 2000 年以来一直位于全省末位。

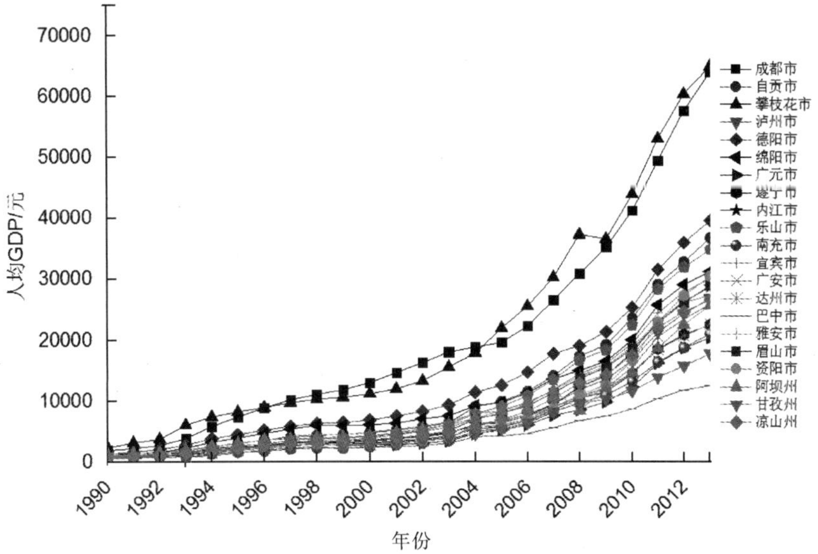

图 3-19　1990～2013 年四川省各市州人均 GDP 变化趋势

二、卫生费用

（一）四川省卫生总费用及构成

四川省卫生总费用增长较快，从 2001 年的不足 200 亿元上涨到 2014 年的 1876.97 亿元，卫生总费用占 GDP 的比例已超过 6%，高于全国平均水平（5.55%）；2013 年四川省的人均卫生总费用低于西部平均水平和全国平均水平。可以看出，尽管四川省卫生总费用占 GDP 的比例高于全国平均水平，但可能由于人口数量较多，人均卫生费用依然偏低（表 3-12）。

表 3-12　四川省 2001～2014 年卫生总费用（来源法）

年份	卫生总费用/亿元	地区生产总值 GDP/亿元	卫生总费用占 GDP 比例/%	人均卫生总费用/元
2001	199.22	4 421.76	4.51	236.14
2002	214.44	4 875.12	4.40	253.04
2003	255.42	5 333.09	4.79	299.46

续表

年份	卫生总费用/亿元	地区生产总值 GDP/亿元	卫生总费用占 GDP 比例/%	人均卫生总费用/元
2004	295.88	6 379.63	4.64	344.24
2005	370.70	7 385.10	5.02	451.63
2006	404.16	8 690.24	4.68	494.74
2007	519.85	10 562.39	4.92	639.65
2008	646.33	12 601.23	5.13	794.21
2009	881.41	14 151.28	6.23	1 076.87
2010	976.11	17 185.48	5.68	1 213.79
2011	1 221.03	21 026.68	5.81	1 516.81
2012	1 405.91	23 872.80	5.89	1 740.81
2013	1 675.24	26 260.80	6.38	2 066.41
2014	1 876.97	28 536.66	6.58	2 305.81

注：本表按当年价格计算

从全省 2001～2014 年的卫生总费用筹资结构来看，政府卫生支出占卫生费用的比例在逐年增加，从不足 20%增加到 30%以上，目前基本稳定在 32%以上；社会卫生支出的比例一直保持在 30%以上，没有超过 40%；个人卫生支出的比例下降较快，从 2001 年的 51.52%下降到了 2014 年的 31.74%（表 3-13、图 3-20）。2013 年，四川省个人卫生支出的比例高于全国和西部平均水平；社会卫生支出的比例高于西部平均水平，低于全国平均水平；政府卫生支出高于全国平均水平，低于西部平均水平。四川省个人卫生支出的比例已接近 30%，由于财政投入的局限性，要进一步降低个人卫生支出的比例，可以在社会卫生支出方面加以改善，充分发挥基本医疗保险和商业健康保险的作用，使卫生筹资的结构更加优化。

表 3-13　四川省 2001～2014 年卫生总费用筹资结构（来源法）

年份	卫生总费用/亿元	政府卫生支出		社会卫生支出		个人卫生支出	
		/亿元	占卫生总费用/%	/亿元	占卫生总费用/%	/亿元	占卫生总费用/%
2001	199.22	36.31	18.23	60.28	30.26	102.63	51.52
2002	214.44	37.93	17.69	66.45	30.99	110.06	51.32
2003	255.42	44.84	17.56	77.64	30.40	132.94	52.05
2004	295.88	53.84	18.20	90.72	30.66	151.32	51.14
2005	370.70	72.86	19.65	110.83	29.90	187.02	50.45
2006	404.16	79.18	19.59	127.03	31.43	197.95	48.98
2007	519.85	126.86	24.40	164.83	31.71	228.16	43.89
2008	646.33	179.83	27.82	203.33	31.46	263.17	40.72
2009	881.41	254.19	28.84	313.72	35.59	313.50	35.57
2010	976.11	302.93	31.03	353.96	36.26	319.22	32.70
2011	1221.03	414.61	33.96	391.38	32.05	415.04	33.99
2012	1405.91	473.89	33.71	467.31	33.24	464.71	33.05
2013	1675.24	546.11	32.60	556.02	33.19	573.11	34.21
2014	1876.97	592.32	31.56	688.86	36.70	595.79	31.74

注：本表按当年价格计算

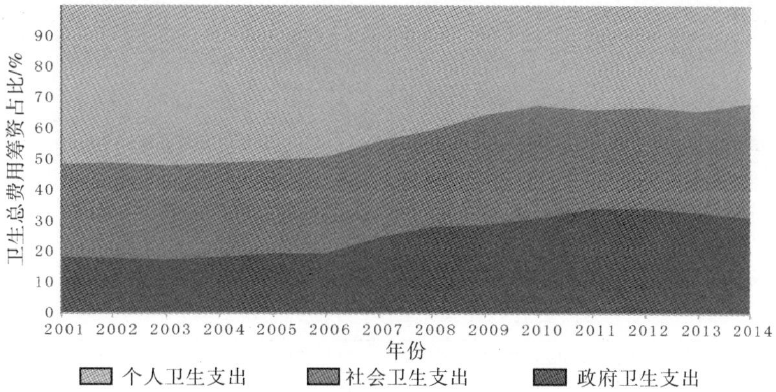

图 3-20　四川省 2001～2014 年卫生总费用筹资构成

从 2001～2014 年，四川省政府卫生支出、财政支出、卫生总费用一直呈增长态势（表 3-14）。虽然政府卫生支出、财政支出每年增加的速度变化较大，并且二者的增长速度不同步，但总体来看，政府卫生支出在财政支出中的比例在不断增加，近年来稳定在 8.75%左右，高于全国平均水平（图 3-21）。可以认为，四川省近年来对卫生投入的重视程度有所增加。

表 3-14　2001～2014 年四川省政府卫生支出变化情况

年份	政府卫生支出		财政支出		卫生总费用		GDP	
	名义值/亿元	增长速度/%	名义值/亿元	增长速度/%	名义值/亿元	增长速度/%	名义值/亿元	增长速度/%
2001	36.31	—	594.10	—	199.22	—	4 421.76	—
2002	37.93	4.46	701.62	18.10	214.44	7.64	4 875.12	10.25
2003	44.84	20.32	732.30	6.23	255.42	21.23	5 333.09	11.35
2004	53.84	13.16	895.25	15.21	295.88	9.17	6 379.63	12.73
2005	72.86	31.64	1 032.18	12.15	370.70	21.87	7 385.10	12.60
2006	79.18	4.82	1 347.40	25.91	404.16	5.16	8 690.24	13.51
2007	126.86	50.94	1 759.13	23.00	519.85	21.18	10 562.39	14.49
2008	179.83	31.89	2 948.83	55.96	646.33	15.67	12 601.23	11.00
2009	254.19	44.12	3 590.72	24.15	881.41	39.04	14 151.28	14.50
2010	302.93	12.95	4 257.98	12.39	976.11	4.96	17 185.48	15.08
2011	414.61	28.65	4 674.92	3.20	1 221.03	17.58	21 026.68	15.00
2012	473.89	13.36	5 450.99	15.64	1 405.91	14.19	23 872.80	12.60
2013	546.11	15.24	6 220.91	14.13	1 675.24	19.16	26 260.80	10.01
2014	592.32	8.30	6 784.30	8.89	1 896.56	13.03	28 536.66	8.50

注：1. 财政支出和地区生产总值（GDP）名义值来源于《四川统计年鉴 2014》；2. 政府卫生支出、财政支出、卫生总费用（来源法）和地区生产总值各年增长速度按可比价格计算

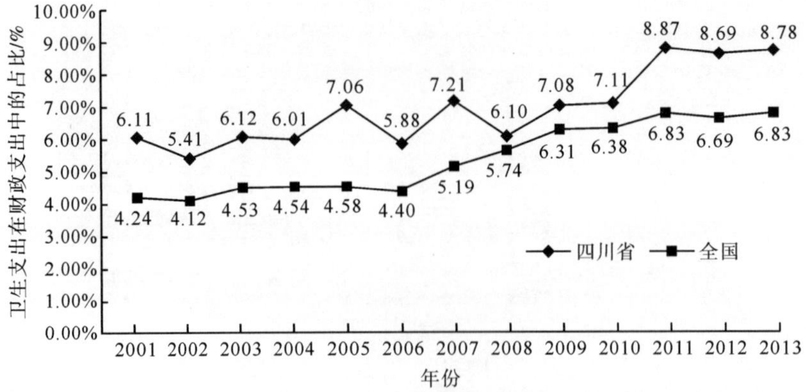

图 3-21 2001～2013 年四川省和全国政府卫生支出占财政支出的比例

将筹集到的卫生资金分配到各级各类卫生机构。我们发现，2014 年医院费用是卫生总费用中最大的一部分，占到卫生总费用的 60%以上，门诊机构费用、药品零售机构费用、公共卫生机构费用三项费用基本持平，占到卫生总费用的 8%左右；同医院费用相比，四川省公共卫生机构卫生费用不到医院费用的 13%，“重治轻防”的格局没有太大变化。卫生行政机构和医保管理机构的费用虽然较十年前有所上升，但是仍不足 3%（表 3-15、表 3-16）。

表 3-15 2002—2014 年四川省卫生总费用（机构法） 单位：亿元

年份	卫生总费用（机构法）	医院费用	门诊机构费用	药品零售机构费用	公共卫生机构费用	卫生行政和医疗保险管理机构费用	其他卫生费用
2002	213.90	145.21	28.60	11.01	20.99	1.69	6.40
2003	244.83	163.27	32.92	13.76	22.52	1.89	10.46
2004	293.95	183.27	48.17	16.76	26.37	2.28	17.10
2005	342.38	204.38	52.12	20.42	36.56	2.71	26.19
2006	370.97	220.26	62.87	18.58	41.31	3.20	24.74
2007	482.05	295.26	66.13	22.88	55.30	10.47	32.01
2008	625.62	388.57	80.57	39.14	64.86	16.99	35.49
2009	874.06	522.39	95.25	42.29	79.29	26.54	108.30
2010	992.33	630.15	88.97	48.17	89.29	31.90	103.85
2011	1201.47	803.94	109.89	54.05	108.17	37.92	87.50
2012	1498.02	971.97	142.57	98.11	125.68	45.47	114.22
2013	1682.75	1109.19	151.90	89.53	144.00	49.13	139.01
2014	1967.60	1257.10	155.35	164.09	162.18	50.92	177.95

注：本表按当年价格计算。

表 3-16 2002～2014 年四川省卫生总费用（机构法）构成 单位：%

年份	卫生总费用（机构法）	医院费用	门诊机构费用	药品零售机构费用	公共卫生机构费用	卫生行政和医疗保险管理机构费用	其他卫生费用
2002	100	67.89	13.37	5.15	9.81	0.79	2.99
2003	100	66.69	13.45	5.62	9.20	0.77	4.27
2004	100	62.35	16.39	5.70	8.97	0.78	5.82

续表

年份	卫生总费用（机构法）	医院费用	门诊机构费用	药品零售机构费用	公共卫生机构费用	卫生行政和医疗保险管理机构费用	其他卫生费用
2005	100	59.70	15.22	5.96	10.68	0.79	7.65
2006	100	59.38	16.95	5.01	11.14	0.86	6.67
2007	100	61.25	13.72	4.75	11.47	2.17	6.64
2008	100	62.11	12.88	6.26	10.37	2.72	5.67
2009	100	59.77	10.90	4.84	9.07	3.04	12.39
2010	100	63.50	8.97	4.85	9.00	3.21	10.47
2011	100	66.91	9.15	4.50	9.00	3.16	7.28
2012	100	64.88	9.52	6.55	8.39	3.04	7.62
2013	100	65.91	9.03	5.32	8.56	2.92	8.26
2014	100	63.89	7.90	8.34	8.24	2.59	9.04

注：本表按当年价格计算

医院卫生费用是卫生总费用中最大的一块，在整个医院费用中，城市医院费用又是最多的一项，从2002～2014年，四川省的城市医院费用几乎都占医院卫生费用的50%以上；其次是县医院的卫生费用，占医院卫生费用的30%左右，并且近3年都在30%以上；卫生院作为农村卫生重要的服务提供机构，大概占据了15%左右的医院卫生经费；而社区卫生服务中心的卫生费用虽然逐年增加，但只占到了不到3%的比例（表3-17、表3-18）。

可以认为，要实行“分级诊疗制度”，推行“基层首诊”，四川省社区卫生服务中心的建设还需要大大加强，改善社区卫生机构的服务质量，提升社区卫生服务中心的服务能力，使其能够发挥分级诊疗中“看门人”的作用。

表3-17　2002～2014年四川省医院卫生费用（机构法）　单位：亿元

年份	医院合计费用	城市医院	县医院	社区卫生服务中心	卫生院	其他医院
2002	145.21	80.18	39.39	0.27	24.57	0.80
2003	163.27	90.20	45.63	0.26	26.30	0.89
2004	183.27	102.21	49.70	0.65	29.57	1.14
2005	204.38	113.76	55.78	1.05	32.91	0.88
2006	220.26	119.36	62.79	2.02	35.28	0.81
2007	295.26	169.40	72.19	4.98	47.72	0.96
2008	388.57	214.17	100.90	7.14	64.94	1.41
2009	522.39	294.78	133.98	11.41	81.96	0.26
2010	630.15	354.32	166.83	15.59	92.59	0.81
2011	803.94	451.47	212.78	21.82	116.53	1.33
2012	971.97	460.49	335.21	24.72	150.55	1.00
2013	1109.19	580.42	338.21	32.80	156.48	1.28
2014	1257.10	652.45	390.28	33.05	179.56	1.76

注：本表按当年价格计算

表 3-18　2002～2014 年四川省医院卫生费用构成（机构法） 单位:%

年份	医院合计	城市医院	县医院	社区卫生服务中心	卫生院	其他医院
2002	100	55.22	27.13	0.19	16.92	0.55
2003	100	55.24	27.95	0.16	16.11	0.54
2004	100	55.77	27.12	0.36	16.13	0.62
2005	100	55.66	27.29	0.51	16.10	0.43
2006	100	54.19	28.51	0.92	16.02	0.37
2007	100	57.37	24.45	1.69	16.16	0.33
2008	100	55.12	25.97	1.84	16.71	0.36
2009	100	56.43	25.65	2.18	15.69	0.05
2010	100	56.23	26.47	2.47	14.69	0.13
2011	100	56.16	26.47	2.71	14.50	0.17
2012	100	47.38	34.49	2.54	15.49	0.10
2013	100	52.33	30.49	2.96	14.11	0.11
2014	100	51.91	31.04	2.63	14.28	0.14

注：本表按当年价格计算

2002～2014 年四川省的公共卫生机构费用逐年增加，除卫生监督机构的费用有起伏，其他各类费用都是逐年增长。疾病控制机构和妇幼保健机构的费用占到整个费用的一半以上，其他的机构如慢性病防治机构、公共卫生研究机构，以及社区卫生服务中心（承担的公共卫生服务部分）等的费用大概占到公共卫生经费的 45%左右，而卫生监督机构的费用在 2%～5%徘徊（表 3-19）。

表 3-19　2002～2014 年四川省公共卫生机构卫生费用及构成（机构法）

年份	公卫机构费用/亿元	疾病控制机构/亿元	占比/%	卫生监督机构/亿元	占比/%	妇幼保健机构/亿元	占比/%	其他机构/亿元	占比/%
2002	20.99	5.69	27.11	0.00	0.00	5.16	24.58	10.14	48.32
2003	22.52	6.17	27.41	0.51	2.25	4.91	21.82	10.93	48.52
2004	26.37	4.55	17.24	0.97	3.67	5.93	22.49	14.93	56.60
2005	36.56	10.59	28.97	1.50	4.11	6.74	18.45	17.72	48.47
2006	41.31	11.02	26.68	1.86	4.50	7.88	19.07	20.55	49.74
2007	55.30	13.21	23.89	2.19	3.95	12.12	21.91	27.79	50.24
2008	64.86	15.62	24.08	2.58	3.97	14.93	23.03	31.73	48.92
2009	79.29	18.10	22.83	2.93	3.69	18.50	23.34	39.75	50.14
2010	89.29	18.63	20.86	3.32	3.71	24.45	27.39	42.89	48.04
2011	108.17	20.18	18.66	4.26	3.94	31.85	29.45	51.88	47.96
2012	125.68	24.31	19.34	3.87	3.08	38.63	30.74	58.87	46.84
2013	144.00	30.49	21.17	4.13	2.87	42.46	29.48	66.93	46.48
2014	162.18	35.08	21.63	4.26	2.62	51.21	31.57	71.64	44.17

注：本表按当年价格计算

2002～2014 年四川省的药品费用、人均药品费用虽逐年增加，但药品费用占卫生费用的比例较为稳定，维持在 23%左右。说明药品费用的增长与卫生费用的增长基本同步（表 3-20）。

表 3-20　2002～2014 年四川省药品费用情况（机构法）

年份	机构法卫生总费用/亿元	药品费用/亿元	占卫生总费用/%	人均药品费用/元
2002	213.90	53.97	25.23	63.68
2003	244.83	62.87	25.68	73.71
2004	293.95	72.08	24.52	83.86
2005	342.38	83.01	24.25	96.05
2006	370.97	83.73	22.57	96.00
2007	482.05	109.27	22.67	134.45
2008	625.62	151.58	24.23	186.26
2009	874.06	184.27	21.08	225.13
2010	992.33	220.20	22.19	244.63
2011	1201.47	251.90	20.97	312.93
2012	1498.02	363.58	24.27	450.19
2013	1682.75	379.82	22.57	468.51
2014	1967.60	481.82	24.49	591.90

注：本表按当年价格计算

（二）四川省城乡居民的卫生费用比较

2002～2013 年四川省城、乡居民的医疗保健支出额度逐年增长，城镇居民高于农村居民，但值得注意的是，金额的绝对差距变化不大，但相对差距在逐渐缩小；城、乡居民人均消费支出的绝对差距虽然变大，但是相对差距在缩小，说明四川省农村的医疗保健支出在十二年里有较大的增加，而且快于城市地区，农村地区对医疗保健的重视程度有较明显地提升（表 3-21）。

表 3-21　2002～2013 年四川省城、乡居民的医疗保健支出情况

年份	城镇居民			农村居民		
	人均年现金消费支出/元	人均医疗保健支出/元	医疗保健支出占消费性支出/%	人均年现金消费支出/元	人均医疗保健支出/元	医疗保健支出占消费性支出/%
2002	5 176.2	300.3	5.8	1 497.5	82.5	5.5
2003	5 413.1	361.4	6.7	1 592.0	78.3	4.9
2004	5 759.2	425.1	7.4	1 747.0	91.4	5.2
2005	6 371.1	433.4	6.8	2 015.7	117.4	5.8
2006	6 891.3	442.8	6.4	2 274.2	144.5	6.4
2007	7 524.8	449.9	6.0	2 395.0	160.3	6.7
2008	8 692.0	511.8	5.9	2 747.3	174.8	6.4
2009	9 679.1	564.9	5.8	3 127.9	209.2	6.7
2010	10 860.2	648.3	6.0	4 141.4	258.1	6.2
2011	12 105.1	661.0	5.5	3 897.5	276.1	7.1
2012	15 049.5	772.8	5.1	5 366.7	498.3	9.3
2013	16 343.5	1 019.0	6.2	6 308.5	557.4	8.8

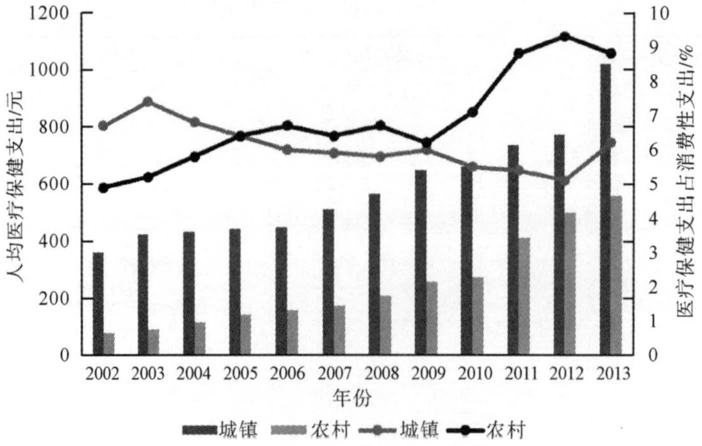

图 3-22 2002～2013 年四川省城乡居民的医疗保健支出情况

与全国和西部地区类似，城镇居民的医疗保健支出占消费性支出呈下降趋势，而农村居民呈上升趋势，特别是最近三年，比例上升更快，2013 年超过全国平均水平和西部平均水平。无论是横向比较还是纵向比较，四川农村地区的医疗保健消费都有较大进展（图 3-22）。

三、小结

四川省作为西部经济总量第一大省，卫生总费用占 GDP 的比例高于全国平均水平，政府投入占财政投入的比例高于全国平均水平，整体来看四川省对卫生事业发展较为重视。医院费用与公共卫生经费的比例接近 5∶1，对疾病、特别是慢性疾病，预防工作可以更进一步加强。城市和农村之间的卫生筹资差距在逐渐减小，社区卫生服务中心需要加大扶持力度。

参考文献

[1] 方卓卓. 我国政府卫生筹资的现状分析与对策探讨[D]. 广州：广州医学院，2013。

[2] Long Q, Zhang Y, Raven J, et al. Giving birth at a health-care facility in rural China: is it affordable for the poor? [J]. Bull World Health Organ, 2011, 89 (2): 144-152.

[3] Alkenbrack S, Jacobs B, Lindelow M. Achieving universal health coverage through voluntary insurance: what can we learn from the experience of Lao PDR? [J]. BMC Health Serv Res, 2013, 13: 521.

[4] World Health Organizaion. Health financing strategy for the Asia pacific region (2010～2015) [R]. Geneva: World Health Organization, 2009.

[5] 杨欣波. 中国卫生总费用与卫生资源配置研究[D]. 北京：中国人民大学，2008.

[6] 裴冬梅. 全国及辽宁省卫生总费用与 GDP 相关性分析[D]. 沈阳：中国医科大学，2007.

[7] 刘柏，赵振全，汪玲丽，等. 我国 THE 和 GDP 之间影响关系的两个区间实证检验[J]. 中国卫生经济，2006，25 (1)：36-39.

[8] 于东子. 卫生投资对经济增长贡献的定性和定量研究[D]. 杭州：浙江大学，2006.

[9] 蔡茜，向华丽. 我国农村老龄化现状和发展趋势分析[J]. 湖北职业技术学院学报，2013，16(1)：99-104.

[10] 程海星，朱满洲. 人口老龄化对医疗保健消费支出影响的城乡差异研究[J]. 中国卫生经济，2014，(5)：51-52.

（周晓媛，刘霖芯）

致谢

感谢成都中医药大学杨练副教授提供的四川省的部分卫生经费数据。

主要作者简介：

周晓媛：女，四川大学副教授，博士，主要研究方向：卫生筹资、医疗保险、人口老龄化等。

第四章　中国西部地区卫生机构发展趋势

第一节　引　言

健康是人类社会能够获得良好生存和发展的基础。党的十八大报告明确提出“健康是促进人的全面发展的必然要求”，要把提高人民健康水平作为全面建成小康社会的一项重大任务[1]。卫生资源作为重要的物质保障，在卫生事业发展和深化医药卫生体制改革中起着举足轻重的作用。卫生资源配置的公平性直接关系到能否满足不同地区、各类社会群体居民健康的基本需求，对我国2020年全面建成小康社会总体目标的实现具有重要影响[2]。因此，一个国家或地区的卫生资源数量和质量可以用来反映其经济实力、文化水平及卫生状况等[3]。

20世纪80年代以来，随着当今社会经济的迅速发展，我国医疗卫生资源也随之发生了积极变化，其增长速度及服务质量都有所加快和提升，基本建立了覆盖城乡的医疗卫生服务体系。但是，由于我国人口众多，经济、社会发展不平衡长期存在，我国各省份及省份内部之间的卫生事业发展不平衡、不协调问题较为突出[4-10]。从全国看，由于西部地区地广人稀、地理环境复杂多样、自然环境恶劣、经济条件相对落后等，卫生事业发展长期处于相对滞后状态[11]。因此，研究西部地区卫生事业发展对我国卫生事业的持续稳定、快速健康发展具有重要的促进作用。

卫生机构作为卫生资源的重要组成部分，是人们进行卫生服务的场所，是卫生事业发展的重要载体，也是卫生事业发展的重要体现。卫生机构的不断发展能够改善人们的生存现状，提高健康水平。因此，本章关注的是西部地区卫生机构的发展现状及其趋势。

从现有研究看，相关学者对我国卫生机构的发展研究主要集中在卫生资源配置的现状描述、公平性分析、影响因素探讨及对策研究等方面。研究发现我国卫生资源配置相对不公平，各省市之间卫生资源配置呈现显著性差异。针对全国的研究，大多数以描述性分析为主，主要基于某年的截面数据进行分析，展开时间趋势和考虑地理分布因素的研究较少。因此，本章就2002～2013年中国西部地区卫生机构的发展趋势及公平性进行分析，希望为政府优化卫生资源配置，缩小区域间差异，促进西部地区医疗卫生事业健康发展提供决策参考[12]。

本章首先介绍使用的数据和分析方法；其次是我们的结果，包括对我国东、中、西部地区卫生机构现状和变化趋势的描述、各地区间卫生机构配置的公平性分析，以及就西部地区典型省份——四川省的分析；最后对本章的发现进行讨论。

第二节　数据与方法

一、数据

本章资料来源于2003～2014年的《中国统计年鉴》和《中国卫生统计年鉴》，使用到了包括31个省市区的人口、地理面积、医疗机构数及其分类、床位数及病床使用率等数据。针对四川省的研究，我们还使用到了2003～2014年的《四川省统计年鉴》和《四川省卫生统计年鉴》中的相关县级数据。

二、指标

根据相关文献[13-15]，本章主要使用卫生机构数量、床位数和病床使用率等指标来反映卫生机构的发展。

本研究中的卫生机构包括医院（综合医院、中医医院、中西医结合医院、民族医院、护理院）、基层医疗卫生机构（社区卫生服务中心、社区卫生服务中心站、卫生院、村卫生室、门诊部、诊所、医务室、护理站）、专业公共卫生机构（疾病预防控制中心、专科疾病防治院、健康教育所、妇幼保健院、急救中心站、采供血机构、卫生监督所、计划生育技术服务机构），以及其他机构（疗养院、医学科研机构、医学在职培训机构、其他）。床位数指以上各级各类医疗卫生机构的床位数。病床使用率为实际占用总床日数/实际开放总床日数×100％。

本章的数据涉及中国内地31个省市区，并根据地理位置（包括地形和民俗特点）及经济发展水平对东、中、西部地区进行划分。其中东部地区包括北京、天津、河北、辽宁、上海、江苏、浙江、福建、山东、广东和海南11个省、直辖市；中部地区包括山西、吉林、黑龙江、安徽、江西、河南、湖北和湖南8个省；西部地区包括内蒙古、重庆、广西、四川、贵州、云南、西藏、陕西、甘肃、青海、宁夏和新疆12个省、自治区、直辖市。

三、方法

本章按行政区域划分计算每千人口卫生资源数和每平方公里卫生资源数，以此反映全国卫生资源分布的现状及变化趋势；分别从人口数和地理面积两个角度计算基尼系数来反映卫生资源配置的差异性。

本章使用基尼系数来衡量地区间卫生资源发展的不公平性。基尼系数是根据洛伦兹曲线计算出的反映公平性的指标，它等于绝对公平线与洛伦兹曲线围成的面积与绝对公平线下直角三角形面积之比[16]。其取值介于0～1，越接近0表示收入或资源分布越公平；越接近1，表示收入或资源越集中，分配越不公平。根据联合国有关组织的规定，基尼系数小于0.2表示分布公平程度为绝对公平，0.2～0.3表示比较公平，0.3～0.4表示相对合理，0.4～0.5表示收入差距较大，0.5以上表示差距悬殊，达到0.6以上属于高度不公平的危险状态[17]。

全国及四川省卫生机构现状及趋势数据用 Excel2007 整理；统计地图制作采用 ArcGIS10.2 软件；其他数据分析采用 Stata13.0 软件。

第三节 结果

本部分首先对我国东、中、西部地区卫生机构发展现状及变化趋势进行描述；然后是针对各地区的卫生机构数和床位数配置进行公平性分析；最后我们对西部典型地区——四川省展开深入分析。

一、卫生机构现状及变化趋势

（一）各地区卫生机构分布现状及变化趋势

首先，我们就各省份的分布现状展开描述。我们用统计地图来描述我国各省份卫生机构发展现状，将全国卫生机构分布情况分为六个级别，分别用颜色深浅来表示各省份卫生机构的分布密度大小。从统计地图看出，西部地区每千人卫生机构数、床位数均高于东、中部地区，造成这种现象的原因可能是东南沿海省份人口较多，拉低了人均水平。考虑到除人口数量外，地理空间距离也是影响卫生机构数、床位数分布的重要因素，因此，我们进一步分析了调整地理面积之后的卫生机构数、床位数情况，发现西部地区分布密度显著低于东、中部地区，造成这种现象的原因可能是西部地区幅员辽阔、地广人稀，卫生机构分布较为分散导致的。我们可以明显看出，调整人口数和地理面积后的卫生机构数、床位数在东、中、西部地区的分布密度与仅调整人口数的分布密度情况是相反的。这也提示我国在卫生机构配置过程中，地理因素的影响是不容忽视的（表 4-1）。

表 4-1 2013 年全国 31 个省市区卫生机构现状

地区	调整人口数（每千人口）		调整人口数和地理面积（每千人口每平方公里）	
	卫生机构数	床位数	卫生机构数（$\times10^{-5}$）	床位数（$\times10^{-4}$）
东部	**0.58**	**4.40**	**1.24**	**1.55**
北京	0.46	4.92	2.80	3.00
天津	0.32	3.92	2.70	3.30
河北	1.07	4.14	0.57	0.22
海南	0.56	3.59	1.60	1.01
辽宁	0.81	5.51	0.55	0.37
山东	0.77	5.03	0.49	0.32
福建	0.75	4.14	0.60	0.33
上海	0.20	4.73	3.20	7.51
江苏	0.39	4.64	0.36	0.43
浙江	0.55	4.18	0.54	0.41

续表

地区	调整人口数（每千人口）		调整人口数和地理面积（每千人口每平方公里）	
	卫生机构数	床位数	卫生机构数（$\times 10^{-5}$）	床位数（$\times 10^{-4}$）
广东	0.45	3.55	0.25	0.20
中部	**0.75**	**4.57**	**0.41**	**0.24**
安徽	0.41	3.91	0.29	0.28
吉林	0.72	4.84	0.39	0.26
黑龙江	0.56	4.93	0.12	0.10
山西	1.11	4.76	0.71	0.30
江西	0.86	3.85	0.52	0.23
河南	0.76	4.57	0.46	0.27
湖北	0.61	4.97	0.33	0.27
湖南	0.93	4.69	0.44	0.22
西部	**0.94**	**4.76**	**0.33**	**0.21**
广西	0.72	3.97	0.30	0.17
内蒙古	0.93	4.81	0.08	0.04
重庆	0.64	4.96	0.77	0.60
四川	0.99	5.26	0.20	0.11
贵州	0.83	4.76	0.47	0.27
云南	0.52	4.48	0.13	0.11
西藏	2.16	3.53	0.18	0.03
陕西	0.99	4.92	0.48	0.24
甘肃	1.03	4.50	0.23	0.10
青海	1.04	5.11	0.14	0.07
宁夏	0.65	4.76	0.97	0.72
新疆	0.82	6.07	0.05	0.04

接下来我们将探讨东、中、西部地区卫生机构发展趋势（图 4-1、图 4-2）。从现状描述部分可知，调整人口和地理面积的卫生机构分布更能反映东、中、西部地区间的差异。因此，我们集中讨论每千人口每平方公里卫生机构数和床位数（图 4-3、图 4-4）。

2002～2013 年，各地区每千人每平方公里卫生机构数、床位数分布由高到低依次为：东部地区＞中部地区＞西部地区。从变化趋势来看，东、中、西部地区每千人每平方公里卫生机构数变化较稳定，东部地区集中在 6×10^{-7}；中部地区略有增长，2013 年增至 5×10^{-7}；西部地区集中在 2×10^{-7}。西部和中部地区每千人每平方公里床位数变化趋势较稳定，地区之间差异不大；东部地区呈逐年增长趋势，由 2002 年的 2.5×10^{-6} 增至 2013 年的 4.1×10^{-6}，且与西部、中部地区之间差异显著。

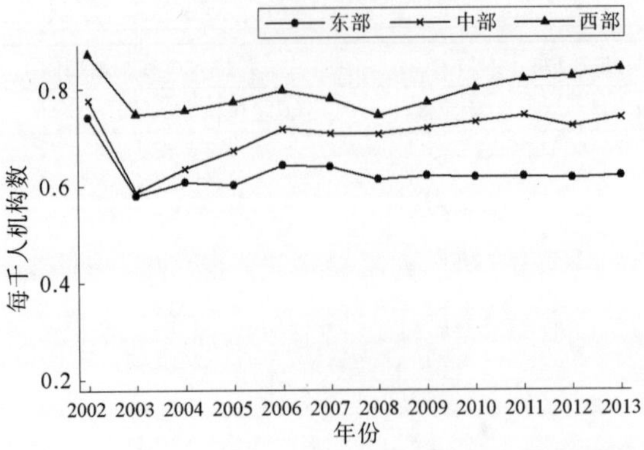

图 4-1　2002～2013 年东、中、西部地区每千人卫生机构数变化趋势

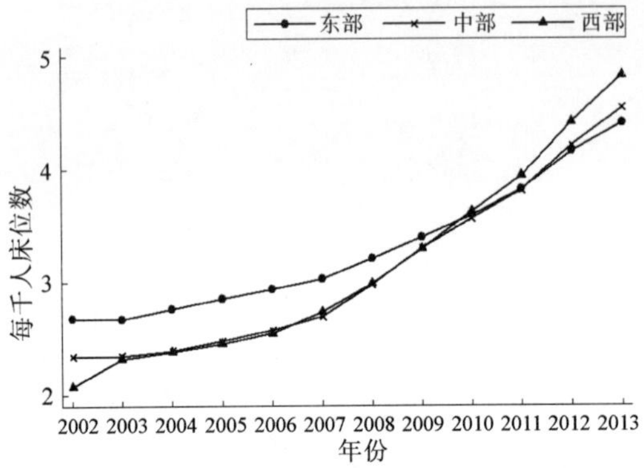

图 4-2　2002～2013 年东、中、西部地区每千人床位数变化趋势

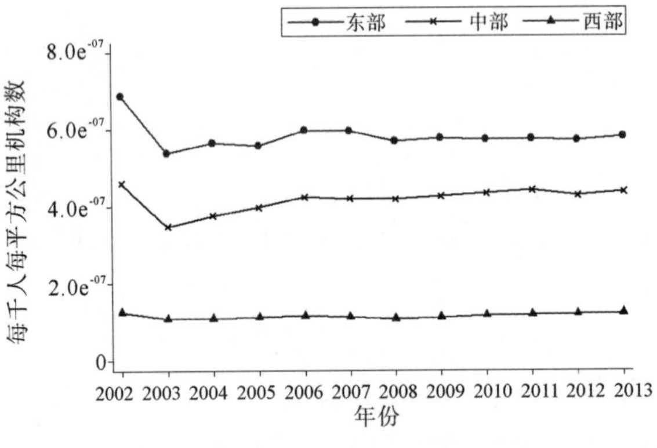

图 4-3　2002～2013 年东、中、西部地区每千人每平方公里卫生机构数变化趋势

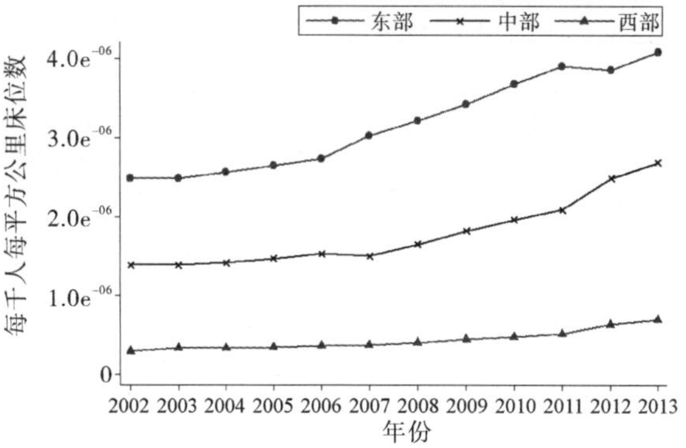

图 4-4　2002～2013 年东、中、西部地区每千人每平方公里床位数变化趋势

（二）医院分类情况及其变化趋势

本部分我们考察不同地区医院分等级和分产权的分类情况。将医院按等级分为三级、二级、一级和未定级医院；按产权分为公立、非公立医院。

首先，我们讨论东、中、西部地区按医院等级分类的情况。2002～2013 年，东、中、西部地区三级医院均呈增长趋势，其中东部地区三级医院年均增长率最大（6.02%），高于中部（5.46%）、西部地区（4.84%）。从全国来看，各省份三级医院年均增长率除西部地区的西藏外，其余省份均呈增长趋势；二级医院年均增长率除天津、上海、吉林、湖北和重庆之外，其余省份均呈增长趋势；一级医院年均增长率除上海、浙江、吉林、甘肃、青海之外，其余省份均呈增长趋势（表 4-2）。

表 4-2　2002～2013 年全国 31 个省市区的医院等级分类情况

省份	三级医院			二级医院			一级医院			未定级医院		
	2002	2013	年均增长率/%	2002	2013	年均增长率/%	2002	2013	年均增长率/%	2002	2013	年均增长率/%
东部	**41**	**78**	**6.02**	**171**	**215**	**2.10**	**109**	**246**	**7.68**	**247**	**325**	**2.53**
北京	47	65	2.99	80	102	2.23	203	354	5.19	101	75	−2.67
天津	29	38	2.49	59	50	−1.49	73	143	6.30	104	102	−0.18
河北	32	59	5.72	332	411	1.96	143	420	10.29	319	378	1.55
海南	7	11	4.19	22	25	1.17	7	25	12.27	151	130	−1.35
辽宁	72	111	4.01	222	258	1.38	140	291	6.88	488	245	−6.07
山东	71	110	4.06	316	419	2.60	221	519	8.07	414	735	5.36
福建	22	60	9.55	112	150	2.69	26	74	9.98	155	257	4.70
上海	29	44	3.86	117	107	−0.81	16	11	−3.35	13	166	26.06
江苏	39	120	10.76	206	324	4.20	214	638	10.44	389	408	0.43
浙江	50	116	7.95	177	216	1.83	33	22	−3.62	199	489	8.52
广东	50	120	8.28	240	306	2.23	124	207	4.77	384	589	3.97
中部	**34**	**61**	**5.46**	**211**	**275**	**2.44**	**118**	**250**	**7.06**	**340**	**327**	**−0.35**

续表

省份	三级医院			二级医院			一级医院			未定级医院		
	2002	2013	年均增长率/%	2002	2013	年均增长率/%	2002	2013	年均增长率/%	2002	2013	年均增长率/%
安徽	14	42	10.50	165	274	4.72	117	364	10.87	302	258	−1.42
吉林	26	43	4.68	213	197	−0.71	163	84	−5.85	191	252	2.55
黑龙江	57	80	3.13	279	323	1.34	210	315	3.75	300	275	−0.79
山西	27	49	5.57	149	262	5.26	94	201	7.15	554	707	2.24
江西	21	52	8.59	127	186	3.53	21	67	11.12	378	243	−3.94
河南	32	86	9.40	275	428	4.10	137	589	14.18	600	299	−6.14
湖北	60	82	2.88	264	251	−0.46	128	153	1.64	64	225	12.11
湖南	31	56	5.52	212	281	2.59	73	228	10.91	334	357	0.61
西部	**22**	**37**	**4.84**	**136**	**178**	**2.48**	**44**	**147**	**11.59**	**238**	**303**	**2.22**
广西	39	54	3.00	144	172	1.63	56	73	2.44	198	177	−1.01
内蒙古	31	49	4.25	173	214	1.95	62	173	9.78	185	130	−3.16
重庆	15	22	3.54	109	107	−0.17	39	101	9.04	188	301	4.37
四川	42	96	7.80	359	425	1.55	82	195	8.19	657	1000	3.89
贵州	15	45	10.50	104	165	4.29	19	311	28.93	233	470	6.59
云南	34	51	3.75	191	250	2.48	23	125	16.64	288	571	6.42
西藏	6	2	−9.50	6	12	6.50	20	44	7.43	63	48	−2.44
陕西	33	48	3.46	203	270	2.63	73	165	7.70	470	545	1.36
甘肃	18	37	6.77	123	166	2.76	20	19	−0.47	214	197	−0.75
青海	7	14	6.50	37	77	6.89	6	2	−9.50	76	52	−3.39
宁夏	5	5	0.00	30	59	6.34	6	39	18.55	53	53	0.00
新疆	16	20	2.05	152	222	3.50	125	521	13.86	234	97	−7.69

2002～2013 年，东、中、西部地区医院等级所占比重由高到低依次为未定级医院＞二级医院＞一级医院＞三级医院，其中一级、三级医院呈逐年增加趋势，二级医院呈逐年下降趋势。三级医院在各地区中所占比重由高到低依次为东部地区＞中部地区＞西部地区，其变化趋势呈逐年增长，且东部地区增加最为显著，由 2002 年的 7.2%增至 2013 年的 9.0%；二级医院所占比例逐年下降，东部地区下降最为显著，由 2002 年的 30.1%降至 2013 年的 24.9%；一级医院所占比例逐年增加，西部地区增加最为显著，由 2002 年的 10.1%增至 2013 年的 22.1%；未定级医院所占比例逐年下降，中部地区下降最为显著，由 2002 年的 48.5%降至 2013 年的 35.8%（图 4-5）。

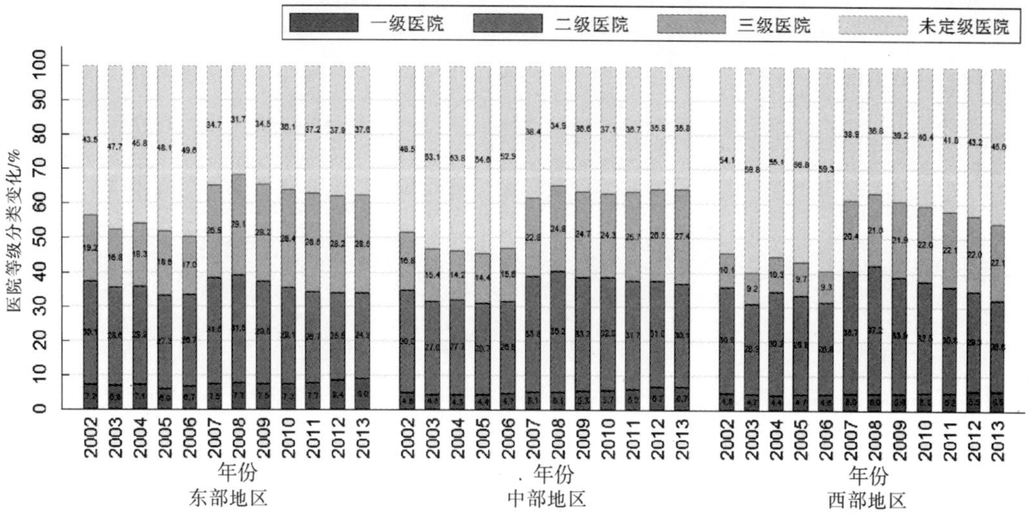

图 4-5 2002～2013 年东、中、西部地区医院等级分类情况变化趋势

然后，我们讨论东、中、西部地区按产权分类的情况。2002～2013 年，全国各省份公立医院均呈下降趋势，非公立医院呈增长趋势。东部地区公立医院的年均增长率除河北、福建、广东外，其余各地区省份均呈下降趋势。其中，东部地区年均下降率排在前三位的省份是北京、天津、江苏，分别为 3.88％、3.56％、3.16％；中部地区年均下降率排在前三位的省份是吉林、江西、安徽，分别为 3.73％、2.94％、2.33％；西部地区年均下降率排在前三位的省份是四川、广西、宁夏，分别为 2.99％、2.15％、1.81％。与之相反，非公立医院年均增长率均呈增长趋势，其中，东部地区年均增长率排在前三位的省份是福建、上海、江苏，分别为 27.16％、22.86％、21.78％；中部地区年均增长率排在前三位的省份是湖南、黑龙江、安徽，分别为 37.62％、31.34％、26.24％；西部地区年均增长率排在前三位的省份是贵州、宁夏、甘肃，分别为 27.39％、25.35％、21.72％（表 4-3）。

表 4-3 2002～2013 年全国 31 个省市区的医院产权分类情况

省份	公立医院			非公立医院		
	2002 年	2013 年	年均增长率/％	2002 年	2013 年	年均增长率/％
东部	**506**	**449**	**－1.08**	**67**	**414**	**18.01**
北京	377	244	－3.88	84	352	13.91
天津	234	157	－3.56	31	176	17.10
河北	750	766	0.19	80	502	18.17
海南	179	160	－1.01	15	31	6.82
辽宁	812	586	－2.92	88	319	12.42
山东	918	866	－0.53	136	917	18.95
福建	149	260	5.19	20	281	27.16
上海	190	174	－0.80	16	154	22.86

续表

省份	公立医院			非公立医院		
	2002年	2013年	年均增长率/%	2002年	2013年	年均增长率/%
江苏	753	529	−3.16	110	961	21.78
浙江	429	427	−0.04	61	416	19.07
广东	770	773	0.04	93	449	15.39
中部	**659**	**551**	**−1.61**	**56**	**363**	**18.52**
安徽	526	406	−2.33	41	532	26.24
吉林	515	339	−3.73	81	237	10.25
黑龙江	839	692	−1.74	15	301	31.34
山西	695	683	−0.16	133	536	13.51
江西	514	370	−2.94	40	178	14.54
河南	980	911	−0.66	87	491	17.04
湖北	547	452	−1.72	37	259	19.35
湖南	654	553	−1.51	11	369	37.62
西部	**407**	**337**	**−1.70**	**51**	**321**	**18.20**
广西	424	334	−2.15	28	142	15.91
内蒙古	419	370	−1.12	32	196	17.91
重庆	321	283	−1.14	34	248	19.80
四川	1012	725	−2.99	150	991	18.73
贵州	324	303	−0.61	48	688	27.39
云南	503	416	−1.71	68	581	21.53
西藏	98	98	0.00	0	8	—
陕西	657	547	−1.65	146	390	9.34
甘肃	362	306	−1.52	13	113	21.72
青海	125	117	−0.60	14	28	6.50
宁夏	88	72	−1.81	7	84	25.35
新疆	548	477	−1.25	73	383	16.26

2002～2013年，东、中、西部地区医院产权所占比重均为公立医院高于非公立医院，东、中、西部地区公立医院均呈下降趋势，下降比例分别为36.3%、31.9%、37.6%；非公立医院表现为上升趋势（图4-6）。

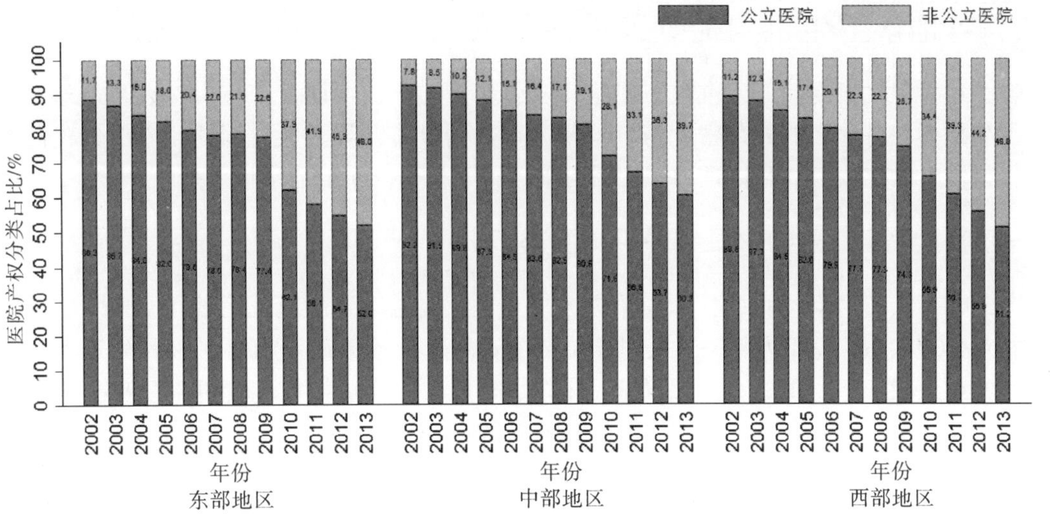

图 4-6　2002~2013 年东、中、西部地区医院产权分类情况变化趋势

（三）卫生机构运营效率

2002～2013 年，东、中、西部地区医院运营效率均呈逐年升高趋势，且各地区的变异程度在逐年缩小（图 4-7）。从箱式图中显示的中位数来看，2002～2010 年东部地区病床使用率均明显高于中、西部地区；2011～2013 年病床使用率由高到低依次为中部地区＞东部地区＞西部地区。从箱体大小即四分位数间距来看，东部、西部地区病床使用率的变异度在逐年缩小；中部地区于 2002～2011 年呈逐年扩大趋势后又逐渐缩小。从异常值的显示来看，2002 年病床使用率最大异常值显示为东部地区的上海，病床使用率达 95.5%；2012 年最小异常值显示为西部地区的西藏，病床使用率为 72.0%；2013 年最大、最小异常值分别显示为西部地区的广西、西藏，病床使用率分别为 97.5%、73.7%。

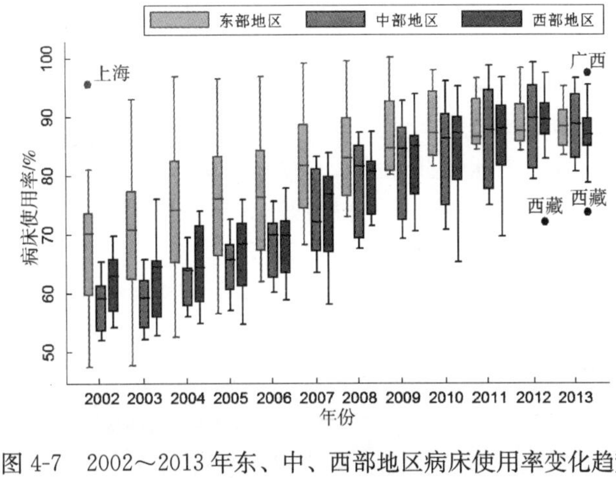

图 4-7　2002～2013 年东、中、西部地区病床使用率变化趋势

注：该图为箱式图，其中箱体中间的线表示中位数；箱体顶线和低线分别为上、下四分位数；符号“·”表示出现的离群值点

二、各地区卫生机构配置公平性分析

上述对卫生机构数、床位数的现状和发展趋势的分析发现，调整人口数和地理面积的卫生机构在各地区的分布密度与仅调整人口数的分布差异较大，因此，该部分我们着重探讨同时调整人口数和地理面积之后各地区卫生机构分布的公平性。

（一）我国省际卫生机构配置公平性分析

2002～2013年，全国每千人每平方公里卫生机构数配置的基尼系数在0.4左右，处于相对合理状态；每千人每平方公里床位数配置的基尼系数在0.55～0.65，处于高度不公平的危险状态（图4-8）。由此可见，床位数配置较卫生机构数配置更不公平。从变化趋势来看，每千人每平方公里床位数的基尼系数由2002年的0.65降至2013年的0.56，不公平现状有很大好转；每千人每平方公里卫生机构数的基尼系数变化趋势较稳定，集中在0.40，处于相对合理状态。

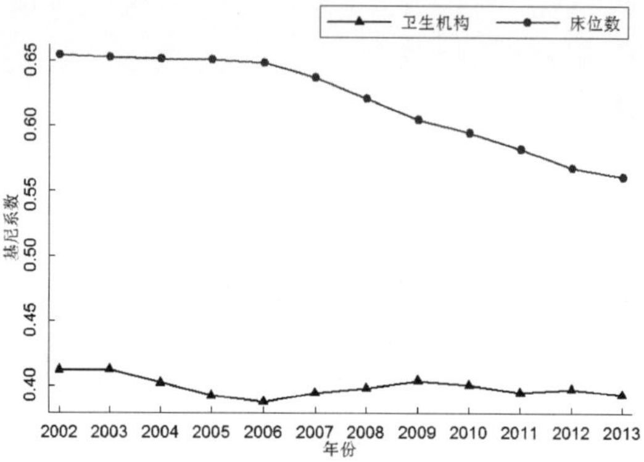

图4-8　2002～2013年我国每千人每平方公里卫生机构配置的基尼系数

（二）东、中、西部卫生机构配置公平性分析

2002～2013年，东、中、西部每千人每平方公里卫生机构数、床位数配置的基尼系数由大到小均为东部地区＞西部地区＞中部地区，东部较西部、中部地区的卫生机构配置更不公平。东部、西部地区每千人每平方公里卫生机构数配置较床位数配置更为公平；而中部地区每千人每平方公里床位数配置较卫生机构数配置更公平（图4-9）。

西部地区每千人每平方公里卫生机构数和床位数配置的基尼系数均集中在0.40左右，处于相对合理状态，且十二年间变化趋势较稳定。

中部地区每千人每平方公里卫生机构数和床位数配置的基尼系数均小于0.2，处于绝对公平状态。从变化趋势来看，卫生机构数配置的基尼系数略有增加趋势，由2002年的0.15增至2013年的0.19，提示地区间分布差异有扩大趋势；床位数配置的基尼系数略有缩小趋势，由2002年的0.13降至2013年的0.10，表明地区间分布差异有所好转。

东部地区每千人每平方公里床位数配置的基尼系数在0.60～0.70，处于高度不公平的危险状态，每千人每平方公里卫生机构数配置的基尼系数在0.40～0.45，处于差距较大状态。从变化趋势来看，卫生机构数配置的基尼系数变化趋势较稳定，集中在0.40左右；床位数配置的基尼系数呈逐年缩小趋势，由 2002 年的 0.70 降至 2013 年的 0.60，表明地区间分布差异有所好转。

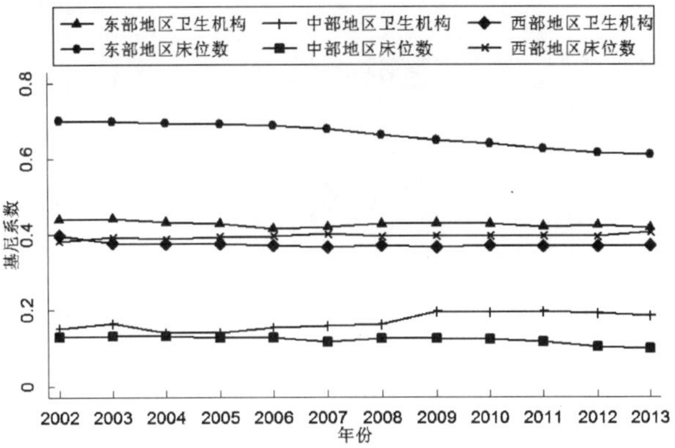

图 4-9　2002～2013 年东、中、西部地区每千人每平方公里卫生机构配置的基尼系数

三、四川省卫生机构配置现状及公平性分析

本部分就西部地区典型省份——四川省进行分析，首先我们对四川省卫生机构现状和发展趋势进行描述，然后对四川省卫生机构配置的公平性进行分析。根据上述研究发现，重点讨论四川省每千人每平方公里卫生机构分布情况。

（一）四川省卫生机构分布现状及变化趋势

首先，我们对四川省卫生机构的分布现状进行描述。同样，我们用统计地图描述四川省卫生机构现状，将卫生机构分布情况分为七个级别，分别用颜色深浅来表示各县级卫生机构的分布密度大小。从统计地图看出，2013 年四川省每千人卫生机构分布为川西地区较川东地区分布密度大；而每千人每平方公里卫生机构分布为成都市和攀枝花市明显高于其他地区（图 4-10～图 4-13）。

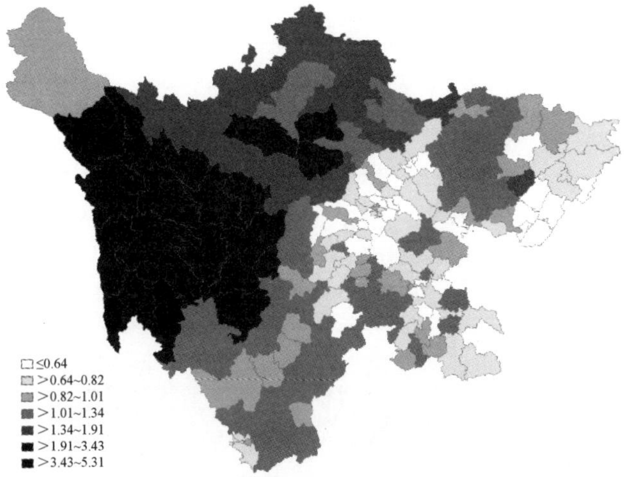

图 4-10　2013 年四川省每千人卫生机构数分布情况

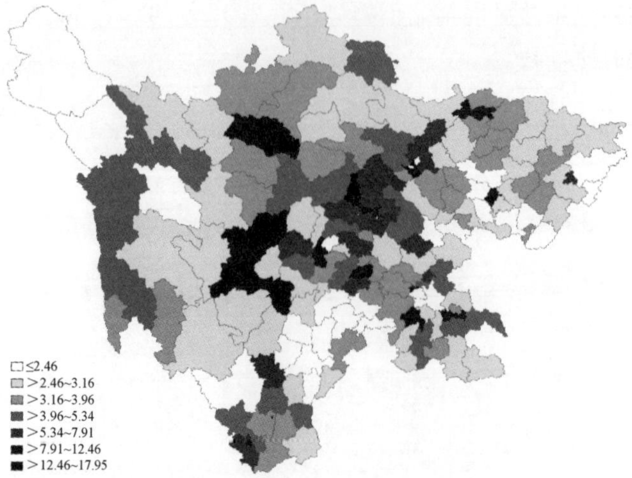

图 4-11　2013 年四川省每千人床位数分布情况

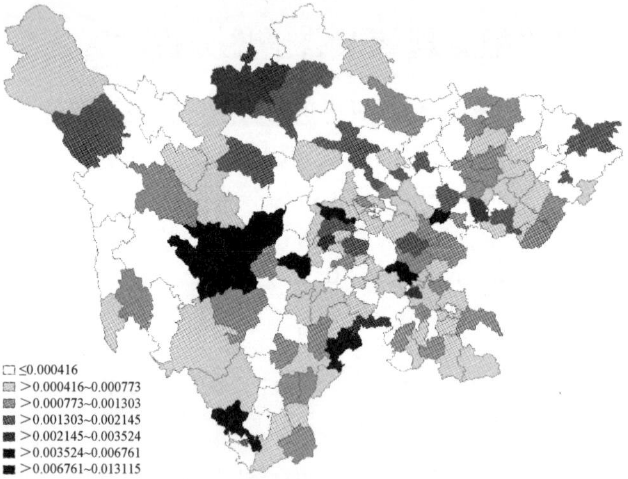

图 4-12　2013 年四川省每千人每平方公里卫生机构数分布情况

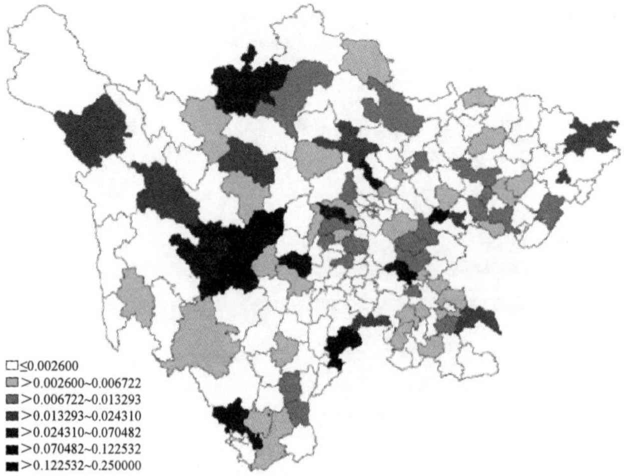

图 4-13　2013 年四川省每千人每平方公里床位数分布情况

接下来，我们将四川省卫生机构的发展趋势与东、中、西部地区进行对比分析。2002～2013 年，四川省每千人每平方公里卫生机构数及床位数明显高于东、中、西部地区。从变化趋势看，十二年间四川省每千人每平方公里卫生机构数变化趋势较稳定，集中在 2.0×10^{-6}（图 4-14）；每千人每平方公里床位数增长显著，由 2002 年的 4.7×10^{-6} 增至 2013 年的 1.1×10^{-5}（图 4-15）。相比较来看，四川省与东、中、西部地区每千人每平方公里卫生机构数变化较稳定，而四川省每千人每平方公里床位数则呈显著增长趋势。

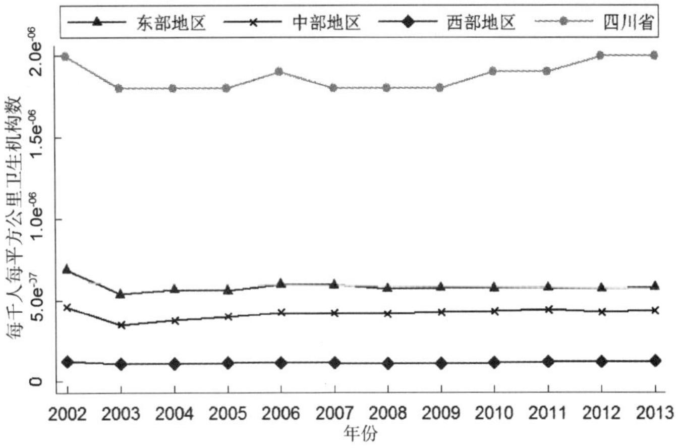

图 4-14　2002～2013 年四川省与东、中、西部每千人每平方公里卫生机构数比较

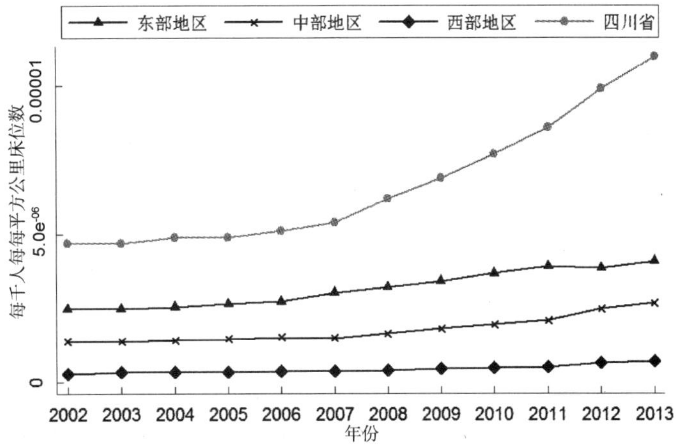

图 4-15　2002～2013 年四川省与东、中、西部每千人每平方公里床位数比较

（二）四川省卫生机构配置公平性分析

2002～2013 年，四川省卫生机构配置表现为每千人每平方公里卫生机构数配置较床位数配置更公平，两者的公平性均趋于好转。四川省每千人每平方公里卫生机构数配置的基尼系数由 2002 年的 0.86 降至 2013 年的 0.80；每千人每平方公里床位数配置的基尼系数由 2002 年的 0.66 降至 2013 年的 0.56（图 4-16）。

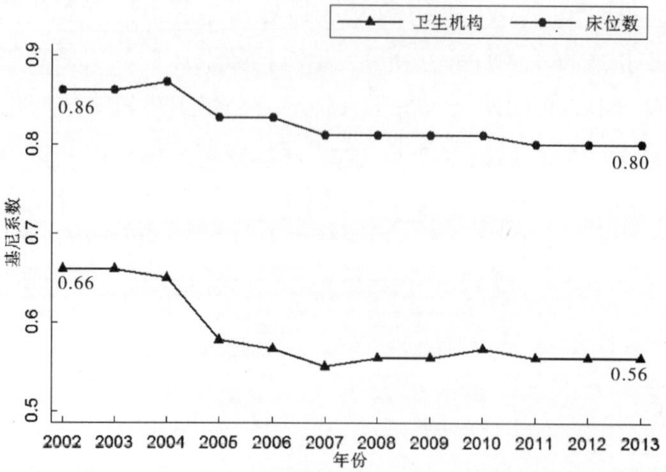

图 4-16　2002～2013 年四川省卫生机构配置的基尼系数

第四节　讨　论

一、存在的主要问题

（一）西部地区卫生机构配置相对缺乏

西部地区每千人每平方公里卫生机构分布较东、中部地区少。从统计地图看出，西部地区每千人卫生机构数和床位数分布密度较中部、东部地区大，但是，在同时调整人口数和地理面积之后的每千人每平方公里卫生机构分布密度却与仅调整人口数的分布情况相反，地区之间分布差异较大。导致这种现象的原因可能是东部地区卫生机构分布较为密集，人口密度大，拉低了人均水平；而西部地区幅员辽阔、人口密度小，卫生机构分布较为分散。因此，各地区人口数和地理面积是政府在优化卫生机构配置时需要考虑的两个重要因素。

（二）西部地区卫生机构发展与东部、中部地区之间差距在逐渐扩大

2002～2013 年，西部地区每千人每平方公里床位数与东部、中部地区差距呈逐年扩大趋势。东部地区每千人每平方公里床位数由 2002 年的 2.50×10^{-6} 增至 2013 年的 4.10×10^{-6}，增幅为 64.0%；中部地区每千人每平方公里床位数由 2002 年的 1.39×10^{-6} 增至 2013 年的 2.69×10^{-6}，增幅为 93.5%；而西部地区十二年间每千人每平方公里床位数始终在 1.00×10^{-6} 以下，与东部、中部地区的分布差异较大。

（三）高质量的医疗卫生服务在各地区之间的分布存在差异

2002～2013 年，三级医院在东部地区所占比例高于中部、西部地区，其所占比例在

各地区均呈逐年上升趋势。从图 4-9 中可看出，三级医院在东部地区所占比例最高，约为 9%；中部地区次之，约为 6%；西部地区最少，约为 5%。从变化趋势来看，东部地区三级医院所占比例增长最为显著，由 2002 年的 7.2%增至 2013 年的 9.0%；西部地区增长比例最少，由 2002 年的 4.9%增至 2013 年的 5.5%。

（四）西部地区医院运营效率较低，但变异程度在逐渐缩小

2002～2013 年，西部地区病床使用率低于东部、中部地区，表明其医院运营效率较东部、中部地区低，但西部地区间的变异程度呈逐年缩小趋势。医院病床使用情况对医院效益有着重要影响，病床使用率反映了医院的运营效率，是医院进行合理规划的重要指标之一[18]。因此，针对医院运营效率较低的地区尤其是西部地区，政府应适当增加卫生投入，加大区域卫生规划力度，提高卫生资源配置和利用效率[19]。

（五）各地区卫生机构配置均存在差异且具有特异性

2002～2013 年，东、中、西部地区卫生机构配置均存在着不均衡，每千人每平方公里卫生机构配置的差异性大小均表现为：东部地区＞西部地区＞中部地区。东部、西部地区每千人每平方公里床位数配置公平性较卫生机构数配置公平性低；中部地区每千人每平方公里卫生机构数配置公平性较床位数配置公平性低。因此，政府应针对各地区实际情况因地制宜地采取不同的政策措施来优化卫生资源配置，提高卫生资源配置的公平性。此外我们还应注意到，东部地区卫生机构配置公平性处于高度危险状态，应当引起足够重视。出现该现象的原因可能是东部地区大多数为经济发展迅速的沿海地区，卫生机构配置过度集中，与东部一些经济发展较为落后的地区之间差距更大；而中部、西部地区大多数为相对落后地区，地区之间差距不是很大。

（六）四川省卫生资源配置地理分布差异形势较为严峻

四川省卫生资源配置按地理面积分布的差异性较人口分布更为不公平。按地理面积分布的医疗机构数配置的基尼系数在 0.4～0.5，分布差异较大；床位数配置的基尼系数在 0.5 以上，分布差异悬殊。2002～2013，医疗机构数配置差异性有所好转；床位数配置差异性有扩大趋势。

二、政策建议

（一）强政府与强市场并重

动员全社会力量发展卫生事业是 2009 年党中央启动新一轮医药卫生体制改革的重要原则。近几年相关鼓励社会办医的政策和细则相继出台，社会办医在全国范围迅速发展。社会办医的发展有效补充了全社会的卫生资源，标志着“强市场”政策在促进医疗卫生

事业发展上发挥了有效作用。但也需要注意，社会办医发展在地区选择上通常存在一定选择性，往往趋向于经济较为发达和人口较为集中的地区[20]。这就提示，随着社会办医的发展，我们还需要“强政府”。特别是在卫生资源配置中，需要处理好政府与市场的关系，抓好市场与政府“两只手”。在市场不能保障地区公平时，特别是在经济不发达地区，应当强化政府主导的作用，充分发挥政府责任，有针对性地加大政府投入，保障不同地区卫生机构发展的公平性和协调性[21]。

（二）优化卫生机构配置，要充分体现公平性、效率性与合理性

衡量一个医疗卫生系统是否健全和完善的重要指标就是医疗卫生领域资源配置的公平与否。由于我国各省份社会经济发展的不平衡，卫生资源的地区差异将长期存在，而合理配置卫生资源，使有限的资源发挥最大的效益，就必须针对不同地区的具体情况，合理运用政府计划和市场调节的手段，进行适当调整，以提高整个国家的卫生资源配置的公平性和效率性。“公平优先、兼顾效率”应是我国现阶段配置医疗卫生资源的首要目标和正确选择[22]。同时，还要充分考虑不同地区的人口密度、文化特点、地理环境等客观因素，更好地进行区域分类，提高卫生资源配置的合理性。

（三）加大和优化政府卫生投入，尤其是经济欠发达地区的投入

卫生投入是卫生事业发展的基础和重要保障，而政府卫生投入的水平和分布决定着卫生服务的数量和质量。政府卫生投入的增加，可以减轻居民医疗卫生的经济负担，提高医疗卫生服务的可及性，改善人们健康生活水平。加大政府卫生投入既要以居民健康需求为导向，以保证投入的可持续性和稳定性为目标，又要与经济发展水平相适应[23]。由于我国地区间社会经济发展不平衡，卫生扶贫是解决地区卫生贫困和合理配置卫生资源的制度和方式，加大经济欠发达地区的卫生投入对于保证国家长治久安，维持社会和谐稳定、持续健康发展，具有重要意义[24]。

（四）深化理论研究力度，为进一步优化卫生机构配置提供智力支持

优化医疗卫生资源配置需要以正确的理论为指导，将地理学、经济学、社会人口学等多种学科以及医疗卫生资源自身特点的重要理论与我国实际情况紧密结合起来，应用于医疗卫生资源配置方面的相关研究[25]。同时，要将理论与实践相结合，探索出适合我国国情的卫生资源配置方式。

（五）重视卫生资源配置中按地域分布的影响

由统计地图和表格中的数据均可看出，医疗卫生资源的分布规律是在人口密度较高的地区分布较集中，人口密度低的地区分布较少；由卫生资源配置的公平性分析结果看出，我国卫生资源配置按人口分布的公平性优于按地理面积分布。这些分析结果提示，

在优化卫生资源配置过程中忽视了地域分布的影响。卫生资源配置中按地域分布的公平性测度能较准确地反映出区域内全体居民卫生资源的可及性，以及区域内卫生服务均等化的程度，是考察卫生资源配置公平与否的一个重要方面[17]。

（六）提高地理面积分布公平性、改进配置标准，尤其是针对地广人稀的地区

由四川省卫生资源配置的公平性分析结果可知，按地理面积分布的差异性处于悬殊状态，这提示政府进行卫生资源配置时，尤其是针对西部落后的地广人稀的地区，不能仅以人口数为依据，而要综合考虑多种因素。从当地居民的卫生服务的需求角度考虑问题，对人口稀少、居住分散的地区适当增加卫生资源配置数量，根据卫生服务人数和服务半径对卫生资源配置标准进行调整，以期达到合理的布局[11]。

参考文献

[1] 胡锦涛. 在党的十八大上的报告[EB/OL]. http://www.xj.xinhuanet.com/2012－11/19/c_113722546_7.htm,2012-11-8.

[2] 井淇，徐凌忠，赵思琪，等. 基于资源分布指数的新医改以来我国卫生资源配置研究[J]. 中国卫生经济，2015，34（10）：40-42.

[3] Korda R J，Emily B，Clements M S，et al. Is inequity undermining Australia's 'universal' health care system? Socio-economic inequalities in the use of specialist medical and non-medical ambulatory health care[J]. Australian & New Zealand Journal of Public Health，2009，33（5）：458-65.

[4] 王德银，张馨予，王耀刚. 我国31个省、市、自治区卫生资源配置分析与评价[J]. 中国卫生经济，2014，33（8）：37-39.

[5] 康海媛，孙焱林. 我国各省区医疗卫生资源配置水平的比较研究[J]. 中国卫生经济，2013，（11）：41-43.

[6] 乙军，周业庭，马小波. 我国卫生资源配置的地区性差异分析[J]. 中国医药导报，2012，9（7）：146-148.

[7] 陈雄飞，董晓梅. 广东省2008年卫生资源地区分布公平性评价[J]. 当代医学，2011，17（2）：154-155.

[8] 周然，郭湛英，柴志凯. 山西省农村卫生资源配置及其公平性分析[J]. 中国农村卫生事业管理，2005，25（1）：17-20.

[9] 徐伟. 江苏省卫生资源配置区域差异研究[J]. 江苏社会科学，2010，（4）：242-245.

[10] 李飞，单兴亮. 以基尼系数测度我国卫生资源配置公平性[J]. 中国外资，2013，（10）：162.

[11] 包国宪，颜璐璐. 欠发达地区卫生资源配置公平性研究——以甘肃省为例[J]. 科学经济社会，2010，28（2）：10-15.

[12] 彭小宸，邵蓉. 新医改下我国基本医疗资源配置均等性研究[J]. 现代商贸工业，2013，（11）：24-27.

[13] Vedom J，Cao H. Health Care Access and Regional Disparities in China[J]. Espace Populations Sociétés，2011，（1）：63-78.

[14] 贺买宏，王林，贺加，等. 我国卫生资源配置公平性趋势研究[J]. 中国社会医学杂志，2013，

30 (2): 83-85.

[15] 邹卉，胡万进，刘蕾，等. 南京市 2012 年卫生资源配置现状及公平性研究[J]. 医学与社会，2014，27 (4)：17-19.

[16] Groves-Kirkby C J，Denman A R，Phillips P S. Lorenz Curve and Gini coefficient：novel tools for analysing seasonal variation of environmental radon gas[J]. Journal of Environmental Management，2009，90 (8)：2480-2487.

[17] 马洪瑶，申俊龙，徐爱军，等. 2004～2011 年江苏省卫生资源配置公平性分析[J]. 中国卫生质量管理，2014，21 (3)：111-114.

[18] 杨慧亨，杨文秀. 基于数据包络分析的医院床位配置效率评价[J]. 中国医院管理，2014，34 (1)：34-35.

[19] 张瑞华，刘莉，李维华，等. 基于数据包络分析的我国 31 个省市医疗卫生服务效率评价[J]. 中国卫生经济，2011，30 (2)：69-72.

[20] Pan J，Zhao H，Wang X，et al. Assessing spatial access to public and private hospitals in Sichuan，China：Allocate more governmental health resources in remote areas[J]. Working Paper，2016.

[21] Pan J，Liu H，Wang X，et al. Assessing the spatial accessibility of hospital care in Sichuan Province，China[J]. Geospatial Health，2015，10 (2)：261-270.

[22] 许丽丽. 我国医疗卫生资源优化配置的经济学分析[D]. 长春：吉林大学，2013.

[23] 孟庆跃. 政府卫生投入分析和政策建议[J]. 中国卫生政策研究，2008，1 (1)：5-8.

[24] 曾燕兰. 如何优化我国卫生资源配置[J]. 中国医药指南，2011，9 (11)：173-174.

[25] 杜凤姣. 2002～2011 年我国医疗卫生资源配置的公平性分析[D]. 上海：华东师范大学，2014.

（甄丽丽，胡锦梁，潘杰）

主要作者简介：

潘杰，四川大学华西公共卫生学院副教授，博士生导师，西部农村卫生发展研究中心副主任，长期从事卫生政策与经济、卫生统计学相关研究。先后主持国家自然科学基金委、国家卫生计生委，以及 China Medical Board 等国内、国际科研课题 10 余项。近年来在《Health Economics》《China Economic Review》《Social Science & Medicine》《Health Policy and Planning》《经济研究》等国内外重要学术刊物发表论文 30 余篇。邮箱：panjie.jay@scu.edu.cn。

第五章　中国西部卫生人力配置与发展

第一节　概　述

一、章节内容简介

本章主要从中国西部卫生人力资源分布基本情况、配置公平性、供给与需求以及政策述评来综合分析人力资源的配置与发展。

二、数据来源

2009～2014 年中国卫生统计年鉴、WHO 世界卫生统计报告、政府关于卫生人力的法律法规、政府工作报告、政策性文件等资料。

三、研究方法

（一）描述性统计和比较分析方法

采用率、比、图、表等描述性统计分析方法，对中国西部卫生人力资源的分布与配置进行现状分析。横向比较西部与东、中部地区卫生人力资源配置水平之间的差距。

（二）基尼系数和泰尔指数法

利用基尼系数和泰尔指数分析中国西部卫生人力资源配置公平性。

（三）供给与需求预测方法

利用“三次曲线”最优曲线模型进行西部地区卫生人力资源供给预测，运用加权平均组合模型对目标年各省卫生人力需求进行预测。

（四）文本分析法

利用文本分析法梳理自新中国成立以来与西部卫生人力相关的政策文件，并对西部各省卫生人力资源相关的政策文件进行分析。

四、指标解释

（1）卫生资源密度指数指标（health resources density index，HRDI）：

$$HRDI=\sqrt{\frac{人力资源}{千人口}\times\frac{人力资源}{平方公里}}$$

（2）卫生人口密度（population density of health，PDH）：

$$PDH=卫生人口数量/地理面积$$

（3）基尼系数。以经济、人口、面积的累积百分比和卫生人力资源的累积百分比作为横、纵坐标构建坐标系，绘制连接零点与各坐标点的曲线，即为洛伦兹曲线，根据洛伦兹曲线与绝对平均线围成的区域大小即可计算基尼系数。本章所采用的基尼系数计算公式为：

$$G=\sum_{i=1}^{n-1}(X_iY_{i+1}-X_{i+1}Y_i)$$

（4）泰尔指数。本章选择对高阶层收入变化敏感的 Theil-L 与基尼系数互补，共同分析中国西部地区卫生人力资源配置公平性。具体计算公式如下：

$$T=\sum_{i=1}^{n}P_i\lg\frac{P_i}{Y_i}$$

第二节　西部卫生人力基本情况

一、西部地区卫生人员

（一）各类卫技人员总数

2008～2013 年，中国各类卫生人员数量呈逐年稳步上升趋势，卫生人员总量增加 73.44%，其中：技师（士）增加 42.73%，注册护士增加 82.08%，药师（士）增加 31.08%，管理人员增加 40.13%，工勤技能人员增加 50.80%，执业（助理）医师增加 33.79%，卫生技术人员整体增加 52.85%。

从人员构成上看，2009～2013 年，卫生技术人员在卫生人员中所占比例逐年增长，而其他技术人员、管理人员、工勤技能人员和村卫生室人员在卫生人员中所占比例均有不同程度的下降。截至 2013 年底，我国西部地区共有卫生人员 260.07 万人，其中：卫生技术人员 189.17 万人，占 72.74%；其他技术人员 8.14 万人，占 3.13%；管理人员 12.15 万人，占 4.67%；工勤技能人员 18.83 万人，占 7.24%；乡村医生和卫生员 31.79 万人，占 12.23%（表 5-1）。

表 5-1　2008～2013 年西部地区卫生人员数

卫生人员	2008 年		2009 年		2010 年		2011 年		2012 年		2013 年	
	人数/人	占比/%	人数/人	占比/%	人数/人	占比/%	人数/人	占比/%	人数/人	占比/%	人数/人	占比/%
卫生技术人员	1 237 641	82.54	1 384 627	70.84	1 468 477	70.87	1 576 777	71.30	1 715 761	72.26	1 891 688	72.74

续表

卫生人员	2008 年		2009 年		2010 年		2011 年		2012 年		2013 年	
	人数/人	占比/%	人数/人	占比/%	人数/人	占比/%	人数/人	占比/%	人数/人	占比/%	人数/人	占比/%
执业（助理）医师	530 869	35.40	602 298	30.81	608 646	29.37	628 732	28.43	662 022	27.88	710 251	27.31
执业医师	427 538	28.51	487 462	24.94	490 525	23.67	506 968	22.92	533 768	22.48	572 684	22.02
注册护士	388 844	25.93	441 478	22.59	493 459	23.81	553 018	25.01	624 626	26.31	708 010	27.22
药师（士）	73 519	4.90	77 404	3.96	81 289	3.92	85 142	3.85	89 791	3.78	96 365	3.71
技师（士）	70 477	4.70	75 500	3.86	80 485	3.88	84 378	3.82	91 392	3.85	100 593	3.87
其他	173 932	11.60	187 947	9.62	204 598	9.87	225 507	10.20	247 930	10.44	276 469	10.63
其他技术人员	50 286	3.35	55 817	2.86	60 684	2.93	65 835	2.98	70 070	2.95	81 351	3.13
管理人员	86 675	5.78	87 902	4.50	93 239	4.50	99 188	4.49	102 130	4.30	121 457	4.67
工勤技能人员	124 843	8.33	136 221	6.97	145 417	7.02	151 979	6.87	167 975	7.07	188 261	7.24
乡村医生	——	——	290 084	14.84	304 361	14.69	317 702	14.37	318 385	13.41	317 946	12.23
合计	1 499 445	100	1 954 651	100	2 072 178	100	2 211 481	100	2 374 321	100	2 600 703	100

注：本表数据来源于《中国卫生统计年鉴》（2009～2014 年），本节所用图表数据如无特别说明，均来自《中国卫生统计年鉴》（2009～2014 年）

（二）每千人口卫生技术人员

每千人口卫生技术人员主要用来反映不同时期、不同地区卫生人力资源配置情况，其结果可以相互比较。图 5-1 显示了 2008～2013 年中国西部地区每千人口卫生技术人员的变化趋势，中国西部地区每千人口卫生技术人员在 6 年间不断上升，每千人口卫生技术人员从 2008 年的 3.24 人增长到 2013 年的 4.76 人，卫生服务能力不断提升。

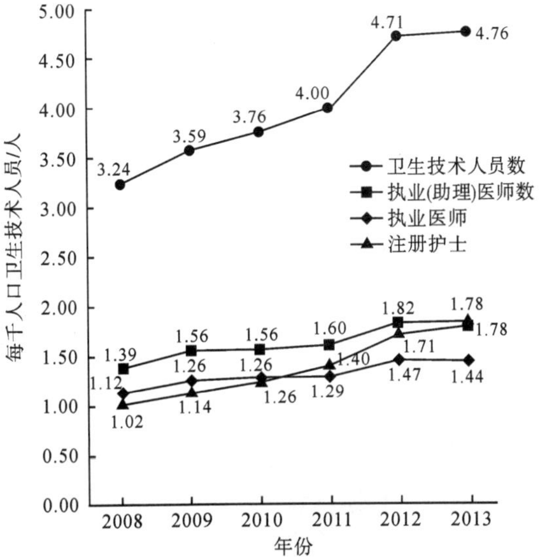

图 5-1　2008～2013 年西部地区每千人口卫生技术人员数

每千人口医师、每千人口护士与每千人口卫生技术人员变化趋势基本一致，但曲线较为平缓，这是因为医师和护士是卫生技术人员的主体，医师和护士的数量变化影响着卫生技术人员的数量变动。每千人口医师数从 2008 年的 1.12 人增长到 2013 年的 1.44 人，每千人口护士数从 2008 年的 1.02 人增长到 2013 年的 1.78 人，每千人口护士人数增长速度快于每千人口医师数。每千人口护士数在 2010 年后超过每千人口医师数，护士短缺现象逐步得到改善（图 5-1）。

根据中国《医药卫生中长期人才发展规划（2011～2020 年）》与《全国医疗卫生服务体系规划纲要（2015～2020 年）》的规划目标，到 2015 年，每千人口执业（助理）医师数要达到 1.88 人，每千人口注册护士数要达到 2.07 人；到 2020 年，每千人口执业（助理）医师数要达到 2.50 人，每千人口注册护士数要达到 3.14 人[1,2]。截至 2013 年底，西部地区每千人口卫生技术人员为 4.76 人，其中：执业（助理）医师 1.79 人，护士 1.78 人，每千人口执业（助理）医师配置基本达到 2015 年规划指标，每千人口注册护士配置与 2015 年规划指标还有一定差距。

二、西部地区卫生人员配置

（一）卫生人员城乡分布

表 5-2 显示了 2008～2013 年西部地区卫生人员城乡分布情况，截至 2009 年底，超过 50%的卫生人员主要集中在直辖市和地级市。作为卫生人员的主体，卫生技术人员也主要集中在直辖市和地级市，其中 2010 年 88.44%的卫生技术人员集中到了直辖市和地级市。

2010～2013 年农村地区的卫生人员、卫生技术人员（2010 年除外）、执业（助理）医师所占比例也均大于城市地区，仅注册护士数量集中在城市地区。

表 5-2　2008～2013 年西部地区卫生人员城乡分布　　单位：%

年份	卫生人员		卫生技术人员		执业（助理）医师		注册护士	
	城市	农村	城市	农村	城市	农村	城市	农村
2008	58.95	41.05	58.18	41.82	56.61	43.39	65.01	34.99
2009	53.18	46.82	57.28	42.72	54.44	45.56	65.58	34.42
2010	37.86	62.14	88.44	11.56	41.23	58.77	51.65	48.35
2011	37.95	62.05	43.39	56.61	41.77	58.23	50.98	49.02
2012	39.07	60.93	44.21	55.79	42.70	57.30	51.34	48.66
2013	39.06	60.94	43.75	56.25	42.76	57.24	50.38	49.62

注：城市包括直辖市和地级市，农村包括县及县级市，乡镇卫生院及村卫生室计入农村（下同）

（二）每千人口卫生技术人员城乡分布

西部城市地区的卫生技术人员、执业（助理）医师、注册护士分别由 2008 年的 5.49

人、2.29 人、1.93 人上升到 2013 年的 7.91 人、2.90 人、3.41 人；西部农村地区的卫生技术人员、执业（助理）医师、注册护士分别由 2008 年的 2.06 人、0.92 人、0.54 人上升到 2013 年的 3.63 人、1.39 人、1.20 人（表 5-3）。西部地区每千人口卫生技术人员数量呈上升趋势，说明该地区卫生人力有了较大发展。

表 5-3　2008～2013 年西部地区每千人口卫生技术人员数　单位：人

年份	卫生技术人员		执业（助理）医师		注册护士	
	城市	农村	城市	农村	城市	农村
2008	5.49	2.06	2.29	0.92	1.93	0.54
2009	5.98	2.33	2.47	1.08	2.18	0.60
2010	6.50	2.84	2.56	1.22	2.60	0.82
2011	6.78	3.05	2.60	1.25	2.79	0.93
2012	7.41	3.28	2.76	1.30	3.13	1.04
2013	7.91	3.63	2.90	1.39	3.41	1.20

可以看出，中国西部地区卫生人力资源配置城乡差异显著，城市每千人口卫生技术人员是农村的两倍多。从表面看，中国西部地区卫生技术人员城乡配置水平逐步提高，城乡医疗卫生服务能力得到加强，但是城乡差距也不容忽视。

三、中国各地域卫生人力对比

（一）分地域卫生人员数

从地域上看，无论城市还是农村，卫生人员数量随着东、中、西部地域的变化逐渐递减，东部地区人员数量最多，西部地区人员数量最少。就卫生人员总量而言，东部地区卫生人员数量远远多于西部地区，约为西部地区的 1.62 倍。

从城乡上来看，东部城市地区的卫生人员、卫生技术人员数量均高于农村地区，中部、西部地区仅在注册护士方面城市地区高于农村地区（表 5-4）。

表 5-4　2013 年各地区卫生人员数　单位：人

地域	卫生人员		卫生技术人员		执业（助理）医师		注册护士	
	城市	农村	城市	农村	城市	农村	城市	农村
东部	2 312 055	1 911 227	1 899 238	1 308 147	709 369	550 583	814 034	447 825
中部	1 160 681	1 795 817	953 411	1 148 094	347 042	477 509	433 197	380 055
西部	1 015 764	1 584 939	827 627	1 064 061	303 707	406 544	356 682	351 328
全国	4 488 500	5 291 983	3 680 276	3 520 302	1 360 118	1 434 636	1 603 913	1 179 208

（二）各地域每千人口卫生人员数

从地域来看，每千人口卫生技术人员数量随着东、中、西部地区的变化逐渐递减，东部地区人员数量最多，西部地区人员数量最少；农村地区，卫生技术人员数量随着东、中、西部地域的变化呈U字形变化，东部地区最多，中部地区最少，西部地区次之。

从城乡来看，中国各地区城市地区每千人口卫生技术人员数量远远大于农村地区的每千人口卫生技术人员数量，前者约为后者两倍以上。

与全国数据相比，中部、西部地区每千人口卫生技术人员、执业（助理）医师、注册护士数量均低于全国水平（表5-5）。

表5-5 2013年中国各地域每千人口卫生技术人员数 单位：人

地域	卫生技术人员		执业（助理）医师		注册护士	
	城市	农村	城市	农村	城市	农村
东部	10.20	4.06	3.81	1.71	4.37	1.39
中部	8.68	3.27	3.16	1.36	3.94	1.08
西部	7.91	3.63	2.90	1.39	3.41	1.20
全国	9.18	3.64	3.39	1.48	4.00	1.22

（三）各地域卫生人力配置

2013年西部地区卫生人力资源配置基本情况如表5-6所示，各省HRDI、每千人口卫生人员数、PDH分布图如图5-2～图5-4所示，从医护比来看，医护比最高的省份是陕西，为1∶1.20，最低的省份是西藏，为1∶0.40。从西部地区卫生人员HRDI来看，从西北省份向东南呈现明显增长趋势，其中重庆地区最高，西藏地区最低，重庆地区HRDI是西藏地区的10倍，可见各省差异之大。每千人口卫生人员数和PDH都是陕西省最高，PDH分布趋势和HRDI分布趋势基本一致，陕西省最高，为每平方公里1.57人，西藏最低，为每平方公里0.02人。每千人口卫生人员数分布情况与HRDI分布差异较大，陕西的每千人口卫生人员数最高，云南最低，分别是每千人口8.55人和5.67人。

表5-6 2013年西部地区卫生人力资源配置基本情况

省份	卫生人员 HRDI	每千人口卫生人员数/人	PDH/（人/平方公里）
内蒙古	1.14	7.84	0.17
广西	3.17	7.10	1.41
四川	3.02	7.35	1.24
贵州	2.82	6.32	1.26
云南	1.98	5.67	0.69
西藏	0.40	7.90	0.02
陕西	3.66	8.55	1.57
甘肃	1.48	6.22	0.35
青海	0.69	7.73	0.06
宁夏	2.28	7.28	0.72
新疆	0.98	8.37	0.11
重庆	4.00	6.66	2.40
合计	1.64	7.10	0.38

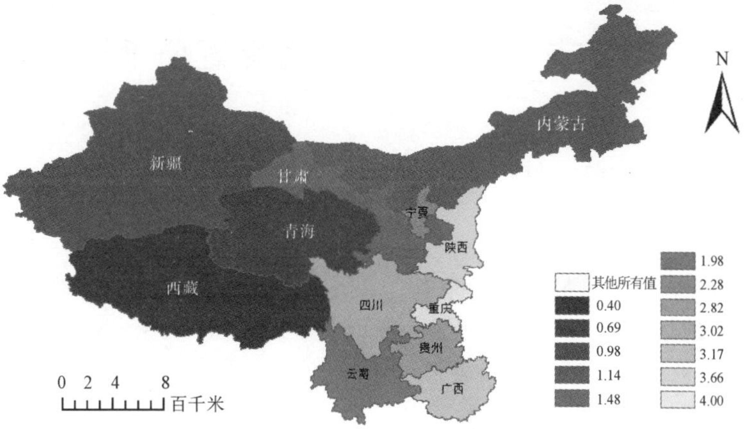

图 5-2　2013 年西部地区各省卫生人力 HRDI 分布图

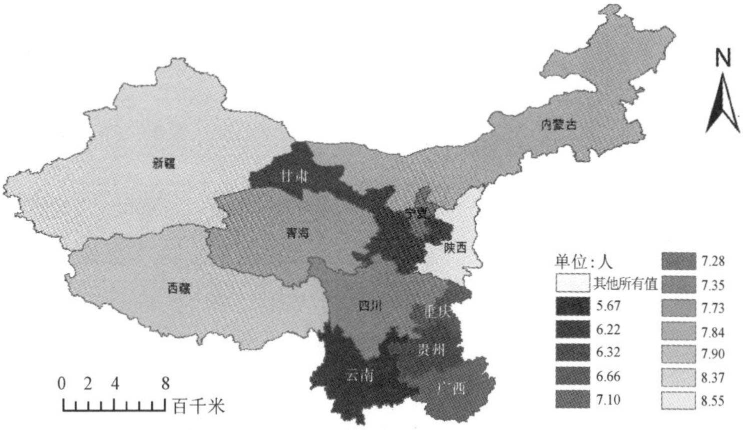

图 5-3　2013 年西部地区各省卫生人力每千人口卫生人员分布图

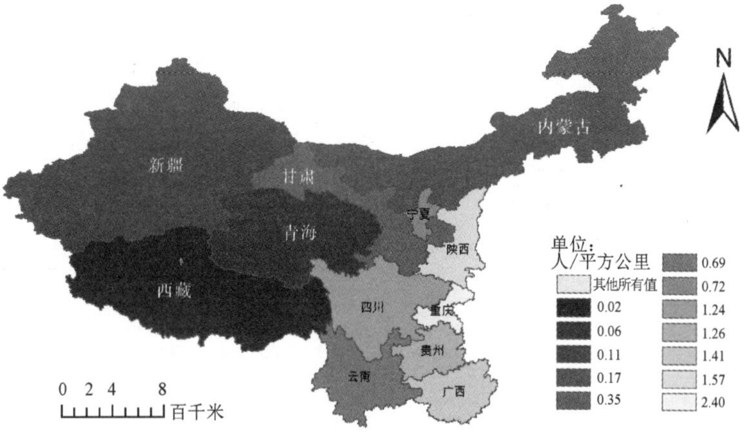

图 5-4　2013 年西部地区各省卫生人力 PDH 分布图

第三节　西部卫生人力配置公平性

一、西部地区卫生人力配置人口分布公平性

经计算，可得2009～2013年西部地区卫生人力按人口分布的基尼系数[3]和泰尔指数[4]，结果如表5-7所示。从基尼系数和泰尔指数来看，西部地区卫生人力的公平性较好，历年基尼系数集中在0.001～0.030、泰尔指数集中在0.10～0.20。整体而言，2009～2013年西部地区卫生人员、卫生技术人员、执业（助理）医师、注册护士的基尼系数、泰尔指数变化较小，呈波动趋势。

表5-7　2009～2013年西部地区卫生人力按人口分布的基尼系数和泰尔指数

卫生人力	2009年		2010年		2011年		2012年		2013年	
	基尼系数	泰尔指数	基尼系数	泰尔指数	基尼系数	泰尔指数	基尼系数	泰尔指数	基尼系数	泰尔指数
卫生人员	0.0026	0.1513	0.0127	0.1537	0.0075	0.1460	0.0083	0.1517	0.0093	0.1509
卫生技术人员	0.0070	0.1523	0.0062	0.1562	0.0089	0.1562	0.0162	0.1670	0.0041	0.1629
执业(助理)医师	0.0424	0.1554	0.0129	0.1556	0.0195	0.1603	0.0221	0.1638	0.0073	0.1553
注册护士	0.0018	0.1671	0.0144	0.1764	0.0184	0.1777	0.0230	0.1959	0.0155	0.1885

对2013年西部地区各省人口进行降序排序并分组，其中，一组包括四川、广西、云南、陕西；二组包括贵州、甘肃、内蒙古、新疆；三组包括宁夏、青海、西藏。同理，可得2013年中国西部地区卫生人力按人口分布的基尼系数和泰尔指数，结果如表5-8所示。从基尼系数来看，一组、二组执业（助理）医师的基尼系数最高，分别为0.0390、0.0415，公平性相对较差，三组注册护士的基尼系数最高（0.1292）。总体来看，一组基尼系数波动较小，二组、三组波动较大。从泰尔指数来看，一组执业（助理）医师的泰尔指数最高（0.0110），二组、三组注册护士的泰尔指数最高，分别为0.0015、0.0289，总体来看三个组的泰尔指数变化均较小，呈波动趋势。

表5-8　2013年西部地区卫生人力按人口分布的基尼系数和泰尔指数

卫生人力	第一组		第二组		第三组	
	基尼系数	泰尔系数	基尼系数	泰尔系数	基尼系数	泰尔系数
卫生人员	0.0291	0.0077	0.0102	0.0010	0.0182	0.0048
卫生技术人员	0.0237	0.0073	0.0211	0.0009	0.0618	0.0138
执业（助理）医师	0.0390	0.0110	0.0415	0.0011	0.0364	0.0111
注册护士	0.0197	0.0068	0.0066	0.0015	0.1292	0.0289

将西部地区卫生人力与东、中部地区及全国水平对比，从基尼系数来看，中部地区卫生人员基尼系数最高（0.0174），表明中部卫生人员的配置公平性低于东、西部地区及全国水平；从泰尔指数来看，西部地区卫生人员的泰尔指数最高（0.1509），表明西部地

区卫生人员的配置公平性低于东、中部地区及全国水平（表 5-9）。

表 5-9　2013 年各地域卫生人力按人口分布的基尼系数和泰尔指数

卫生人力	西部地区		东部地区		中部地区		全国	
	基尼系数	泰尔系数	基尼系数	泰尔系数	基尼系数	泰尔系数	基尼系数	泰尔系数
卫生人员	0.0174	0.1509	0.0075	0.1016	0.0174	0.0305	0.0068	0.1127
卫生技术人员	0.0041	0.1629	0.0074	0.0994	0.0015	0.0265	0.0095	0.1163
执业（助理）医师	0.0073	0.1553	0.0149	0.1054	0.0058	0.0238	0.0153	0.1175
注册护士	0.0155	0.1885	0.0067	0.0964	0.0062	0.0289	0.0182	0.1275

二、西部卫生人力配置经济分布公平性

经计算，可得 2009～2013 西部地区卫生人力按经济分布的基尼系数和泰尔指数（表 5-10）。从基尼系数来看，2009～2013 年按经济计算的基尼系数均在 0.1 以下，可见西部地区按经济配置卫生人力资源的公平性较好。从泰尔指数来看，2009～2013 年按经济计算的卫生人员、卫生技术人员、执业（助理）医师、注册护士的泰尔指数均保持稳定，值得一提的是，每年注册护士的泰尔指数值均最高。

表 5-10　2009～2013 年西部地区卫生人力按经济分布的基尼系数和泰尔指数

卫生人力	2009 年		2010 年		2011 年		2012 年		2013 年	
	基尼系数	泰尔指数	基尼系数	泰尔指数	基尼系数	泰尔指数	基尼系数	泰尔指数	基尼系数	泰尔指数
卫生人员	0.0001	0.1513	0.0065	0.1537	0.0044	0.1460	0.0280	0.1517	0.0291	0.1509
卫生技术人员	0.0108	0.1523	0.0009	0.1562	0.0025	0.1562	0.0078	0.1670	0.0235	0.1629
执业(助理)医师	0.0233	0.1554	0.0059	0.1556	0.0084	0.1603	0.0137	0.1638	0.0224	0.1553
注册护士	0.0104	0.1671	0.0036	0.1764	0.0217	0.1777	0.0483	0.1959	0.0469	0.1885

按照 2013 年西部各省人均国内生产总值将西部各省分成低人均 GDP 组、中人均 GDP 组和高人均 GDP 组，其中第一档的人均 GDP 最低，包括西藏、云南、甘肃、贵州；第二档人均 GDP 高于第一档，包括新疆、青海、四川、广西；第三档人均 GDP 最高，包括内蒙古、陕西、宁夏。

从基尼系数来看，高人均 GDP 组按经济配置卫生人力资源的基尼系数明显高于其他两组，而三组按经济配置卫生人力资源的泰尔指数差别不大（表 5-11）。

表 5-11　2013 年西部地区卫生人力按经济分布的基尼系数和泰尔指数

卫生人力	第一组		第二组		第三组	
	基尼系数	泰尔指数	基尼系数	泰尔指数	基尼系数	泰尔指数
卫生人员	0.0391	0.0486	0.0003	0.0572	0.1017	0.0317
卫生技术人员	0.0270	0.0632	0.0095	0.0559	0.0939	0.0301
执业（助理）医师	0.0237	0.0576	0.0188	0.0567	0.0254	0.0258
注册护士	0.0009	0.0856	0.0186	0.0573	0.1035	0.0301

2013 年中国各地域卫生人力按经济分布的基尼系数和泰尔指数如表 5-12 所示。从基尼系数来看，按经济计算的西部地区、东部地区、中部地区的基尼系数均小于 0.1，非常公平，即各省卫生人力资源的拥有量与各省 GDP 有重要相关关系，但西部地区的注册护士按经济配置的公平性在全国处于最高水平。从泰尔指数来看，中部地区卫生人力资源按经济配置的公平性显著高于东部和西部地区。

表 5-12 2013 年中国各地域卫生人力按经济分布的基尼系数和泰尔指数

卫生人力	西部地区		东部地区		中部地区		全国	
	基尼系数	泰尔指数	基尼系数	泰尔指数	基尼系数	泰尔指数	基尼系数	泰尔指数
卫生人员	0.0291	0.1509	0.0365	0.1016	0.0303	0.0305	0.0085	0.1127
卫生技术人员	0.0235	0.1629	0.0241	0.0994	0.0131	0.0265	0.0348	0.1163
执业（助理）医师	0.0224	0.1553	0.0297	0.1054	0.0072	0.0238	0.0183	0.1175
注册护士	0.0469	0.1885	0.0252	0.0964	0.0169	0.0289	0.0280	0.1275

三、西部卫生人力配置地理分布公平性

经计算可得 2009～2013 年西部地区卫生人力按地理分布的基尼系数和泰尔指数（表 5-13）。从基尼系数来看，按照面积计算的西部地区卫生人力资源基尼系数总体呈上升趋势，均高于 0.40，即按照地理面积分配的卫生资源拥有量非常不公平。从泰尔指数来看，西部地区每年按面积配置卫生人力资源的泰尔指数呈波动趋势，但注册护士的泰尔指数每年均最高。

表 5-13 2009～2013 年西部地区卫生人力按地理分布的基尼系数和泰尔指数

卫生人力	2009 年		2010 年		2011 年		2012 年		2013 年	
	基尼系数	泰尔指数	基尼系数	泰尔指数	基尼系数	泰尔指数	基尼系数	泰尔指数	基尼系数	泰尔指数
卫生人员	0.4885	0.1513	0.4887	0.1537	0.5217	0.1460	0.5524	0.1517	0.5557	0.1509
卫生技术人员	0.4823	0.1523	0.4875	0.1562	0.4851	0.1562	0.4906	0.1670	0.5540	0.1629
执业(助理)医师	0.4321	0.1554	0.4978	0.1556	0.4903	0.1603	0.4917	0.1638	0.5189	0.1553
注册护士	0.4780	0.1671	0.4841	0.1764	0.4836	0.1777	0.5159	0.1959	0.5550	0.1885

根据 2013 年各省地理面积大小，将西部 11 个省份分为 3 组，第一组地理面积最大，包括新疆、西藏、内蒙古、青海；第二组地理面积次之，包括四川、甘肃、云南、广西；第三组地理面积最小，包括陕西、贵州、宁夏。按地理分布计算的基尼系数可知，第一组＞第二组＞第三组；从泰尔指数来看，第一组各种卫生人力资源按面积配置的泰尔指数也均为最高（表 5-14）。

2013 年中国各地域卫生人力按经济分布的基尼系数和泰尔指数如表 5-15 所示，从基尼系数和泰尔指数来看，西部地区卫生人力资源按地理分布的公平性明显低于中部地区和东部地区。虽然东部地区和中部地区按面积配置的卫生人力的公平性较好，但全国按面积配置的公平性较差，这也显示东、中、西部卫生人力资源按地理分布的差别较大。

表 5-14　2013 年西部地区卫生人力按地理分布的基尼系数和泰尔指数

卫生人力	第一组		第二组		第三组	
	基尼系数	泰尔指数	基尼系数	泰尔指数	基尼系数	泰尔指数
卫生人员	0.317 8	0.055 6	0.242 8	0.017 5	0.109 7	0.032 1
卫生技术人员	0.341 3	0.072 4	0.238 7	0.016 8	0.113 8	0.030 3
执业（助理）医师	0.351 5	0.067 3	0.244 1	0.018 1	0.073 9	0.025 0
注册护士	0.280 9	0.094 3	0.251 2	0.019 0	0.113 1	0.030 3

表 5-15　2013 年中国各地域卫生人力按地理分布的基尼系数和泰尔指数

卫生人力	西部地区		东部地区		中部地区		全国	
	基尼系数	泰尔指数	基尼系数	泰尔指数	基尼系数	泰尔指数	基尼系数	泰尔指数
卫生人员	0.555 7	0.150 9	0.057 2	0.101 6	0.266 7	0.030 5	0.546 6	0.112 7
卫生技术人员	0.554 0	0.162 9	0.066 6	0.099 4	0.218 2	0.026 5	0.544 8	0.116 3
执业（助理）医师	0.518 9	0.155 3	0.051 4	0.105 4	0.248 0	0.023 8	0.538 5	0.117 5
注册护士	0.555 0	0.188 5	0.064 9	0.096 4	0.298 5	0.028 9	0.561 7	0.127 5

第四节　西部卫生人力供给分析

卫生人力资源供给研究影响因素包括：①本地高中等医学院校培养的从事医疗卫生服务工作的毕业生，记作 S_1。②非本地籍大学生在本地就读医学专业，毕业后返回户籍地或赴他地就业的人员，记作 S_2。③本地籍大学生在外省就读医学专业，毕业后返回本地从事医疗卫生服务的人员，记作 S_3。④非本地籍且非在本地就读医学专业，随城镇化进程发展和流动人口等，流入本地从事医疗卫生服务的人员，记作 S_4。⑤本地现有卫生人员因退休、流动等流失的情况，记作 S_5。因此，分析考察西部地区卫生人力资源的供给 S 时，其所包含的数量大致应该是：$S=S_1+S_3+S_4-S_2-S_5$

由于 S_2、S_3、S_4 及 S_5 数据没有统计结果或难以具体量化统计，且通过抽样考察：近年来宁夏、陕西、内蒙古、四川等高等医学院校医学类毕业生中外省户籍人员所占比例及此类毕业生留守本地就业的比例；外来人口在样本省从事医疗卫生服务的增长速度；样本省籍在外省就读医学专业的大学生毕业后返回样本省就业的情况及本地现有卫生人力流失情况等。本研究发现，此处 S_3+S_4 的数值基本与 S_2+S_5 的数值相差不大，即样本省卫生人力资源的供给 S 略等于本地高中等医学院校培养的医学毕业生 S_1。在此基础上，我们推至整个西部地区，假设西部整体卫生人力资源的供给 S 略等于西部本地高中等医学院校培养的医学毕业生 S_1，由此，便可以通过历史数据，预测出未来数年西部整体高中等医学教育毕业生人数，进而近似得出目标年西部整体卫生人员的供给量。

传统的医学院校或医学院专业设置主要是医学类专业。近年来，随着社会需求的变化和市场机制的作用，处在中国西部的普通高中等医学院校的专业设置也在一定程度上出现了向多学科分化的现象。根据中国《全国普通高等学校医药本科专业目录》(1998年版)中的有关规定,中国高等医学院校设置的专业包括临床医学类、预防医学类、临床医学与医学技术类、口腔医学类、中医学类、法医学类、护理学类和药学类8个大类别共计38种专业。近年教育部、原卫生部的相关文件一般将医药卫生类专业分为医学、护理、药学和医学相关四类专业,其中医学类专业是培养各类医师的专业,主要包括临床医学、预防医学、口腔医学、中医学、针灸推拿学等,这是医学教育的核心。其他专业教育主要是培养护理、药学、治疗技术等专业人才,一般统称为医学相关类专业。近些年随着卫生服务需求多样化趋势的加剧,医学相关类专业设置呈现出多元化发展倾向。

就西部11省医学院校的专业设置来看,设置的医学专业已较全面,且数目不断增加。据最新统计资料显示,至2013年,西部地区各高中等医学院校积极调整学科专业设置,不断优化学科专业结构,形成了以医学为主、中西医并存,积极发展地方特色回医药、蒙医药、藏医药等学科,总体涵盖了医学、医学管理学、理学等多学科协调发展的具有地方特色的学科专业体系,西部高中等医学院校目前所设专业已经涵盖了《全国普通高等学校医药本科专业目录》(1998年版)中的8类共38个医学专业。新专业的不断增加,充分满足了卫生服务需求多样化的发展需要。

欲了解未来目标年内西部11省整体的卫生人力供给情况,则是在假定西部地区高中等医学院校的招生规模保持现今的发展速度不变,同时其他社会因素保持不变的情况下,借助SPSS软件做曲线估计回归分析,对未来数年西部高中等医学院校的毕业生人数进行预测。

首先,将2001~2011年西部11个省份高中等医学院校各层次医学毕业生数量进行统计、汇总,得到各年的西部医学毕业生数量,在此基础上,运用曲线估计对目标年进行预测。此处对西部医学毕业生人数和时间两变量分别进行线性直线、二次曲线、三次曲线、指数函数、生长曲线和复合函数6种模型进行两变量之间关系的曲线估计,最终,从6种曲线模型中选择出拟合度最高的"三次曲线"最优曲线模型(表5-16、表5-17)。

表5-16 三次曲线拟合度检验:Model Summary

R	R^2	调整后 R^2	估计值标准误
0.999	0.998	0.997	1 695.289

表5-17 三次曲线回归系数及检验表:Coefficients

	未标准化系数值	标准化系数值			
	B	标准误	β	t	Sig
序列	−338.859	2 072.102	−0.035	−0.164	0.875
序列 * * 2	1325.915	392.536	1.676	3.378	0.012
序列 * * 3	−47.136	21.569	−0.656	−2.185	0.065
(常数)	36 986.939	3 002.320	—	12.319	0.000

求得三次曲线拟合模型为:$\hat{Y}=36\,986.939-338.859+1325.915x^2-47.136x^3$,依据此模型便可对目标年做出预测,结果见表5-18。

表 5-18　2012～2020 年西部高中等医学院校毕业生人数的曲线估计法预测结果　单位：人

年份	实际值 Y	预测值 $\hat{Y}$	预测残差值 $(Y_i-\hat{Y}_i)$	相对误差 $(Y_i-\hat{Y}_i)/Y$
2001	37 072	37 927	−855	−0.023 059
2002	42 506	41 236	1 270	0.029 883
2003	48 192	46 631	1 561	0.032 393
2004	52 001	53 829	−1 828	−0.035 162
2005	60 476	62 549	−2 073	−0.034 270
2006	72 988	72 505	483	0.006 613
2007	85 515	83 417	2 098	0.024 532
2008	95 699	95 001	698	0.007 294
2009	105 987	106 974	−987	−0.009 314
2010	117 995	119 054	−1 059	−0.008 974
2011	131 651	130 957	694	0.005 270
2012	—	142 401	—	—
2013	—	153 104	—	—
2014	—	162 781	—	—
2015	—	171 151	—	—
2016	—	177 930	—	—
2017	—	182 837	—	—
2018	—	185 587	—	—
2019	—	185 898	—	—
2020	—	183 488	—	—

预测结果显示，西部的高中等医学院校毕业生人数呈逐年递增趋势，且该趋势近似服从三次曲线模型走势。故在未来数年内，西部整体的医学毕业生人数在经过迅速增长期后，至 2018 年左右增速开始趋于平缓，到 2020 年医学毕业生人数将达到约 183 488 人，同比 2019 年略有回落，但整体仍呈平稳增长态势。

第五节　西部卫生人力需求分析

一、卫生人力资源绝对需求预测

（一）基于“加权平均组合法”的西部卫生人力资源绝对需求预测

先以线性回归法[5]、人力[6]/人口比值法、时间序列法[7]、灰色系统 GM[8]和多元线性回归法[9]等预测得到卫生人员需求量，然后，以此作为自变量，按照均方误差最小原理[10]确定权重因子 k_i（$i=1$，2，3，4），以 k_i 为权重进行加权平均，从而得到最终的预测模型——加权平均组合预测模型，最后，运用加权平均组合模型对目标年西部各省卫生人力需求进行预测，结果见表 5-19。

表 5-19　2001～2020 年西部整体卫生人力资源数合计及绝对需求量预测　　单位：人

年份	陕西	四川	内蒙古	宁夏	甘肃	广西	云南	西藏	贵州	青海	新疆	合计
2001	165 344	302 844	131 931	25 363	95 699	159 000	134 508	10 898	101 636	22 797	118 374	1 268 394
2002	165 418	332 650	120 628	25 590	95 495	149 800	133 155	10 275	91 209	23 506	110 227	1 257 953
2003	164 398	373 628	120 369	27 589	96 538	146 747	134 508	10 058	91 057	22 987	116 584	1 304 463
2004	163 850	363 179	120 253	27 335	96 423	154 384	136 697	10 260	90 174	23 005	120 502	1 306 062
2005	165 170	362 014	121 180	31 102	97 139	158 370	142 175	10 782	94 854	22 923	117 165	1 322 874
2006	168 190	378 374	120 575	32 001	99 431	162 725	145 621	10 746	95 654	23 509	121 400	1 358 226
2007	177 666	388 697	126 155	34 218	101 796	178 396	149 403	14 314	101 094	23 936	127 621	1 423 296
2008	183 510	400 424	131 175	35 281	104 179	190 152	151 859	15 359	106 038	26 208	130 174	1 474 359
2009	245 352	437 760	139 488	37 699	126 388	245 611	196 796	15 983	143 868	27 762	146 943	1 763 650
2010	260 056	467 774	168 884	39 672	137 501	266 138	207 663	16 685	154 246	28 184	158 917	1 905 720
2011	275 464	505 712	175 226	41 758	145 699	283 543	215 335	22 271	169 098	31 036	167 828	2 032 970
2012	293 775	549 023	183 875	44 021	151 899	303 759	233 361	24 374	191 079	34 531	177 085	2 186 782
2013	335 483	614 061	206 618	46 306	169 505	327 741	256 051	27 380	219 510	37 598	193 430	2 433 683
2014	370 906	691 166	227 051	48 590	184 731	351 138	276 949	30 873	248 336	41 647	208 856	2 680 243
2015	409 650	785 022	249 621	50 956	201 362	372 549	298 898	34 708	280 099	46 372	225 660	2 954 897
2016	451 747	897 511	274 332	53 404	219 405	391 255	321 782	38 891	314 817	51 821	243 846	3 258 811
2017	497 234	1 030 518	301 188	55 939	238 867	406 533	345 485	43 432	352 514	58 046	263 418	3 593 174
2018	546 144	1 185 926	330 190	58 561	259 752	417 668	369 891	48 338	393 218	65 100	284 379	3 959 167
2019	598 519	1 365 621	361 344	61 275	282 068	42 3942	394 888	53 622	436 953	73 033	306 732	4 357 997
2020	654 401	1 571 487	394 652	64 083	305 822	424 639	420 367	59 294	483 753	81 897	330 482	479 0877

表 5-19 数据显示，2002～2012 年，西部 11 省的卫生人员总数呈持续增长趋势，且近年增长幅度逐年加大，至 2012 年，西部 11 省的卫生人员总数为 2 186 782 人，以 2001 年为基期，同比增长 72.40％。

将西部各省的卫生人力预测值相加得到西部各省卫生人力需求量的预测值，从数据结果看出，未来数年内，整个西部对卫生人力资源的绝对需求量呈逐年线性递增的趋势，增长速度相对平稳，至 2020 年西部 11 省总体的卫生人力需求量约为 479 万人，这个数字对相对偏远落后的西部地区来说是一个严峻的挑战。未来数年内，西部各省应逐年加大卫生事业经费投入，加强对卫生人力资源的吸引、培养、保留等工作力度，以期实现本地卫生人力资源的供求平衡，保证西部落后地区居民能够平等享受社会进步的成果、平等享有基本医疗卫生服务。

（二）西部整体各类卫生技术人员需求量预测

在已预测到的西部整体卫生人员需求量的基础上，根据西部历年卫生人力内部构成比及其变化情况，用随机时间序列模型[11]（ARMA 模型），对目标年的卫生人力内部构成比例进行估算，进而得出 2020 年西部的卫生技术人员、执业（助理）医师和注册护士的需求量预测值（表 5-20）。

表 5-20　2001～2012 年西部整体各类卫技人员数及所占比重

年份	卫生人员总数/人	卫技人员数/人	所占比重/%	执业（助理）医师数/人	所占比重/%	注册护士数/人	所占比重/%	卫生药师（士）数/人	所占比重/%	卫生技师（士）数/人	所占比重/%
2001	1 268 394	1 047 325	82.57	410 725	32.38	285 727	22.53	—	—	—	—

续表

年份	卫生人员总数/人	卫技人员数/人	所占比重/%	执业（助理）医师数/人	所占比重/%	注册护士数/人	所占比重/%	卫生药师（士）数/人	所占比重/%	卫生技师（士）数/人	所占比重/%
2002	1 257 953	999 571	79.46	404 440	32.15	282 028	22.42	—	—	—	—
2003	1 304 463	1 006 726	77.18	459 417	35.22	288 159	22.09	—	—	—	—
2004	1 306 062	1 012 360	77.51	462 692	35.43	292 403	22.39	—	—	—	—
2005	1 322 874	1 024 642	77.46	465 115	35.16	301 681	22.80	—	—	—	—
2006	1 358 226	1 055 164	77.69	476 842	35.11	311 203	22.91	—	—	—	—
2007	1 423 296	1 110 694	78.04	484 163	34.02	340 850	23.95	64 795	4.55	61 141	4.30
2008	1 474 359	1 158 854	78.60	491 471	33.33	362 220	24.57	66 042	4.48	64 168	4.35
2009	1 763 650	1 284 619	72.84	557 671	31.62	409 133	23.20	69 600	3.95	68 778	3.90
2010	1 905 720	1 355 605	71.13	560 579	29.42	455 393	23.90	73 032	3.83	75 052	3.94
2011	2 032 970	1 456 626	71.65	579 161	28.49	510 260	25.10	78 705	3.87	78 586	3.87
2012	2 186 782	1 584 103	72.44	610 032	27.90	575 349	26.31	—	—	—	—

注：表中空白项为无统计信息

以2001～2012年三类卫生人员占全部卫生人员的比重为基础，经对数变换后，建立AR（1）模型，预测2020年卫生技术人员、执业（助理）医师和注册护士占卫生人员总数的比例。结果显示，至2020年卫生技术人员、职业（助理）医师、注册护士、卫生药师（士）及卫生技师（士）占卫生人员总数的比重分别为78.16%、34.63%、24.82%、4.22%和4.15%（表5-21）。

依据预测得到的目标年西部的卫生人员总数，由此可以计算得出2020年西部卫生技术人员、执业（助理）医师、注册护士、卫生药师（士）和卫生技师（士）的需求量分别为3744 549人、1659 081人、1189 096人、202 175人、198 821人（表5-21）。

再根据预测得到的2020年西部11省的总人口数（常住人口）约为39 500万人，可进一步计算得出2020年的各类卫生技术人员的千人口人员数，结果见表5-21。

表5-21　2020年西部整体各类卫技人员的AR（1）模型预测结果

构成	占总卫生人力比例/%	人员需求量/人	千人口卫生人员数/人
卫技人员	78.16	3 744 549	9.48
执业（助理）医师	34.63	1 659 081	4.20
注册护士	24.82	1 189 096	3.01
卫生药师（士）	4.22	202 175	0.51
卫生技师（士）	4.15	198 821	0.50

由表5-21看出，至2020年，西部整体卫生技术人员数将达到约374万人，占西部总卫生人力的78.16%；相比2012年的数据，执业（助理）医师的比重增幅最大，卫生技术人员的比重也有较大幅度增加，而护士比重却略微下降，这正符合本地发展医疗卫生服务事业的需求——提高卫生技术人员和执业医师的比重，以提高边远落后的西部地区的医疗技术水平。

同时，由5种卫生人员的千人口指标预测结果看出，至2020年西部的千人口卫生人力水平已达到国内甚至国际平均水平，其中千人口卫生技术人员达9.48人，且卫生技术人员的各类构成趋于合理，保证了本地医疗卫生事业的顺利开展。可见，西部的卫生人力资源配置基本能够满足该地区2020年“人人享有基本医疗卫生保健”[12]的目标需求。

二、以全国为参照标准的西部的卫生人员相对需求预测

（一）以卫生人员标准 HRDI 的预测

表 5-22 数据所包含的描述意义，即在综合考虑人口和地理两个影响卫生人员配置因素的基础上，在同一测量指标“HRDI”评价下，西部地区若要达到“参照标准地”的卫生人力资源配置水平真实需要的卫生人员数，“卫生人员相对需求量”与“卫生人员实际值”之差，便是“补偿卫生人力资源量”，所谓补偿卫生人力资源量，即本地想要达到参照地卫生人力资源配置水平，实现相当水平的卫生服务，需要增加的卫生人力资源量。

表 5-22　2001～2012 年全国卫生资源密度指数（标准 HRDI）

年份	全国卫生人员标准 HRDI	预测相对需求量/人
2001	1.955 5	2 924 590
2002	1.851 1	2 690 153
2003	1.757 5	2 655 924
2004	1.784 9	2 705 338
2005	1.811 9	2 714 206
2006	1.872 7	2 809 311
2007	1.947 0	2 932 442
2008	2.022 2	3 051 636
2009	2.164 4	3 266 231
2010	2.278 7	3 401 397
2011	2.385 3	3 568 244
2012	2.517 4	3 784 289

由图 5-5 可以看出，相对于全国整体水平，西部地区还存在巨大差距。其主要原因为：西部地区总体行政区划面积较大（11 省总计面积占全国总面积的 69.91%），依据公式计算得到的“本地 HRDI”值较小；同时，在选择的参照标准地中包含了“北京”“上海”“天津”等地理面积狭小而卫生人员配置水平较高的地区（以 2012 年为例，北京的每千人口卫生技术人员为 9.48 人，上海为 6.21 人，天津为 5.45 人），因此导致最终计算得到的“相对需求量”远远高于本地卫生人员的实际值。

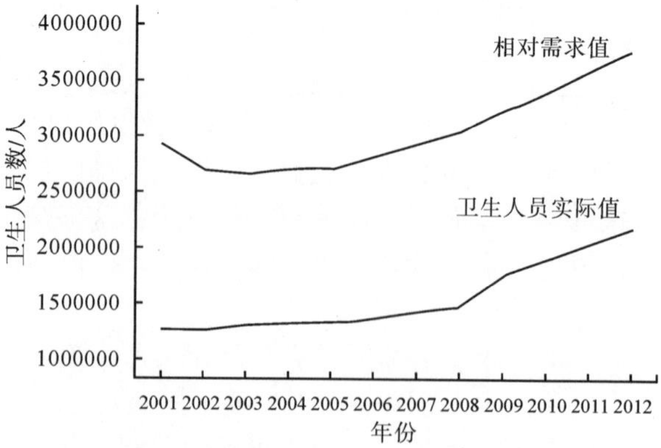

图 5-5　2001～2012 年西部整体卫生人员相对需求量与实际值比较图

在此 2001～2012 年相对需求量的基础上，对目标年的预测，则是在“本地”和“参照地”两个区域卫生人力资源自然增长的情况下，预测考察未来数年内此相对需求量数值的变化情况。

（二）2013～2020 年西部总体卫生人员相对需求量预测

由图 5-5 中可以看出，卫生人员相对需求量的数据分布错乱，呈明显增长趋势，且数据量较小，因此可考虑用灰色系统模型对未来的需求量进行预测，结果见表 5-23。

表 5-23　以全国为参照标准的 2013～2020 年西部总体卫生人员相对需求量　　单位：人

年份	2013	2014	2015	2016	2017	2018	2019	2020
相对需求量预测值	3 888 046	4 040 467	4 198 864	4 363 470	4 534 529	4 712 294	4 897 028	5 089 004

此处选取西部卫生人员的绝对需求量预测值，与以全国为参照标准的相对需求量预测值进行比较（图 5-6）。可以看出，西部卫生人员的绝对需求量与相对需求量均呈逐年递增趋势，其中绝对需求量增长十分迅速，而相对需求量增长相对平稳，而随时间推移两条曲线逐年趋近，有“剪刀差”发展趋势。由此可见，在未来数年内，虽然全国整体上，特别是中、东部发达地区的平均卫生事业经费投入逐年加大，卫生人力资源数量增长迅速，但随着国家加大对西部地区医疗卫生事业的重视及相关支持性政策的倾斜、加大卫生经费的投入等，西部卫生人力资源的发展在未来数年内将迎来快速增长期，增长率将超出全国平均增长速度。

至 2020 年，西部 11 省的卫生人力资源绝对需求量约为 479 万人，而以全国水平为参照的相对需求量约为 509 万人，二者相差 30 万人，可见，至 2020 年西部地区的卫生资源配置及医疗卫生水平虽仍相对落后于全国平均水平，但差距已是很小，而且二者差距在今后一段时期内仍成缩小趋势。

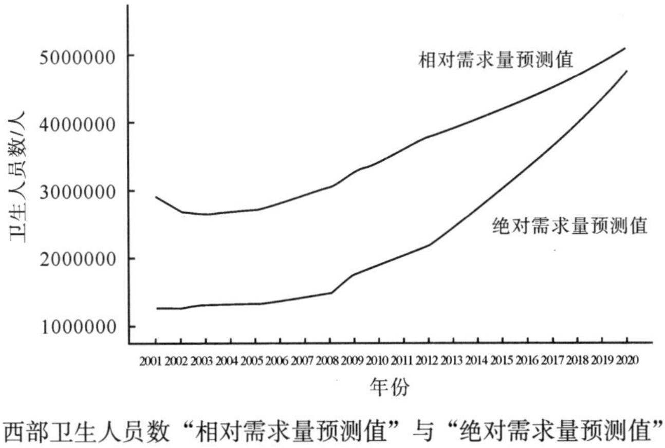

图 5-6　西部卫生人员数“相对需求量预测值”与“绝对需求量预测值”比较图

三、西部卫生人力资源供给与需求匹配分析

西部卫生人力资源供给需求的匹配情况比较分析，则是以 2012 年西部现有卫生人员数 2 186 782 人为基准，用西部卫生人力每年的“净需求”与西部每年的高中等医学院校医学毕业生人数相比较，考察医学毕业生人数能否满足本地卫生人力的需求情况。此处卫生人力资源的“净需求”可简单理解为：净需求＝本时段毛需求－前一时段可用存量，

结果见表 5-24。

表 5-24　2013～2020 年西部整体卫生人力的净需求量与医学毕业人数供需比较表　单位：人

年份	卫生人力净需求量 Q	医学毕业生人数 S	供需差（$S-Q$）
2013	246 901	153 104	−93 797
2014	246 560	162 781	−83 779
2015	274 654	171 151	−103 503
2016	303 914	177 930	−125 984
2017	334 363	182 837	−151 526
2018	365 993	185 587	−180 406
2019	398 830	185 898	−212 932
2020	432 880	183 488	−249 392

单纯从数量上看，西部地区高中等医学院校毕业生的供给在未来数年内仍不能满足西部本地卫生人力需求量的增长，至 2020 年西部地区医学毕业生的培养数量已达到 183 488 人，但却远远低于同年卫生人力的净需求量 432 880 人。究其原因，首先，西部地区高中等教育水平相对落后，高等院校较少，其中医学院校及开设医学专业的高等教育机构相对更少且办学水平、培养能力、招生规模等水平较低，导致卫生人力供给能力较弱；其次，近年来西部地区虽有国家政策的支持和鼓励，但西部地区经济和人口均迅速发展，并伴随中、东部流动人口大量涌入，这些因素导致西部地区每年所需增加的卫生人力资源量急剧增加，出现卫生资源供需严重不平衡现象。

第六节　西部卫生人力政策述评

一、农村地区卫生人力引进政策

（一）中央层面政策

在计划经济体制下，国家对大中专毕业生实行统一分配，一定程度上缓解了农村卫生人力紧缺的状况。而在市场经济体制下，人力资源也逐步通过市场进行配置，“双向选择、自主择业”，通过人才市场进行择业，市场机制在卫生人才资源配置中发挥着重要作用。同时，国家积极倡导农村地区和西部地区人才引进的优惠和照顾政策，通过政策调控，引导卫生人才向基层、农村和西部地区流动，优化卫生人才配置。下面是近几年中央层面吸引卫生人才的主要举措。

1. 农村订单定向免费医学生培养项目

2010 年起，国家连续三年在高等医学院校开展免费医学生培养工作，重点为乡镇卫生院及以下的医疗卫生机构培养从事全科医疗的卫生人才。其主要做法：一是订单式培养。由卫生、财政、人力资源部门根据本地发展需求，确定免费医学生需求数量；教育部门确定开展免费培养的学校；二是定向培养。免费医学生主要招收农村生源，医学生毕业后需到定向服务的基层医疗卫生机构服务 6 年，培养内容按照全科发展方向培养；三是免费教育。医学生在校学习期间免除学费，免缴住宿费，并补助生活费。中央财政按照每生每年6000元的标准予以补助，优先用于免费医学生的生活费补助。

2. 乡镇卫生院招聘执业医师项目

2007年起，国家启动乡镇卫生院招聘执业医师项目[13]，用5年时间开展乡镇卫生院招聘试点工作。其主要做法是：一是按照岗位需求，确定招聘数量。各省根据自身发展需求，确定需要招聘的岗位和数量；国家根据各省上报的需求情况，确定各省可招聘的计划指标；二是统一组织招聘，建立聘用关系。招聘工作由省卫生行政部门负责，受聘医师须签订聘用合同，聘用期限为5年；三是落实中央专项资金，鼓励地方财政投入。中央财政设立专项资金，对中、西部试点地区按每名受聘医师每年2万元的标准给予补助，不足部分由地方财政承担；四是加强聘后管理。受聘期间执行国家统一的工资制度和标准，其他津贴、补贴由试点省（区、市）根据当地同等条件乡镇卫生院执业医师年收入水平统筹确定，享受相应的社会保障待遇。同时，在培训、职称晋升等方面，采取倾斜或优惠政策，鼓励受聘医师长期留在乡镇卫生院。

3. 全科医生特设岗位计划

2013年起，原卫生部会同财政部、人社部、国家中医局、国务院医改办等部门启动全科医生特设岗位计划[14]。其主要做法：一是“县管乡用”模式。特岗全科医生岗位设置在县级公立医疗机构，派驻到乡镇卫生院工作，其岗位不受县级公立医疗机构岗位总量、最高等级和结构比例的限制，聘用合同也由县级公立医疗机构与特岗全科医生签订，收入水平参照县级公立医疗机构同等岗位标准；二是公开招聘、聘用上岗。省级卫生计生或人力资源和社会保障行政部门负责组织人员招聘，特岗全科医生聘期为4年，上岗前必须注册为全科医师；三是财政专项补助。资金由中央和地方财政共同承担。中央财政补助资金为每人每年补助3万元，试点省按照人均总收入6万元/年的标准进行配套；四是加强保障，明确了服务期满去向、职称晋升、在岗培训和考核评价相关政策。

（二）地方层面

1. 贵州省毕节市：同心全科医生特岗人才计划试点

该计划主要面向全科医学毕业生，探索实行全科医生市管县用、县管乡用，毕业生到县级医院或乡镇卫生院服务4～6年。由同心全科特岗人才基金提供特岗医生津贴补助，在边远乡镇医疗卫生机构工作的每人每年可获5万元补助，在非边远地区工作的每人每年可获3万元补助，保证特岗医生年度总收入不低于县级医院同类人员平均收入水平。实行导师制，由知名专家组成导师团，为全科医生提供专业技术、事业发展等方面的指导。

2. 江苏省：全科医生县乡村一体化管理

县域内新招聘的全科医生的编制和人事关系，集中在县级卫生人才中介机构管理，或县级医疗卫生单位代管，全科医生规范化培训合格后，由县级卫生计生部门统一调配到乡镇卫生院或村卫生室工作。

3. 浙江省：住院医师规范化培训合格人员到基层实践服务

2013 年起，浙江省要求取得住院医师规范化培训合格证书的人员，有计划地继续组织安排到基层实践服务。省级人员可安排到合作办医或省内县级医疗卫生机构实践服务；市、县级医疗卫生机构人员，原则上安排到下一级和基层医疗卫生机构实践服务，到基层实践服务的时间为 2 年。派出人员在基层服务期间，工资、奖金、福利待遇由派出单位负责，与原单位同期同类人员保持一致。派出单位和接收单位在培训、生活待遇等方面为他们提供帮助和倾斜政策。

4. 安徽省：基层卫生人员晋升高级职称取消论文要求

2015 年起，安徽省农村和城市基层卫生人员晋升高级职称，取消论文要求，职称外语等级（医古文）不作为申报评审高级职称的必要条件。增加病历评审数量，细化病历评审内容等方式，结合其临床工作量完成情况来评价其是否达到晋升职称标准。

5. 福建省三明市：基层医疗卫生机构年薪制

2014 年起，三明市基层医疗卫生机构院长（主任）和工作人员实行年薪制。院长年薪由县（市、区）考核并兑现绩效年薪。工作人员年薪在核定的工资总额内实行 100％的全额绩效分配和每月预分配、年终总分配制度，由院长（主任）自主分配。在编与非在编人员实行同工同酬制度。

6. 上海市浦东区：社区卫生服务中心分类实施支持政策

2014 年起，根据浦东城市化发展进程和工作实际，将浦东新区社区卫生服务中心按区域划分为四个类别：偏远农村（A 类）、一般农村（B 类）、城郊结合（C 类）、城区（D 类）。A 类、B 类、C 类社区卫生服务中心的在岗全科医师、公共卫生医师和临床医师及其他卫技人员纳入农村卫生人才专项管理。其中，外地人才引进人员、毕业生、二、三级医院或由 D 类社区卫生服务中心到 A 类、B 类、C 类社区卫生服务中心工作的人员，分年度或一次性获得奖励。按照这一奖励方案，到 C 类地区工作的，年收入可提高到 9.5 万元左右；到 B 类地区工作的，年收入可提高到 12 万元左右；到 A 类地区工作的，年收入可达 14.5 万元左右。这一收入水平与浦东新区二级医院卫生人员的平均收入水平持平。

有关西部地区的人力政策参见本节第三点和本书第二章。

二、卫生人力使用、流动政策

（一）城市支援农村卫生工作

依据《中华人民共和国执业医师法》和《乡村医生从业管理条例》，在全国农村实行执业注册制度，法律法规对专业技术人员的准入有明确要求。国家制定了加强农村卫生人才培养和队伍建设的政策措施。特别是近年来，中央财政安排了部分培训工作补助经费，对农村卫生技术人员和管理人员开展了大规模岗位培训。

1997 年《关于卫生改革与发展的决定》提出：制定优惠政策，鼓励大专以上医学类毕业生到县、乡卫生机构工作。建立城市卫生机构对口支援农村的制度，卫生技术人员在晋升主治医师和主任医师之前，必须分别到县、乡卫生机构工作半年至1年。

2001年的《2001～2010年全国乡村医生教育规划》中提出实施西部大开发战略，加强东西部地区的交流，采取对口支援等方式，支持西部地区乡村医生的教育工作。建立合理的流动机制，鼓励高等医学院校毕业生到农村工作，鼓励城市医务人员到缺医少药的农村，支援乡村医生教育或承担乡村医生工作。

2002年的《关于进一步加强农村卫生工作的决定》规定“城市医生在晋升主治医师或副主任医师职称前到农村累计服务一年”。

云南省卫生厅不断加大城市卫生支援农村卫生工作的力度，实行县及县以上城市医务人员晋升职称前到乡（镇）卫生院或计划生育服务所服务的制度。从2004年1月起，县及县以上城市卫生、计划生育服务机构的住院医师在晋升主治医师前，必须到乡（镇）卫生院或计划生育服务所服务2年；主治医师在晋升副主任医师前，必须到乡（镇）卫生院或计划生育服务所服务1年。服务方式为下乡技术支援、巡回医疗等。未达到规定年限者，不得晋升职称。

2004年，原卫生部、人事部印发了《关于城市医疗卫生机构新聘人员取得医师执业证书后定期到农村服务的规定》，定期到农村从事医疗卫生服务的人员是指五年内以及今后由政府举办的城市二、三级医院（不含军队）和疾病预防控制机构取得医师执业证书的新聘人员。服务去向主要是县、乡两级医疗卫生机构。三级医院和国家、省级疾病预防控制机构有关人员重点到县级医疗卫生机构服务，二级医院和市、县级疾病预防控制机构的有关人员重点到乡镇医疗卫生机构服务，服务期均为1年，可作为城市医师在晋升主治医师前必须到农村服务的时间。

（二）万名医生支援农村卫生工程

2005年，原卫生部与财政部、国家中医药管理局印发了《关于实施“万名医生支援农村卫生工程”的通知》，决定组织实施“万名医生支援农村卫生工程”。由中央财政支持，对600个国家扶贫开发工作重点县的县级医院及其所辖的乡镇卫生院进行支援。计划在3年内选派城市万余名医师到县医院和乡镇卫生院开展医疗卫生服务和技术培训工作，3年后形成一项制度。逐步加强农村卫生人才培训，提高基层医院管理水平，努力做到派出一支队伍、带好一所医院、服务一方群众、培训一批人才。

2006年的《农村卫生服务体系建设与发展规划》中提出：加大农村适用卫生技术人才的培养力度，建立城市卫生支援农村卫生工作的制度，实施万名医师支援农村卫生工程。

云南省卫生厅下发《云南省“万名医师支援农村卫生工程”项目执行方案》，明确了从24所三级以上医院抽调主治医师以上人员，支援87个国家和省重点扶贫县的县医院（县中医院）一年，每个县医院派驻5名医师（中医院派3名），根据需要可派遣一名护理管理人员，并根据县医院的实际需求，由支援医院和受援医院双方共同合理确定选派人员的专业类别。通过实施“万名医师支援农村卫生工程”，开展巡回医疗、技术支援、人员培训等活动，城市医疗卫生机构与基层单位建立起了对口帮扶关系，为基层送去了新技术，开展了新业务，培训了基层卫生人才。

宁夏回族自治区卫生厅结合原卫生部的“万名医生支援农村卫生工程”，建立健全工作机制，实施城镇医疗机构对口支援乡镇卫生院建设的“321”工程，即自治区级医疗机构、院校附属医疗机构、部队驻宁医疗机构对口支援3所乡镇卫生院；市级医疗机构对口支援2所乡镇卫生院；县级医疗机构对口支援1所乡镇卫生院。对口支援工作从2006年全面实施，任务一定3年不变。严格执行城镇医疗机构人员在晋升主任医师和副主任医师职称前，到农村累计服务1年的制度。积极组织医学院应届毕业生参加自治区“毕业生就业实习计划”，安排他们到乡镇卫生院实习。

（三）三支一扶政策

2006年2月，原卫生部与人事部等8部门印发了《关于组织开展高校毕业生到农村基层从事支教、支农、支医和扶贫工作的通知》，从2006年开始连续5年，每年招募2万名高校毕业生，主要安排从事支教、支农、支医和扶贫工作。

西部各省各级卫生行政部门、医学高等院校、乡镇卫生院等积极配合相关部门开展了“三支一扶”工作。这一政策在一定程度上提高了农村医疗卫生机构的诊疗水平，缓解了农村地区专业技术人员缺乏的状况。

三、西部各省份卫生人力资源相关政策梳理及对比

根据世界卫生组织（WHO）专家提供的全球政策推荐规范，我们从教育、财政、管理和专业支持等方面将所有卫生人力政策分为教育政策、政策法规、财政政策、个人和专业支持政策四个大类，每一类别给了相应的细分和解释。具体分类如表5-25所示。

表5-25　西部各省份卫生人力资源政策重点

分类	各类卫生人力政策细分及解释
教育政策	①针对农村学生的定向培养政策 ②在农村或边远地区设置医学卫生院校培养学生 ③医学卫生院校学生在校期间到农村或边远地区的医疗卫生机构实习 ④为农村和基层卫生工作者建立继续教育计划、对口支援系统
人才吸引一般政策法规	①允许农村卫生工作者的实践范围扩大 ②引进新类型的（高技术水平）卫生工作者在农村和边远地区工作 ③政府强制医疗卫生专业应届毕业生必须到农村和基层工作一定时间 ④为在边远地区或基层工作的学生提供奖学金或助学金
人才吸引财政政策	①在农村和边远地区工作有更高的薪酬 ②在农村、边远地区和基层工作，有基本工资外的财政激励 ③在农村和边远地区工作，有诸如住房、交通、子女教育或其他方面的益处，或有较快的职业发展或晋升的机会 ④卫生工作者生活条件的改善（住房、卫生、电力、通讯）
个人和专业支持政策	①既好又安全的工作环境（设备、耗材、支援） ②城市支援农村卫生工作者开展医疗卫生服务 ③为农村卫生工作者设计职业等级，在农村同样可以晋升到高等级的工作职位 ④为农村和基层卫生工作人员建立职业网络，在农村、边远地区或基层工作能够得到公众的认可

对西部 9 个省份 2007～2012 年出台的卫生人力资源政策的分布进行梳理分析，得到数据如表 5-26 所示。

表 5-26　西部 9 个省份 2007～2012 年出台的卫生人力资源政策分布

省份	教育政策	人才吸引一般政策法规	人才吸引财政政策	个人和专业支持政策
陕西	11	7	8	4
贵州	1	1	6	3
西藏	4	2	2	1
广西	9	5	1	5
四川	13	12	9	5
云南	6	2	0	1
甘肃	10	9	0	11
宁夏	13	11	5	3
内蒙古	8	24	2	9
9省合计	**75**	**73**	**33**	**42**

从卫生人力政策的数量来看，在教育政策方面，比较突出的省份是陕西、四川和宁夏；在人才吸引的相关政策中，内蒙古、陕西、四川、宁夏出台的地方政策相对较多，尤其是内蒙古的人才吸引政策数量最多；在人才吸引的财政政策方面，陕西、四川出台的数量比较靠前。

以宁夏为例，就教育政策而言，宁夏加快了少数民族人才的培养，在高校和中专招生中，宁夏对少数民族学生实行了降低分数段录取；举办高校民族预科部，专门招收少数民族学生；对回族聚居的南部山区采取定向招生、切块到县等办法，扩大了少数民族学生的招生比例。另外，在人才吸引的相关政策中，吸引海外人才回国，支持他们创新创业，以项目吸引人才，为他们提供良好的生活、工作环境。宁夏还制定了专门的“特岗医生”政策来鼓励医学毕业生到基层工作。

总体来看，陕西、广西、四川、甘肃、宁夏、内蒙古这 6 个省份的卫生人力干预和引导政策在制定方面做得较为突出，但是具体的实施状况和效果如何，还有待进行研究。目前西部各省在引进人才、留住人才和用好人才以及与之相适应的可持续性用人政策方面还存在不少问题，尤其是缺乏有竞争力的激励机制和医护人员编制思想观念严重等。

第七节　西部卫生人力配置与发展政策建议

本章宏观综合地论述了中国西部 11 省的卫生人力资源的分布、配置、供给、需求和人力资源述评。在第二节，卫生人力分布主要从人力资源的总量，尤其观察卫生技术人员（助理执业医师、执业医师、注册护士、药师、技师）在 2008～2013 年的变化情况。采用每千人口卫生技术人员来测量 6 年间的增长量。研究还对中国西部卫生工作人员进行了西部城乡之间、东中西部之间以及全国层面的比较，进行了各省 HRDI、每千人口卫生人员数、PDH 分布图的比较。在第三节，采用基尼系数和泰尔指数对人力资源的公平性从人口分布、经济分布、地理分布三个层面进行了配置的公平性分析。在此基础上，采用三次曲线拟合模型（第四节），预测了 2020 年中国西部卫生人力资源的供给情况。第五节则从西部卫生人力资源的绝对需求和相对需求两个层面，采用“加权平均组合法”进行各省和西部总体需求量的绝对需求预测，随机时间序列模型（ARMA 模型），对目标年各类卫生技术人员进行估算。同时，以全国标准为参照进行西部卫生人力资源的相对需求预测，最后进行西部整体的卫生人力资源供给与需求匹配情况分析。在第六节，以吸引和保持卫生工作人员到基层工作的政策为重点，论述了中央和地方层面人力引进政策的最新进展，并对西部主要卫生人力政策进行了梳理分类，从而比较综合地构成了本章中国西部卫生人力分布与发展的逻辑体系。

本节则是结合上述内容，对西部卫生人力配置与发展的政策建议，试图缩短政策制定者与研究者之间的距离，使卫生人力政策真正能够实现其政策目标。

一、结合西部人口地理人力资源实际，科学合理测量卫生工作人员分布

中国西部地广人稀，居住分散，这就决定了卫生人力资源的分散性，尤其表现在新疆、内蒙古、青海、西藏等地。上述提及的常规的每千人口卫生工作人员数、HRDI 和 PDH 测量卫生工作人员分布指标，其中，每平方公里卫生工作人员数和 PDH 是在假设卫生工作人员地域平均分布的前提下计算的，HRDI 则是结合了每平方公里卫生人力资源数量和每千人口卫生人力资源数量，但是由于每千人口和 PDH 本来就不适合地广人稀的地区，显然 HRDI 对测量地广人稀地区的卫生人力资源并不合适。况且 HRDI 模型只涉及卫生人力资源配置的量的问题，未涉及质的问题，亦未考虑“无人区”的问题。

因此，在今后的西部卫生人力资源分布测量中，应当考虑“人向性”将所有卫生人力资源进行地区加权衡量；考虑“无人区”采取土地利用密度法，扣除西部农村地区非居住地有沙漠、林区、湖泊、雪山等无人区，因而更能准确反映地广人稀地区卫生工作人员的真实分布状态。

二、合理制定区域卫生规划，科学配置人力资源，促进人力资源配置公平性

中国西部地区按人口和经济配置卫生人力资源的公平性较好，按地理面积配置卫生人力资源的公平性较差。基尼系数和泰尔指数的分析结果均显示，东部和中部地区按地理面积配置卫生人力资源的公平性较好，而从西部地区和全国水平来看，按地理面积配置卫生人力资源的公平性较差，这说明，西部地区本身按地理面积配置卫生人力资源的公平性处于较低水平，且是全国地理分布不公平的重要来源。

受中国宏观综合改革的影响，近几年中国西部也组建了不同的医疗集团，使基层的

人力资源进一步“虹吸”至三级医疗机构，这在一定程度上加剧了人力资源配置的不公平性。同时，由于区域卫生规划没有打破行政区划的管辖，使卫生资源包括卫生人力资源没有达到合理的优化整合和共享共用。这需要政府宏观协调医疗资源的分布，限制三级医疗机构从基层进人；对西部采取特殊的管理体制，打破行政管辖，使卫生资源属地管理。同时，为了提高地理位置的配置公平性，可参照内蒙古的“流动小药箱”工程、新疆克拉玛依的远程医疗服务，以提高医疗服务的可及性。

三、做好西部基层医学教育，促进医学资源充分供给

为了保证西部卫生人力资源的供给，中央和地方教育部门也做了很大努力，尤其是在本科生、研究生的招生方面。但是，近年来，随着大学教育的普及和卫生人力资源的准入管理，如现在的医学生规培政策，最初适用基层使用的中专、大专生培养已经没有了，各地的县级卫生学校、大专院校逐步被取消或消失，几乎所有的医学生都成了本科教育，学生毕业后宁愿留在大城市从事其他工作也不愿意到基层，使医学教育与基层就业的差距越来越大。因此，应当对基层人力资源的学历教育做一个很好的测量和界定，县乡村究竟使用什么样学历的卫生人才就能解决农村居民的常见病、多发病、地方病等基本医疗和基本公共卫生问题，从而合理调整医学院校的招生和规培政策，使学生“招得来，下得去，留得住”。

四、调整基层卫生政策，加强基层卫生体系建设，做好吸引和保持卫生工作人员的激励政策

基层卫生服务体系是整个卫生服务体系的网底，是提供初级卫生保健服务的主体。良好的基层卫生服务体系是实现全民健康覆盖，从而实现卫生千年发展目标（Millennium Development Goals，MDGs）、可持续性发展目标（Sustainable Development Goals，SDGs）和全民健康覆盖（Universal Health Coverage，UHC）的基础。

中国政府一直致力于基层卫生服务体系的建设。新中国成立以来，尤其是1965年毛泽东主席“六·二六”指示的发表和中央批转原卫生部党委《关于把医疗工作的重点放到农村的报告》后，各地逐步把人力、物力、财力的投入重点放到农村，大批城市卫生人员被下派或下放到农村医疗卫生机构，大量的医疗器械也下拨到农村卫生机构，卫生经费也开始向农村倾斜，农村三级医疗预防保健网逐步完善巩固。农村三级卫生保健网（县设医院，公社设卫生院，大队（村）设卫生室）、“赤脚医生”与合作医疗一起，被称为解决中国农村“缺医少药”问题的“三大法宝”。被世界卫生组织誉为“以最小投资获得了最大健康收益”的“中国模式”，并积极向其他发展中国家推荐中国农村卫生工作经验。

在这种计划经济体系下，基层卫生人力资源缺乏的问题并不突出，但是我国在从计划经济转型至有计划的商品经济再至市场经济的过程中，人力资源就业的市场自由选择，

核心价值观的转变，以及农村基层医疗卫生服务政策改革的不合理导向，尤其2009年新医改过度强调基本公共卫生服务，弱化或忽视基本临床服务，基层卫生体系考核重公卫弱临床，新的住院医师规范化培训等综合卫生改革政策的影响，使医疗卫生工作人员越来越不愿意留在基层工作，医学毕业生也不愿意到基层工作，医学教育与基层就业的差距越来越大。

为了改善基层医疗服务体系，尤其是卫生体系中重要的人力资源，正如本章第六节所述，中央和地方政府不断出台吸引和保持卫生工作人员到基层服务的政策，从教育、财政、人事、卫生、组织等政策环境以及个人和机构环境、自然环境等各方面考虑引进人才的激励机制，使卫生工作人员能够在基层工作，解决基层尤其是边远地区的基本医疗和基本公共卫生服务问题。

这些新的卫生人力资源政策的实施，都需要时间和实践来证明其有效性。在今后卫生人力资源吸引和激励政策的操作过程中，必须要注意以下几个方面。一是县乡村卫生工作人员与医学教育和住院医师规范化培训、继续教育等相称的问题，要出台与基层适用的学历教育、规范化培训、继续教育相适应的政策；二是基层在重视基本卫生服务的同时，首先要出台激励和考核政策鼓励工作人员做好基本临床服务，用自己的临床技术赢得当地居民的信任，以便于更好地开展基本公共卫生服务。今后要结合分级诊疗，设计符合当地的基本医疗服务包，使基层人员有激情有规范地开展临床服务；三是做好基本药物改革。基本药物和药品零差价政策的实施，已经证明基层越来越没有药物可用，居民也不愿意使用，反而火了周边药店；四是在规范和净化卫生工作者执业环境的前提下，医学教育和临床培训如何加强医学生人文教育和核心价值观教育的问题，使医学生认识到职业的特殊性，认识自我价值的特殊体现。

（李茜，陈飞，张士华，孙玉凤，刘鸿宇，李林贵）

参考文献

[1] 原卫生部. 医药卫生中长期人才发展规划（2011－2020年）. 中国继续医学教育，2011. 03 (2).

[2] 中华人民共和国国务院办公厅. 全国医疗卫生服务体系规划纲要（2015—2020年中国实用乡村医生杂志，2015. 22 (9).

[3] 徐万坪，基尼系数的算法. 统计与决策，2004 (9)：121－122.

[4] 陈工，何鹏飞. 省级城乡收入泰尔指数的测算与分析. 统计与决策，2016 (9)：99－102.

[5] 赵永翔，孙亚芳，高庆. 分析常用7种统计分布的统一线性回归方法. 机械强度，2001. 23 (1)：102－106.

[6] 沈肖，陆方. 基于人力人口比值法的乡村医生需求分析及预测研究. 中国农村卫生事业管理，2016. 36 (3)：289－292.

[7] 凌莉，方积乾，汤泽群. 时间序列方法在卫生人力资源需求预测中的应用. 中国卫生统计，1999. 16 (5)：266－268.

[8] 张学良，秦伶俐. 用灰色系统GM (1，1) 模型对新疆卫生人力资源的研究. 新疆医科大学学

报，2000 (1)：62－65.

[9] 莫春梅，倪宗瓒，黄春妍. 住院费用影响因素的 多元线性回归分析中存在的问题及改进. 现代预防医学，2002. 29 (1)：33－34.

[10] 班伟杰，裴红. 基于最小均方误差的时延估计方法研究. 电子技术，2012. 39 (9)：1－2.

[11] 周靖. 随机时间序列模型在商品国际价格预测中的适用性研究. 2007，西南财经大学.

[12] 于彩霞. 论人人享有基本卫生保健之改革. 内蒙古财经大学学报，2010，08 (2).

[13] 周明坚，孙振球. 我国乡镇卫生院招聘执业医师项目分析. 实用预防医学，2010. 17 (4)：815－816.

[14] 张婷，徐慧兰. 特设岗位全科医生职业发展需求研究. 中国全科医学，2016. 19 (10)：1124－1128.

主要作者简介：

李茜，流行病与卫生统计学博士，临床医学和卫生政策学双硕士。现为四川大学西部农村卫生发展研究中心研究员。主要研究领域为卫生人力资源激励机制和相关政策研究。承担和参与的主要项目有：如何吸引医学毕业生赴西部农村地区就业——基于离散选择试验的队列研究（美国中华医学基金会）；基于工作满意度的农村卫生工作者吸引和稳定影响因素研究（世界卫生组织）；国家基本药物政策效果评估（国家卫计委统计信息中心）等。

第六章　卫生服务发展

卫生服务（health service）是卫生系统借助一定的卫生资源，向居民提供的医疗、预防、保健、康复等各种活动的总称。其服务目标是增进个体的功能，缓解患者及其家庭因健康问题带来的生物、心理和社会压力，并为其提供有关预后的咨询等支持与照料，以延长寿命。其分类与内容框架可概括为图 6-1。本章资料主要来源于 2003～2014 年《中国卫生统计年鉴》和《四川省卫生统计年鉴》及利用年鉴数据计算出的相关数据，如：2003～2006 年中、东、西部地区医院病床使用率为利用各省医院病床数及使用率计算填补；以及四川省人民医院卫生政策与医院管理所 2009 年和 2014 年在四川省内开展的各覆盖 6000 余户城乡居民的类似国家卫生服务调查的现场调查资料。从卫生服务需要与需求角度出发，描述西部地区卫生服务的提供现状，初步分析其影响因素，重点关注服务可及性和公平性。

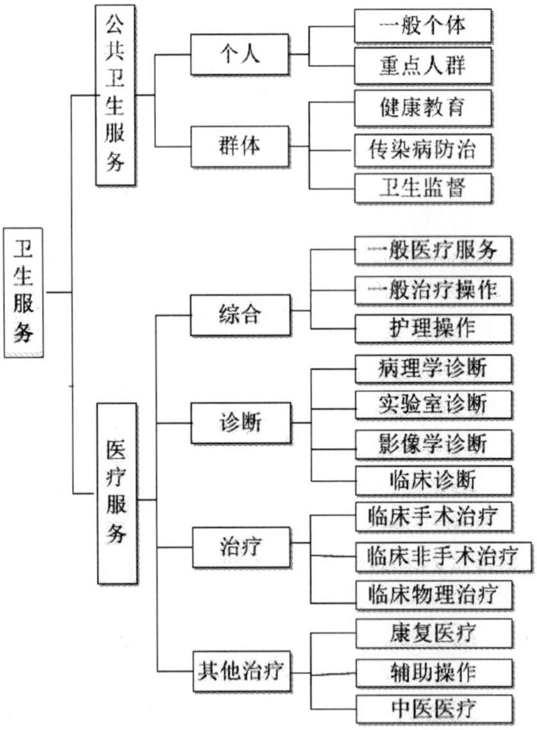

图 6-1　卫生服务分类及内容框架图

第一节　卫生服务需要与需求

一、需要与需求的区别与联系

需要（Need）和需求（Demand）是社会经济生活的原始动力。需要即欲望、偏好，人类的需要是指人们期望得到的事物、劳务、商品以及境遇。从总体看，人类的需要是无限多样、永无止境的。需求不同于消费者的欲望或需要，需求以消费者的支付能力为前提，是购买欲望与货币支付能力的统一。如果消费者对一种商品有购买欲望，但没有货币支付，则不能称其为需求。同样如果消费者持有大量货币，而没有购买商品的需要，也不能形成需求。因此，通过市场配置资源，需求是资源分配的尺度。但是卫生服务需求不同于一般商品的需求，卫生服务需求虽然也受支付能力和支付意愿的影响，但其影响程度不同。卫生服务需求是由需要转化而来，理论上讲，人们的卫生服务需要如果都能转化为需求，需求就有可能通过对卫生服务的实际利用得到满足，但是现实情况并非如此。一方面，人们可能由于经济承受能力有限等前述的种种主观和客观原因，不能使需要转化为需求而未去寻求卫生服务利用；另一方面，由于卫生资源有限、配置不合理，存在服务质量差、效率低、资源浪费以及享受公费和劳保医疗的患者过度利用和超前消费医疗服务的现象，无论是由需要转化而来的需求，还是没有需要的需求，都难以得到满足。实际满足与否及其满足程度取决于卫生服务的供给量。当供给量大于需求量（供大于求）时，需求将会得到满足，但供过于求时往往会导致卫生资源利用不足，如人员、床位、仪器设备等的闲置，利用效率低下；当供给量小于需求量（供不应求）时，需求不可能得到全部满足，就会出现等待就诊、住院未能得到应有的服务现象。理想的供需状态是供需大致平衡，供给略大于需求，在卫生资源投入不变的前提下，最大限度地满足人们必要的卫生服务需求。

二、医疗服务需要与需求

（一）两周患病与就诊的地区和人群差别

两周患病率能反映居民的医疗服务需要，而两周就诊率直接反映门诊服务的需求。这两个指标一般均通过卫生服务调查获得。近三次国家卫生服务调查结果显示：居民两周患病率呈逐年增长的态势，十年间（2003～2013 年）两周患病率，城市复合年变化率为 6.29%，农村年平均增长率为 3.77%（图 6-2、图 6-3）。最近一次调查结果显示，各地区城市居民两周患病率均高于农村居民，东部城市居民高于中、西部城市居民，而农村地区居民按东、中、西部顺序，有递减趋势，西部最低为 15.9%（图 6-4）。两周患病就诊率，东、西部城市居民相当，中部城市居民最低为 8.8%，而农村地区，中、西部相当，东部最高为 16.1%（图 6-5）。

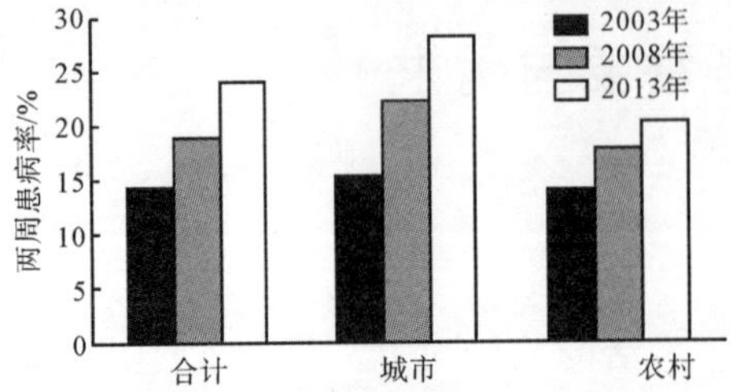

图 6-2　近三次全国卫生服务调查两周患病率城乡比较

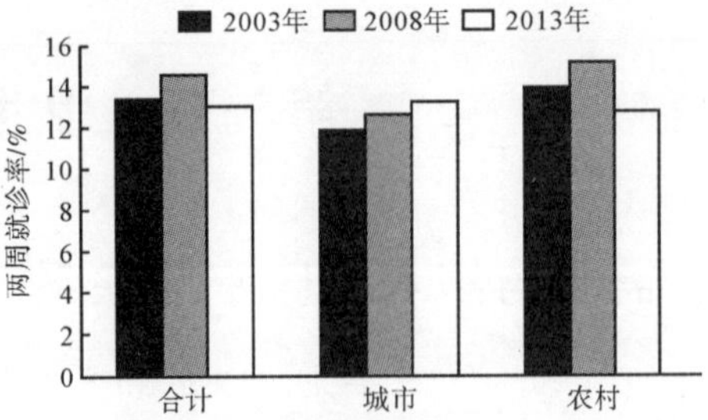

图 6-3　近三次全国卫生服务调查两周就诊率城乡比较

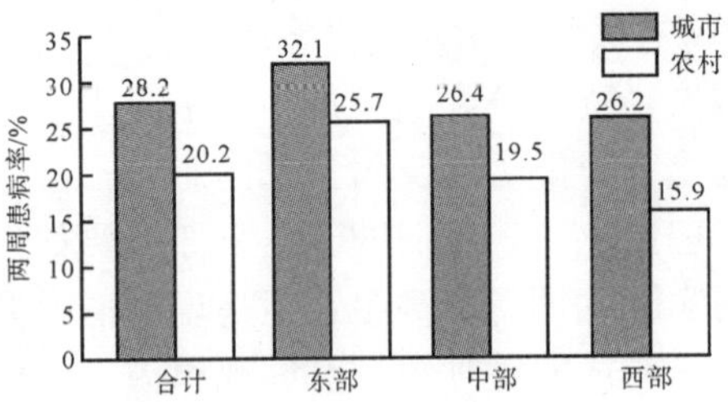

图 6-4　2013 年卫生服务调查两周患病率地区比较

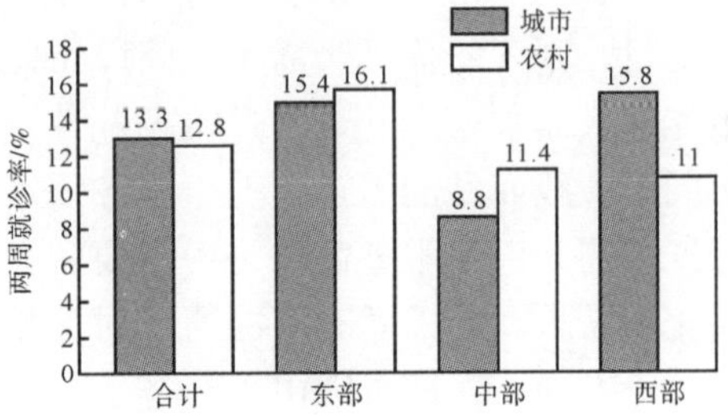

图 6-5　2013 年卫生服务调查两周就诊率地区比较

东、中、西部地区分性别、年龄别、文化程度、医疗保障类别和就业状况别的两周患病率和两周就诊率的比较结果见表 6-1、表 6-2。从性别看，东、中、西部城市和农村，女性两周患病率和两周就诊率均高于男性。从年龄看，婴幼儿和老年人群门诊服务的需要与需求较其他人群高。有社保人群较无社保人群的门诊服务的需要与需求均要高。从就业状况看，离退休、失业和无业人群较在岗人群的两周患病率、就诊率更高。其中离退休、失业和无业人群主要是老年群体，故对卫生服务的需要与需求均高。

表 6-1　2013 年调查地区分类别居民两周患病率　　单位：%

分类		小计		东部		中部		西部	
		城市	农村	城市	农村	城市	农村	城市	农村
性别	男性	12.2	11.7	14.4	15.3	8.1	10.5	14.2	9.4
	女性	14.3	13.9	16.2	16.9	9.5	12.3	17.2	12.7
年龄别	0～4 岁	15.3	14.1	14.4	21.3	11.4	12.9	19.7	9.3
	5～14 岁	6.3	6.1	7.6	10.3	3.8	5.6	7.6	3.5
	15～24 岁	3.3	3.5	4.6	4.0	1.8	3.1	3.6	3.4
	25～34 岁	4.9	4.5	4.9	4.7	3.6	5.1	6.4	3.9
	35～44 岁	8	8.9	7.7	9.5	5.4	8.4	10.8	8.9
	45～54 岁	13.2	14.1	13.2	15.8	10.1	13.1	16.4	13.2
	55～64 岁	19.1	20.4	21.9	23.7	12.5	16.7	22.6	20.5
	65 岁及以上	27.8	24.8	32.8	30.9	17.4	20.3	32.8	22.4

续表

分　类		小计		东部		中部		西部	
		城市	农村	城市	农村	城市	农村	城市	农村
文化程度别	文盲半文盲	52.4	37.4	63.6	52	55.1	33.4	44	30.4
	小学	46	28.2	56.6	38.5	44.7	26.9	38.9	21
	初中	31	16.6	35.9	19.9	28.8	16.6	27.9	12.7
	高中、技校	25	16.7	28.5	20.6	23.8	17.6	22.2	11
	中专	28.5	14.2	28.6	14.1	26.8	17	30.6	10.8
	大专	19	11.2	21	10.4	18.1	13.2	17.6	10.2
	大学及以上	16.3	7.4	17.6	3.8	14.7	13.7	16.2	5.2
医疗保障形式别	城镇职工基本医保	38.9	33	39.7	30.1	38.7	41.6	37.9	29
	城镇居民基本医保	22.9	26.2	27.5	26.5	22.3	29.5	16.3	19.7
	新型农村合作医疗	22	18.8	26.5	25.7	19.5	18.5	22.3	14.6
	城乡居民合作医疗	22.7	22.7	12.2	24.2	13	16.1	30.4	23.5
	其他社会医疗保险	25.2	19.7	27.5	21.7	20.9	22.1	25.6	14.1
	无社保	13.3	12.4	13.8	16	12.4	11.6	14.1	9.2
就业状况别	在岗	17.3	19.8	16.8	24.4	15.5	18.5	19.3	16.6
	离退休	64.4	53.9	66.1	58.8	60.6	56.9	67	38.7
	学生	3.9	2.9	4.5	4.3	2.5	2.8	4.6	1.9
	失业	27.4	31.8	31.1	32.9	25.7	23.2	24.2	38.4
	无业	40.7	40.8	50.7	47.5	36.6	37.6	36.5	35.5

表 6-2　2013 年调查地区分类别居民两周就诊率　单位:%

分类		小计		东部		中部		西部	
		城市	农村	城市	农村	城市	农村	城市	农村
性别	男性	12.2	11.7	14.4	15.3	8.1	10.5	14.2	9.4
	女性	14.3	13.9	16.2	16.9	9.5	12.3	17.2	12.7
年龄别	0～4 岁	15.3	14.1	14.4	21.3	11.4	12.9	19.7	9.3
	5～14 岁	6.3	6.1	7.6	10.3	3.8	5.6	7.6	3.5
	15～24 岁	3.3	3.5	4.6	4.0	1.8	3.1	3.6	3.4
	25～34 岁	4.9	4.5	4.9	4.7	3.6	5.1	6.4	3.9
	35～44 岁	8	8.9	7.7	9.5	5.4	8.4	10.8	8.9
	45～54 岁	13.2	14.1	13.2	15.8	10.1	13.1	16.4	13.2
	55～64 岁	19.1	20.4	21.9	23.7	12.5	16.7	22.6	20.5
	65 岁及以上	27.8	24.8	32.8	30.9	17.4	20.3	32.8	22.4
文化程度别	文盲半文盲	25.8	21.4	27.4	28.8	15.8	19.2	31.6	18.1
	小学	21.5	16.9	26.4	22.1	14.3	14.4	23.4	14.8
	初中	13.2	10.1	16.4	11.7	8.7	9.3	14.7	9.2
	高中、技校	10.3	8.6	13.3	11.1	7.2	8.4	10.5	5.8
	中专	11.9	7.5	12.6	8.1	8.4	6.8	15.3	7.4
	大专	8.2	6.5	9.3	6.7	6.4	6.0	9.1	6.6
	大学及以上	6.3	2.7	7.7	2.3	4.3	2.8	6.6	3.2

续表

分类		小计		东部		中部		西部	
		城市	农村	城市	农村	城市	农村	城市	农村
医疗保障形式别	城镇职工基本医保	13.4	13.6	16.2	15	9.7	10.5	13.3	13.2
	城镇居民基本医保	12.4	12.5	16.7	14.4	8.6	9.0	10.2	12.7
	新型农村合作医疗	15.4	12.5	15	15.8	9.1	11.9	20.6	10.9
	城乡居民合作医疗	12.9	14.3	6.4	17.2	8	8.8	17.3	12.2
	其他社会医疗保险	16.6	12.3	20	13.7	7.3	11.8	18.9	11.1
	无社保	6.7	12.5	8.1	20.1	4.5	8.3	8.3	8.4
就业状况别	在岗	10.2	12.4	9.3	14.2	6	11.3	14.6	11.6
	离退休	21.6	20.3	27	29.1	14.3	14.1	22.4	14.9
	学生	3.2	3	4.4	4.3	1.2	2.8	4	2.3
	失业	15.3	15.9	15	11.2	10.7	9.8	21.2	24.4
	无业	18.5	22.2	22.7	26.9	13.4	18.1	21.5	21

（二）年住院率与应住院未住院比例的地区和人群差别

年住院率能反映居民的住院服务需求，而住院服务需要包含应住院未住院和应住院已住院两部分。用年住院率指标除以应住院已住院比例得到反映居民对住院服务的总需要量。2013年国家卫生服务调查结果显示，年住院率指标，城市居民按东、中、西部地区顺序递增；农村居民以中部地区最高，其次是西部，东部最低（图6-6）。

东、中、西部地区分性别、年龄别、文化程度、医疗保障类别和就业状况别年住院率的比较结果见表6-3。不同特征居民的住院服务需求呈现出与前述门诊服务需求一致的趋势。

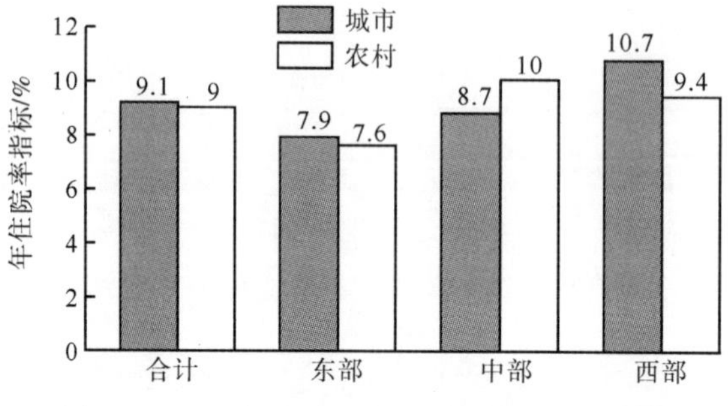

图6-6　2013年卫生服务调查住院率地区比较

表6-3　2013年调查地区分类别居民年住院率　　单位：%

分　类		小计		东部		中部		西部	
		城市	农村	城市	农村	城市	农村	城市	农村
性别	男性	8.2	7.8	6.9	6.9	8	9.1	9.7	7.6
	女性	9.9	10.2	8.8	8.4	9.3	10.9	11.7	11.2

续表

分类		小计		东部		中部		西部	
		城市	农村	城市	农村	城市	农村	城市	农村
年龄别	0～4岁	7.4	9.5	5.6	6.9	7.1	11.5	9.1	9.7
	5～14岁	1.9	2.4	1.9	1.6	1.4	3.1	2.3	2.5
	15～24岁	4.1	5.7	3.5	4.9	3.3	6.4	5.5	5.7
	25～34岁	6.9	7.8	6	7.3	6.5	7.5	8.5	8.6
	35～44岁	4.8	6.1	3.4	4.3	3.9	6.8	6.8	7
	45～54岁	6.9	7.6	5.2	5.6	7.1	8.5	8.3	9
	55～64岁	11.8	13.1	10.2	10.8	11.8	14.6	13.8	13.9
	65岁及以上	21.5	18	—	15.7	21.6	19.6	26	19
文化程度别	文盲半文盲	16.3	14	15.6	13.3	14.7	14.6	17.8	14.1
	小学	14.4	11.8	13.6	10.3	13.3	13.2	15.9	11.9
	初中	9.6	7.9	8.5	6.5	9.2	8.7	11.4	8.5
	高中、技校	6.9	6.5	6	5.6	7.3	8	7.7	6.1
	中专	9.4	8.7	6.6	8.4	9.7	8.5	12.9	9.3
	大专	6.8	6.5	5.8	6	7.3	8.6	7.7	5.2
	大学及以上	6.4	4.8	5.5	4.9	7.2	6	6.8	3.5
医疗保障形式别	城镇职工基本医保	11.3	10.5	9.2	9.3	12.8	13	13.1	10.7
	城镇居民基本医保	7.1	6.9	6.9	4.7	6.9	10.6	7.7	7.6
	新型农村合作医疗	8.6	9.1	7.4	7.8	6.6	10.3	10.5	8.9
	城乡居民合作医疗	9.4	9.2	4.6	7.9	7.1	6.2	12.2	13.5
	其他社会医疗保险	8	7.9	7.4	6.9	5.4	9.4	10.5	7.4
	无社保	4.5	6.6	4.1	6.2	4	5.9	5.4	8
就业状况别	在岗	6.3	8.7	4.5	6.8	5.3	9.7	8.6	9.6
	离退休	17.6	18	14.1	16.6	19.2	19.3	21.7	18
	学生	1.3	1.2	0.7	0.9	0.8	1.1	2.4	1.3
	失业	11.3	18.8	10.9	12.1	8.4	18.4	15.4	23.5
	无业	13.7	16.6	13.9	15.2	11.1	16.7	17.1	18.5

2013年调查地区应住院未住院比例为17.1%，城市地区为17.6%，农村地区为16.7%，与2008年相比分别下降了8%、8.4%和8.1%。应住院未住院的43.2%因为经济困难，23.7%认为没有必要，11.5%没有时间。与2008年相比，因经济困难未住院的比例减少了27%[1]。

三、四川城乡居民医疗服务需求的影响因素分析

以四川省城乡居民为研究对象，分别于2009年和2014年采用多阶段分层整群抽样的方法对同一样本地区（根据人口、社会经济以及部分健康指标的综合分类，将四川省21个市/州分为三类地区。针对三类地区，分别随机抽取一个市/州作为调查地点，共计3个市/州，结果抽得成都、乐山和凉山州）以户为单位由经过统一培训的调查员开展入户调查，了解家庭每个成员的基本情况（性别、年龄、文化程度、职业等），前一年住院情况、两周患病就诊情况等。利用2009年调查数据，即6245份有效问卷，此次调查的玛叶指数为7.29，可以认为该次调查样本没有年龄偏好。并以第五次全国人口普查四川

省全省人口数据作为理论数并假设其分布是正态分布，把这次调查的数据作为抽样数据，比较样本数据的年龄分布与理论分布的拟合程度，自由度为（$K-1$）$-2=6$；χ^2为13.832，大于95%（$n=6$）界值（11.07），按0.05水准，样本指标的分布与总体分布无显著性差异，调查数据代表性好。对可能影响服务需求的变量进行赋值（表6-4）：

表6-4 2009年四川地区入户调查结果变量赋值

变量	变量编码
城乡	1-城市 0-农村
地区	1-成都 2-乐山 3-凉山州
性别	1-男 0-女
年龄	1-0～4岁 0-5～14岁 2-15～64岁 3-65岁及以上
健康状况	1-伤残 0-无伤残 1慢性病 0-无慢性病
健康相关行为	1-吸烟 0-不吸烟 1-饮酒 0-不饮酒
心理承受力△	1-低 2-中 3-高
支付能力△	1-缺乏组 2-限制组 3-部分组 4-充裕组 5-完全组
医疗保险	1-社保 0-为参加社保 1-商保 0-未购买商保

△心理承受能力按全体居民自报金额的下四分位数和上四分位数为界点划分低、中、高三个组；支付能力分组为采用扩展线性模型得到食品基本消费和总基本消费基础上，对居民收入进行的分组

经单变量筛选后，构建多因素Logistic回归模型，探讨门诊和住院服务利用的影响因素。

（一）门诊服务需求的影响因素分析

模型拟合结果表明：四川省内地区按经济水平排序，水平越低的地区，居民门诊服务利用概率就越高；居民对医疗费用的心理承受力每提高一个水平，居民门诊利用率就增加原水平的0.128 7倍；男性就诊率低于女性；以5～14岁组为对照，5岁以下儿童就诊率高于对照组，14岁以上居民就诊率低于对照组；伤残患者的就诊率高于无伤残居民；慢性病患者的就诊率高于无慢性病居民；健康相关行为之饮酒对就诊的影响显著，饮酒居民就诊率低于不饮酒居民（表6-5）。

表6-5 影响四川居民门诊服务需求的Logistic回归分析结果

Variable	B	S. E.	Wald	Sig.	EXP（B）	95.0% C. I. for EXP（B）	
地区	0.199 3	0.028 8	48.024 8	0.000 0	1.220 5	1.153 6	1.291 3
心理承受力	0.121 0	0.034 2	12.520 2	0.000 4	1.128 7	1.055 5	1.206 9
性别	−0.194 0	0.049 1	15.586 0	0.000 1	0.823 6	0.748 0	0.906 9
0～4岁	0.919 0	0.106 9	73.887 7	0.000 0	2.506 9	2.033 0	3.091 3
15～64岁	−0.561 2	0.078 3	51.333 9	0.000 0	0.570 5	0.489 3	0.665 2
65岁及以上	−0.372 2	0.098 6	14.243 7	0.000 2	0.689 2	0.568 1	0.836 2
伤残	0.239 1	0.111 1	4.636 7	0.031 3	1.270 1	1.021 7	1.579 0
慢性病	1.058 8	0.055 5	363.689 8	0.000 0	2.883 0	2.585 7	3.214 5
饮酒	−0.204 2	0.091 5	4.975 2	0.025 7	0.815 3	0.681 4	0.975 5
Constant	−2.246 0	0.142 0	250.032 3	0.000 0	0.105 8	—	—

（二）住院服务需求的影响因素分析

模型拟合结果表明：省内经济水平越低的地区，其居民利用住院服务的概率就越高；城市居民利用住院服务的概率低于农村居民；居民对医疗费用的心理承受力越高，住院服务利用的概率越高；女性住院服务利用概率高于男性；5 岁以下儿童、65 岁以上居民住院服务利用的概率均高于 5～65 岁居民；伤残患者的住院服务利用概率高于无伤残者；慢性病患者住院服务利用的概率高于无慢性病居民；吸烟者住院服务利用概率低于不吸烟者（表 6-6）。

表 6-6　影响四川居民住院服务需求的 Logistic 回归分析结果

Variable	B	S. E.	Wald	Sig.	EXP（B）	95.0%	C. I. for EXP（B）
地区	0.128 1	0.031 2	16.892 1	0.000 0	1.136 7	1.069 3	1.208 3
城乡	−0.226 5	0.056 0	16.357 8	0.000 1	0.797 3	0.714 5	0.889 8
心理承受力	0.450 8	0.037 8	142.233 7	0.000 0	1.569 5	1.457 4	1.690 2
社保	0.308 0	0.075 6	16.576 8	0.000 0	1.360 7	1.173 2	1.578 1
性别	−0.121 8	0.059 8	4.149 6	0.041 6	0.885 3	0.787 4	0.995 4
0～4 岁	1.167 1	0.148 3	61.966 4	0.000 0	3.212 7	2.402 5	4.296 1
15～64 岁	0.213 6	0.115 6	3.414 8	0.064 6	1.238 1	0.987 1	1.552 9
65 岁及以上	0.658 5	0.129 1	26.026 4	0.000 0	1.931 8	1.500 0	2.487 9
伤残	0.641 6	0.104 5	37.730 6	0.000 0	1.899 6	1.547 9	2.331 2
慢性病	1.252 3	0.057 8	468.604 0	0.000 0	3.498 3	3.123 3	3.918 3
吸烟	−0.213 5	0.077 1	7.670 7	0.005 6	0.807 7	0.694 5	0.939 5
Constant	−4.374 4	0.168 9	671.002 8	0.000 0	0.012 6	—	—

第二节　医疗服务提供的时间变化和地区差异

一、医疗服务量

（一）总诊疗及门急诊服务

西部地区的总诊疗量从 2009 年的 1 345 823 551 人次增长到 2013 年的 1 717 805 880 人次，门、急诊量从 2009 年的 1 284 808 583 人次增长到 2013 年的 1 641 995 016 人次，这反映了中国新一轮医疗卫生体制改革启动五年后，西部地区上述两指标均增长了约 28%。同期两指标中部地区增幅分别为 31.57%、32.74%；东部地区增幅分别为 36.98%、38.11%。在西部地区，同期总诊疗量增幅最大的前三位省份分别为宁夏（36.13%）、甘肃（35.94%）和广西（34.73%）；同期门急诊量增幅最大的前三位省份分别为甘肃（37.6%）、宁夏（37.37%）和广西（34.34%）。这些省份两指标增幅超越了中部地区平均水平，接近东部地区平均水平。

表 6-7 2002～2013 年西部人均医院门诊和住院服务复合年变化率

地区	人均医院诊疗次数			人均年医院住院率		
	2002 年	2013 年	复合年变化率/%	2002 年	2013 年	复合年变化率/%
全国	0.975	2.023	6.86	0.032	0.104	11.31
东部	1.349	2.752	6.70	0.038	0.103	9.49
中部	0.726	1.406	6.19	0.028	0.101	12.37
西部	0.771	1.624	7.01	0.027	0.109	13.53
内蒙古	0.91	1.55	4.96	0.031	0.093	10.47
广西	0.85	1.64	6.16	0.025	0.093	12.65
重庆	0.78	1.66	7.11	0.024	0.102	14.11
四川	0.75	1.71	7.78	0.025	0.112	14.43
贵州	0.38	1.16	10.68	0.020	0.116	17.28
云南	0.69	1.63	8.13	0.028	0.105	12.90
西藏	0.88	1.39	4.24	0.017	0.050	10.50
陕西	0.80	1.71	7.15	0.030	0.117	13.16
甘肃	0.83	1.34	4.45	0.026	0.094	12.33
青海	0.79	1.68	7.10	0.023	0.110	15.08
宁夏	1.10	2.37	7.23	0.038	0.123	11.20
新疆	1.20	2.01	4.80	0.051	0.160	10.87

统计数据显示，2013 年医院完成了 37.49%的全国总诊疗量。以各年份各省医院总诊疗人次为分子，常住人口为分母，计算年人均医院诊疗服务次数，考察 2002～2013 年各地区该指标复合年变化率（表 6-7）。东、中、西部地区比较，西部最快为 7.01%，中部最慢为 6.19%。西部贵州、云南、四川、宁夏、陕西、重庆、青海七省（市）超越了东部地区平均水平 6.70%。虽然西部地区居民门诊服务的利用较东部地区居民有差异，但优于中部地区。并且地区间门诊服务利用的公平性在逐步改善。

（二）住院服务与手术人次

西部地区的入院人数从 2009 年的 39 539 108 人次增长到 2013 年的 59 126 637 人次，住院患者手术人数从 2009 年的 6 263 315 人次增长到 2013 年的 10 136 675 人次，增幅分别为 49.54%和 61.84%。同期两指标中部地区增幅分别为 44.16%、47.73%；东部地区增幅分别为 42.06%、46.58%。在西部地区，同期出院量增幅最大的前三位省份分别为重庆（60.62%）、陕西（59.54%）和甘肃（57.38%）；同期手术量增幅最大的前三位省份分别为西藏（87.22%）、贵州（86.45%）和云南（70.71%）。西部地区两指标平均增幅超越了中部及东部地区平均增幅水平，这与西部地区卫生体系加速发展，机构服务能力提升，医疗保险覆盖面及保障水平不断提高不无关系。

统计数据显示，2013 年医院完成了全国 72.85%的住院服务。考察 2002～2013 年中、东、西部及西部各省人均年住院率的复合年变化率（表 6-7）。东、中、西部地区比较，西部最快为13.53%，超过中部及东部平均水平（分别为12.37%和9.49%）。而西部地区、贵州、云南、四川、宁夏、陕西、重庆、青海七省（市）超越了东部地区平均水平。住院服务利用的地区公平性改善明显。

（三）中医服务

中医药经过几千年的发展，其所具有的适应症广、医疗成本低、易推广应用等优势已经得到充分证明[2]。中国西部是中医药的发源地，拥有丰富的中医药资源[3]。2009～2013年，全国及四川中医类医疗机构的诊疗住院服务占比逐年稳步增加（图6-7）。2013年，西部地区中医类医疗机构的总诊疗人数为20 399.5万人次，出院人数为7 233 222人，占全国同类机构服务量的25.18%和31.78%。

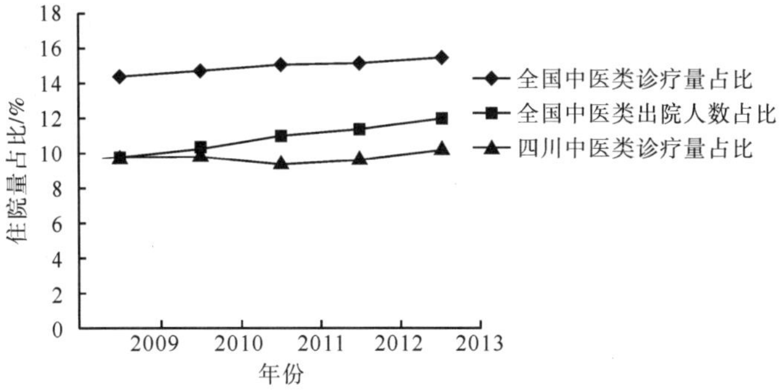

图6-7　中医类医疗机构诊疗住院量占比及变化趋势

中医服务有着简单、便捷、疗效确切的独特优势，具有“简、便、验、廉”的显著特点。在西部地区，尤其是在基层医疗卫生机构，其服务的比重变化明显。以四川农村地区为例[4]，从2005～2012年，全省乡镇卫生院中医科（室）设置比例从72.3%升至89.83%；村卫生室中医或能中会西人员比例从51.4%升至69.66%；能开展中医药服务的村站数从57.8 %升至78.1%；农村中医服务量比例从25.7%提高到41.38%（图6-8）。过去十年间，四川省加快了基层医疗卫生机构中医科标准化建设，在各乡镇卫生院及社区卫生服务中心按标准设置中医科、中药房，配备中医诊疗设备，形成了“区域集中、氛围浓郁、服务多样”的中医药综合服务区或中医馆，中医服务量与质得到了提升。

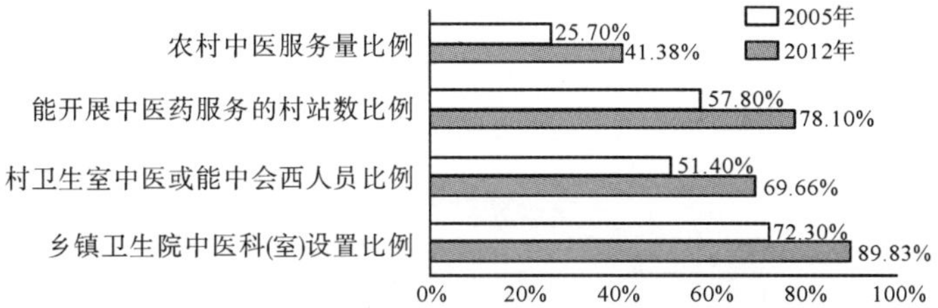

图6-8　2005年与2012年四川省农村地区中医药服务情况对比

二、医疗服务效率

(一) 医院医师担负工作量

以医院医师日均担负工作量指标反映医院医师工作效率与强度。从复合年增长率看，医师日均诊疗人次指标的地区比较结果是东部最快为 5.2%，其次是中部地区 3.5%，西部为 3.3%。医师日均担负住院床日指标的地区比较结果为：中部最快为 6.79%，其次是西部地区 5.49%，东部为 4.37%。从图 6-9 中的线性趋势可以看出，2003～2013 年，西部地区的医师住院服务效率高于东部地区，而门急诊服务效率低于东部地区。2013 年，东部医师日均诊疗人次（8.8 人次）比西部（6.5 人次）高出 2.3 人次，而东部医师日均担负住院床日（2.3 床日）比西部（2.9 床日）少了 0.6 床日。

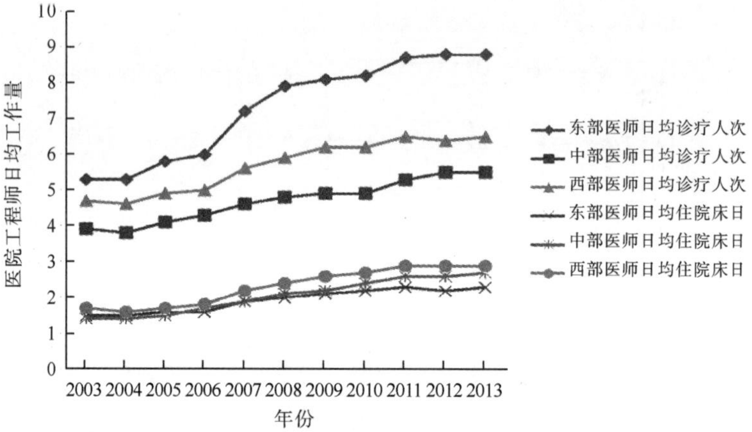

图 6-9 2003～2013 年我国中、东、西部地区医院医师日均工作量变化趋势

(二) 医院床位利用情况

病床是医院的重要资源，分析和评价医院病床使用效率，对提高医疗质量和管理水平有重要意义[5]。床位使用率是指使用床位与实有床位的比，即实际占用总床日数与实际开放总床日数之比[6]。从图 6-10 可以看出全国床位平均使用率由 2003 年的 65.3%增长到 2012 年、2013 年的 90%左右，地区之间由过去东部最高、中部最低变化为各地区趋于一致，床位使用效率均处于 90%左右的高位。西部地区各省 2003～2013 年的床位使用率见表 6-8，2013 年床位使用率超过 90%的省份为广西和四川。

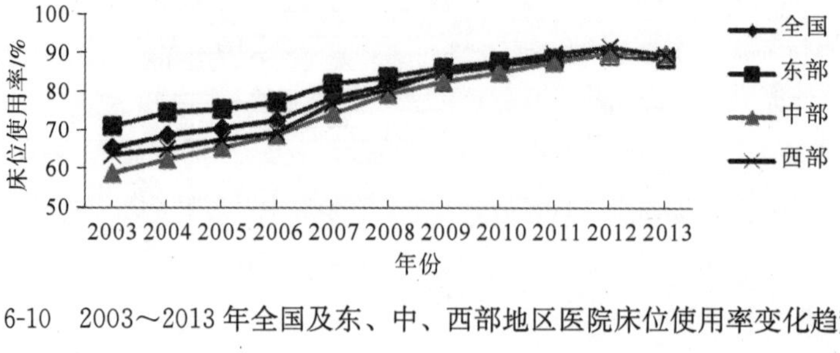

图 6-10 2003～2013 年全国及东、中、西部地区医院床位使用率变化趋势

表 6-8　西部各省 2003～2013 年床位使用率变化　　单位：%

省份	2003 年	2004 年	2005 年	2006 年	2007 年	2008 年	2009 年	2010 年	2011 年	2012 年	2013 年
内蒙古	54.2	58.2	59.8	63.5	68.0	71.4	75.5	78.0	81.1	82.8	78.7
广西	64.6	69.0	70.2	72.4	79.1	81.9	86.4	89.9	93.3	95.6	97.5
重庆	64.4	65.4	69.1	70.6	79.7	82.2	86.4	90.1	91.2	91.9	89.6
四川	65.1	64.7	69.8	69	83.0	87.5	93.8	95.1	96.7	97.4	95.4
贵州	65.4	63.4	67.6	71.9	75.7	79.3	84.0	86.4	87.1	89.1	85.2
云南	69.7	74.0	73.4	77.8	83.8	81.9	87.8	88.1	88.7	89.1	85.4
西藏	56.4	58.7	61.2	63.1	65.3	71.7	70.5	65.3	69.6	72.0	73.7
陕西	55.3	57.3	61.0	60.5	70.0	74.6	80.4	82.2	84.0	89.8	87.7
甘肃	52.8	54.9	54.7	58.8	65.7	72.8	76.4	78.6	82.1	85.6	84.6
青海	63.7	63.9	62.6	65.2	58.1	73.5	77.0	79.6	77.3	88.0	86.2
宁夏	65.5	73.7	75.9	71.9	78.0	82.6	87.0	89.8	91.1	92.2	89.7
新疆	76.0	73.7	74.4	75.0	79.8	82.4	87.0	89.2	92.5	92.1	88.4

伴随床位使用率的上升，医院平均住院日呈现缓慢下降的趋势（图 6-11）。西部地区医院平均住院日由 2007 年的 10.6 天下降到 2013 年的 9.6 天，同期东部缩短了 1.1 天，中部缩短了 0.6 天。然而平均住院日并非越短越好[7]。已有文献证实，如过度追求缩短平均住院日，就会出现不顾医疗质量、片面追求高指标、高收益的“超常缩短”现象[8]。

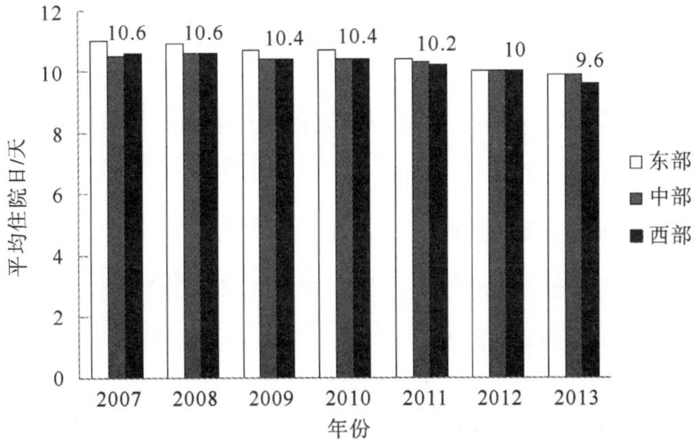

图 6-11　2007～2013 年我国东、中、西部地区医院平均住院日变化情况

此外，我们还对省份内部各地区的平均住院日变化进行了分析，以四川省 183 个县为例（图 6-12），有 1 个县的平均住院日年复合变化率在－20%～－10%，有 4 个县在－10%～－5%，有 71 个县在－5%～0，其余县均大于 0。说明 2003～2013 年，四川省内 58%的县平均住院日指标在增长，各县之间该指标变化程度不一。

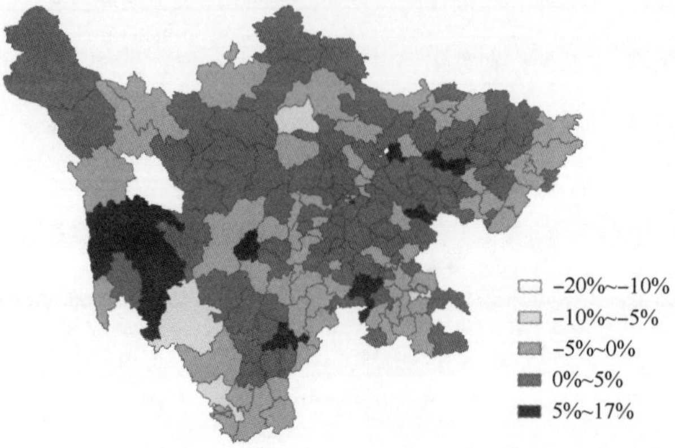

图 6-12　2003～2013 年四川省平均住院日年复合变化率分县的地图分布

三、医疗服务可及性

国内学者将卫生服务可及性分为两类：一是供方可及性也被称为绝对可及性，一般采用居民到达最近医疗机构的距离、人均卫生资源、医疗机构提供的服务内容及技术水平、医疗保障制度和其他措施来衡量；另一类是需方可及性也被称为相对可及性，其重要指标有家庭卫生设施以及经济收入、个人的受教育程度和对健康价值的认识、个人生活方式等[9]。本部分主要对居民到达最近医疗机构的距离和时间指标进行分析，结果见图 6-13 和图 6-14。可见随着时间推移，在全国范围内，除城市居民到达最近医疗机构距离无明显变化外，农村居民到达最近医疗机构距离及城乡居民到达最近医疗机构的时间都明显改善。2013 年，医疗服务供方的可及性按东、中、西部地区排列逐渐降低。

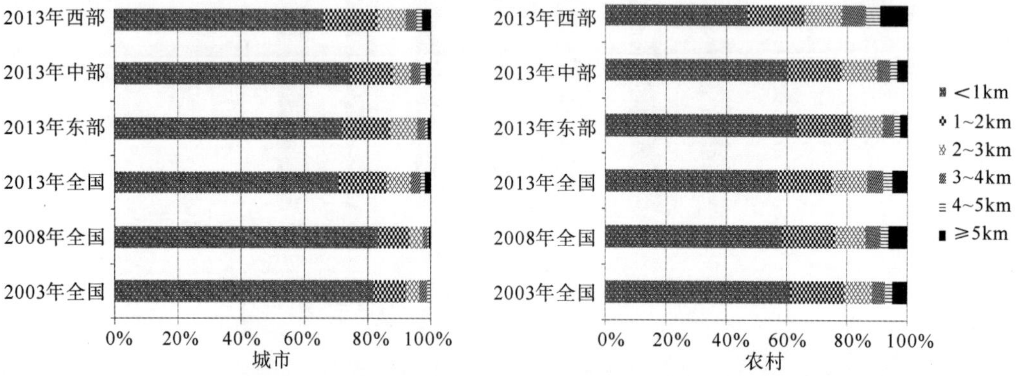

图 6-13　历次卫生服务调查城市、农村居民距最近医疗机构的距离构成

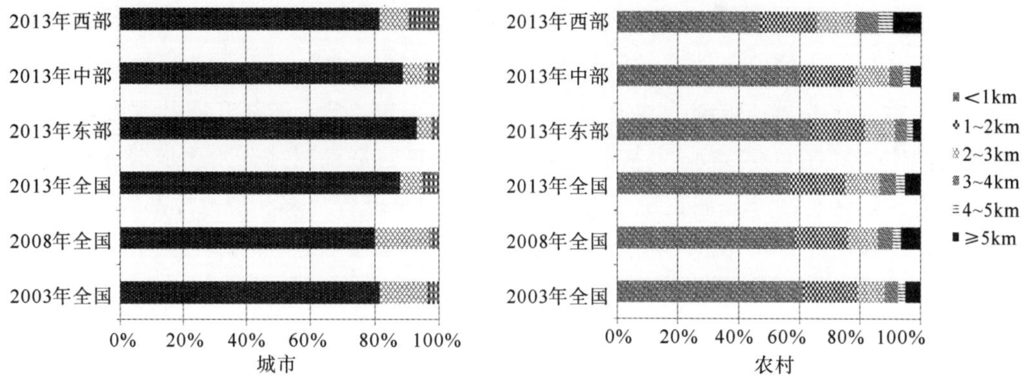

图 6-14　历次卫生服务调查城市、农村居民距最近医疗机构的时间构成

卫生服务可及性与利用的公平性受到多重因素的影响。基于 7 个省 4209 个随机选择的家庭入户调查[10]，研究发现，有住院和门诊服务保障的新农合参保者相比仅有住院服务保障的参保者，有更高的村级门诊、乡级门诊和总门诊服务利用次数；贫困者有更高的乡级、村级门诊服务利用，而富裕者则利用更多的县级住院和总住院服务。因为基层医疗卫生机构是贫困者生病时的主要选择，所以提升乡、村两级卫生服务的能力与质量是利贫政策产生效果的关键因素。

第三节　公共卫生服务提供的时间变化和地区差别

一、基本公共卫生服务

公共卫生服务面向人群，是一种成本低、效果好的服务，但又是一种社会效益回报周期相对较长的服务[11]。我国自 2009 年启动基本公共卫生服务均等化改革，向全体居民免费提供基本公共卫生服务，主要包括建立居民健康档案、健康教育、预防接种、0～6 岁儿童健康管理、孕产妇健康管理、老年人健康管理、高血压和 2 型糖尿病患者健康管理、重性精神疾病患者管理、传染病及突发公共卫生事件报告和处理、卫生监督协管、中医保健管理十一大类内容。大部分基本公共卫生服务项目为传统项目，部分为新增内容，目前基本公共卫生服务已经在社区卫生服务中心（站）、乡镇卫生院、村卫生室等城乡基层医疗卫生机构全面开展。

一项 2012 年开展的基于东、中、西部 6 个省的基本公共卫生服务的现场综合评价研究[12]，从真实性、有效性、可行性和满意率 4 个维度分别对 11 大类基本公共卫生服务项目进行评价，并采用接近距离最优方案排序法（即 technique for order preference by similarity to ideal solution，TOPSIS）评价了山东、辽宁、安徽、河南、陕西、宁夏 6 省基本公共卫生服务的均等化程度。计算欧式距离 D+、D−，计算各评价对象与最优方案的相对接近程度 Ci。最终结果见表 6-9，结果显示：我国基本公共卫生服务项目的执行情况存在地区差异，表现为东部地区优于中部地区，中部地区优于西部地区；尤其是西部的宁夏，其Ci远远低于东、中部省份，与同为西部的陕西省差距也较大。这反映出基本公共卫生服务均等化的地区性差异仍较大。此外，在同一地区，不同类型的基本公共卫生服务提供也存在差异，传统公共卫生服务项目的实施情况优于新开展的服务项目，如城乡居民健康档案在2009年国家基本公共卫生服务项目启动时才开始逐步推行并统一规范管理，而预防接种服务开展较早，尤其是儿童计划免疫普及率和规范性都较高。

表6-9　2012年东、中、西部6省基本公共卫生服务综合评价排序结果

省份	D+	D−	Ci	排序
山东	0.004	0.039	0.906	1
辽宁	0.012	0.039	0.762	2
安徽	0.018	0.028	0.617	3
河南	0.023	0.022	0.490	4
陕西	0.027	0.020	0.427	5
宁夏	0.042	0.003	0.073	6

以部分重点人群（儿童、孕产妇）保健为例，西部各省2007～2013年7岁以下儿童保健管理率及孕产妇系统管理率指标见表6-10、表6-11，两类人群的其他公共卫生服务指标见表6-12。可见西部各省7年间两项指标均正向提升，从省间指标标准差看均呈现服务公平性先降低后增加趋势。7岁以下儿童保健管理率贵州省7年间累积提升最快，提升了59.5%，内蒙古和陕西提升最慢，这与其该指标一直处于较高水平有关，2013年陕西省该指标排在西部第一位，内蒙古排在西部第三位。孕产妇系统管理率新疆7年间累积提升最快，提升了37.4%，陕西提升最慢，原因与前同。2013年除重庆外，各省孕产妇系统管理率均略高于7岁以下儿童保健管理率。

表6-10　西部各省历年7岁以下儿童保健管理率变化　　单位：%

省份	2007年	2008年	2009年	2010年	2011年	2012年	2013年	累积变化率	均数	标准差
内蒙古	84.8	87.4	88.0	85.8	90.3	94.0	94.2	11.1	89.2	3.8
广西	66.7	72.9	72.9	75.0	82.7	86.4	88.1	32.1	77.8	8.0
重庆	67.9	70.9	73.6	82.8	87.6	87.2	90.1	32.7	80.0	9.0
四川	72.2	74.8	76.1	80.5	83.7	86.6	90.8	25.8	80.7	6.8
贵州	52.3	53.6	60.2	66.6	73.2	78.8	83.4	59.5	66.9	12.2
云南	75.8	78.4	79.5	82.2	86.2	90.5	92.6	22.2	83.6	6.4
西藏	48.2	32.1	41.2	52.0	50.5	53.2	63.2	31.1	48.6	9.8
陕西	85.8	90.01	90.7	92.2	93.9	95.5	95.8	11.7	92.0	3.5
甘肃	68.5	70.1	74.4	78.5	87.8	90.0	92.2	34.6	80.2	9.8
青海	64.0	72.0	73.3	74.5	75.8	80.7	81.8	27.8	74.6	5.9
宁夏	72.4	82.6	85.1	89.7	92.8	94.1	95.1	31.4	87.4	8.1
新疆	71.4	73.4	76.3	77.3	80.4	83.5	84.6	18.5	78.1	5.0
省间标准差	11.1	15.5	13.2	10.8	11.8	11.3	9.0	—	—	—

表 6-11　西部各省历年孕产妇系统管理率变化　　单位:%

省份	2007 年	2008 年	2009 年	2010 年	2011 年	2012 年	2013 年	累积变化率	均数	标准差
内蒙古	87.4	87.5	89.7	91.6	91.6	93.6	94.5	8.1	90.7	2.7
广西	80.7	82.7	87.9	89.9	93.5	95.0	95.8	18.7	89.4	5.9
重庆	71.2	73.7	74.9	82.8	86.5	86.1	85.5	20.1	80.1	6.6
四川	77.7	79.3	82.3	86.0	86.5	88.3	91.9	18.3	84.6	5.1
贵州	67.7	72.3	76.7	82.9	87.7	90.2	90.6	33.8	81.2	9.1
云南	79.5	82.6	84.8	87.3	90.7	93.1	94.4	18.7	87.5	5.5
西藏	36.1	34.2	33.3	32.2	30.7	38.2	44.2	22.4	35.6	4.5
陕西	91.5	91.9	93.8	94.7	93.4	95.1	95.8	4.7	93.7	1.6
甘肃	76.8	78.5	82.5	86.7	91.1	93.4	95.1	23.8	86.3	7.3
青海	81.0	77.2	79.4	82.8	81.2	85.0	86.4	6.7	81.9	3.2
宁夏	88.2	90.3	92.3	94.2	95.4	96.3	96.3	9.2	93.3	3.1
新疆	62.3	68.1	72.2	77.7	80.0	83.9	85.6	37.4	75.7	8.5
省间标准差	14.9	15.1	16.0	16.6	17.43	15.8	14.4	—	—	—

表 6-12　2013 年西部各省儿童及孕产妇保健情况　　单位:%

省份	5 岁以下儿童中重度营养不良比重	新生儿访视率	3 岁以下儿童系统管理率	产前检查率	产后访视率	住院分娩率	新法接生率
内蒙古	0.57	95.8	94.1	97.3	96.0	99.7	99.8
广西	2.94	98.7	87.1	96.3	98.6	99.8	100.0
重庆	0.78	88.5	88.7	95.1	91.2	98.5	99.6
四川	1.37	93.7	91.8	95.6	94.3	97.0	99.0
贵州	1.05	94.2	82.9	96.0	94.8	98.1	99.8
云南	2.65	97.6	92.1	97.6	97.9	98.2	99.7
西藏	4.17	73.9	62.5	66.6	68.5	82.3	93.7
陕西	1.06	97.6	95.3	96.6	97.4	99.9	100.0
甘肃	1.21	96.6	93.0	96.6	95.7	99.1	99.8
青海	2.46	88.9	86.4	89.4	88.6	95.5	97.0
宁夏	0.48	98.4	93.1	99.2	98.4	99.8	100.0
新疆	1.91	92.0	82.4	94.8	92.4	98.8	99.1

四川省 2007～2013 年儿童及孕产妇保健指标变化趋势见图 6-15，可见 5 岁以下儿童中重度营养不良比重长期维持在 2%以下，而新生儿访视率与 3 岁以下儿童系统管理率逐年提升，孕产妇保健指标也逐年提高，住院分娩率提升比例最大，与西部历年各省指标一致，说明西部地区基本公共卫生服务进一步强化。此外，在四川省内，我们按地区分类（成都和攀枝花为一类地区，凉山州、甘孜州和阿坝州为三类地区，其余为二类地区）对妇幼保健指标进行描述。各指标均为一类地区高于二类地区，二类地区高于三类地区（表 6-13、图 6-16）。一类地区和二类地区高于四川省、西部和全国平均水平。从 2002～2014 年均存在增长趋势，第三类地区增长最快，住院分娩率每年增加 9.23%，这与该类地区 2002 年的服务基础较差有关。同时随着时间的推移，同类地区内部标准差减小，说明地区间内部差异减小。

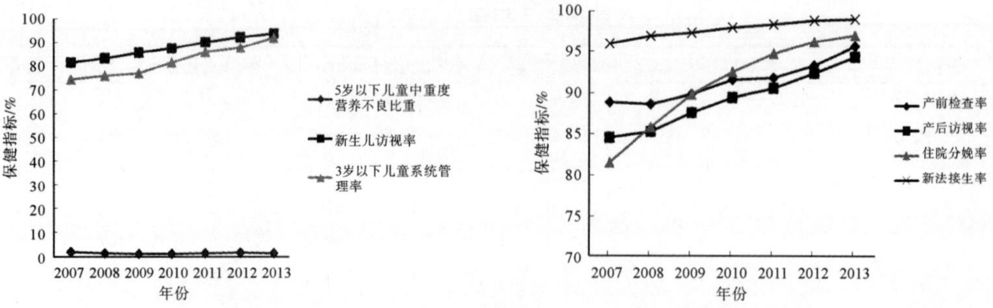

儿童保健　　孕产妇保健

图 6-15　四川省 2007～2013 年儿童与孕产妇保健指标变化趋势

表 6-13　四川省三类经济地区 2002～2014 年妇幼指标描述　　单位：%

指标	一类地区			二类地区			三类地区		
	2002 $\bar{\chi}$ (SD)	2014 $\bar{\chi}$ (SD)	平均年变化率	2002 $\bar{\chi}$ (SD)	2014 $\bar{\chi}$ (SD)	平均年变化率	2002 $\bar{\chi}$ (SD)	2014 $\bar{\chi}$ (SD)	平均年变化率
产前检查率	95.33 (4.61)	98.92 (0.59)	0.31	89.62 (8.78)	97.96 (1.67)	0.75	61.04 (24.01)	81.97 (13.71)	2.49
产后访视率	95.14 (4.53)	98.67 (0.80)	0.30	87.10 (9.75)	97.05 (3.00)	0.91	53.99 (24.87)	80.08 (15.67)	3.34
系统管理率	77.04 (18.10)	96.68 (1.32)	1.91	82.53 (11.89)	96.04 (3.23)	1.27	35.12 (23.15)	73.40 (15.86)	6.34
住院分娩率	95.68 (10.05)	99.97 (0.07)	0.37	71.28 (16.51)	99.73 (0.78)	2.84	28.04 (13.75)	80.91 (12.26)	9.23

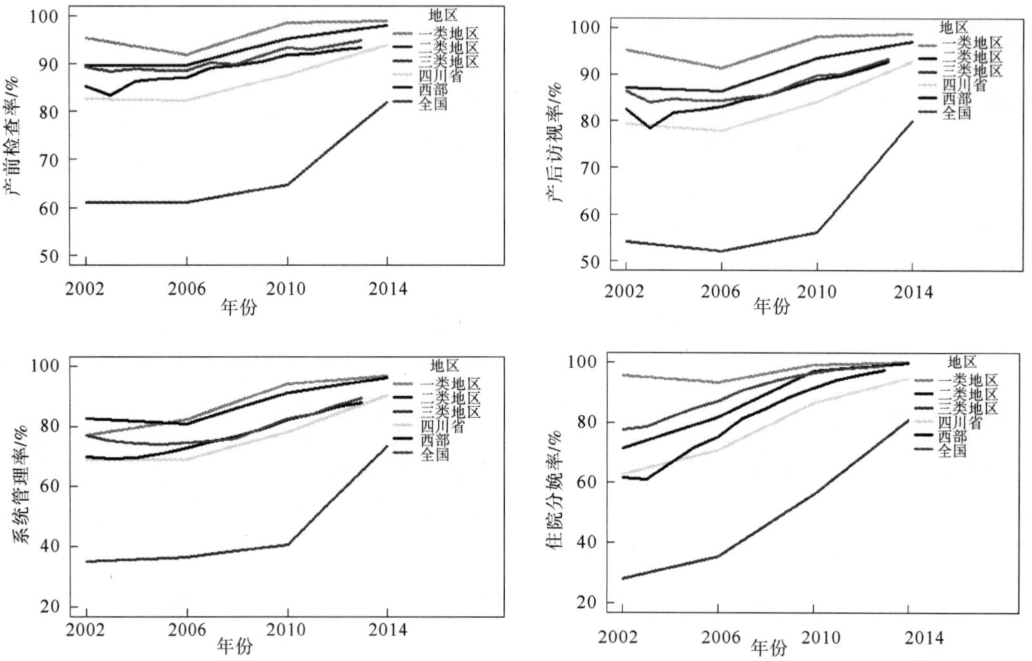

图 6-16　2002～2014 年妇幼保健指标的变化趋势及地区间比较

二、其他公共卫生服务

除了上述城乡基层医疗卫生服务机构提供的基本公共卫生服务外，疾病预防控制中心、卫生监督机构、妇幼保健机构等专业公共卫生机构也为城乡居民提供传染病防控、慢性病防治、健康教育、食品安全监测和监督、劳动场所卫生监测、突发公共卫生事件处理等公共卫生服务。

（一）传染病防控

我国卫生工作方针始终坚持“预防为主”，建立健全了传染病疫情和突发公共卫生事件网络直报，传染病防控机制不断完善，急性传染病发病率、死亡率呈逐年下降。以四川为例，新中国成立初期到 2012 年甲乙类传染病报告发病率、死亡率趋势见图 6-17。2013 年西部地区甲乙类传染病报告发病率最高的省份为新疆（618.99/10 万），而死亡率最高的省份为广西（6.67/10 万）。

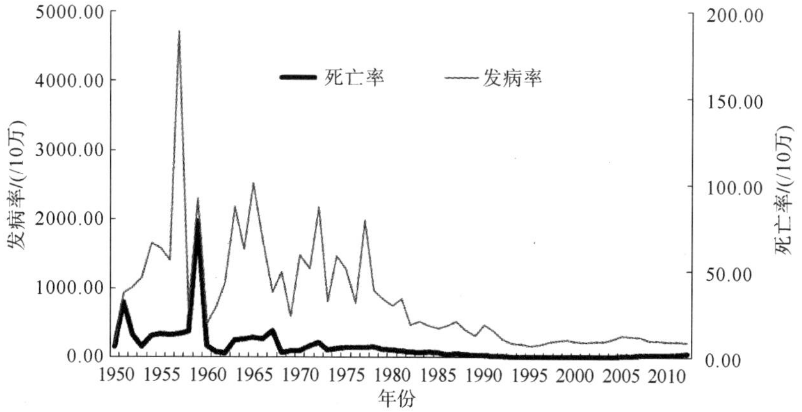

图 6-17　四川省 1950～2012 年甲乙类传染病报告发病率、死亡率趋势

（二）慢性病防控

慢性病是一组发病率、致残率和死亡率高，严重耗费社会资源，危害人类健康的疾病[13]。慢性病防控是一项复杂的社会系统工程，慢性病防控策略的研究制订需要与新时期经济社会发展有关政策紧密结合[14]，慢性病防治的社会综合治理策略见表 6-14。慢性病防控主要针对危险因素（食盐摄入过量、酗酒、吸烟、不健康膳食、缺乏运动、肥胖等）与全生命周期。

表 6-14　慢性病防控的社会综合治理策略[15]

部　门	策　略
财政	(1) 补贴健康食品生产 (2) 提高烟草、酒类和食用油等产品价格 (3) 取消对不利健康的产品如烟叶和烟草产品等的补贴
农业、食品业	(1) 生产并营销健康食品 (2) 减少（半）加工食品的含盐量或使用低钠盐；降低食品中的反式脂肪含量 (3) 为农业和食品生产保留足够土地面积 (4) 烟草作物替代。
环境	(1) 全球范围内有四分之一的可预防疾病（包括慢阻肺，癌症等）与人们居住的不良环境有关，应制定实施更加严格的环境标准 (2) 可以鼓励或要求房地产开发商在其项目中纳入健身设施
基础设施 交通运输	(1) 优化道路、交通和住房规划，减少损害环境的排放以及降低交通伤害，提高卫生服务可及性 (2) 创造更好的交通环境，包括提供骑车和走路的机会，建设更加安全、更具活力的社区，提供便利的健身设施
教育	(1) 学校体育活动项目 (2) 学校膳食和营养项目 (3) 培养足够数量的卫生专业人员，使其具备慢病防控的必要技能
社会保障	(1) 扩大初级卫生保健层面的慢病防治服务的覆盖面 (2) 为慢病患者免除预防和门诊服务所需的共付费用 (3) 医疗保险为慢病临床管理的规划、记录和协调付费 (4) 根据疾病发病率或负担调整卫生资源（金）分配额度 (5) 逐步过渡到单一支付方制度
立法和执法	(1) 针对酒驾、家庭暴力和无烟环境制定相关政策以及加强现有相关法律和规章的执行 (2) 严格执行防止空气污染的相关法律
新闻、媒体	(1) 促进与吸烟、不锻炼和酗酒等不健康生活方式的相关社会风俗改变 (2) 倡导健康生活方式
私营部门	(1) 职业健康与工作安全 (2) 工作场所健康计划

以四川为例[4]，在 2004～2013 年逐步建立了慢病防控体系：①建立健全了人员队伍；②完善了慢病监测系统；③建立了社区干预模式。慢病防治工作稳步推进，主要针对以下重点领域开展相关工作：①心脑血管疾病发病率、致残率持续上升；②糖尿病患病率上升迅速，糖尿病前期人群数量庞大；③肿瘤死亡率上升，肺癌取代食管癌成为第一位死因；④慢性阻塞性肺部疾患（COPD）是影响中老年人生活质量和消耗医疗费用的主要疾病；⑤精神疾病对个人、家庭和社会带来严重影响；⑥口腔疾病危及大多数人群；⑦伤害是儿童、青少年的主要死因。

（三）农村改水与食品安全

中国近 70%的人口以地下水作为饮用水。农村饮水安全直接关系到人们的身体健康。2014 年，农村约有 3.6 亿人喝不上符合标准的饮用水，农村地下水污染情况严重[16]。有研究表明[17]：对于因细菌滋生引起的痢疾及腹泻，农村改水能够显著降低其发病率，且农村改水在中、西部地区带来的健康效应要大于东部地区。此外，农村改水对消化系统癌症死亡率并没有带来显著影响。2013 年西部地区改水情况见表 6-15。在西部，改水累计受益人口最多的是四川省达 6487 万人。

表 6-15　2013 年西部地区农村改水情况

地区	累计改水受益总人口/万人	自来水厂、站			手压机井			雨水收集			其他	
		自来水厂、站数/个	累计受益人口/万人	其中当年受益/万人	手压机/万台	累计受益人口/万人	其中当年受益/万人	水窖/个	累计受益人口/万人	其中当年受益/万人	累计受益人口/万人	其中当年受益/万人
内蒙古	1 386	10 465	897	−59	108	346	−8.3	42 846	7.5	0	135	4.9
广西	3676	42 328	2 948	319	98	482	−68	151 827	125	−16	121	−5.6
重庆	2543	19 825	2 341	9.1	13.7	72.7	−24	2 014	13.2	0.8	116	26.8
四川	6 487	50 582	4 329	295	282	1 143	−53	66 155	87.9	5.3	928	−18
贵州	2 895	28 874	2422	203	190	12.9	2.1	115 792	171	20.8	289	−11
云南	3 466	219 918	2 594	106	9.2	78.7	2	460 829	282	24.8	511	45.8
西藏	—	—	—	—	—	—	—	—	—	—	—	—
陕西	2 154	27 800	950	277	154	460	0	63 434	223	0.6	521	0.6
甘肃	2 038	3 953	1 389	99.5	19.7	152	3.5	1E+06	324	2.4	163	1.4
青海	342	1 752	305	11	4.6	10.6	0.8	35 175	14.4	0.5	11.8	0.1
宁夏	392	527	345	37.6	4.3	13.6	0	93 440	31.1	2.2	2.1	0
新疆	1 261	2 145	1 259	82.7	0.1	1.4	0	—	0.2	0	0.6	0

此外，在食源性疾病暴发报告方面（表 6-16），从事件数量上看，2012～2013 年均为西部最多，从省份上看，云南省数量最多。对云南 2012～2014 年食源性疾病暴发事件的特征分析显示[18]：第二、三季度为发病高峰；滇中、滇西和滇东南地区为事件高发地区；家庭和集体食堂是疾病高发场所；野生蕈和植物类食物是致病的主要原因食品。微生物性因素致病人数居首。野生蕈和动植物性因素致病事件数均以滇中地区为最多，化学性因素致病事件数以滇东南地区最多。

表 6-16　食源性疾病暴发报告情况

地区	2013 年		2012 年	
	事件数/起	患者数/人	事件数/起	患者数/人
内蒙古	6	327	5	215
广西	32	556	50	642
重庆	19	311	39	798
四川	26	656	28	344
贵州	60	589	72	693

续表

地区	2013 年		2012 年	
	事件数/起	患者数/人	事件数/起	患者数/人
云南	236	2 473	208	3 499
西藏	—	—	—	—
陕西	10	230	2	41
甘肃	25	213	28	391
青海	2	54	6	79
宁夏	19	165	11	127
新疆	3	39	3	44
西部	438	5 613	452	6 873
中部	173	3 028	150	2 564
东部	390	5 772	315	4 242

第四节　卫生服务发展趋势

一、医疗服务量预测

考虑到历年卫生服务数据是在各省或各县水平上的集合统计量在多个时间点的重复测量，数据具非独立性，考虑用两水平的广义线性模型进行分析预测。模型设时间为水平 1 单位，数据来源单位（省）为水平 2 单位。采用两水平回归线性模型，用 ML-wiN2.30 软件进行分析。以下为线性预测模型表达式：

$$y_{ij}=\beta_0+\beta_1 t_{ij}+\beta_2 G_j+\beta_3 G_j t_{ij}+\beta_4 t_{ij} t_{ij}+\beta_5 G_j t_{ij} t_{ij}+u_{0j}+e_{0ij}$$

y_{ij}代表要预测的相关指标，用符号 j 指示水平 2 单位为省，i 指示水平 1 单位为时间点，t 代表年变量（年间的等距值，如 1，2，3，…，表示 2002，2003，2004，…），G 代表地区变量（东部、中部、西部），u_{0j}代表回归截距β_0的随机效应值，e_{0ij}代表残差变量。

对全国人均医院诊疗次数和人均年医院住院率分东、中、西部进行预测，结果如图 6-20 和图 6-21 中虚线，可以发现至 2020 年人均医院诊疗次数仍然是东部最高，为 4.2 次，西部最低，为 2.9 次，而至 2020 年人均年医院住院率是西部最高，为 0.23，东部最低，为 0.19。

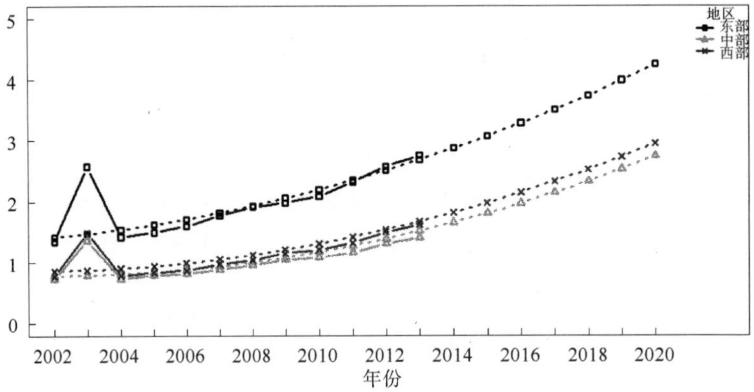

图 6-20　东、中、西部地区人均医院诊疗人次数趋势与预测

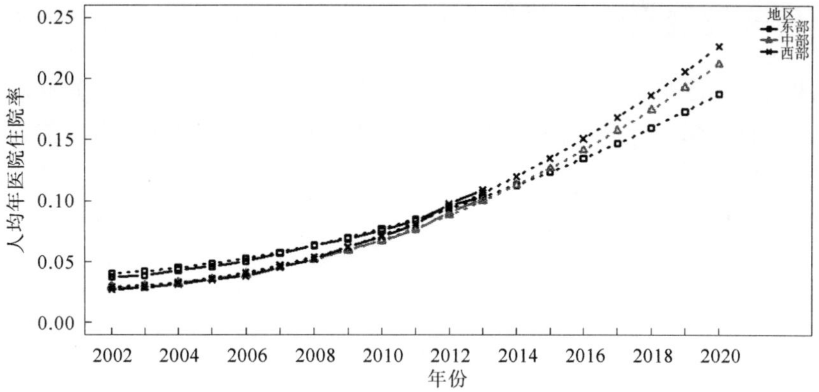

图 6-21　东中西部地区人均年医院住院率趋势与预测

对四川省人均医院诊疗次数和人均年医院住院率分一类、二类、三类经济地区进行预测，结果如图 6-22 和图 6-23 中虚线，可以发现至 2020 年人均医院诊疗次数最高的为一类经济地区，为 7.7 次，最低的为三类经济地区，为 1.5 次；至 2020 年人均年医院住院率最高的为一类经济地区，为 0.42，最低的为三类经济地区，为 0.18。

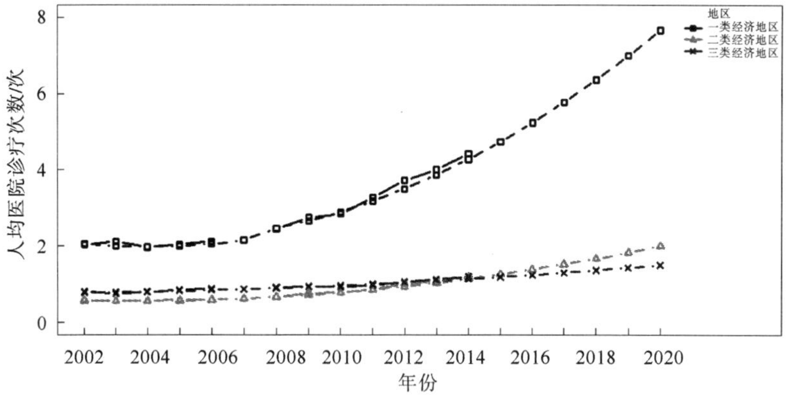

图 6-22　四川省一类、二类、三类经济地区人均医院诊疗人次数趋势与预测

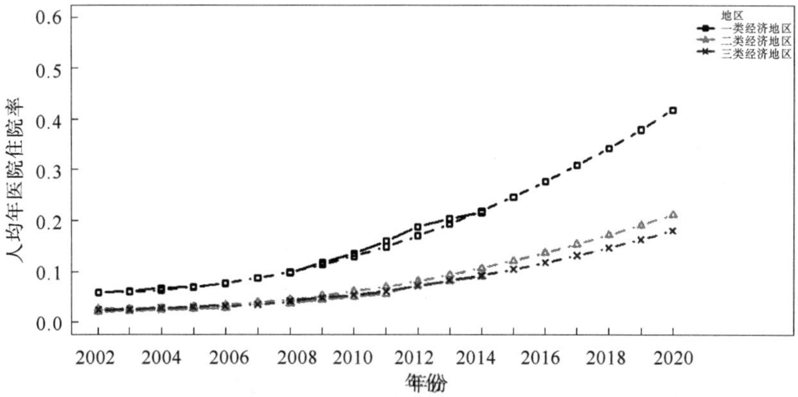

图 6-23　四川省一类、二类、三类经济地区人均年医院住院率趋势与预测

二、服务模式发展趋势

国民健康是社会进步、经济发展和民族兴旺的重要保障，而医疗卫生服务指标直指健康。伴随“健康中国”上升为国家战略，医疗卫生服务行业大有可为。首先，从产业结构看，我国已迈入中等收入水平（人均GDP达6千美元）国家行列，但第三产业所占比重严重偏低（2013年服务性消费占GDP的40%，世界各国平均比例为60%；服务业构成中与老百姓相关的为80%，发展中国家、低收入国家为60%～70%），近年来政府对卫生的投入不断增加，以四川为例，政府卫生支出占财政支出的比例从2009年的7.08%上升到2012年的8.69%，达到473亿元，城乡居民保障水平不断提高，带动了卫生事业发展和居民健康消费。其次，从人口结构看，我国已经呈现出加速老年龄化趋势，以四川为例2000年就已提前进入了老龄化阶段，预计2020年全省老龄人口将占全省人口总数的20%。有数据表明70岁以上老人患病率是17岁年轻人的100倍，因此老龄化将直接倍增拉动看病就医、康复看护、居家医疗等健康需求。再次，城镇化带来的人口和居住模式的变化，加之我国“全面二孩”人口政策的实施，必然使得医疗卫生服务需求呈现出多样性与个性化。可以预见，随着居民生活水平不断提高，高新科技不断涌现，传统“病有所医”的技术服务难以满足人们健康需求及需求层次不断增加的要求，必然要求“未病先治”、康复、养老、护理等服务领域不断延伸。此外，还对服务提供提出了更高的要求：即精准化、精细化。卫生服务模式也将呈现出如互联网＋健康、家庭护理、康养服务等新型健康服务业态。

以基于健康管理的网络医疗模式为例。健康管理是以居民健康危险因素评估和健康状况评估为基础，以健康咨询、行为干预、生活指导、就诊导航为主要内容，居民个人主动参与的健康维护和改善服务。医防融合形成以实体医疗机构为基础，以信息技术为支撑的“虚实”结合的健康管理与网上诊疗中心（图6-24）。不同层级机构之间通过信息互联，各实体机构按照不同的功能定位，由基层医疗卫生机构和康养机构依托物联网技术开展健康监测与评估，基于健康相关知识库和大数据处理分析方法开展健康咨询与行为干预；由医院发展专科集群提供专科诊治与咨询，并提供住院服务。

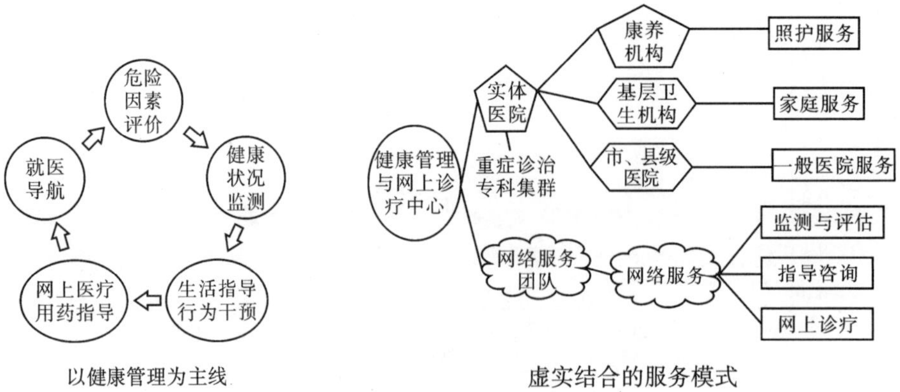

图6-24　基于健康管理的网络医疗模式框架图

第五节　小　结

从理想状态讲，健康公平是指公民在需要的情况下有同等机会获取同等质量和数量的基本医疗卫生保健服务。虽然近十年西部地区卫生服务可及性得到极大改善，但卫生服务的不公平状况仍有改善空间。无论是卫生服务利用率还是影响利用的相关因素（需要需求、医疗保险、家庭收支、健康行为等）在城市与农村之间、不同收入水平地区之间、东中西部地区之间的差距虽大幅缩小，但卫生服务供给能力和服务提供水平依然存在差距。

要致力于缩小这种差异，维护健康公平，除要做到前述章节中提到的卫生筹资公平、资源配置公平外，还要关注卫生服务利用的公平性，因此应推行服务模式、服务内容和技术的标准化，保证基本医疗卫生保健服务面向所有公民无差别提供。

参考文献

[1] 徐玲，孟群. 第五次国家卫生服务调查结果之二——卫生服务需要、需求和利用[J]. 中国卫生信息管理杂志，2014，(3)：193-194.

[2] 李家伟. 中医服务及医院补偿机制研究[D]. 上海：复旦大学，2013.

[3] 王海燕. 中国西部中医药产业可持续发展研究[D]. 天津：天津大学，2014.

[4] "健康四川 2020"战略研究报告编委会. "健康四川 2020"战略研究报告[M]. 北京：科学出版社，2015.

[5] 郭建新，王伟国，吴英杰，等. 应用灰色关联分析法综合评价西部地区医院病床使用效率[J]. 西部中医药，2015，(1)：37-39.

[6] 刘亚非，王珊，乔红梅. 出院患者平均住院日与医院床位使用率的相关分析[J]. 中国保健营养月刊，2012，22 (9)：4205-4206.

[7] 杨天桂，石应康，杨洋. 影响缩短平均住院日因素和措施的循证研究[J]. 中国医院，2008，12 (12)：51-54.

[8] 孙逊，吕世伟，王杰宁. 8144 例住院日超常缩短病例分析[J]. 中国医院管理，2004，24 (5)：24-25.

[9] 苗艳青. 卫生资源可及性与农民的健康问题：来自中国农村的经验分析[J]. 中国人口科学，2008，(3)：47-55.

[10] Wang H，Liu Y，Zhu Y，et al. 2012. Health Insurance Benefit Design and Healthcare Utilization in Northern Rural China. PLoS ONE. 7 (11)：e50395 World Bank. 2011. Towards a healthy and harmonious life in China：stemming the rising tide of noncommunicable diseases. World Bank Report Number 62318-CN

[11] 龚向光. 中国公共卫生服务的新框架[J]. 医院管理论坛，2004，21 (4)：20-21.

[12] 吴洪涛，孙广宁，陈秀芝，等. 国家基本公共卫生服务项目执行情况综合评价[J]. 中国公共卫生，2014，30 (6)：715-717.

[13] 乔良，邓颖，胥馨尹，等. 四川省疾病预防控制系统慢性病防控机构基础配置现状及公平性研

究[J]. 预防医学情报杂志，2012，28（1）：26-30.

[14] 邓峰，吕菊红，高建民，等. 新医改背景下慢性非传染性疾病防控策略研究[J]. 卫生软科学，2013，27（12）：760-764.

[15] 世界卫生组织，南澳大利亚州政府. 阿德莱德将健康融入所有政策宣言[Z]. 2010.

[16] 谌建武. 我国农村饮水安全问题及对策[J]. 科技创新与应用，2014，(2)：168-168.

[17] 王艳芳，王晓莹. 农村改水的健康效应探析[J]. 当代经济，2014，(9)：126-127.

[18] 张骏，余思洋，刘志涛，等. 2012～2014年云南省食源性疾病暴发事件特征分析[J]. 职业与健康，2016，32（5）：636-640.

（胡锦梁，潘杰，任燕）

主要作者简介：

胡锦梁，男，四川大学在读博士（流行病与卫生统计学专业），医学硕士。现工作单位：四川省医学科学院·四川省人民医院卫生政策与医院管理研究所，助理研究员。研究方向为卫生统计与决策。成都中医药大学兼职教师，四川省卫生计生决策咨询专家委员会秘书处秘书，四川省卫生信息学会统计专业委员会、信息标准委员会常务委员，医院信息管理委员会委员，四川省卫生经济学会委员。多次获四川省科技进步奖、医学科技奖及成都市科技进步奖。

第七章　四川人口健康信息化发展

四川是中国的一个缩影[1]。有成都、德阳和绵阳经济发达的川西平原地区，有甘孜、阿坝、凉山经济不发达的高山民族地区，有南充、遂宁、广元、达州、泸州、宜宾等15个经济欠发达的丘陵山区，四川经济发展的多样性、地理地形的多样性、人口和卫生资源分布的多样性，导致了四川人口健康信息化各地区发展水平不一。四川经济发达地区的人口健康信息化水平可与中国沿海经济发达地区相提并论，而甘孜、阿坝、凉山经济不发达地区的人口健康信息化水平又是中国西部地区人口健康信息化最落后的地区之一。因此，四川省人口健康信息化的发展，基本能反映中国西部各省人口健康信息化的发展历程，四川卫生信息化发展的历史、变革、成就、存在的问题和面临的问题基本反映了中国西部卫生信息化建设状况。

四川省的经济和卫生资源情况在其他章节中已有详细描述，本章不再赘述[2-3]。

本章拟系统介绍四川人口健康信息系统的建设框架和现状[4]，并通过调查研究数据呈现四川人口健康信息系统建设的成就、尚存在的问题和挑战、应对问题的可能措施，最后介绍四川省基层医疗卫生机构管理信息系统案例[5-7]，以了解四川基层医疗卫生机构的信息化发展和变化。

第一节　四川人口健康信息化现状

四川省的人口健康信息化由四川省卫生和计划生育委员会信息统计处主管、领导、组织和建设，该处承担着全省卫生计生信息化和统计工作职能。四川省人口健康信息（数据）有两大部分：第一部分是国家法定调查数据，这部分数据是通过综合卫生调查统计[8]和专项业务调查统计两种工作方式来调查采集的，数据采集工具大多数为国家统一的直接系统（有的系统四川有所改进）。其中，综合卫生统计是由四川省卫生和计划生育信息中心负责实施，专项业务调查统计由其他省级业务机构负责实施。第二部分数据存贮于全省各级各类医疗卫生机构的业务运行数据，供医疗卫生机构内部运行和管理之用。随着省、市、县人口健康区域信息平台和数据中心的建设，目前，这些数据已开始逐步从机构向省、市、县三级人口健康数据中心交换或同步，供区域业务协同和数据共享之用，同时，也作为机构数据的数据灾备。

国家将人口健康信息化划分为医疗服务、公共卫生、医疗保障、药品采购和供应、综合管理和人口计划生育管理六大类应用[9-10]。四川人口健康信息化在这六个方面的发展和应用现状如下。

一、医疗服务信息化

在卫生行业，医疗机构的信息化分县及县以上医疗机构（包括县级）[11]和县以下基层医疗机构（乡镇卫生院、社区卫生服务中心、社区卫生服务站和村卫生室）的信息化[12-13]。

（一）县及县以上医院信息化

县及县以上的医院信息系统主要是以机构为最小建设单位。四川县以上医疗机构信息化建设经过近10年的快速发展已经建成并使用了医院信息系统（HIS）、电子病历系统、实验室信息系统（LIS）和医学影像信息系统（PACS），不少医院还建立了移动终端查房、合理用药、健康体检、手术和麻醉、病案管理等多个子系统；医院的信息系统已逐步开始与区域信息平台对接。

（二）县以下基层医疗机构信息化

县以下的基层医疗卫生机构的信息系统主要是以县或市（地级市）为最小单位建设，目前以“云”模式提供服务。近10年，四川县以下基层医疗卫生机构的信息化发展相当快，使用计算机管理业务的村卫生室从无到有，乡镇卫生院、社区卫生服务中心/站实现信息化管理的机构数快速增长。

（三）远程会诊系统

2010年，四川按“1234”远程会诊建设思路，建立了四川省远程会诊系统。即全省建立一个省级远程会诊平台，利用华西医院和省医院原有的两个远程会诊系统（软件）为支撑，实行基层医疗卫生机构到县级医院、县级医院到市级医院、市级医院到省级医院的三级分级会诊，全省建立四个省级远程会诊中心，分片区完成全省的远程会诊业务。2015年末，远程会诊系统已覆盖全省183个县的219家县级医疗机构，实现了大城市优质的医疗资源向边远和贫困地区转移，有效地缓解了边远贫困地区看病难的现状，2014年开始，远程会诊业务逐步向基层医疗卫生机构扩展。

（四）区域LIS系统

四川部分县或市建立了区域化的医学检验信息系统（区域LIS），有的县建立了集中的医学检验中心，形成了基层医疗卫生机构采集标本，由区域医学检验中心集中检验并通过网络返回检验结果的新格局，大大提高了基层医疗卫生机构的临床检验水平；有的县通过网络将各医疗机构的检验设备连接起来，形成区域医学检验信息化网络，共享各医疗卫生机构的检验结果，检验结果互认。

（五）区域 PACS 系统

四川部分县或市建立了区域化的医学影像检查信息系统（区域 PACS），又叫集中阅片系统。基层机构负责采集影像，将影像通过网络发送到区域集中阅片中心（多数区域阅片中心设在县或市诊断水平较高的政府办综合医院），建立在大医院的阅片中心将阅片结果（诊断结果），通过网络返回到基层医疗卫生机构，解决了基层机构只会照片不会读片的问题，提高了基层医疗卫生机构的医学影像诊断水平。

二、公共卫生信息化

公共卫生服务信息化分基本公共卫生服务和专项公共卫生信息化。

（一）基本公共卫生服务信息化

四川省的基本公共卫生服务信息化是使用全省统一的“四川省基层医疗卫生机构管理信息系统”实现完成的。该系统是在国家“基层医疗卫生机构信息系统建设项目”的基础上，四川按照“统一基层”的思路进行建设的，该系统采用云计算模式，B/S 架构，全省统一规划、统一设计、统一软件、统一实施。该系统按照《国家基本公共卫生服务规范（2015）》要求，完成城乡居民健康档案管理、健康教育、预防接种、0～6 岁儿童健康管理、孕产妇健康管理、老年人健康管理、高血压患者健康管理、2 型糖尿病患者健康管理、重性精神疾病患者管理、传染病及突发公共卫生事件报告和处理、卫生监督管理、中医健康等基本公共卫生服务管理。

（二）专项公共卫生信息化

专项公共卫生服务信息化是面向疾病预防控制机构、卫生监督管理机构、妇幼保健机构、健康教育机构、精神卫生管理机构、120 急救中心、血站等公共卫生服务机构的信息系统，这些信息系统主要完成重大或专项公共卫生服务的管理，其管理软件主要使用国家相关机构提供的管理软件或系统，也有部分管理系统软件是由四川省相关职能机构或部门统一组织开发，供全省使用。

1. 疾病预防控制信息系统

这类信息系统主要用于疾病预防控制机构或相关机构。疾病预防控制信息系统主要完成突发公共卫生事件管理（报告预警、应急处置、应急指挥决策支持、评估、应急预案管理、应急演练、资源管理等）、传染病综合防治管理（症状监测、急性传染病、艾滋病、结核病、寄生虫病、病媒生物）、免疫规划监测与管理、慢性疾病综合防治管理（肿瘤、心脑血管疾病、糖尿病、伤害监测管理、出生和死亡监测等）、健康相关因素追踪与控制（职业卫生、环境卫生、食品卫生、营养卫生、放射卫生、学校卫生、消毒卫生和行为危险因素监测与管理)、公共卫生评价与服务管理(产品及场所卫生评价与技术服务、体检服务、实验室管理)等。这些管理的信息系统软件主要由国家疾病控制中心或国家相关机构提供,省主管部门也组织开发了部分软件供全省使用。

2. 卫生监督执法信息系统

这类信息系统主要是卫生监督机构或相关机构使用,为卫生监督业务开展提供信息化支撑。系统主要完成卫生行政许可、日常卫生监督、卫生行政处罚、机构和人员档案、卫生监督员培训、突发应急处置及重大活动保障、食品安全综合协调、执法人员培训管理等。这类管理信息系统软件主要由国家相关机构提供,部分由省级主管职能部门组织开发提供,省主管部门也组织开发了部分软件供全省使用。

3. 妇幼保健管理信息系统

这类系统是妇幼保健机构或相关机构使用,涉及妇幼保健信息的其他类型医疗机构也有使用。系统主要完成妇幼保健业务信息采集和业务管理。它除了满足妇幼保健机构及相关医疗保健机构开展妇幼保健服务工作的业务需求外,还满足卫生行政部门、妇幼保健机构的管理和辅助决策支持的需求,并为社会提供相应的服务。系统主要有妇女保健服务管理(青春期保健服务、婚前保健服务、计划生育技术服务、孕前保健服务、孕产期保健服务管理、高危孕产妇管理、产前筛查与诊断、出生缺陷监测管理、孕产妇死亡报告、妇女病普查、更老年期保健服务等),儿童保健服务(出生证明签发、新生儿疾病筛查、新生儿访视、儿童健康体检、体弱儿童管理、5 岁以下儿童死亡报告等具体功能;妇幼卫生管理包括妇幼保健执业资质管理、《出生医学证明》证件管理等)。软件主要由国家相关机构提供,省主管部门也组织开发了部分软件供全省使用。

4. 精神卫生信息系统

这个系统主要是精神卫生机构或相关机构使用,为精神卫生业务管理提供信息化技术支撑。系统具有基础管理、个案管理、出院管理、档案信息查重、查询统计、档案迁入迁出管理、报表管理、系统码表管理等功能。软件主要由国家相关机构提供,部分由省相关主管部门组织开发提供。

5. 医疗急救信息管理系统

这类系统主要是各类急求中心或相关机构使用。系统将有线通信、无线通信、计算机应用、GIS(地理信息系统)、GPS、流媒体等高新技术与 120 业务有机整合,建成一个功能完善、性能稳定的应急救援信息平台,全省范围内实现突发性公共卫生事件、自然灾害、重大事故救援统一指挥。软件主要由省相关管理机构组织开发提供。

6. 血液管理信息系统

系统主要面向血液采供血机构或相关机构使用，实现血液及血液制品从采血、保存、使用等各环节的监管，实现采供血全程信息化智能管理。系统主要有献血者信息、体检管理、化验管理、血流成分管理、血库管理、审批管理。软件主要由省相关管理机构组织开发提供。

三、医保结算信息化

医疗保障结算信息系统主要是城镇居民医疗保险、城镇职工医疗保险、新型农村合作医疗保险、大病保险和其他商业保险的费用结算系统。结算系统一般建在医保管理机构、新农合经办机构、保险公司等，结算软件也由这些部门提供或开发。结算系统必须与定点医疗机构的信息管理系统对接，才能实现费用的实时结算。对于县及县以上医疗机构，这些结算系统直接与机构内部的信息系统对接；对于县以下的基层医疗卫生机构（乡镇卫生院、社区卫生服务中心/站、村卫生室），四川要求这些结算系统与县/市的数据中心对接。四川省的新型农村合作医疗结算系统由原四川省卫生厅组织开发，免费供各县使用，2015 年末，四川新农合结算已实现了跨县和跨市实时结算，大大方便了患者。

四、药品采供信息化

2007 年，四川省建立了全省统一的药品采购监管信息系统，全省所有医疗卫生机构都通过该平台采购所需药品和卫生材料。该平台实现了药品网上招标、药品企业信息管理、药品集中采购交易、药品集中采购监管等，该系统的建立有力地支撑了国家基本药物制度的推行。该系统软件由省级相关主管部门组织开发，全省统一使用。

五、综合管理信息化

（一）综合卫生统计直报系统

四川省的综合卫生管理数据主要是通过“四川省综合卫生统计直报系统”来完成采集，所有法定综合卫生统计调查数据都是通过该系统采集上报。有医疗卫生机构的基本情况、业务运行情况、卫生人力、医用设备、医院出院病、采供血数据等。软件由四川省卫计委在国家综合统计直报系统的基础上扩展开发而成，全省统一使用。

（二）四川省卫生决策支持系统

“四川省卫生决策支持系统”是在“四川省综合卫生统计直报系统”采集数据基础上开发建立的。省市县三级卫生行政管理部门可通过该系统查阅所需信息。该系统实现了卫生资源管理（机构、人员、设备和其他固定资产等）、省市县自然经济状况、基本医疗服务和公共卫生服务管理；实现了公共卫生服务（健康档案建档、慢性病、计划免疫接种、儿童保健、孕产妇随访、成人健康体检、传染病报告、突发公卫事件、病伤死亡、出生人口、传染病防治、职业病防治、有毒有害作业），卫生监督（卫生建设项目、公共场所、生活用水、消毒产品、学校卫生、职业卫生、放射卫生、无证行医、采/供血），妇幼保健（孕产妇健康、妇女保健、儿童保健、非户籍儿童与孕产妇健康、计划生育、健康教育），医疗服务管理（门急诊工作量、门急诊费用、门急诊服务质量、住院服务工作量、住院费用、医疗服务质量），医疗保障（新农合、职工医疗保险、居民医疗保险、商业医疗保险、大病保险），药品卫材采购和配送管理（药品采购、药品配送、药品使用）等。

六、人口计生信息化

四川建立了全省集中的全员人口和计划生育管理信息系统，为社会和政府提供服务。该系统是集数据采集、存储、查询、分析、反馈等于一体的全员人口个案信息、育龄妇女个案信息及相关计划生育工作信息；业务应用已由原来单一的人口统计拓展到计划生育综合管理、技术服务、宣传教育、人事管理、财务管理、药具管理以及奖励扶助等领域，部分地区还使用移动终端完成数据采集工作。其中单独二孩政策网上预约审批系统实现了网上预约审批，将政策口径、办证程序等事项全部公开，在户籍地居住夫妇可通过网络预约申请办证，随时查询办证进度，流动人口也可通过网络异地向户籍地申请，委托他人到户籍地办理，卫生计生主管部门可随时监督工作进程，真正实现了便民和管理高效的目标。

第二节　四川省人口健康信息化发展调查研究

一、调查目的

人口健康信息化在四川已有近 20 年的发展历史，尤其近 10 年发展迅速。为了了解近 10 年四川省信息化发展取得的成就，研究存在的问题和困难，以便更加明确发展目标，及时解决问题和困难，抓住“互联网＋健康”的大好时机，快速发展四川省人口健康信息化，利用信息化手段更好地为人民健康服务。

二、调查方法

本次调查采用网上调查。调查前设计好调查问卷，开发调查网站，按省市县逐级下发问卷，要求所有相关机构登录网站回答，填报或回答完毕后由县、市分管人员核实确认。原则上要求全省各级各类医疗卫生机构、行政管理机构填报，调查在规定的时间内关闭调查网站。导出调查数据，统计近 10 年四川在人口健康信息化建设方面的投入、基础设施、人员培训、软件使用、影响因素、管理需求、知识需求、存在的问题、使用的困难等，总结近 10 年来信息化建设取得的成就和影响信息化发展的问题和困难，并提出对策和建议。

在对调查结果进行初步分析后，对发现排位靠前的重大问题进行二次抽样调查，深入了解问题的根源和实质。

三、调查结果

（一）总体情况

本次调查，涉及县及县以上公立医院 731 个、疾病控制机构 205 个、妇幼保健机构 205 个、卫生行政管理机构 205 个、乡镇卫生院 4575 个、村卫生室 55 982 个、社区卫生服务中心 743 个、社区卫生服务站 185 个。问卷回答情况见表 7-1。

表 7-1　网上数据填报结果统计

机构分类	机构数/个	可报机构数/个	实际上报机构数/个	数据上报率/%
县及县以上公立医院	731	731	709	96.99
疾病控制机构	205	205	198	96.59
妇幼保健机构	205	205	186	90.73
乡镇卫生院	4575	4423	3205	72.46
村卫生室	55 982	3028	2094	69.15
社区卫生服务中心	743	743	625	84.12
社区卫生服务站	185	165	132	80.00
卫生行政管理机构	205	205	205	100.00

注：行政主管只回答“影响我省区域人口健康信息化深入发展影响因素”问卷。

表 7-1 反映出县及县以上公立医院、疾病控制机构、妇幼保健机构、卫生行政管理机构、乡镇卫生室、社区卫生服务中心和社区卫生服务站数据填报整齐，绝大多数机构按照时间要求回答问题，数据质量较好。由于部分村卫生室不通网不通电、村医年龄偏大，不会操作计算机，可报机构数仅占全省村卫生室的 5.4%，实际填报村卫生室数占可报村卫生室数的 69.15%。

（二）信息化发展总体情况

近 10 年，四川人口健康信息化快速发展（表 7-2）。省、市、县三级区域人口健康信息平台从无到有，从少到多；信息化专业人才队伍逐步壮大，市、县两级信息化专门机构逐年增多，信息化基础设施快速增长，应用软件种类越来越多，应用领域越来越广泛，信息化相关的政策制度开始逐步建立，全省卫生信息化建设呈现高速发展的局面。

表 7-2　四川省卫生信息化发展主要情况调查

分类	主要内容	2010 年	2015 年	备　注
经费投入	基础系统投入/万元	12 804	186 533	仅调查中央、省、市、县财政投入
信息中心	省级卫生信息中心/个	1	1	
	地级市卫生信息中心/个	4	12	
	县级卫生信息中心/个	3	24	
IT 人才	专职信息化人才队伍/人	1 443	5 044	仅调查县及以上医疗卫生机构
基础建设	小型机/台	53	104	仅调查了基本和主要设备、软件系统
	专用服务器/台	1 034	3 567	
	PC 机/台	262 678	751 595	
	业务应用软件种类/种	3	41	包括财政建设和自筹资金建设
区域数据中心	省级/个	0	1	仅调查省市县三级行政管理机构建设
	地级市/个	0	6	
	县级/个	1	133	
政策制度	政策性文件	4	43	仅调查省级发文
	项目管理性文件	3	34	
	卫生信息标准	2	12	

注：本调查表仅反映的主要指标

第三节　主要成就

《四川省“十二五”医药卫生信息化发展规划》中的四川省卫生计生信息化建设总体思路是：“设计项层、规范中层、统一基层”[14]，即全省人口健康信息化统一由省卫计委组织专家完成顶层设计，通过执行国家信息标准来改造和规范县及县以上医疗卫生机构已建信息系统，基层医疗卫生机构的信息系统软件由省卫计委组织统一开发提供。在这个思路指导下，四川先后编制了《四川省区域人口健康信息平台建设规划》（2012 年）、《四川省区域人口健康信息平台建设方案》（2014 年）、《四川基层医疗卫生机构管理信息系统建设方案》（2011 年）和《四川省居民健康卡管理系统建设方案》（2013 年）等顶层设计方案；在县及县以上医疗卫生机构坚决执行行业信息标准[15-17]，县及县以上医疗卫生机构的信息系统逐步实现规范化和标准化；全省统一了基层医疗卫生机构信息系统软件。经过 20 多年的努力，尤其近 10 年的艰苦工作，四川省人口健康信息化取得了重大成就。

一、区域共享格局形成

区域信息共享的核心和枢纽是省、市、县三级人口健康信息平台。四川省人口健康信息平台是在国家人口健康信息化“46312”总体框架[18-19]下进行规划的，即四川省人口健康信息化“36312”工程。经过近10年的努力，四川省人口健康信息平台的基本架构已经形成，在局部地区，区域信息平台已在卫生和计划生育事业发展中发挥了较大作用。这为全省范围内的区域业务协同和信息共享打下了坚实的基础。表7-3是2005～2015年四川省人口健康区域信息平台发展情况。

表7-3　2005～2015年四川省人口健康区域信息平台发展情况

级别	行政区划/个	2005区域信息平台数/个	2015区域信息平台数/个	建成率/%
县级	183	0	127	69.4
地市级	21	0	5	23.8
省级	1	0	1	100.0

二、应用领域不断扩大

（一）医疗信息化应用领域猛增

四川医疗机构的信息化从以财务核算，单机使用开始，经历了20多年的发展。表7-4是2015年末医院门诊管理子系统应用调查结果，表7-5是2015年末四川医院临床应用软件子系统应用调查结果。

表7-4　2015年末四川医疗机构医院门诊软件或子系统应用调查　单位：%

排名	子系统名称	综合使用率	三级	二级	一级	未评级
1	药库管理系统	83.43	97.37	90.30	64.18	64.10
2	住院患者入、出、转管理系统	80.75	92.11	87.56	61.94	59.17
3	门急诊划价收费系统	80.20	96.49	89.05	64.18	59.42
4	住院药房管理系统	77.75	97.37	84.33	51.49	56.01
5	门急诊药房管理系统	75.64	95.61	85.32	49.63	53.22
6	门急诊挂号系统	70.37	96.49	83.08	48.88	47.41
7	会计账目系统	67.88	89.47	74.38	47.01	46.34
8	病案管理系统	62.04	96.49	83.08	30.97	32.74
9	医疗统计系统	59.60	78.07	65.42	32.46	37.93
10	护理信息系统	59.23	81.58	61.44	35.82	38.18
11	物资材料管理系统	56.86	88.60	68.91	25.37	31.61
12	药品会计系统	49.75	61.40	49.25	32.09	31.48
13	固定资产管理系统	48.65	81.58	57.96	24.25	25.79
14	经济核算系统	48.55	71.93	53.73	22.01	28.70
15	人事工资管理系统	35.70	60.53	32.34	17.54	21.74
16	医院办公自动化系统	32.94	54.39	26.37	16.79	22.38
17	手术室排班/计费管理系统	30.27	56.14	30.60	14.18	14.92
18	远程医疗（教育）系统	27.83	52.63	43.78	5.60	8.72
19	医疗管理与质量监控系统	27.39	54.39	29.60	8.96	13.91
20	门诊输液管理系统	27.25	35.09	29.85	13.81	16.06

续表

排名	子系统名称	综合使用率	三级	二级	一级	未评级
21	门急诊导医系统	26.13	45.61	20.15	13.81	18.84
22	门诊排队分诊系统	23.45	63.16	19.15	9.33	13.02
23	门诊采血管理系统	22.53	36.84	20.90	10.82	13.27
24	制剂管理系统	14.63	24.56	10.95	4.85	9.73
25	医学文献管理系统	14.62	44.74	17.16	26.49	4.42
26	PIVAS	11.49	11.40	6.97	6.72	7.71

表 7-5　2015 年末四川医院临床应用软件子系统应用调查　单位：%

排名	系统名称	综合使用率	三级	二级	一级	未评级
1	住院护士工作站	71.75	95.61	80.10	43.66	48.55
2	病区医生工作站系统	61.13	90.35	70.65	32.46	36.92
3	门急诊医生工作站	55.60	91.23	65.67	28.36	31.73
4	超声影像信息系统	50.08	71.93	48.01	27.99	32.49
5	实验室信息系统（LIS）	42.39	89.47	53.23	16.04	18.33
6	放射科信息系统（RIS）	38.07	73.68	35.57	15.30	22.63
7	心电图信息系统	34.53	34.21	24.13	20.90	26.93
8	PACS 系统	28.91	78.95	40.30	5.22	7.71
9	临床路径	23.84	63.16	25.12	7.09	9.48
10	手术麻醉信息系统	22.28	30.70	20.90	9.70	13.53
11	病理科信息系统	19.51	50.88	18.66	4.10	9.10
12	重症监护信息系统	11.93	18.42	9.95	5.22	6.95
13	临床知识库决策支持系统	11.29	21.93	11.69	3.36	5.31

从表 7-4 和表 7-5 中反映出：四川医疗机构的信息化经过 20 多年发展，取得了巨大成就，应用领域越来越广，不仅数量增幅大，而且性能越来越好，医院信息系统趋于完善，品种下各门类越来越多。由于信息化已深入到更多更细的医疗业务，医疗服务质量不断提高，医院管理水平发生了质的飞跃。

（二）数字化医院逐年增加

2012～2015 年，四川医院信息化建设处于快速发展时期。2013 年开始，四川在全国率先实行数字化医院评审工作，每年组织专家对医院信息化进行评审，经评审不合格的则要求整改后次年继续申请评审。通过数字化医院评审，激发了医院数字化建设的积极性，医院领导高度重视，促使医院在信息化基础设施、应用软件、信息安全等方面加大投入，全省呈现出科学、规范、标准、高质量地建设医院信息系统的局面。截至 2015 年底，全省共有 607 所医院通过了四川省卫生和计划生育委员会组织的数字化医院评审，其中，三级医院 476 所，二级医院 131 所（表 7-6），相当数量的医院分别达到了省级数字化医院 1～3 级标准。

表 7-6　2015 年四川省数字化医院建设情况

市　州	医院数/所		数据化医院建成数/所		建成率/%	
	二级	三级	二级	三级	二级	三级
成都市	91	40	26	26	28.57	65.00
自贡市	18	5	5	5	27.78	100.00
攀枝花市	7	6	2	6	28.57	100.00
泸州市	16	5	5	4	31.25	80.00
德阳市	22	5	6	5	27.27	100.00
绵阳市	27	14	13	11	48.15	78.57
广元市	21	7	7	6	33.33	85.71
遂宁市	15	4	4	4	26.67	100.00
内江市	11	6	4	5	36.36	83.33
乐山市	31	5	9	5	29.03	100.00
南充市	24	5	6	3	25.00	60.00
眉山市	16	3	4	3	25.00	100.00
宜宾市	31	2	14	2	45.16	100.00
广安市	11	2	3	2	27.27	100.00
达州市	16	4	3	3	18.75	75.00
雅安市	18	2	13	2	72.22	100.00
巴中市	11	2	4	1	36.36	50.00
资阳市	9	8	4	4	44.44	50.00
阿坝州	20	1	4	1	20.00	100.00
甘孜州	28	1	11	1	39.29	100.00
凉山州	33	4	11	2	33.33	50.00

表 7-6 表明，四川的医院信息化发展迅速，全省 52.4%的地级市的二、三级医院完成了数字化医院建设，其他地级市也达到了 50%以上。

（三）基本公共卫生服务管理统一规范

2010 年前，四川基层医疗卫生机构的信息系统都是以单个机构安装使用，软件混杂、功能单一、业务流程不规范、数据不标准、维护困难；机构间信息不能共享，更不能为行政管理人员使用，管理部门无法监督基层机构的日常运营情况。2011 年，国家为加快医疗体制改革，把信息化作为医疗体制改革的重要手段，投入巨资，率先在西部各省，试点建设新型的基层医疗卫生机构管理信息系统（简称“基层系统”）[13]，四川是国家“基层系统”试点建设省份之一。新型的“基层系统”专用于解决基层医疗卫生机构的信息化问题，该系统是以一个县或一个市安装部署使用，由于“基层系统”的推行和应用，彻底解决了过去软件混杂、功能单一、业务流程不规范、数据不标准、维护困难等问题，改变了四川基层医疗卫生机构信息化落后的现状，使四川基层医疗卫生机构的信息化建设进入全国先进行列。

2015 年底，全省共建设了 127 个独立的县级医疗卫生数据中心，5 个大集中的地级市医疗卫生数据中心（覆盖 50 个县），1 个市县混合的数据中心（覆盖 6 个县区）；“基层系统”共覆盖全省 183 个县的 4575 个乡镇卫生院、743 个社区卫生服务中心、185 个社区卫生服务站、55 982 个村卫生室；已使用软件的有 4123 个乡镇卫生院、728 个社区服务中心、178 个社区卫生服务站、6896 个村卫生室（表 7-7）。

表 7-7 四川省基层医疗卫生机构管理信息系统使用情况

基层机构分类	机构数/个	使用软件机构数/个	百分比/%	未使用的原因
乡镇卫生院	4575	4123	90.12	医保结算系统对接困难
社区卫生服务中心	743	728	98	民族地区部分乡镇卫生院
社区卫生服务站	185	178	96	不通网或不通电
村卫生室	55 982	6896	12.32	医保结算系统对接困难，不少村卫生室（站）不通网或不通电、村医年龄大不会操作计算机

注：只要使用了基本公共卫生服务部分软件的都统计入内

（四）新型农村合作医疗实时结算率先实现

四川省的新型农村合作医疗结算系统（简称“新农合”）是原四川省卫生厅组织统一开发，免费供各县使用[20]。2003 年在全国率先实现新农合病人住院实时结算，2013 年底，市、县、乡（社区）医疗卫生机构除极少数不通电或不通网的机构外，全省新农合系统已经达到了全覆盖；2014 年底，所有 22 家新农合省级定点医疗机构全部开通了全省新农合异地就医即时结算；2015 年全省省级定点医疗机构异地就医即时结算达到了 83 家，2015 年还开展了新农合跨省费用核查和即时结算的试点工作；五个地级市的大病保险实时结算开通，省域内异地实时结算大大方便了住院患者的费用支付结算，方便了群众，机构满意、政府满意。

（五）人口计生服务信息系统

2014 年底，四川基本实现全员人口信息基础数据库数据及时更新，在全省建立了常住人口与流动人口服务信息采集点，开展了村（社区）移动终端信息采集服务，并与全员人口信息实现无缝对接，确保了数据库运行和访问的稳定性，乡、村两级数据变更维护的安全性和时效性明显提高。省级实现了与公安部门的信息共享，部分市县还实现了与民政、教育、医保、社保、统计等部门信息共享，流动人口婚育证明、再生育审批等公众服务事项实现了网上申请和办理，面向社会公众和有关方面的各项服务不断健全。截至 2015 年底已有 89.56%的县（市、区）基本实现了计划生育服务管理信息化、规范化，全员人口覆盖率达到 100%，主要数据项准确率、完整率达到 98.38%。建成了四川省全员人口个案数据库，开展了计划生育技术服务、人口信息资源整合与共享交换、计生便民服务、人口发展信息监测四大类应用服务。2015 年末，已经完成网上预约 21 381 人次、网上再生育审批 132 598 人次、网上办理生育服务证 54 524 个、网上办理独生子女父母光荣证 128 145 个。

三、远程会诊全面覆盖

2015 年末，四川省远程会诊信息系统实现了 183 个县的全面覆盖。四川按照建立一个省级远程会诊平台，用好华西医院和省级医院两个远程会诊系统，按照三级会诊机制（基层医疗卫生机构到县级医院、县级医院到市级医院、市级医院到省级医院），全省建立四个省级远程会诊中心的规划思路，近 10 年，全省 183 个县的 219 家县级医疗机构与省级远程会诊中心开展了远程会诊业务，大城市优质的医疗资源通过远程会诊系统向边远和贫困地区转移，有效地缓解了边、远、穷地区优质医疗资源缺乏的现状。

四、健康数据资源建成

2010 年，四川居民电子健康档案、电子病历和人口计生数据资源既少又不标准，存贮分散无序。政府可控的居民电子健康档案几乎为零，电子病历数据库也只有三级医院和少数二级医院有建立，人口计生数据也很少。2015 年末，四川全省居民电子健康档案、电子病历和人口计生数据库基本建成，数据标准，存贮有序。全省居民电子健康档案分别存贮于全省 129 个县的数据中心（市为灾备）和 6 个市级人口健康数据中心（省为灾备），省级建立了各县人口健康数据备份中心；电子病历分别存贮于医疗机构的数据中心，作为灾备，同时存贮于省市县三级数据中心，全省的全员人口个案数据和人口计生数据库集中存贮于省数据中心（市县为灾备）。2015 年末，四川省居民电子健康档案基本信息已达 8000 多万条（慢病随访、妇幼随访、计划免疫等信息数以亿计），全员人口基础信息已达 9000 多万条，其中流动人口信息近 1700 多万条、育龄妇女个案信息达 2100 多万条，全省电子病历数据规模用“海量”形容不为过，这为将来四川人口健康大数据分析奠定了丰富可靠的数据基础。

五、健康卡应用效果好

2010 年初，符合国家统一规范和标准的居民健康卡应用在四川还是一个空白。2015 末，四川居民健康卡应用取得了重大突破。四川是全国居民健康卡建设试点省份，四川省委省政府高度重视，四川省卫生和计划生育委员会专门成立了“四川省居民健康卡发行管理中心”，负责全省的居民健康卡发行、应用环境改造和应用管理工作，还投资建设了全省统一的居民健康卡卡管系统，免费投供给各市州使用；四川还与四川省人民银行达成共识，按照“金融卡加载健康卡功能”的思路，以地级市为规划单位，以县为最小发卡单位“整体发卡”，推动居民健康卡的应用。2012 年 12 月，雅安市率先实现发放居民健康卡，2014 年绵阳市开始发卡，在部分发卡县，农村居民持卡就医率达到了 95%以上，使用居民健康卡看病就医已成了群众的自觉行动，就医效率大大提高。2015 年末，四川各地居民健康卡发卡量还在持续增加。

六、信息标准意识增强

2010 年以前，四川省各类医疗卫生信息系统处于无标准可循状态，各类数据采集后无法使用，全国情况也是如此，这引起国家原卫生部有关部门的高度重视，业内形成共识：没有信息标准、区域信息化，业务协同和数据共享就是一句空话。近 10 年来，国家原卫生部组织专家开发和修订了 200 多个卫生信息标准[15-16]。四川省积极响应，全力宣传和执行这些信息标准，在宣传贯彻信息标准方面，财力和人力投入逐年加大。四川还结合国家基层医疗卫生机构管理信息系统建设项目，编制了《四川省区域卫生信息交换及互操作指南》(10 个分册)、《四川省县级卫生数据中心建设规范》和《四川省基层医疗卫生机构管理信息系统功能规范》等 10 多个省级地方性人口健康信息规范和标准。对县以上的医院开展了病案首页、区域协同和共享数据进行信息标准符合性测试。由于信息标准的大力推行和执行，采集的数据可信度提高，大大促进了四川人口健康信息化的发展。2013 年，四川开展了对病案首页信息标准符合性测试，从表 7-8 中反映出，全省医疗机构要求进行信息标准符合性测试的申报机构逐年增加，测试一次性通过率和符合率逐年提高，重复测试的次数逐年减少，这从侧面反映了四川医疗机构电子化的病案首页数据质量在不断提高。四川在信息标准方面的高度重视和做法，无疑是四川人口健康信息化方面取得重大成果的重要保证。

表 7-8 电子化病案首页参与信息标准符合性测试调查

申报年份	申报机构数/个	一次性通过信息标准符合性测试机构数和符合率	备注
2013 年	32	12 (37.5%)	重复 2～5 次后全部通过
2014 年	54	28 (51.8%)	重复 2～3 次后全部通过
2015 年	76	54 (71.1%)	重复 1～2 次后全部通过

2012 年，四川省卫生厅组织专家编制了《四川省数字化医院考核评价标准》，并不断修订完善，该标准的出台，为四川省医院信息化“规范中层”提供了信息标准和功能标准的依据。通过数字化医院评审，医院院长的卫生信息标准化意识大大增强。

七、信息安全体系建立

2005～2010 年，四川各医疗卫生机构的信息系统安全现状极差，由于投入较少，医疗卫生机构信息系统的系统、数据、网络安全都存在较大的安全隐患。2011 年四川根据原卫生部下发的《卫生行业信息安全等级保护工作的指导意见》和《原卫生部办公厅关于全面开展卫生行业信息安全等级保护工作的通知》，由省卫生厅下发了《四川省卫生厅关于全面开展卫生行业信息安全等级保护工作的通知》，建立了卫生信息安全工作机制，并实行了全省医疗卫生机构信息安全定级备案制度，各级医疗卫生机构都加强了信息系统安全的投入和建设，调查提示：到 2015 年，四川有 98%的三级医院通过了信息安全等级保护三级要求，60%的二级医院通过了信息安全等级保护二级要求。加大对卫生信息安全的投入和建设已成了各级医疗卫生机构管理者的共识，卫生行业的信息系统的安全性能大大提高。

第四节　存在问题和面临困难

在对四川省 205 个省、市、县卫生信息管理部门（卫生局或卫计委）或职能机构（信息中心或类似机构），进行“影响我省区域人口健康信息化深入发展影响因素”问卷调查。调查结果显示，排在前六位的问题分别是：“条块”系统严重阻碍了信息化发展、业务没有真正成为信息化的驱动力量、乡村医生信息化技能和知识严重缺乏、支撑信息系统持久发展的制度不健全、卫生信息系统的标准化改造推进缓慢、缺乏共享协同意识实现互联互通困难（表 7-9）。

表 7-9　影响我省区域人口健康信息化深入发展影响因素（前 6 位）

排在前六位的问题	问题排位	机构合计/个	回答部门或职能机构/个		
			省	市	县
“条块”系统严重阻碍了信息化发展	1	186	1	20	165
业务没有真正成为信息化的驱动力量	2	179	1	19	159
乡村医生信息化技能和知识严重缺乏	3	174	1	21	152
支撑信息系统持久发展的制度不健全	4	169	1	19	149
卫生信息系统的标准化改造推进缓慢	5	165	1	18	146
缺乏共享协同意识实现互联互通困难	6	159	1	20	138

注：排在 7 位以后略

对排在前六位的问题进行了第二次抽样调查，进一步寻找存在问题和困难的深层原因。结果如下：

一、“条块”系统严重阻碍了信息化发展

“‘条块’系统严重阻碍了信息化发展”问题的选中率为 90.7%（排位第一）。卫生计生事业发展中包括多种业务，在管理上按不同业务归类管理，不同业务管理者只关注本部门业务的运行和管理是必然和客观存在的，但这导致了各管理部门只关注自己的业务（“条块”业务）和信息化建设，这些由上至下的部门业务信息系统就是我们俗称的“条块”系统（“垂直”系统、“烟囱”系统）。四川省卫生和计划生育委员会内设近 30 个业务处室，每个处室分管不同业务，如果只关注自己业务信息系统的建设，理论上有 30 多个业务信息管理系统，如果这些“条块”业务系统全部或大多数都要求机构使用，给各级医疗卫生机构的负担是极其沉重的。表 7-10 是对县及县以上医疗卫生机构使用“烟

囱”系统情况的深入调查，调查表明：一个医疗机构至少要使用5个以上的“烟囱”系统，县以下的基层医疗卫生机构必须使用的就更多，其中有行业内的（国家和省），也有行业外的。这种状况用信息化“烟囱林立”表述一点不过分，系统间信息不能共享，一个数据重复录入上报多次，数出多门；一个“条块”系统为了自己的安全要求机构必须使用一条网络专线，多个“条块”系统要使用多根网络专线，这给医疗卫生机构不仅增加了大量的工作量，也给医疗卫生机构带来了沉重的经济负担，造成了极大的人力和财力浪费。

表 7-10　省级以上“条块”信息系统在各类机构中使用的情况调查

序号	“条块”业务信息系统名称	县以下基层机构是否使用	县级及县以上医疗卫生机构是否用使用（定性）				烟囱系统来源
			医院	疾病控制	卫生监督	妇幼保健	
1	省统计直报	是	是	是	是	是	省
2	计划免疫接种管理	是	是	是	—	是	省
3	肺结核病直报	是	是	是	—	是	省
4	重性精神病管理	是	是	是	—	—	省
5	传染病直报	是	是	是	—	是	国家
6	死因调查	是	是	是	—	是	国家
7	医学出生证明管理	是	是	—	—	是	省
8	卫生执法监督管理	是	是	是	是	是	省
9	突发公共卫生事件管理	是	是	是	是	是	省
10	全员人口调查	是	是	—	—	是	省
11	单独二胎管理	是	是	—	—	是	省
12	孕产妇死亡直报	是	是	—	—	是	省
13	城镇居民医疗保险结算	是	是	—	—	是	市
14	城镇职工医疗保险结算	是	是	—	—	是	市
15	大病医疗保险结算	是	是	—	—	是	市
16	新农合结算	是	是	—	—	是	县
17	药品采购系统	是	是	—	—	是	省

表7-10表明行业内外各级各类“条块”信息系统几乎覆盖了绝大多数医疗卫生机构。由于“条块”信息系统都强调各自的安全性、独享性、保密性，互联互通的极少，严重阻碍了行业内外各业务信息系统间的信息共享，阻碍了人口健康信息化进一步发展，各级各类医疗卫生机构极为不满这种现状；由于“条块”信息系统的“独立”和“保守”，区域协同和共享效果极差，信息“孤岛”不可避免。如：药品采购信息系统、药品配送信息系统和医院HIS没有互联互通，医疗卫生机构的信息系统与上级主管部门的直报或业务信息系统没有互联互通，医疗卫生机构的信息系统与区域信息平台没有互联互通，使信息流不能成为多态闭环，信息的利用率极低。

二、业务没有真正成为信息化的驱动力量

“业务没有真正成为信息化的驱动力量”问题的选中率为87.3%（排位第二）。深入调查说明，信息化的真正推力是业务和业务主管部门，业务主管部门对利用信息化手段来推动和管理本部门业务的积极性是信息化推力最有效的动因。四川省医疗卫生机构使用软件的动因调查说明了这个问题（表7-11）。

表7-11　医疗卫生机构使用软件的动因调查

信息系统名称或功能模块	应使用机构数/个	实际使用数/个	使用占比/%	要求使用系统机构或部门	驱动使用的原因	业务主管部门是否知道有该系统
基本公共卫生服务管理	4500	4450	98.89	业务主管部门	业务主管部门有明确要求	知道
基本医疗服务管理	4500	1200	26.67	信息化主管部门	业务主管部门没有明确要求	不知道
电子病历	1967	1245	63.29	业务主管部门	业务主管部门有明确要求，用户有强烈要求	知道
病案首页管理	1967	1567	79.66	业务主管部门	业务主管部门有明确要求	知道
计划免疫系统	4500	16	0.35	信息化主管部门	业务主管部门没有明确要求	知道，但要求用其他系统

从表7-11可以看出基本公共卫生服务管理、病案首页管理和电子病历管理三个软件使用率分别达到了98.89%、79.66%和63.29%，而基本医疗管理和计划免疫管理软件使用率分别为26.67%和0.35%，使用率较低。对使用率低的软件进行分析，其软件涉及的业务主管部门根本就不知道有这个软件（有的知道，但有上级推荐的软件），所以未引起重视，没有提出必须使用要求。

调查说明：仅信息职能机构（信息中心或信息处）要求各机构使用的软件，其使用率都不理想，推进也很缓慢，而业务主管部门有明确要求使用的软件，使用率都非常高，而且推进迅速，这表明业务和业务主管部门才是信息化最有效的推手。

三、乡村医生信息化技能和知识严重缺乏

“乡村医生信息化技能和知识严重缺乏”问题的选中率为84.9%（排位第三）。随机抽取500个县及县以上医疗机构，300个社区卫生服务中心/站，1000个乡镇卫生院和社区卫生服务中心，1000个村卫生室进行调查。调查结果见表7-12。

表7-12　各级各类医疗卫生机构信息化需求调查

对信息化的需求	县及县以上医院	基层机构（县以下机构）		
		社区卫生服务中心/站	乡镇卫生院	村卫生室
新技术在卫生领域应用	285（56.6%）	44（14.7%）	104（10.4%）	12（1.2%）
计算操作技能	108（21.6%）	216（72.0%）	886（88.6%）	926（92.6%）
信息基本知识	26（5.2%）	243（81.0%）	912（91.2%）	953（95.3%）
程序编写	73（14.6%）	8（2.7%）	12（1.2%）	0

续表

对信息化的需求	县及县以上医院	基层机构（县以下机构）		
		社区卫生服务中心/站	乡镇卫生院	村卫生室
系统设计	61（12.2%）	5（1.7%）	3（0.3%）	0
办公自动化	87（17.4%）	32（10.7%）	6（2.0%）	0

从表 7-12 反映出：县及县以上城镇医疗卫生机构对“新技术在卫生领域应用”的需求较高（56.6%），社区卫生服务中心/站、乡镇卫生院和村卫生室对“计算操作技能”（有需求的机构数分别为 72.0%、88.6%、92.6%）和“信息基本知识”（有需求的机构数分别为 81.0%、91.2%、95.3%））的需求最大，充分说明乡村医生的信息化水平不高，是基层信息化推进的一大障碍。

另外，据四川省卫生统计直报系统数据，在四川广大农村，乡镇卫生院和村卫生室中的乡村医生年龄普遍偏大，操作计算机非常困难，尤其在村卫生室，村医操作计算机就更加困难，能熟练使用计算机的不超过 30%，大多数村医是由其家人来协助完成。这大大妨碍了信息化在广大农村的应用。

四、支撑信息系统持久发展的制度不健全

“支撑信息系统持久发展的制度不健全”问题的选中率为 82.4%（排位第四）。分别在四川省 21 个市州随机抽取县及县以上医院各 4 家，共 84 家医院，对其存在的原因进行深入调查，调查结果见表 7-13。

表 7-13　支撑信息系统持久发展的制度不健全原因的调查

问题	区域业务协同和数据共享中难以实现和持续发展的原因	百分比/%	排名
①	没有政策或制度支持	92	1
②	担心信息安全问题	81	2
③	机构怕自己的经营情况太透明	36	4
④	没有感受到区域业务协同和数据共享带来的好处	76	3

表 7-13 中“没有政策或制度支持”排在第 1 位，问题②和④的选择率也较高，但本质上还是问题①的结果。绝大多数被调查对象认为：如果没有相应的政策和制度来支持，区域业务协同和数据共享很难实现和持续发展。这反映出，信息化建设政策或制度的重要性。实事也证明了这一点，医院管理信息系统、新型农村合作医疗、传染病直报、卫生统计和电子病历等信息系统因为有相关政策支持，其信息系统发展良好，应用广泛。这说明，信息化持久发展需要强有力的政策和制度支持。

五、卫生信息系统的标准化改造推进缓慢

“卫生信息系统的标准化改造推进缓慢”问题的选中率为 80.5%（排位第五）。分别在四川省 21 个市州中，随机抽取县及县以上医院各 4 家，共 84 家医院，对其存在的原因进行深入调查，调查结果见表 7-14。

表 7-14　信息标准化改造缓慢原因的调查

编号	问 题	回答机构数/个	占比/%
1	见不到效果不愿投入改造经费	25	29.76
2	想改造，但成本高	34	40.48
3	上级主管部门没有要求改造	22	26.19
4	主动进行信息标准化改造	3	3.57

从表 7-14 中可以看出：主动进行信息系统标准化改造的仅有 3 家医院有这个需求，仅占调查数的 3.57%，绝大多数医院不愿进行信息标准化改造的原因分别是：见不到效果不愿投入改造经费（29.76%）、想改造但成本太高（40.48%）、上级主管部门没有要求改造（26.19%）。这说明信息标准化推进难度相当大，它涉及建设效果、改造成本、业务主管部门的要求等多方面的问题，每个问题要在短期内解决都有一定难度。

六、缺乏共享协同意识实现互联互通困难

"缺乏共享协同意识实现互联互通困难"问题的选中率为 77.6%（排位第六）。表 7-13 表面上反映出："区域业务协同和数据共享"不能实现的原因是"没有政策或制度支持""担心信息安全问题""机构怕自己的经营情况太透明"和"机构没有感受到区域业务协同和数据共享带来的好处"。但认真分析，其潜在的深层次原因是：医疗卫生机构的领导层"缺乏共享协同意识"，各机构以自我为中心，不相信协同和共享，常以"信息安全""无政策支持""经费困难"等为由，主观上拒绝互联互通。所以各种"条块"信息系统和各类机构的信息系统整合（接入）区域信息平台的数量极少，区域协同和数据共享自然不能实现。

第五节　对策与建议措施

一、加强市县区域信息系统规划

"互联网+"时代[21]的信息化已不是一个孤立和局部的信息系统，信息系统区域化，业务协同化，小区域向大区域发展，是未来信息系统发展的必然趋势[22-24]。因此，科学地规划区域信息系统非常必要[25-30]。从行政区划角度，省、市、县三级卫生信息主管部门应把规划好本地区的区域信息系统作为自己义不容辞的职责；从机构角度，每个机构的信息化职能部门应规划好本机构的信息系统。规划时必须坚持：下级区域信息系统规划必须在上级区域信息系统规划的框架下进行，机构信息系统规划必须在其直接上级的区域信息系统规划的框架下进行，努力使医疗卫生机构的信息系统与本地区的区域信息系统成为一盘棋，形成一个互联互通的信息系统工程。

二、强化“条块”信息系统整合

政府要下决心强制整合“条块”信息系统，使“条块”信息系统底部扁平化。改变信息“千根线，一根针”的现状。实际上“条块”信息系统在较长时期内还会继续存在，消灭“条块”信息系统短期内是不可能的。但是，使“条块”信息系统的“底部”扁平化完全可以做到。将原来医疗卫生机构这个“底部”变为以数据中心（或区域平台）为“底部”，就是让所有的“条块”信息系统都连接到最底层的区域平台或数据中心，而不直接接到医疗卫生机构，将所有原“条块”信息系统终端的业务操作都做进机构自己的业务信息系统中，机构与它的直接区域平台之间只建立一条高效安全的网络链路，这样的技术路线既安全高效、网费少，数据又不会重复。医疗卫生机构与各种“条块”信息系统整合改造前后示意图如图 7-1 所示。

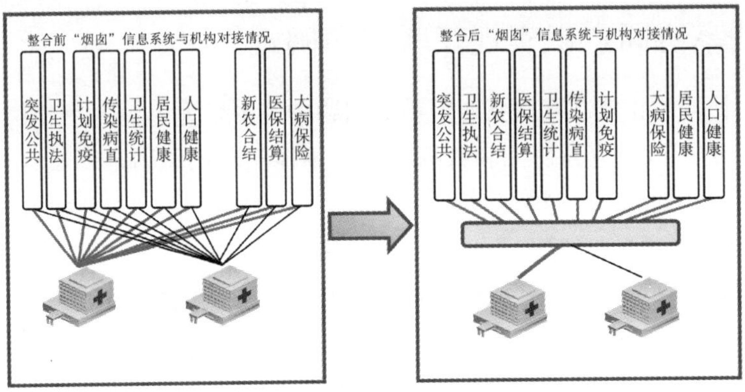

图 7-1　“底部扁平化”前后的“条块”信息系统与医疗卫生机构的关系

三、让业务主管部门成为信息化推手

信息化高层领导要让业务主管部门认识到：业务主管部门才是信息化最直接最有效的推手。业务主管部门对所管业务要提出明确的信息化要求，并落实在业务绩效考核、目标管理、检查监督和评估验收中。例如，四川省卫生计生委基层卫生处、四川省促进基本公共卫生服务均等化指导中心、四川省疾病预防控制中心都是四川基本公共卫生服务的主管机构，它们在业务绩效考核、目标管理、检查监督中主要以全省统一的“四川省基层医疗卫生机构管理信息系统”为主要的信息化管理软件，这样很快促进了“四川省基层医疗卫生机构管理信息系统”的应用。实践证明：只要业务主管部门在信息化方面有明确的要求，这些业务部门的信息化发展就更快，获得的数据也更准确可靠，反之，信息化发展就很缓慢且混乱。另外，省级业务主管部门与省级信息化主管部门交流合作、形成共识，也对推进信息化的发展非常重要。

四、发展远程医学咨询和远程培训

四川幅员辽阔，地形复杂，边远地区优质医疗资源分布不均，基层医生诊疗水平有限，通过远程医疗信息系统可以帮助基层医生完成影像诊断、心电分析、手术指导、远程会诊等，解决基层医疗机构能力范围内解决不了的问题；通过远程培训系统可持续不断地给基层医生传送知识，给基层医生终生学习提供可能，提高基层医生的业务水平，减少和避免医疗纠纷，也是大城市优质医疗资源向边远山区输送，提高基层医生诊疗水平的重要手段。

五、制度建设应与信息系统建设同步

区域化信息系统涉及多方参与者，如区域业务协同、数据共享、分级诊疗、预约服务（挂号、体检、接种等）、远程集中阅片、心电、病理等都涉及各级各类医疗卫生机构，不明确这些参与机构的责任、权力和利益，很难推动区域业务协同和数据共享。因此，在建设和应用这些信息系统时，主管部门要同时配合出台相关的政策和制度，解决好各方的责、权、利，这样才能保证区域业务协同和数据共享的业务信息系统长期持久地运行下去。

六、推行信息标准的符合性检测

目前正在使用的各类信息系统，数据标准化程度低，数据集中起来也无法使用，即便使用了可信度也差。信息主管部门和业务主管部门要加强合作，强制对现用信息系统进行信息标准符合性测试，测试数据元和数据元值域，测试共享文档；要把信息标准符合性测试作为省级信息化职能部门的一项长期工作来计划安排；对多次标准符合性测试不合格的信息系统，要求限时进行标准化改造，改造仍不合格的信息系统，要求更换成符合标准的信息系统。

七、大力发展区域化的业务系统

区域化的业务信息系统是支撑区域平台正常运行不可缺少的信息子系统。在本地区区域信息化的总体规划下，科学规划、合理布局，把有限的信息资源和优质医疗资源科学搭配，合理应用，如区域 PACS（集中阅片）、区域 LIS、区域心电、区域病理、区域化的基层医疗卫生机构管理信息系统、远程培训、远程会诊、家庭网络医疗，发展好整合好这些区域化的业务子系统，把城市优质医疗资源，通过网络为缺少医疗资源的边远穷地区服务，为广大农村基层医疗卫生机构服务。

八、广泛应用新兴技术创新发展

“互联网＋”背景下的医疗卫生信息系统要采用大量新兴技术。目前，最前沿的技术有智能终端、物联网、移动通讯、云技术和大数据。这些新兴技术的出现，为人口健康信息化发展，提供了先进的技术基础。

（一）智能终端应用

在基本公共卫生服务中，穿戴式智能终端设备可用于老年人、慢性病人、精神病患者等特殊人群的生命体征、家庭护理、突发事件预警。一方面可以定时提醒服药、自我检测；另一方面，生命体征或病情发生突然变化时，还可实时向远端的医生或急救中心发出警报，在医疗过程中，智能终端设备可对ICU患者、住院患者床旁监护、门急诊输液患者等进行实时监测和预警，减少医疗事故的发生，提高工作效率和服务质量。

（二）物联网的应用

物联网技术可广泛应用于特殊人群的跟踪监管、大型医疗设备管理、药品和医用材料溯源、药品流通配送、医用穿戴设备人体信息采集和管理。还可用于医院资产、血流、医疗废弃物、医疗消毒物品等的管理；在药品生产上，可以对生产流程，市场流动和患者用药进行全方位监测。例：慢性病患者便携（穿戴）式血压计血压数据的采集（图7-2）

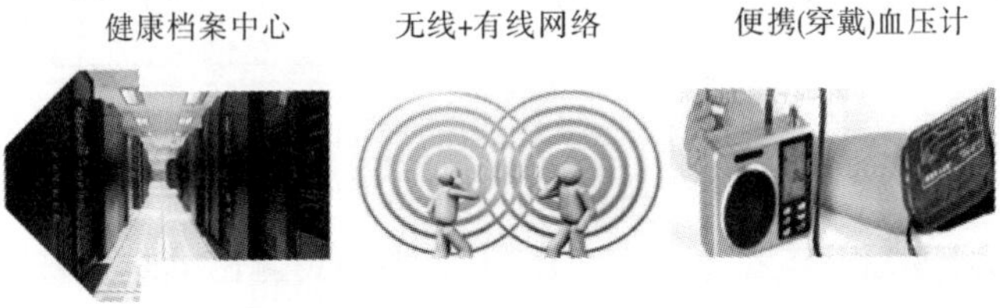

图7-2　慢性病患者便携式血压计血压数据的采集示意图

（三）移动技术应用

将无线移动通信技术引入医院管理和自助式健康信息的采集，目前已经成为国内外健康信息化建设的热点。移动医疗作为医院信息系统的补充和延伸，有效地克服了有线网络的弊端，极大地方便了利用计算机网络的效率及范围，其应用前景广阔。移动查房、入户随访、院前急救、特殊人群跟踪定位、手机客户端、移动管理、就医导航等，都需要移动技术的支持。

（四）云技术的应用

大量采用“云计算”[31]建立可配置的共享计算资源池（包括网络、服务器、存储、应用程序、技术服务、安全设施等）来实现卫生计生机构的需求。如省、市、县数据中心，各类区域化的业务信息系统数据中心，网络和各类应用软件，不再采购硬件和软件，而是按需向云计算服务提供商提出需求，购买服务。

（五）大数据的应用

在人口健康数据挖掘、分析、决策服务方面应充分采用大数据分析技术[7,32-35]。应用以数据挖掘为核心的知识发现技术，以数据仓库为核心的数据整合技术，以商务智能为核心的智能决策技术，在浩瀚的电子健康档案、电子病历和人口计生数据中，抽取潜在的有价值的知识，通过数据间相关性和逻辑性分析，研究流行病发病因素、研究遗传和变异、找出貌似不相关数据间的相关性和内在规律，为医学研究、防病治病和卫生计生事业发展服务。

九、开展信息系统应用效果评估

省级信息主管部门要组织开展对信息化建设项目的应用效果评估。四川在 20 多年的人口健康信息化建设中，财力和物力投入巨大，尤其近 5 年，中央和地方财政就投入数十亿，再加上机构自筹经费，总投入资金更大，这其中不乏重复建设和浪费。因此，建议政府主管部门要开展对行业内重大信息化建设项目应用效果的评估研究，尤其对中央和地方财政投入的民生信息化工程，研究清楚信息化发挥的作用？对人民群众带来的好处？对医疗和卫生服务质量是否有提高？管理效率是否提高？对卫生事业是否产生促进作用？通过评估发现存在的问题和困难，提醒决策者及时加以解决和避免，通过效果评价促进信息化建设的质量，提高性价比。

第六节　“四川省基层医疗卫生机构管理信息系统”案例简介[5-7]

一、基本情况

2010 年前，四川省基层医疗卫生机构的信息系统都是以单个机构安装使用，软件供应商不同、垂直的“条块”系统太多、系统维护困难，信息化成本高浪费大。由于信息标准不统一、机构间信息不能共享，更不能为管理者提供决策服务，各基层机构运营无法监督。面对这些问题，急需一种新型模式的信息系统来解决。2010 年，国家为加快医疗体制改革，把信息化作为医改的重要手段，投入巨资，率先在西部各省试点建设新型模式的“基层医疗卫生机构管理信息系统”，试图彻底解决过去基层医疗卫生机构信息化存在的问题，四川是国家“基层医疗卫生机构管理信息系统”的试点建设省份之一。

新型模式的“基层医疗卫生机构管理信息系统”只用于乡镇卫生院、社区卫生服务中心/站、村卫生室这四类基层医疗卫生机构，它以一个县或一个市为基本的安装部署单位。图 7-3 是该系统的安装部署的示意图。

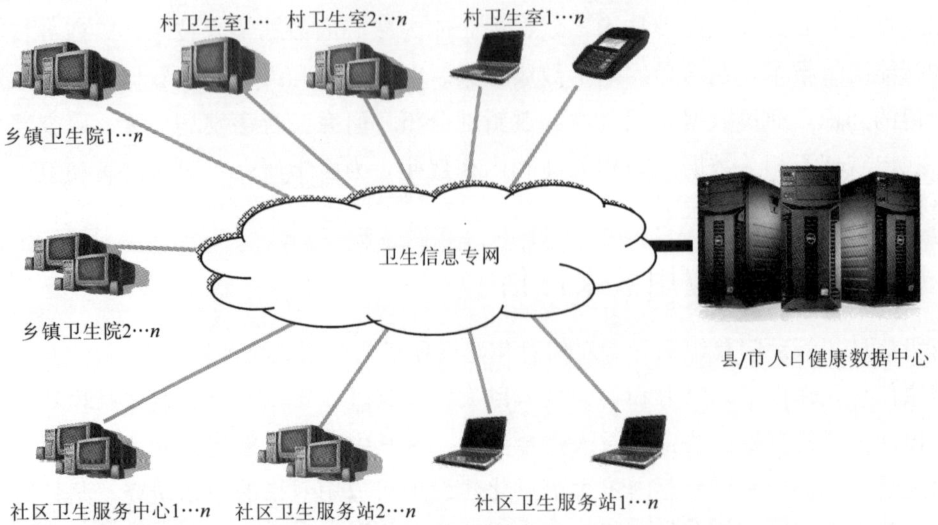

图 7-3　以县为基本部署单位的基层医疗卫生机构管理信息系统

2015 年底，全省共建设了 127 个独立的县级医疗卫生数据中心，5 个大集中的地级市医疗卫生数据中心（覆盖 50 个县），1 个混合的市县级数据中心（覆盖 6 个县区），每个数据中心与它的直接上级数据中心连接；“四川省基层医疗卫生机构管理信息系统”软件（简称“四川基层系统”）覆盖全省 183 个县的 4575 个乡镇卫生院、743 个社区卫生服务中心、185 个社区卫生服务站、55 982 个村卫生室，个人计算机、笔记本电脑和移动终端都是该系统的用户终端。

二、系统架构

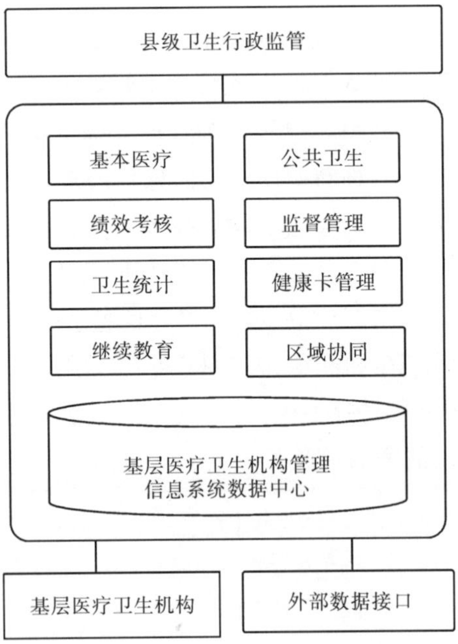

图 7-4　“四川基层系统”软件功能模块组成

“四川基层系统”采用B/S模式，软件在各县或市数据中心安装部署，每个县或市建设一个数据中心机房，软件安装在高性能服务器上；每个基层医疗卫生机构不再购置服务器，不再另建计算机机房，只要能接入县信息专网就可开展日常业务运行和管理工作。“四川基层系统”软件功能架构见图7-4。

三、软件功能

“四川基层系统”是按照国家《基层医疗卫生机构管理信息系统建设项目指导意见》进行规划、设计和开发的。该系统不是一个功能单一的信息系统，而是把基本医疗、公共卫生、内务管理、卫生统计、远程服务、绩效考核、综合管理等基本功能集中在一起的信息系统（国家标准定义为PHIS—Primary Health Information System），该系统不仅具有基层医疗卫生业务运行和管理功能，行政管理部门还有对这些机构进行实时监管的功能。

（一）公共卫生

“四川基层系统”中的基本公共卫生服务管理满足《国家基本公共卫生服务规范(2015)》的要求。系统提供城乡居民健康档案管理、健康教育、预防接种、0～6岁儿童健康管理、孕产妇健康管理、老年人健康管理、高血压患者健康管理、2型糖尿病患者健康管理、重性精神疾病患者管理、传染病及突发公共卫生事件报告和处理、卫生监督协管和中医健康管理等12大类基本公共卫生服务的管理。

（二）基本医疗

“四川基层系统”中的医疗服务管理提供门诊挂号、门诊医生工作站、药房管理、新农合和医保结算、住院医生工作站、收费结算、护士工作站、电子病历、病案首页、绩效考核、业务监管、检验科工作站、入出院管理、健康卡管理等功能；该系统的负荷量满足二级乙等医院的日常业务运营和管理要求（二级甲等医院不建议用该系统）。

（三）绩效管理

“四川基层系统”可对每个基层机构的基本公共卫生服务和基本医疗服务工作进行绩效统计和管理。提供机构、科室和个人工作量清单，如健康档案建档、慢性病、0～6儿童健康管理、孕产妇健康管理、60岁以上老年人访视、健康教育、免疫接种等12大类基本公共卫生服务工作量，根据机构分配制度计算科室和个人的基本工资和奖金数额；

并可进行环比和同比分析；还可计算出每个机构、科室的收入和支出明细。

（四）业务监管

“四川基层系统”提供机构领导、职能监管科室对各科室或个人业务的工作进度、工作行为、处方情况等指标进行监督，及时发现问题，为领导解决问题提供数据支持。县级行政主管机构对各基层医疗卫生机构运营情况的监管是通过专门为县级行政管理机构开发的“县级基本公共卫生和医疗服务监管”系统进行监管。

（五）卫生统计

“四川基层系统”提供基层医疗卫生机构国家法定的调查数据自动生成和上报功能。基层医疗卫生机构每年法定上报的《机构基本情况调查表》《卫生人力资源调查表》《医疗设备调查表》《出院病调查表》等均由系统自动生成，人工进行少量审核后即可通过与省直报系统的数据接口上报，不再登录省直报系统人工填报，保证了数据真实性、可靠性和及时性。

（六）健康卡管理

“四川基层系统”提供居民健康卡基本信息、挂失、发卡、注销、查询等管理功能。该系统直接与各地级市的健康卡卡管系统连接，动态更新。按照国家标准，系统在居民健康卡除存贮个人基本信息外，还动态存贮最近五次门诊信息和三次住院信息，方便其他医疗卫生机构了解就诊患者的病情。

（七）继续教育

“四川基层系统”提供基层医生离线或在线自我学习功能。基层医生可学习系统中预置的业务知识，相关政策法规、业务规范、行业标准等；也可在线学习远程培训平台提供的学习课件，进行自我测试，不断提高自身业务水平（前提是“四川基层系统”要与远程培训系统对接，有些远程培训系统是要收费的）。

（八）区域协同

“四川基层系统”提供区域业务协同和数据共享功能。业务协同有预约服务（挂号、接种、体检）、双向转诊、远程阅片（会诊、心电），完成新农合、城居保、城职保、大病保险和商业保险实时结算等；数据共享有调阅异地健康档案、查阅异地就诊历史、检查检验结果等。但需要提醒的是：区域业务协同和数据共享的程序，取决于该系统直接对接的区域信息平台功能和性能的好坏，取决于区域信息平台接入医疗卫生机构信息系统的多少，取决于区域信息平台整合接入“条块”信息系统的多少。

四、应用情况

2015年底，全省已使用“四川基层系统”软件的基层医疗卫生机构见表7-7。从表7-7中反映出：“四川基层系统”软件使用情况总体较好，系统受到基层机构、各级行政管理部门、就诊人员和社会各界的普遍好评。尤其基本公共卫生服务管理部分使用最好，其中，在社区卫生服务中心和社区卫生服务站中使用率分别达到了98%和96%，在乡镇卫生院使用率达到90.12%；表7-15是“四川基层系统”基本医疗服务部分使用情况，基本医疗服务管理部分使用情况稍次于基本公共卫生服务管理使用情况，社区卫生服务中心和社区卫生服务站中使用率分别达到了79.14%和45.95%，乡镇卫生院使用率达到78.38%。

值得注意的是，该系统的基本公共卫生服务管理部分和基本医疗服务管理部分在村卫生室的使用率都比较低，分别为12.32%和12.13%，二者非常接近。原因如下：一是四川大量村卫生室仍不通网，绝大多数民族地区的村卫生室仍不通电，更不通网；二是在四川50岁以上的村医占比大，大部分村医生不会操作计算机或操作不熟练，使用信息系统来完成和管理日常业务工作显得力不从心。这提示相关部门要重视村卫生室的电网和互联网建设，更要高度重视村医信息化技能的培训。

表7-15　“四川基层系统”基本医疗服务部分使用情况

基层机构分类	机构数/个	使用软件机构数/个	占比/%	未使用的原因
乡镇卫生院	4575	3586	78.38	医保结算系统对接困难民族地区部分乡镇卫生院不通网或不通电
社区卫生服务中心	743	588	79.14	
社区卫生服务站	185	85	45.95	
村卫生室	55 982	6793	12.13	医保结算系统对接难部分村卫生室（站）不通网或不通电、村医年龄大不会操作计算机

表7-15反映出，“四川基层系统”软件的基本医疗管理部分使用的总体情况不如基本公共卫生服务部分。这并不能说明软件不好用或软件存在问题，软件基本医疗部分最大的使用障碍是医保结算系统对接难，医保结算软件的提供公司不愿按国家卫生计生委要求的技术路线（安全、高效又省钱的技术路线）对接，其次是部分村卫生室（站）不通网或不通电、村医年龄大不会操作计算机。由于医保结算对接困难，医保患者结算的方便性受到一些影响，基本医疗部分软件使用推进较基本公共卫生服务缓慢一些。

五、效果特点

“四川基层系统”建设项目实施后，全省基本统一了基层医疗卫生机构的信息化软件。四川基层医疗卫生机构的信息化发生了质的变化，2010 年以前“点状”单个机构的信息系统变成了区域化“云模式”的信息系统，业务流程规范、信息标准统一、系统维护方便、实现了区域协同和共享，其应用效果非常明显。主要效果和特点如下：

（一）建设效果

1. 基层机构服务水平和能力提高

基层医疗卫生机构依托“四川基层系统”，通过标准化的业务流程、电子病历、知识库等，规范了诊疗行为，促进了合理用药，提升了基层医疗卫生的服务质量和管理水平。

2. 基本药物制度进一步强化推行

“四川基层系统”预置了所有基本药物品种，严格管控基药使用比例，对基本药物使用情况实现了及时有效的监督，及时统计基药和非基药用药情况，对基药使用比例过低，非基药使用比例过高的情况可提醒管理人员及时干预，有效控制了诊疗费用，为群众减轻了经济负担。

3. 信息便民惠民应用效果明显。

“四川基层系统”实现了县范围内新农合、医保门诊和住院患者即时结算，结算时就诊患者只需支付自己需要支付的部分，不需再到结算中心报销；患者就诊用二代身份证和符合国家标准的居民健康卡挂号就诊、清单查阅等，大大方便了群众；由于检验检查结果共享，减少了大量重复检验和检查，为群众减轻了经济负担。

（二）主要特点

1. 软件功能方面

（1）实现了基层机构三个一体化管理。一是实现了对全县（区）乡镇卫生院和社区卫生服务中心、村卫生室和社区卫生服务站两级基层医疗卫生机构人员、资源和业务的统一管理。二是实现了基本公共卫生服务与基本医疗服务（门诊和住院）一体化服务管理，基层机构基本公共卫生服务管理和基本医疗服务管理不再相互脱节，基本公共卫生服务业务和基本医疗服务业务统一管理。三是新型农村合作医疗、城镇职工医疗保险和城镇居民医疗保险、大病保险等医疗保障一体化结算，大大方便了群众就医清算，患者不再为就医或住院报销四处奔走。

（2）实现了健康档案和诊疗信息共享。“四川基层系统”在县级区域内实现了居民健康档案动态更新，基本公共卫生服务与基本医疗信息互为共享。基层医生在诊病过程中可调阅就诊患者的健康档案，调阅患者在其他基层医疗机构的就诊历史；新增慢性病（高血压、糖尿病、重性精神病等）信息自动进入慢性病随访管理。

（3）法定调查数据自动生成并上报。“四川基层系统”乡镇卫生院和社区卫生服务中心，村卫生室和社区卫生服务站两级基层医疗卫生机构每年法定上报的卫生统计数据由系统自动生成，经统计人员审核后向全省统计直报系统上报（通过数据接口与省统计直报平台对接），保障法定上报的统计数据快速真实上报，为基层机构减少了大量工作量，也确保了数据的准确。

2. 系统建设方面

（1）自主开发。“四川基层系统”是国家在西部地区实施的一项支撑医改的信息化建设项目，其他省多数通过市场招标来购置软硬件，唯有四川是在原省卫生厅组织领导下，由四川省卫生信息中心自己规划、设计、开发和实施，这是中国卫生信息化建设史上前无先例、后无来者的一个重大事件。事实证明：“四川基层系统”建设是成功的！由于核心技术都是四川省卫生信息中心掌握，在新技术应用、系统架构、数据库设计、软件开发、功能更新、版本升级等关键环节，建设方（四川省卫生和计划生育委员会）始终处于主导地位，市场和企业为我所用。这个案例为中国西部基层医疗卫生机构的信息化建设探索出了一条成功道路。

（2）软件统一。目前为止，四川省已有80%以上的基层医疗卫生机构使用了全省统一的“四川基层系统”，其余县也正在（或打算）将原有不规范不标准的信息系统更换为全省统一的软件。由于全省软件统一，基层医疗卫生机构业务流程规范，数据也实现了标准化，基层机构间、不同业务间也实现了数据共享，全省集中的数据可分析可利用，数据可信度高。“四川基层系统”产出的数据不仅在基层医疗卫生机构间共享，也为县内、市内、省内共享打下了基础，也为将来的大数据分析提供了规范标准的数据基础。

（3）社会参与。“四川基层系统”建设不仅是政府主导，同时也调动了社会力量参与。在系统开发之初就有偿地邀请了热心四川卫生领域信息化建设的企业参与其中，在以我为主的指导思想下，充分发挥企业的积极性，优势互补，共同研究，合作开发，长期培训，这些公司后来也被邀请参与到“四川基层系统”后期的运行和软件升级开发中，这样保证了系统持久运行，应用和运维效果非常明显。

六、存在问题

“四川基层系统”存在的问题与其他省基层信息化遇到的情况相同，最重要的问题就是：系统与行业内部的“条块”信息系统和外部的信息系统整合对接难度相当大，这是基层医疗卫生机构信息化最严重的问题。原因正如表7-9中排位第一的“‘条块’系统严重阻碍了信息化发展”所述。“四川基层系统”中医保、新农合、保险公司的费用结算、健康卡卡管、综合调查统计直报、专项业务调查直报、县市区域信息平台等行业内外多个“条块”信息系统关系密切，系统间协同实时性要求极高，门诊和出院患者费用结算要求在极短时间内完成，如果各信息系统间不能整合，高效对接，系统功能和应用效果就不能充分体现，并且还会给基层医疗卫生机构（医生）和患者造成影响，严重的还会造成社会问题；基层信息系统与它直接的上级区域信息平台不能很好对接，基层医疗卫生机构与县、市、省级医疗卫生机构之间就不能实现协业、协同和数据共享，所有投入就不能发挥最大效果，这个问题应引起高度重视。

七、小结

“四川基层系统”是一个政府主导、自主开发、社会参与的典型成功案例。全省基层医疗卫生机构软件统一、业务流程规范、数据标准统一。“四川基层系统”充分采用了云计算、虚拟化、SOA、B/S、分布存贮、手机 APP、移动互联等新兴信息技术，在一些地区，系统与区域 PACS、区域 PLIS、医保和新农合结算、健康卡管理等整合互联，使四川基层医疗卫生机构的信息化发生了巨大变化，信息化水平产生了质的飞跃。由于顶层设计科学，政府推动得力，核心技术自己掌控，使建设方（四川省卫计委）始终处于主动地位，这也许是我国西部地区基层医疗卫生机构信息化发展的一条可鉴之路，值得业内人士和关注中国西部基层医疗卫生机构信息化建设的各界人士深入研究。

参考文献

[1] 冯昌琪，甘华平，陈文，等. 政府主导、自主研发，稳步推进四川卫生信息化建设[J]. 中国卫生信息管理杂志，2009，6（5）：17－20.

[2] 四川省统计局. 四川省统计年鉴[M]. 成都：四川师范大学电子出版社，2015.

[3] 四川省卫生信息中心. 四川省卫生和计划生育统计年鉴（2014)[M]. 成都：西南交通大学出版社，2015.

[4] 冯昌琪，甘华平，陈文，等. 四川省基于居民健康档案的区域卫生信息平台建设——德阳市健康档案数据中心及管理平台研究与开发[J]. 中国卫生信息管理杂志，2010，7（6）：38－42.

[5] 冯昌琪，甘华平，陈文，等. 四川省基层医疗卫生机构管理信息系统建设项目实施经验 [J]. 中国卫生信息管理杂志，2013，10（2）：140－145.

[6] 冯昌琪，甘华平，陈文，等. 四川省基层医疗卫生机构管理信息系统需求及总体设计概要[J]. 中国卫生信息管理杂志，2012，9（3）：98－103.

[7] 冯昌琪，沈明辉，刘家志，等. 四川省基层医疗卫生机构管理信息系统应用效果评价指标体系及评价方法研究[J]. 中国数字医学，2013，8（11）：13－16.

[8] 原卫生部. 2010 国家卫生统计调查制度[M]. 北京：中国协和医科大学出版社，2010.

[9] 孟群. 区域人口健康信息化建设与发展[M]. 北京：人民卫生出版社，2014.

[10] 国家卫生计生委，国家中医药管理局. 关于加快推进人口健康信息化建设的指导意见[Z]. 2013.

[11] 高燕婕. 医院信息中心主任实用手册[M]. 北京：电子工业出版社，2007.

[12] 国家发展改革委员会办公厅，原卫生部办公厅. 基层医疗卫生机构管理信息系统建设项目指导意见[Z]. 2012.

[13] 国家发展改革委员，原卫生部. 基层医疗卫生机构管理信息系统建设方案[Z]. 2012.

[14] 四川省卫生厅，四川省发展和改革委员会. 四川省“十二五”医药卫生信息化发展规划[Z]. 2012.

[15] 原卫生部. 卫生信息数据元目录（WS 363 2011)[S]. 2011.

[16] 原卫生部. 卫生信息数据元值域与代码（WS 364 2011)[S]. 2011.

[17] 四川省卫生厅. 四川省卫生厅关于做好卫生信息和数据交换相关工作的通知[Z]. 2013.

[18] 原卫生部，国家中医药管理局. 加强卫生信息化建设的指导意见[Z]. 2012.

[19] 国家卫生计生委，国家中医药管理局. 关于加快推进人口健康信息化建设的指导意见[Z]. 2013.

[20] 冯昌琪，杜小清，易易，等. 四川省新型农村合作医疗信息系统规划与建设[J]. 西部医学，2009，21 (2)：338－339.

[21] 陈金雄. 互联网＋医疗健康[M]. 北京：电子工业出版社，2015.

[22] 冯昌琪，刘强，甘华平，等. 乡镇卫生院信息化建设新模式研究[J]. 实用医院临床杂志，2010，7 (2)：142－144.

[23] 冯昌琪，刘强，甘华平，等. 集中式乡镇卫生院管理信息系统应用研究[J]. 中国卫生信息管理杂志，2010，7 (1)：60－63.

[24] 冯昌琪，甘华平，陈文，等. 基于卫生指标的区域医疗服务监管平台研究与实现[J]. 医学信息学杂志，2012，33 (9)：12－16.

[25] 国务院. 卫生事业发展“十二五”规划[Z]. 2012.

[26] 国务院办公厅. 全国医疗卫生服务体系规划纲要（2015－2020)[Z]. 2015.

[27] 饶克勤，胡建平，顾包罗. 电子健康档案区域卫生信息平台[M]. 北京：人民卫生出版社，2010.

[28] 国务院办公厅. 全国医疗卫生服务体系规划纲要（2015－2020)[Z]. 2015.

[29] 冯昌琪，王霞，徐勇勇. 综合卫生管理信息平台常用卫生管理指标的选择[J]. 中国卫生信息管理杂志，2010，7 (1)：27－29.

[30] 冯昌琪，甘华平，陈文，等. 四川省县级区域卫生信息平台总体设计[J]. 中国数字医学，2012，7 (8)：17－21.

[31] 黎连业，王安，李龙. 云计算基础与实用技术[M]. 北京：清华大学出版社，2013.

[32] 周涛. 大数据时代[M]. 杭州：浙江人民出版社，2013.

[33] 国务院. 促进大数据发展行动纲要[Z]. 2015.

[34] 国务院. 运用大数据加强对市场主体服务和监管的若干意见[Z]. 2015.

[35] 国务院. 促进和规范健康医疗大数据应用发展的指导意见[Z]. 2016.

（冯昌琪　陈文　张子武　王帅　李志　唐志强）

主要作者简介：

冯昌琪，研究员，现任四川省卫生信息中心和四川省卫生计生政策和医学情报研究所政策研究一室主任，中国卫生信息学会信息标准专业委员会委员，四川省卫生计生委卫生计生政策咨询专家，中国民族卫生协会信息化专委会专家组成员，四川省基层卫生计生信息化专业委员会主任委员。先后从事医学情报管理、科研查新、情报检索、卫生统计管理、信息化规划、系统设计、程序编写、信息标准、信息化政策、信息化效果评价等工作；组织或参加多项国际、国家和省厅科研项目并获奖；发表 30 多篇研究论文。现主要研究方向：信息系统规划、人口健康信息标准、信息系统应用评价、信息政策。

第八章　中国西部和四川疾病谱及疾病负担

第一节　概　述

一、背景

随着人口老龄化、社会经济的发展，近10年四川省的疾病谱及疾病负担已发生了变化。慢性非传染性疾病（简称“慢性病”，如心脑血管疾病、糖尿病、肿瘤等）的死亡率呈上升趋势。世界卫生组织《2014年全球预防控制非传染性疾病现状报告》中指出，非传染性疾病是全球人群因病死亡的主要原因。2012年全世界共死亡5600万人，其中3800万死于非传染性疾病，超过40%（1600万）为70岁以下的过早死亡。大部分过早死亡（82%）及3/4的非传染性疾病所致死亡发生在低收入和中等收入国家[1]。全国死因监测数据资料表明，2005年西部人群心脑血管疾病、糖尿病、肿瘤的死亡率分别为189.55/10万、7.49/10万、111.62/10万，2014年分别上升到218.03/10万、11.69/10万、139.22/10万。四川省的死因监测资料表明，2005年心脑血管疾病、糖尿病、肿瘤的死亡率分别为112.87/10万、8.92/10万、139.22/10万，2014年分别上升到182.65/10万、12.28/10万、174.90/10万。大量资料表明，慢性病已成为严重影响人们身心健康的重要公共卫生问题[1-3]。因此，了解人群死亡疾病谱、疾病负担及期望寿命的影响因素，对制定卫生防治政策具有重要意义。本章旨在通过对四川省近10年的死亡数据进行分析、比较，了解四川省人群疾病谱、疾病负担及期望寿命的变化情况，从而指导卫生行政部门制定卫生防治政策，进一步提高四川省人群的健康水平。

二、资料来源

（1）死亡数据来源。人群死因信息是卫生信息系统的重要组成部分。人群的死因构成、死亡率及其变化趋势是反映一个国家或地区人群健康状况和卫生保健水平的重要指标。四川省现阶段尚未全面开展全人群死因登记与报告，通过建立和完善具有代表性的死因监测系统来推断全省人群死亡状况是一项十分重要的工作。早在1976年四川省就开展了死因监测工作，并建立了第一批死因监测点，开始长期、连续地收集人群中的死亡病例。这一批经过原卫生部倡议建立的原卫生部死因监测点，在四川省覆盖了20个县区，分别是成都市市区（8区），自贡市市区（4区），双流县、金堂县、彭州市、什邡市、盐亭县、阆中市、荣县、富顺县，这20个全人群死因统计监测点中除成都和自贡属于城市监测点外，其余 8 个县（市）均为农村监测点，总监测人口 1100 万人。2012 年，四川省卫生厅再一次调整全人群死因监测点扩大到 42 个，拟作为省级数据库监测点。2013 年，国家卫生计生委牵头，将原原卫生部死因统计系统、全国疾病监测系统等死因报告系统进行整合和扩充，为各省建立了具有各省代表性的死因监测点，全国共调整建立了 605 个监测点，监测人口超过 3 亿人，其中四川共有 31 个县区，监测人口 1900 万人，覆盖全省人口的 24%。

（2）人口数据来源。本章所用人口数据来源于四川省各县区公安部门，为户籍人口。

（3）卫生体系数据来源。本章所用卫生体系相关指标来自《四川省卫生统计年鉴》和四川省卫生信息中心数据库，主要包括卫生设施、卫生经费、卫生人力、卫生服务等相关指标。

（4）社会经济数据来源。本章所用社会经济相关指标来自《四川省统计年鉴》，主要包括行政区域面积、户籍人口数、人均地区生产总值、公路里程数、地方财政支出等。

（5）中国西部人群健康数据来源于《中国死因监测数据集 2014》。

三、统计分析方法

（一）死亡报告质量控制指标

死因监测系统主要用以下三个指标来监测死亡填报的质量：

（1）出生性别比。为当年出生男性人口数/当年出生女性人口数×100。

（2）死者生前最高诊断单位。包括三级医院、二级医院、乡镇卫生院/社区卫生服务机构、村卫生室、未就诊以及其他医疗机构。诊断单位级别越高，死亡原因的诊断准确性会更可信。2014 年死因监测数据中死者生前最高诊断单位为二级及三级医院所占的比例为 61.82%。

（3）死者生前最高诊断依据。包括尸检、病理、手术、临床＋理化、临床、死后推断及不详。其中尸检、病理和手术为Ⅰ级诊断，临床＋理化为Ⅱ级诊断，临床为Ⅲ级诊断，死后推断为Ⅳ级诊断。最高诊断依据的级别越高（Ⅰ或Ⅱ级），死因归类就越准确。2014 年死因监测数据中死者生前最高诊断依据Ⅰ或Ⅱ级的诊断所占的比例为 77.49%。

（二）死亡率及死亡各类指标

1. 粗死亡率、性别死亡率、年龄别死亡率、死因别死亡率

在性别死亡率、年龄别死亡率中，相应的死亡数分别为某性别死亡数、某年龄别死亡数，相应的人口数分别是某性别人口数、某年龄别人口数。在死因别死亡率中，相应的死亡数为某类死因别的死亡数，人口数与计算粗死亡率时的人口数相同。

粗死亡率＝死亡数/人口数×100 000/10 万

2. 标化死亡率（本章皆采用2010年全国第六次普查人口为标准人口）

利用同一人口年龄构成比（标准人口构成比）与实际年龄别死亡率计算出来的死亡率即标化死亡率。标化死亡率用于对两个或两个以上人口年龄结构存在差别的地区或不同年代的数据进行全人群死亡率的比较。以年龄别人口构成比作标准时，标化死亡率公式如下：

$$p' = \sum \left(\frac{N_i}{N}\right) p_i$$

式中，N_i为标准年龄别人口数，p_i为实际年龄别死亡率，N为标准人口总数，N_i/N为标准年龄别人口构成比。

3. 0岁组死亡率

$$0\text{岁组死亡率} = \frac{0\text{岁组死亡数}}{0\text{岁组人口数}} \times 1000‰$$

说明：0岁组死亡率与婴儿死亡率的算法略有不同（婴儿死亡率的分母为当年活产数，而这里为0岁组的平均人口数）。

4. 死因构成比及死因顺位

死因构成比：即某类死因的死亡数占总死亡数的比例。计算公式如下：

$$\text{某类死因占总死亡数的构成比} = \frac{\text{某类死因死亡数}}{\text{总死亡数}} \times 100\%$$

死因顺位：按各种死因死亡数占总死亡数的比例由高到低排序。主要死因包括传染病、寄生虫病、恶性肿瘤、血液造血器官及免疫疾病、内分泌营养和代谢疾病、精神障碍、心脏病、脑血管病、呼吸系统疾病、消化系统疾病、肌肉骨骼和结缔组织疾病、泌尿生殖系统疾病、妊娠分娩和产褥期疾病、起源于围生期的某些情况、先天畸形和染色体异常、损伤和中毒外部原因（伤害）。另外，其他疾病（此处指全死因中除以上参与顺位的死因之外的所有疾病包括死因不明）也列入死因顺位表，但不进入排序。

5. 期望寿命

期望寿命（life expectancy）是寿命表最广泛应用的指标，指同时出生的一代人活到X岁时，尚能生存的平均年数。根据性别和年龄别全死因死亡率以及相应人口数就可计算获得。这不同于死亡年龄的简单算术均数，是一个带有概率的预测结果。

6. 过早死亡损失寿命年

过早死亡损失寿命年（years of life lost due to premature mortality，YLL）是由某死因死亡数与死亡年龄对应的标准期望寿命相乘获得（标准期望寿命是WHO提供的标准寿命表中各年龄组对应的期望寿命），即 $YLL=N\times L$，其中 N 为某死因死亡数，L 为死亡年龄对应的标准期望寿命。YLL 表示由某种重要疾病造成的期望寿命损失的年数，通常采用相对数显示全部损失年数中由某疾病所致的百分比。

7. YLL 率

YLL 率＝ $YLL\ /N\times\ 1000‰$，N 为该地人口总数。平均潜在减寿年数＝$YLL\ /d$（年），d 为某病总死亡数。

8. 三大类疾病

三大类疾病的定义和相应的 ICD-10 编码范围如下：

（1）第一大类：传染病、母婴疾病和营养缺乏性疾病。包括传染病和寄生虫病（A00-B99）；某些感染性疾病：包括脑炎类（G00-G04），中耳炎（H65-H66），急性上呼吸道感染（J00-J06），流行性感冒和肺炎（J10-J18），其他急性下呼吸道感染（J20-J22），女性盆腔器官部分炎性疾病（N70-N73）；营养缺乏性疾病：包括部分甲状腺疾病（E00-E02），营养性贫血（D50-D53），贫血（D64. 9），营养不良（E40-E46）和其他营养缺乏（E50-E64）；妊娠、分娩和产褥期并发症（O00-O99）；起源于围生期的某些情况（P00-P96）。

（2）第二大类：慢性非传染性疾病（简称慢性病）。包括肿瘤：恶性肿瘤（C00-C97），其他肿瘤（D00-D48）；血液造血器官及免疫疾病（D50-D89，不包括 D50-D53、D64. 9）；内分泌营养和代谢疾病（E00-E90，不包括 E00-E02、E40-E64）；精神障碍（F00-F99）；神经系统疾病（G00-G99，不包括 G00-G04）；循环系统疾病（I00-I99）；呼吸系统疾病（J00－J99，不包括 J00-J22）；消化系统疾病（K00-K93）；泌尿生殖系统疾病（N00-N99，不包括 N70-N73）；先天畸形变性和染色体异常（Q00-Q99）；其他疾病：眼和附器疾病（H00-H59，不包括 H00），耳和乳突疾病（H60-H95，不包括 H65－H66），皮肤和皮下组织疾病（L00-L99），肌肉骨骼和结缔组织疾病（M00-M99）。

（3）第三大类：伤害（V01-Y89）

（4）第四大类：死因不明（R00-R99）

第二节　2014 年中国西部人群健康状况

一、西部人群健康基本情况

我国西部包括重庆、四川、贵州、云南、广西、陕西、甘肃、青海、宁夏、西藏、新疆、内蒙古等 12 个省、直辖市和自治区。西部地区合并的标化死亡率最高，其次是中部，东部最低；东部、中部、西部的标化死亡率由小到大，与经济发展规律一致。男女性别间死亡率差异在东、中、西部均较大，男性粗死亡率和标化死亡率均明显高于女性（表 8-1）。

表 8-1　2014 年中国东、中、西部人群分性别粗死亡率及标化死亡率　单位：/10 万

性别	东部		中部		西部	
	粗死亡率	标化死亡率	粗死亡率	标化死亡率	粗死亡率	标化死亡率
男	740.18	639.93	731.62	718.81	776.12	768.44
女	574.68	389.96	524.84	447.38	529.45	459.07
合计	658.72	509.87	630.50	580.62	655.75	612.08

数据来源：《中国死因监测数据集 2014》

二、西部人群的三大类疾病死亡构成及主要疾病死因顺位

如表 8-2 所示，2014 年西、中、东部的三大类疾病的标化死亡率呈依次增大，而西部地区慢性非传染性疾病占总死因的 85.64%，稍低于东、中部地区；传染病、母婴疾病及营养缺乏性疾病与伤害分别占总死因的 4.64%、8.86%，高于东部、中部这两类疾病的所占比重，这仍与其经济发展一致。说明西部地区在传染病、母婴疾病及营养缺乏性疾病与伤害这两类疾病上的控制还处于全国较低水平，需加大力度继续降低这两类疾病的发生。

表 8-2　2014 年东、中、西部人群三大类疾病的死亡率及构成比

疾病分类	粗死亡率/（/10 万）			标化死亡率/（/10 万）			构成比/%		
	东部	中部	西部	东部	中部	西部	东部	中部	西部
1	21.44	20.95	30.43	16.83	19.37	28.59	3.25	3.32	4.64
2	579.6	553	561.59	444.39	507.34	520.89	87.99	87.71	85.64
3	45.69	48.14	58.08	40.02	46.17	57.23	6.94	7.64	8.86
其他疾病	11.98	8.40	5.66	8.63	7.74	5.37	1.82	1.33	0.86
合计	658.72	630.50	655.75	509.87	580.62	612.08	100.00	100.00	100.00

注：1. 传染病、母婴疾病及营养缺乏性疾病；2. 慢性非传染性疾病；3. 伤害

西部人群前 3 位主要死因是脑血管病、慢性阻塞性肺疾病和冠心病，男女间无差异，第 4～10 位死因男性为肺癌、肝癌、道路交通事故、高血压及并发症、胃癌、食道癌和肝硬化；女性为高血压及并发症、肺癌、肝癌、糖尿病、胃癌、道路交通事故和风湿性心脏病。男女性别间差异较大，男性的肿瘤及伤害较严重，女性的高血压及并发症、肿瘤和糖尿病较严重（表 8-3）。西部人群恶性肿瘤占全死因的 21.23%，占慢性病的 24.78%；心脑血管疾病占全死因的 39.53%，占慢性病的 46.16%。

表 8-3　西部人群 2014 年分性别主要疾病死因顺位　单位：/10 万

顺位	男女合计			男性			女性		
	疾病	死亡率	标化死亡率	疾病	死亡率	标化死亡率	疾病	死亡率	标化死亡率
1	脑血管病	137.58	134.77	脑血管病	156.46	154.89	脑血管病	117.76	100.57

续表

顺位	男女合计			男性			女性		
	疾病	死亡率	标化死亡率	疾病	死亡率	标化死亡率	疾病	死亡率	标化死亡率
2	慢性阻塞性肺疾病	91.71	89.7	慢性阻塞性肺疾病	102.44	103.75	慢性阻塞性肺疾病	80.45	67.29
3	冠心病	80.45	79.2	冠心病	85.46	86.06	冠心病	75.18	63.56
4	肺癌	35.98	35.19	肺癌	50.68	48.60	高血压及并发症	22.61	19.06
5	肝癌	25.93	25.74	肝癌	38.51	36.93	肺癌	20.55	18.10
6	高血压及并发症	23.79	23.31	道路交通事故	30.24	30.73	肝癌	12.72	11.39
7	道路交通事故	20.02	21.31	高血压及并发症	24.91	25.10	糖尿病	11.84	10.35
8	胃癌	18.05	17.66	胃癌	24.26	23.25	胃癌	11.54	10.17
9	食道癌	12.37	12.02	食道癌	18.46	17.55	道路交通事故	9.3	9.07
10	糖尿病	11.69	11.43	肝硬化	13.78	13.23	风湿性心脏病	8.69	7.58

与东、中部地区相比（表 8-4），西部的慢性阻塞性肺疾病位于第二位，标化死亡率为 89.7/10 万，高于中部（48.19/10 万），远高于东部（38.56/10 万）；冠心病位于第三位，标化死亡率为 79.2/10 万，低于东部（84.91/10 万），远低于中部（106.00/10 万）；道路交通事故位于第七位，西部标化死亡率为 21.31/10 万，高于中部（17.31/10 万）和东部（15.87/10 万）。由此可见，相对于东、中部地区，西部地区传染病、部分慢性病以及伤害都很严重，尤其是道路交通事故。后者可以通过人为干预进行控制，比如提高人群道路交通意识、规范人群道路交通行为、政府的道路规划等。

表 8-4　东、中、西部人群主要疾病死因顺位　　单位：/10 万

顺位	西部		中部		东部	
	疾病	标化死亡率	疾病	标化死亡率	疾病	标化死亡率
1	脑血管病	134.77	脑血管病	136.52	脑血管病	107.5
2	慢性阻塞性肺疾病	89.7	冠心病	106.00	冠心病	84.91
3	冠心病	79.2	慢性阻塞性肺疾病	48.19	肺癌	39.01
4	肺癌	35.19	肺癌	37.70	慢性阻塞性肺疾病	38.56
5	肝癌	25.74	高血压及并发症	25.77	肝癌	21.58
6	高血压及并发症	23.31	肝癌	24.05	胃癌	19.12
7	道路交通事故	21.31	胃癌	18.24	道路交通事故	15.87
8	胃癌	17.66	道路交通事故	17.31	高血压及并发症	15.15
9	食道癌	12.02	糖尿病	10.83	食道癌	11.94
10	糖尿病	11.43	食道癌	9.62	糖尿病	11.02

第三节　四川省 2014 年人群健康状况

一、人群健康基本情况

截至 2014 年四川省已建立 31 个国家级监测点和 42 个省级监测点，合并后共有 47 个监测点（具体监测点名单详见附录）。监测点的数据报告质量较好，90%的监测点报告年粗死亡率均达到 600/10 万，因此这里采用 47 个监测点的户籍报告死亡数据进行分析。2014 年四川省人群期望寿命为 76.03 岁，男性为 73.24 岁，女性为 79.31 岁（表 8-5）。据国务院公布数据，2015 年全国人均期望寿命为 76.34 岁。

表 8-5　2014 年四川省人群健康基本情况

年龄组	粗死亡率/（/10 万）			期望寿命/岁		
	男女合计	男性	女性	男女合计	男性	女性
0 岁	380.42	422.38	332.72	76.03	73.24	79.31
1～4 岁	58.70	65.85	50.63	75.61	72.86	78.84
5～9 岁	27.78	34.81	20.07	71.84	69.11	75.05
10～14 岁	25.87	31.33	19.80	66.97	64.27	70.15
15～19 岁	36.24	50.33	21.07	62.08	59.40	65.23
20～24 岁	50.18	69.18	30.72	57.22	54.59	60.32
25～29 岁	60.38	84.29	35.92	52.41	49.83	55.44
30～34 岁	70.03	102.29	37.41	47.61	45.09	50.57
35～39 岁	98.21	136.77	58.81	42.82	40.39	45.69
40～44 岁	171.96	240.91	100.00	38.08	35.73	40.86
45～49 岁	268.25	370.09	161.50	33.49	31.27	36.11
50～54 岁	381.04	528.84	223.30	29.05	26.99	31.48
55～59 岁	621.99	872.28	360.38	24.74	22.87	26.91
60～64 岁	974.58	1308.23	634.11	20.68	19.09	22.51
65～69 岁	1455.12	1858.31	1032.72	16.9	15.60	18.37
70～74 岁	2428.46	3044.07	1797.20	13.37	12.33	14.50
75～79 岁	4059.47	4801.13	3343.77	10.28	9.55	11.03
80～84 岁	6985.79	7939.45	6122.12	7.72	7.24	8.17
85 岁以上	12744.63	13 268.51	12 331.22	5.88	5.65	6.08
合计	645.84	759.47	527.26	76.03	73.24	79.31

注：此处用漏报率对死亡率进行校正，0 岁组漏报率 0.5，其他年龄组漏报率 0.2

二、三大类疾病死亡构成及主要疾病死因顺位

四川省慢性非传染性疾病死亡率为 568.29/10 万，标化死亡率为 429.28/10 万，占

全部死因的87.99%（表8-6），高于西部慢性非传染性疾病死亡率的561.59/10万，低于标化死亡率的520.89/10万，占全部死因的85.64%。与全国慢性非传染性疾病死亡率（565.64/10万）和标化死亡率（483.44/10万）占全部死因的87.29%接近。虽然四川省慢性非传染性疾病标化死亡率远低于西部和全国，但全死因所占比例则高于西部和全国，跟东部慢性病所占的比重相当，可能与现阶段人口老龄化和经济发展有关；四川省内男性死亡率明显高于女性，尤其是伤害，男性粗死亡率和标化死亡率均是女性的两倍多，可能与男性从事的职业和行为等有关。

表8-6　2014年四川省三大类疾病死亡率及构成比

疾病分类	粗死亡率/（/10万）			标化死亡率/（/10万）			构成比/%		
	合计	男	女	合计	男	女	合计	男	女
1	23.76	28.24	19.07	19.34	22.77	15.59	3.51	3.72	3.62
2	568.29	658.96	473.63	429.28	486.15	365.84	87.99	86.77	89.83
3	50.68	68.83	31.79	45.71	62.46	28.04	7.85	9.06	6.03
其他疾病	3.11	3.43	2.77	2.06	2.34	1.75	0.65	0.45	0.53
合计	645.84	759.46	527.26	496.39	573.73	411.22	100.00	100.00	100.00

注：1. 传染病、母婴疾病及营养缺乏性疾病；2. 慢性非传染性疾病；3. 伤害

从全死因角度分析四川省2014年主要死因（表8-7、图8-1），其中前3位是脑血管病、慢性阻塞性肺疾病和冠心病，与西部地区一致；与全国的顺位有差异，全国死因前3位是脑血管病、冠心病、慢性阻塞性肺疾病；男性第3位是肺癌，女性与总人群一致。第4～10位男女合计依次是：肺癌、肝癌、胃癌、食道癌、高血压及并发症、道路交通事故和下呼吸道感染；男性依次是：冠心病、肝癌、食道癌、胃癌、道路交通事故、高血压及并发症和下呼吸道感染；女性依次是：肺癌、高血压及并发症、肝癌、胃癌、糖尿病、下呼吸道感染和结直肠癌。男女间主要死因有所差异，女性的高血压及并发症位于第5位，男性位于第9位；女性糖尿病位于第8位，而男性糖尿病则在前十位之外；男性食道癌位于第6位，而女性食道癌则在前十位之外；男性道路交通事故位于第8位，而女性道路交通事故不在前十位。道路交通事故对男性健康的影响不容忽视。西部地区第4～10位依次是：肺癌、肝癌、高血压及并发症、道路交通事故、胃癌、食道癌和糖尿病；全国第4～10位依次是：肺癌、肝癌、高血压及并发症、胃癌、道路交通事故、食道癌和糖尿病；四川省的死因顺位与西部比较，胃癌和食道癌比较靠前，前十位没有糖尿病；与全国比较，慢性阻塞性肺疾病、胃癌和食道癌比较靠前，前十位没有糖尿病。

表8-7　2014年四川省人群主要疾病死因顺位　　单位：/10万

顺位	男女合计			男性			女性		
	疾病	死亡率	标化死亡率	疾病	死亡率	标化死亡率	疾病	死亡率	标化死亡率
1	脑血管病	120.49	90.51	脑血管病	135.59	97.61	脑血管病	108.44	82.38
2	慢性阻塞性肺疾病	110.95	84.12	慢性阻塞性肺疾病	129.15	88.58	慢性阻塞性肺疾病	105.27	78.47

续表

顺位	男女合计			男性			女性		
	疾病	死亡率	标化死亡率	疾病	死亡率	标化死亡率	疾病	死亡率	标化死亡率
3	冠心病	62.16	44.97	肺癌	67.26	51.2	冠心病	60.66	45.51
4	肺癌	49.9	37.88	冠心病	62.82	44.43	肺癌	29.51	23.29
5	肝癌	32.73	25.99	肝癌	47.26	39.31	高血压及并发症	16.98	12.74
6	胃癌	21.1	16.82	食道癌	29.47	22.26	肝癌	15.9	12.78
7	食道癌	20.95	14.94	胃癌	29.41	22.31	胃癌	13.71	10.8
8	高血压及并发症	17.3	12.49	道路交通事故	23.04	21.46	糖尿病	13.18	10.26
9	道路交通事故	14.66	14.84	高血压及并发症	17.58	12.2	下呼吸道感染	13.05	10.00
10	下呼吸道感染	13.06	10.64	下呼吸道感染	15.47	11.14	结直肠癌	9.12	7.24

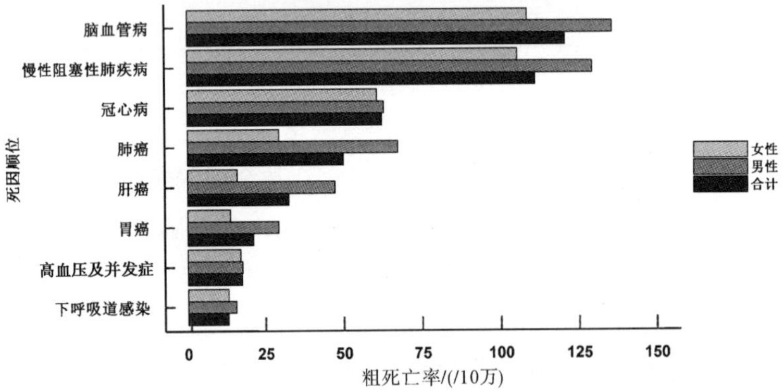

图 8-1　2014 年四川省人群主要死因

三、主要大类疾病死亡率与死因顺位

从疾病大类角度分析四川省 2014 年人群主要死因（表 8-8）。恶性肿瘤粗死亡率 174.90/10 万，占全死因的 27.65%，占慢性病的 30.78%，标化死亡率 138.46/10 万，比西部人群（粗死亡率 139.19/10 万，标化死亡率 129.33/10 万）和全国人群（粗死亡率 155.36/10 万，标化死亡率 135.32/10 万）高；心脑血管疾病粗死亡率 218.80/10 万，占全死因的 33.66%，占慢性病的 38.50%，标化死亡率 161.45/10 万，比西部人群（粗死亡率 264.99/10 万，标化死亡率 245.45/10 万）和全国人群（粗死亡率 291.00/10 万，标化死亡率 246.47/10 万）低。伤害粗死亡率 50.68/10 万，占全死因的 7.75%，标化死亡率 45.71/10 万，低于西部人群（粗死亡率 58.08/10 万，标化死亡率 57.23/10 万）和全国人群（粗死亡率 49.70/10 万，标化死亡率 46.52/10 万）。

表 8-8　2014 年四川省人群全死因顺位

顺位	疾病	死亡率/（/10 万）	标化死亡率/（/10 万）	全死因构成比/%
1	恶性肿瘤	174.90	138.46	27.65
2	呼吸系统疾病	140.58	101.38	21.75
3	脑血管病	122.02	90.51	18.34
4	心脏病	96.78	70.94	15.32
5	伤害	50.68	45.71	7.75
6	消化系统疾病	17.87	14.07	2.83
7	内分泌营养代谢疾病	13.98	10.94	2.22
8	神经系统和精神障碍疾病	7.70	6.03	1.21
9	泌尿生殖系统疾病	7.25	5.82	1.12
10	传染病和寄生虫病	7.05	6.48	1.12

2014 年，四川省人群在恶性肿瘤这一大类死因中，第 1 位是肺癌，占全部恶性肿瘤死亡率的 27.88%；第 2 位是肝癌，占全部恶性肿瘤死亡率的 18.23%；无论男女前两位都是肺癌与肝癌。食道癌位于男性恶性肿瘤死亡第 3 位、女性第 5 位；胃癌位于男性恶性肿瘤死亡第 4 位、女性第 3 位；结直肠癌位于男性恶性肿瘤死亡第 5 位、女性第 4 位，前 10 位的恶性肿瘤在性别间差异较大，尤其是后 5 位，男性恶性肿瘤死亡率第 6～10 位依次是：胰腺癌、唇、口腔、咽恶性肿瘤、白血病、淋巴瘤与多发性骨髓瘤和膀胱癌；女性恶性肿瘤死亡率第 6～10 位依次是：乳腺癌、宫颈癌、胰腺癌、白血病、淋巴瘤与多发性骨髓瘤（表 8-9）。女性的乳腺癌与宫颈癌预后较好，5 年生存率亦较高，因此应提高女性两癌的早期筛查率，从而降低女性乳腺癌和宫颈癌的死亡率。与全国恶性肿瘤死亡率相比，男性前 5 位差别不大，仅胃癌在第 3 位，食管癌第 4 位，第 6～10 位差别较大依次是：白血病、膀胱癌、鼻咽癌、乳腺癌和宫颈癌；女性前 4 位一致，第 5～10 位依次是：乳腺癌、食道癌、宫颈癌、白血病、鼻咽癌和膀胱癌。四川省的胰腺癌和淋巴瘤与多发性骨髓瘤排位靠前，不在全国恶性肿瘤死亡率前十位。

表 8-9　2014 年四川省人群恶性肿瘤死亡率与死亡顺位　　单位：/10 万

顺位	男女合计		男性		女性	
	肿瘤	粗死亡率	肿瘤	粗死亡率	肿瘤	粗死亡率
1	肺癌	48.76	肺癌	67.26	肺癌	29.51
2	肝癌	31.89	肝癌	47.26	肝癌	15.90
3	胃癌	21.71	食道癌	29.47	胃癌	13.71
4	食道癌	19.44	胃癌	29.41	结直肠癌	9.12
5	结直肠癌	11.57	结直肠癌	13.93	食道癌	9.02
6	胰腺癌	4.29	胰腺癌	5.25	乳腺癌	5.88
7	白血病	3.58	唇、口腔、咽恶性肿瘤	4.63	宫颈癌	5.71

续表

顺位	男女合计		男性		女性	
	肿瘤	粗死亡率	肿瘤	粗死亡率	肿瘤	粗死亡率
8	淋巴瘤与多发性骨髓瘤	3.35	白血病	4.17	胰腺癌	3.30
9	唇、口腔、咽恶性肿瘤	3.25	淋巴瘤与多发性骨髓瘤	4.07	白血病	2.97
10	乳腺癌	2.99	膀胱癌	2.77	淋巴瘤与多发性骨髓瘤	2.59

在循环系统疾病死因中，男女性别间死因顺位排序基本一致，仅风湿性心脏病在男女循环系统疾病死因中排序有差别（表 8-10）。跟全国主要循环系统疾病死因顺位一致。循环系统疾病死因中各死因死亡率差异不大，除风湿性心脏病外，各死因在男性中的粗死亡率均高于女性。

表 8-10　2014 年四川省死因监测点主要循环系统疾病死亡率和顺位　单位：/10 万

顺位	男女合计		男		女	
	疾病	粗死亡率	疾病	粗死亡率	疾病	粗死亡率
1	脑血管病	122.32	脑血管病	135.59	脑血管病	108.44
2	缺血性心脏病	61.80	缺血性心脏病	62.82	缺血性心脏病	60.66
3	高血压及并发症	17.30	高血压及并发症	17.58	高血压及并发症	16.98
4	风湿性心脏病	7.57	其他	6.64	风湿性心脏病	8.90
5	其他	5.89	风湿性心脏病	6.28	其他	5.10
6	炎性心脏病	4.23	炎性心脏病	4.85	炎性心脏病	3.55

伤害死亡率中位于第一位的是道路交通事故，其次是意外跌落，且在男女性别间的疾病死亡率及顺位差异不大，仅女性的自杀、意外溺水和其他意外伤害分别位于第 3、4 和 5 位，男性位于第 4、5 和 3 位，其他疾病顺位均一样（表 8-11）。与全国伤害死因相比顺位差异不大，仅第 3、4 位全国是自杀及后遗症、其他意外伤害。因此，意外跌落对人群健康的影响也不容忽视，尤其是老人和小孩，以及特殊的职业人群，应加强宣传教育、降低公共场所各种设施的安全隐患等；另外，除了道路交通事故和意外跌落外，应尤其注意女性在生长过程中的心理发育及健康，增加学校教育的心理课程辅导。

表 8-11　2014 年四川省死因监测点主要伤害死亡率和顺位　单位：/10 万

顺位	男女合计		男性		女性	
	疾病	粗死亡率	疾病	粗死亡率	疾病	粗死亡率
1	道路交通事故	15.94	道路交通事故	23.04	道路交通事故	8.54
2	意外跌落	11.19	意外跌落	14.98	意外跌落	7.24
3	其他意外伤害	6.51	其他意外伤害	9.45	自杀	5.23
4	自杀	6.22	自杀	7.18	意外溺水	4.07

续表

顺位	男女合计		男性		女性	
	疾病	粗死亡率	疾病	粗死亡率	疾病	粗死亡率
5	意外溺水	5.28	意外溺水	6.45	其他意外伤害	3.46
6	意外中毒	3.60	意外中毒	5.09	意外中毒	2.04
7	火灾	0.66	火灾	0.86	火灾	0.45
8	他杀及后遗症	0.60	他杀及后遗症	0.78	他杀及后遗症	0.41
9	其他故意伤害	0.04	其他故意伤害	0.08	其他故意伤害	0.01
10	战争	0.00	战争	0.00	战争	0.00

四、四川省 21 个市州和 3 类地区间人群期望寿命比较

本章的市州死亡率分别是由各市州所在的监测点死亡数据计算而来。四川省 2014 年的期望寿命为 76.03 岁，成都市的期望寿命最高为 78.45 岁，三州地区的期望寿命较低（表 8-12）。按经济状况（以 2004～2013 年人均 GDP 为依据）将四川省分为三类地区，分别计算每类地区的粗死亡率、标化死亡率和期望寿命，其中二类地区的粗死亡率最高，一类地区的粗死亡率最低，而标化死亡率由高到低分别是：三类地区、二类地区、一类地区，这与全国东、中、西部的变化规律一致（表 8-13）。

表 8-12　2014 年四川省 21 个市州人群的死亡率及期望寿命

市州	报告粗死亡率/（/10 万）	标化死亡率/（/10 万）	期望寿命/岁
成都市	595.15	417.35	78.45
自贡市	658.35	609.27	75.91
攀枝花市	595.06	449.18	76.85
泸州市	699.47	511.51	74.96
德阳市	707.88	480.61	77.38
绵阳市	682.89	513.68	76.48
广元市	647.62	686.61	75.41
遂宁市	641.59	497.58	76.00
内江市	655.91	545.16	75.61
乐山市	663.22	446.95	76.07
南充市	661.28	556.32	75.47
眉山市	643.90	439.88	76.06
宜宾市	628.73	570.63	75.57
广安市	658.52	582.90	76.01
达州市	760.88	649.34	75.59
雅安市	635.27	488.28	76.33
巴中市	547.67	770.88	75.49
资阳市	666.31	428.75	76.09
阿坝州	455.67	330.13	73.24
甘孜州	617.19	623.23	73.05
凉山州	579.69	504.57	73.27

注：由于各市州经济发展不平衡，监测点数量也不够，各地报告质量也存在差异，所以结果可能不具有市州代表性

表 8-13 2014 年四川省不同地区人群的死亡率及期望寿命

地区	粗死亡率/（/10 万）	标化死亡率/（/10 万）	期望寿命/岁
一类地区	569.29	434.4	77.22
二类地区	671.36	503.26	75.75
三类地区	658.17	548.09	74.94

注：地区分类是按照 2009～2013 年的人均 GDP 将 47 个监测点划分为 3 类，一类经济最好，二类次之，三类较差

五、四川省 21 个市州及 3 类地区人群主要死因标化死亡率

除三州地区外，巴中市的脑血管疾病标化死亡率最高，且高于全省两倍多，乐山市的脑血管疾病标化死亡率最低；广元市的慢性阻塞性肺疾病标化死亡率最高，攀枝花市的慢性阻塞性肺疾病标化死亡率最低。巴中市的冠心病标化死亡率最高，资阳市的冠心病标化死亡率最低；自贡市的肺癌标化死亡率最高，雅安市的肺癌标化死亡率最低，可能跟环境有较大的关系。遂宁市的肝癌标化死亡率最高，雅安市的肝癌标化死亡率最低；巴中市的胃癌标化死亡率最高，泸州市的胃癌标化死亡率最低；南充市的食道癌标化死亡率最高，攀枝花市的食道癌标化死亡率最低；宜宾市的高血压及并发症标化死亡率最高，眉山市的高血压及并发症标化死亡率最低；各市州的道路交通事故标化死亡率都在 10/10 万～20/10 万，仅达州市为 21.37/10 万稍高于 20/10 万，在各市州中最高，泸州市的道路交通事故标化死亡率最低；宜宾市的下呼吸道感染标化死亡率最高，资阳市的下呼吸道感染标化死亡率最低（表 8-14）。可能与地区间日常生活习惯有关，还与当地的经济发展水平、环境保护程度、当地居民知识素养以及医疗机构水平等有关。

三州地区各种疾病的标化死亡率大多都低于全省水平，可能因为死亡漏报较多，也可能跟民族地区某些特有的生活习惯有关。值得注意的是凉山州的道路交通事故标化死亡率很高，达 33.67/10 万，是全省的两倍多，可能是选取的监测点引起，也可能确实是凉山州的道路交通事故负担较重（表 8-14）。

表 8-14 2014 年四川省 21 个市州人群全省前十位疾病的标化死亡率 单位：/10 万

市州	脑血管病	慢阻肺	冠心病	肺癌	肝癌	胃癌	食道癌	高血压及并发症	道路交通事故	下呼吸道感染
成都市	64.64	71.05	33.77	36.11	23.53	14.43	12.73	7.17	12.40	15.57
自贡市	106.89	104.07	71.97	74.59	38.17	14.20	18.96	20.09	10.90	5.78
攀枝花	69.41	49.53	46.54	28.03	21.33	7.09	5.04	12.43	15.01	11.19
泸州市	78.41	97.85	40.74	52.95	19.13	6.02	16.01	7.03	10.74	3.58
德阳市	84.92	82.30	34.89	31.68	27.13	24.37	21.41	8.09	18.17	8.87
绵阳市	97.05	103.29	47.83	32.07	20.58	26.00	23.91	7.28	17.39	4.03
广元市	131.36	128.85	72.62	46.23	23.68	21.76	23.34	27.20	18.88	5.92
遂宁市	99.96	95.25	42.16	42.13	46.51	30.92	10.72	16.18	13.13	4.65
内江市	92.35	100.52	64.24	55.62	40.34	12.66	8.59	24.31	14.50	4.25

续表

市州	脑血管病	慢阻肺	冠心病	肺癌	肝癌	胃癌	食道癌	高血压及并发症	道路交通事故	下呼吸道感染
乐山市	59.10	78.11	48.38	36.94	20.38	10.60	7.94	13.36	19.70	11.54
南充市	127.50	86.45	55.46	33.72	24.96	28.36	42.75	6.24	12.10	4.11
眉山市	76.28	85.31	37.24	45.52	34.07	17.66	11.03	2.89	18.25	4.15
宜宾市	122.93	85.37	66.59	37.08	24.14	6.76	6.31	28.46	15.24	29.77
广安市	112.10	69.29	63.49	47.14	31.31	26.54	16.82	19.65	17.90	21.74
达州市	155.61	129.19	36.13	22.66	18.80	14.67	10.17	22.45	21.37	14.46
雅安市	89.80	90.57	62.12	14.15	13.33	6.08	5.56	14.47	15.62	10.06
资阳市	81.26	96.14	30.49	23.18	32.76	20.27	9.89	5.05	12.93	2.38
巴中市	205.61	123.58	78.96	53.82	34.79	33.71	16.63	22.98	12.76	2.92
阿坝州	42.65	45.62	24.43	19.19	14.70	9.38	11.04	12.64	17.82	16.02
甘孜州	61.92	47.09	43.64	23.57	19.01	12.42	5.35	23.84	17.38	27.14
凉山州	123.05	68.32	32.99	17.92	25.27	32.20	7.94	18.60	33.67	11.10
四川省	**90.51**	**84.12**	**44.97**	**37.88**	**25.99**	**16.82**	**14.94**	**12.49**	**14.84**	**10.64**

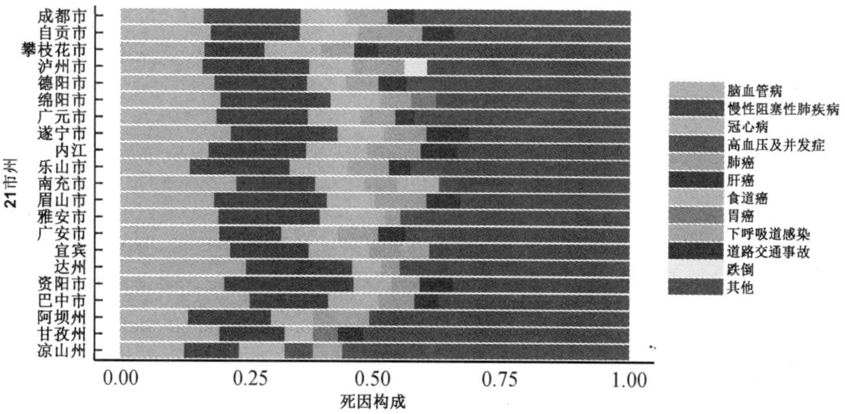

图 8-2　2014 年四川省各市州前 5 位死因构成

由图 8-2 还可看出，各市州的前 3 位死因相同，依次为脑血管病、慢性阻塞性肺疾病、冠心病；第 4 位死因及以后存在差异，如甘孜州第 4 位死因为胃癌，凉山州第 4 位死因为高血压及并发症，而另外 19 个市州第 4 位死因均为肺癌。此处为了展示清楚，仅做了各市州前 5 位的死因顺位图。事实上，各市州前 10 位死因存在非常大的差异，部分市州的前 10 位疾病并不在全省的前 10 位疾病中，比如许多市州前 10 位死因包括结直肠癌、糖尿病、意外跌落，还有个别市州存在的个别死因，如乐山市的内分泌紊乱，宜宾市、雅安市和阿坝州的肝硬化，而雅安市的第 9 位死因为自害，以上列举的几类不在全省前 10 位死因列表中。

三类地区间前 5 位疾病无太大差异，仅二类地区的慢性阻塞性肺疾病位于第 1 位，脑血管病位于第 2 位。后 5 位差异较大，一类地区第 6～10 位依次是：下呼吸道感染、高血压及并发症、胃癌、糖尿病、道路交通事故；二类地区第 6～10 位依次是：胃癌、道路交通事故、食道癌、高血压及并发症、跌倒；三类地区第 6～10 位依次是：食道癌、胃癌、道路交通事故、高血压及并发症、跌倒（表 8-15）。由此可见，脑血管病、冠心病、肝癌、食道癌、胃癌随着经济的发展，顺位下降，死亡率下降，可能跟食物的摄入、医疗水平等有关；一类地区糖尿病的标化死亡率最高，可能与经济发展后人们生活水平大大改善有关；道路交通事故的标化死亡率在二类地区反而较高，可能与车辆的数量、道路的布局以及居民的素养等有关。

表 8-15　2014 年四川省不同经济地区人群主要疾病的死因顺位　单位：/10 万

顺位	一类地区		二类地区		三类地区	
	疾病	标化死亡率	疾病	标化死亡率	疾病	标化死亡率
1	脑血管病	63.91	慢阻肺	94.23	脑血管病	112.23
2	慢阻肺	57.14	脑血管病	93.84	慢阻肺	92.89
3	冠心病	41.35	冠心病	42.83	冠心病	56.16
4	肺癌	37.21	肺癌	38.75	肺癌	36.49
5	肝癌	20.98	肝癌	26.66	肝癌	29.41
6	下呼吸道感染	17.60	胃癌	16.08	食道癌	24.05
7	高血压及并发症	15.02	道路交通事故	15.98	胃癌	22.68
8	胃癌	13.23	食道癌	13.05	道路交通事故	13.85
9	糖尿病	11.88	高血压及并发症	12.00	高血压及并发症	11.18
10	道路交通事故	13.06	跌倒	9.88	跌倒	10.67

第四节　2005～2014 年四川省人群健康和主要疾病负担变化

一、人群期望寿命变化（2005～2014 年）

分析观察 2005 年、2010 年和 2014 年三个时间点的期望寿命变化（表 8-16）。2005 年四川省的死因数据为原卫生部成立的 20 个监测点的合格数据，2010 年为 35 个县区的合格数据，2014 年为 47 个县区的合格数据（具体县区详见附录）。随着时间的推移，四川省人群期望寿命逐年增加，标化死亡率 2010 年比 2005 年有所增加，但 2014 年与 2010 年、2005 年相比反而下降，可能与社会经济发展、医疗水平的提高、卫生政策的完善以及人口老龄化有关。据国家统计局数据显示，2005 年、2010 年、2015 年全国人均期望寿命分别为 72.95 岁、74.83 岁、76.34 岁。2005 年四川省的期望寿命高于全国，近 10 年四川省期望寿命增长了 2.34 岁，全国期望寿命增长了 3.39 岁，四川省期望寿命的增长低于全国的增长。

表 8-16　2005～2014 年四川省人群分性别死亡率和期望寿命变化情况

类别	性别	2005 年	2010 年	2014 年
粗死亡率/（/10 万）	男女合计	535.68	587.27	645.84
	男	625.31	699.73	759.46
	女	442.32	470.00	527.26
标化死亡率/（/10 万）	男女合计	615.78	698.08	496.39
	男	717.39	814.75	573.73
	女	513.04	573.36	411.22
期望寿命/（岁）	男女合计	73.69	74.75	76.03
	男	71.26	72.01	73.24
	女	76.61	77.94	79.31

二、三大类疾病及主要疾病顺位 2005～2014 年的变化

2005～2014 年三大类疾病的粗死亡率均有所增长，但 2014 年的传染病、母婴和营养缺乏病、慢性非传染性疾病标化死亡率均比 2005 年、2010 年低，伤害的标化死亡率高于 2005 年低于 2010 年（表 8-17～表 8-19）。2005～2014 年全国全年龄组死亡率依次是：611.98/10 万、575.38/10 万、647.99/10 万，因没有找到 2005 年和 2010 年的数据，在此是以 2010 年全国普查人口为标准计算的国家死亡标化率，没有与国家标化死亡率比较。

表 8-17　2005～2014 年四川省三大类疾病死亡率变化　　单位：/10 万

疾病	全年龄组死亡率			年龄标化死亡率		
	2005 年	2010 年	2014 年	2005 年	2010 年	2014 年
传染病、母婴和营养缺乏病	19.93	23.18	23.76	24.59	27.59	19.34
慢性非传染性疾病	466.54	511.49	568.74	540.34	611.60	429.28
伤害	38.45	47.91	50.68	37.60	52.94	45.71
全死因	535.68	587.27	645.84	615.78	698.08	496.39

表 8-18　2005～2014 年四川省三类经济区三大类疾病粗死亡率及死因构成比变化

疾病	一类地区			二类地区			三类地区		
	2005 年	2010 年	2014 年	2005 年	2010 年	2014 年	2005 年	2010 年	2014 年
死亡率/（/10 万）									
全死因	527.3	543.44	569.29	511.39	618.83	671.36	549.15	574.97	658.17
传染病、母婴和营养缺乏病	27.96	36.41	34.81	20.03	20.82	21.71	14.87	16.39	18.2
慢性非传染性疾病	452.55	466.59	493.45	439.76	538.74	592.27	490.23	506.09	582.45
伤害	38.63	36.2	37.4	39.04	52.23	54.68	35.26	50.91	53.92
其他疾病	8.16	4.24	3.63	12.56	7.04	2.7	8.79	1.58	3.6

续表

疾病	一类地区			二类地区			三类地区		
	2005 年	2010 年	2014 年	2005 年	2010 年	2014 年	2005 年	2010 年	2014 年
死因构成比/%									
全死因	100	100	100	100	100	100	100	100	100
传染病、母婴和营养缺乏病	5.3	6.7	6.11	3.92	3.36	3.23	2.71	2.85	2.77
慢性非传染性疾病	85.82	85.86	86.68	85.99	87.06	88.22	89.27	88.02	88.5
伤害	7.33	6.66	6.57	7.63	8.44	8.14	6.42	8.85	8.19
其他疾病	1.55	0.78	0.64	2.46	1.14	0.4	1.6	0.27	0.55

表 8-19　2005～2014 年四川省三类经济区三大类疾病标化死亡率变化　单位：/10 万

疾病	一类地区			二类地区			三类地区		
	2005 年	2010 年	2014 年	2005 年	2010 年	2014 年	2005 年	2010 年	2014 年
传染病、母婴和营养缺乏病	32.91	46.54	26.24	25.47	24.21	17.31	18.03	18.09	17.16
慢性非传染性疾病	507.27	585.88	371.97	558.54	629.67	435.18	572.33	608.56	477.48
伤害	40.41	41.23	33.65	42.55	59.06	48.76	38.28	55.37	50.29
全死因	590.21	679.05	434.44	643.53	721.61	503.26	639.37	683.95	548.09

2005～2014 年前 10 位的主要死因基本相同，但位置却发生了变化，2005 年死因的前 5 位是慢性阻塞性肺疾病、脑血管病、肺癌、肝癌、食道癌，2010 年死因的前 5 位是慢性阻塞性肺疾病、脑血管病、肺癌、冠心病、肝癌，2014 年死因的前 5 位是脑血管病、慢性阻塞性肺疾病、冠心病、肺癌、肝癌，分析发现近年的心脑血管疾病的死亡率增长较快、慢性阻塞性肺疾病死亡率减少、肿瘤的危害严重（表 8-20）。图 8-3 显示，2005～2014 年除冠心病的标化死亡率有较大增长外，肺癌和道路交通事故有小幅上升，其他疾病均有所下降。2005 年全国死因前 10 位依次是：脑血管病、慢性阻塞性肺疾病、冠心病、肺癌、肝癌、胃癌、道路交通事故、食道癌、自杀和下呼吸道感染；2010 年全国死因前 10 位依次是：脑血管病、冠心病、慢性阻塞性肺疾病、肺癌、肝癌、胃癌、道路交通事故、食道癌、下呼吸道感染和高血压心脏病；2014 年全国死因前 10 位依次是：脑血管病、冠心病、慢性阻塞性肺疾病、肺癌、肝癌、高血压及并发症、胃癌、道路交通事故、食道癌和糖尿病。2005 年与 2010 年前 8 位基本一致，仅冠心病由第 3 位上升到第 2 位，2005 年自杀位于第 9 位，没有高血压心脏病，2010 年高血压心脏病位于第 10 位，没有自杀；到 2014 年时，高血压及并发症（与高血压心脏病概念是一样的，仅年份不同名称不同而已）上升到第 6 位，糖尿病也出现在第 10 位，近 10 年全国的冠心病、高血压及并发症和糖尿病死亡顺位上升，慢性阻塞性肺疾病、自杀和下呼吸道感染死亡顺位下降。与全国相比，四川省的死因顺位中食道癌和慢性阻塞性肺疾病较靠前，冠心病的顺位较靠后，糖尿病没有出现在前 10 位，高血压心脏病和下呼吸道感染的顺位比较稳定。

表 8-20　2005～2014 年四川省人群前十位死因顺位　单位：/10 万

顺位	2005 年 疾病	2005 年 粗死亡率	2005 年 标化死亡率	2010 年 疾病	2010 年 粗死亡率	2010 年 标化死亡率	2014 年 疾病	2014 年 粗死亡率	2014 年 标化死亡率
1	慢性阻塞性肺疾病	125.45	154.23	慢性阻塞性肺疾病	124.98	130.55	脑血管病	120.49	90.51
2	脑血管病	95.49	110.16	脑血管病	110.71	134.49	慢性阻塞性肺疾病	110.95	84.12
3	肺癌	30.72	35.06	肺癌	39.43	45.66	冠心病	62.16	44.97
4	肝癌	25.00	26.13	冠心病	35.26	43.29	肺癌	49.90	37.88
5	食道癌	21.55	19.62	肝癌	28.33	32.39	肝癌	32.73	25.99
6	胃癌	21.36	21.72	胃癌	21.96	25.44	胃癌	21.10	16.82
7	冠心病	17.38	21.35	食道癌	20.13	23.20	食道癌	20.95	14.94
8	高血压心脏病	14.10	18.19	道路交通事故	18.80	20.71	高血压心脏病	17.30	12.49
9	道路交通事故	12.99	13.31	高血压心脏病	17.44	21.41	道路交通事故	14.66	14.84
10	下呼吸道感染	10.04	13.66	下呼吸道感染	13.03	16.34	下呼吸道感染	13.06	10.64

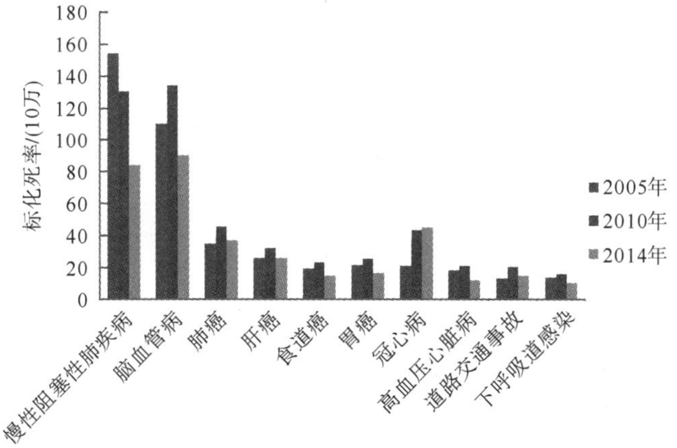

图 8-3　2005～2014 年四川省人群前十位死因变化情况

三、三类地区人群 2005～2014 年主要死因变化的比较

表 8-21 数据显示，随着时间的推移，慢性阻塞性肺疾病（简称慢阻肺）的标化死亡率逐年降低，脑血管病的标化死亡率逐年递增但 2014 年有所下降，三类地区的慢性阻塞性肺疾病、脑血管病、冠心病、食道癌、胃癌标化死亡率较高，二类地区的道路交通事故标化死亡率较高，一类地区的肺癌标化死亡率较高（图 8-4）。

表 8-21　2005～2014 年四川省不同经济地区主要疾病标化死亡率变化　单位：/10 万

疾病	一类地区			二类地区			三类地区		
	2005 年	2010 年	2014 年	2005 年	2010 年	2014 年	2005 年	2010 年	2014 年
慢阻肺	131.73	115.86	57.14	153.45	174.06	94.23	195.16	144.98	92.89
脑血管病	103.20	102.40	63.91	115.12	143.32	93.84	125.96	146.72	112.23
肺癌	39.28	63.32	37.21	39.35	43.92	38.75	25.37	35.70	36.49
肝癌	28.10	31.47	20.98	28.25	33.95	26.66	27.62	31.18	29.41
冠心病	21.99	43.44	41.35	25.33	44.16	42.83	14.79	42.18	56.16
胃癌	20.57	20.29	13.23	25.86	33.07	16.08	24.89	31.32	22.68
食道癌	18.24	18.32	11.26	19.67	31.40	13.05	35.95	32.18	24.05
道路交通事故	14.54	18.96	13.06	15.66	23.85	15.98	10.04	18.52	13.85

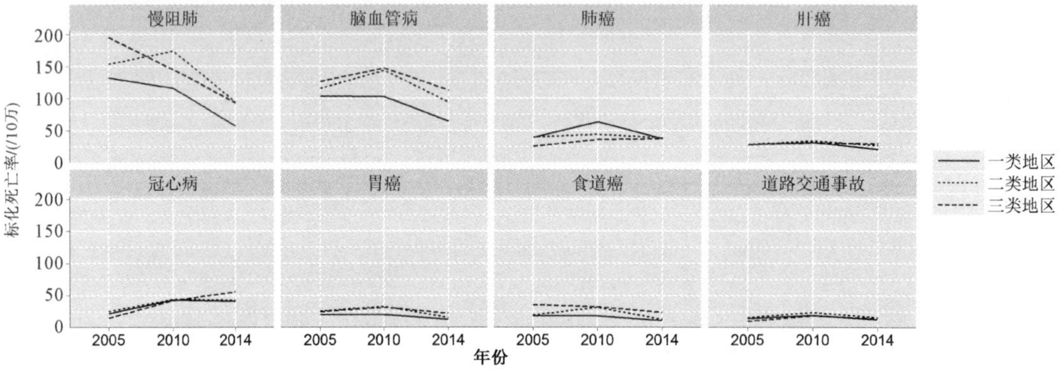

图 8-4　2005～2014 年四川省三类地区主要死因标化死亡率的变化情况

四、全人群主要疾病负担变化（2005～2014 年）

本章中疾病负担的测量指标是 YLL；疾病负担的前 10 位与死因前 10 位基本相同，但位置有所变化，2005 年主要死因疾病的疾病负担前 5 位是慢性阻塞性肺疾病、脑血管病、肺癌、肝癌、道路交通事故，2010 年主要死因疾病的疾病负担前 5 位是脑血管病、慢性阻塞性肺疾病、肺癌、肝癌、道路交通事故，2014 年主要死亡疾病的疾病负担前 5 位是脑血管病、慢性阻塞性肺疾病、肺癌、冠心病、肝癌，2014 年道路交通事故在第 6 位；与死因顺位相比，道路交通事故由第 8 或 9 位，上升到第 5 或 6 位（表 8-22）。根据 WHO 公布的 GBD2013 的数据显示，全国 2005 年主要死亡疾病的 YLL 前 10 位依次是：脑血管病、冠心病、道路交通事故、慢性阻塞性肺疾病、肺癌、肝癌、胃癌、下呼吸道感染、先天畸形和自杀，2010 年、2013 年与 2005 年的前 10 位主要疾病一致，仅下呼吸道感染位于第 7 位，先天畸形位于第 8 位。

表 8-22　2005～2014 年四川省分性别人群主要疾病的减寿年数　单位：人/年

2005 年 YLL				2010 年 YLL				2014 年 YLL			
疾病	合计	男	女	疾病	合计	男	女	疾病	合计	男	女
慢阻肺	267 458	150 983.8	116 474.2	脑血管病	523 997.6	322 378.3	201 619.3	脑血管病	706 470.2	431 166.9	275 293.3
脑血管病	227 325.64	135 424.6	91 901.04	慢阻肺	427 474. 9	251 356.4	176 118.5	慢阻肺	562 899.9	338 225.3	224 674.6
肺癌	92 963.8	67 869.79	25 094.01	肺癌	235 504.27	169 091.7	66 412.57	肺癌	357 772.16	258 467.1	99 305.06
肝癌	92 296.17	70 745.86	21 550.31	肝癌	205 744	160 387.2	45 356.78	冠心病	329 248.7	190 507.5	138 741.1
道路交通事故	69 045.74	49 577.46	19 468.28	道路交通事故	198 698.9	149 172.6	49 526.28	肝癌	283 431.41	223 899.2	59 532.21
食道癌	65 907.8	50 453.88	15 453.92	冠心病	163 755.85	95 895.24	67 860.61	道路交通事故	202 425.58	152 324.6	50 100.98
胃癌	65 282.91	45 664.8	19 618.11	胃癌	132 303.1	95 223.75	37 079.35	胃癌	155 466. 02	110 331.3	45 134.72
冠心病	41 787.43	24 694.19	17 093.24	食道癌	121 081.28	96 540.55	24 540.73	食道癌	138 461.6	111 098.6	27 363.06
高血压心脏病	32 155.8	20 493.93	11 661.87	高血压心脏病	77 438.79	44 828.14	32 610.65	高血压心脏病	87 488.44	49 096.04	38 392.4
结直肠癌	28 421.5	16 956.14	11 465.36	下呼吸道感染	68 039.72	41 008.84	27 030.88	下呼吸道感染	86 459.28	51 785.04	34 674.24

2014 年男性减寿率顺位首位是脑血管（29.26 人年），其次是慢性阻塞性肺疾病（22.95 人年）、肺癌（17.54 人年）、肝癌（15.19 人年）、冠心病（12.93 人年）；女性减寿率顺位首位是脑血管病（19.41 人年），其次是慢性阻塞性肺疾病（15.84 人年）、冠心病（9.78 人年）、肺癌（7.00 人年）、肝癌（4.20 人年）（表 8-23）。随着时间的推移，脑血管病对寿命的影响居首位，慢性阻塞性肺疾病位于第 2 位，冠心病由 2005 年的第 8 位上升到 2014 年的第 4 位，肺癌、肝癌、道路交通事故的顺位变化不大，但减寿率随时间推移而递增。图 8-4 显示，从 2005～2014 年每千人减寿率增长的疾病有冠心病、脑血管疾病、肺癌、肝癌、道路交通事故，其中冠心病的增长最突出，食道癌、胃癌有小幅下降，慢性阻塞性肺疾病在 2010 年有大幅下降，在 2014 年有小幅上升。虽然除冠心病的标化死亡率有较大增长外，其他疾病均有所下降，但是多数疾病的减寿率还是在增加。根据 WHO 公布的 GBD2013 的数据显示，我国 2005 年主要死因疾病的 YLL 率前 10 位依次是：脑血管病、冠心病、道路交通事故、慢性阻塞性肺疾病、肺癌、肝癌、胃癌、下呼吸道感染、先天畸形和自杀，2010 年、2013 年与 2005 年的前 10 位主要疾病一致，仅下呼吸道感染位于第 9 位，先天畸形位于第 8 位。

表 8-23　2005～2014 年四川省分性别人群主要疾病的减寿（YLL）率（每千人） 单位：/‰

2005 年 YLL 率				2010 年 YLL 率				2014 年 YLL 率			
疾病	合计	男	女	疾病	合计	男	女	疾病	合计	男	女
慢阻肺	23.99	26.55	21.33	脑血管病	22.96	27.67	18.04	脑血管病	24.43	29.26	19.41
脑血管病	20.39	23.81	16.83	慢阻肺	18.73	21.57	15.76	慢阻肺	19.46	22.95	15.84
肺癌	8.34	11.93	4.60	肺癌	10.32	14.51	5.94	肺癌	12.37	17.54	7.00
肝癌	8.28	12.44	3.95	肝癌	9.01	13.77	4.06	冠心病	11.38	12.93	9.78
道路交通事故	6.19	8.72	3.57	道路交通事故	8.71	12.80	4.43	肝癌	9.80	15.19	4.20
食道癌	5.91	8.87	2.83	冠心病	7.17	8.23	6.07	道路交通事故	7.00	10.34	3.53
胃癌	5.86	8.03	3.59	胃癌	5.80	8.17	3.32	胃癌	5.38	7.49	3.18

续表

疾病	2005年YLL率			疾病	2010年YLL率			疾病	2014年YLL率		
	合计	男	女		合计	男	女		合计	男	女
冠心病	3.75	4.34	3.13	食道癌	5.30	8.29	2.20	食道癌	4.79	7.54	1.93
高血压心脏病	2.88	3.60	2.14	高血压心脏病	3.39	3.85	2.92	高血压心脏病	3.03	3.33	2.71
结直肠癌	2.55	2.98	2.10	下呼吸道感染	2.98	3.52	2.42	下呼吸道感染	2.99	3.51	2.44

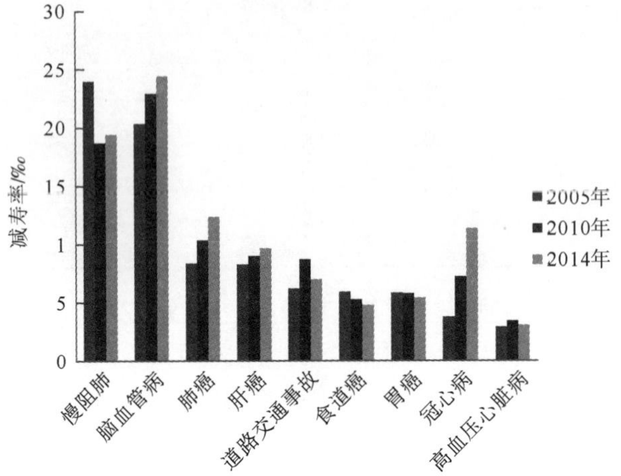

图 8-5　2005～2014 年四川省人群主要疾病的减寿（YLL）率（每千人）

2005～2014 年平均减寿年数居首位的是道路交通事故，且随时间推移而递减，可能与居民道路交通意识的提高、人群期望寿命的延长、社会经济的发展等有关；2005～2014 年平均减寿年数位于第二位的是肝癌，其次是肺癌、胃癌、食道癌；说明伤害和恶性肿瘤对人群平均减寿年数影响较大，不容忽视（表 8-24）。

表 8-24　2005～2014 年四川省人群分性别主要疾病的平均减寿年数　　单位：年

疾病	2005年平均减寿年数			疾病	2010年平均减寿年数			疾病	2014年平均减寿年数		
	合计	男	女		合计	男	女		合计	男	女
慢阻肺	19.13	19.95	18.15	脑血管病	20.74	22.07	18.91	脑血管病	19.97	21.58	17.88
脑血管病	21.36	22.24	20.17	慢阻肺	15.22	16.02	14.20	慢阻肺	16.57	17.77	15.03
肺癌	27.15	27.61	25.98	肺癌	26.17	26.67	24.99	肺癌	25.37	26.08	23.69
肝癌	33.12	34.24	29.89	肝癌	31.82	32.99	28.28	冠心病	18.42	20.58	16.10
道路交通事故	47.68	47.99	46.91	道路交通事故	46.30	46.81	44.82	肝癌	30.73	32.15	26.37
食道癌	27.44	28.20	25.21	冠心病	20.34	21.90	18.49	道路交通事故	43.91	44.87	41.24
胃癌	27.42	27.81	26.55	胃癌	26.40	26.79	25.45	胃癌	24.76	25.46	23.21
冠心病	21.58	23.23	19.58	食道癌	26.35	27.50	22.64	食道癌	24.63	25.59	21.39
高血压心脏病	20.46	21.24	19.21	高心病	19.46	20.32	18.38	高血压心脏病	17.49	18.96	15.91
结直肠癌	26.44	26.66	26.12	下呼吸道感染	22.89	24.66	20.63	下呼吸道感染	20.92	22.71	18.71

第五节　四川省各市州期望寿命及其影响因素

一、各市州 21 年期望寿命的变化趋势

各市州的期望寿命均是由分布在市州的国家监测县区的连续监测死亡资料计算而得，自 1994～2014 年各市州的人均期望寿命均在不同程度的增加，四川省人群期望寿命由 1994 年的 70.43 岁增长到 2014 年的 76.03 岁，增长了 5.60 岁，年增长率为 0.38%；近 5 年的增长为 0.45%，其中三州地区以及成都、德阳、绵阳、雅安增长较快，高于或等于四川省的平均水平（表 8-25）。

表 8-25　各市州 21 年期望寿命变化情况

市州	期望寿命/岁					近 5 年增长率/%
	1994 年	1999 年	2005 年	2010 年	2014 年	
四川省	**70.43**	**72.56**	**73.69**	**74.75**	**76.03**	**0.45**
成都市	72.59	73.89	75.49	77.02	78.45	0.45
自贡市	71.9		74.48	75.27	75.91	0.39
攀枝花市	—	—	—	75.29	76.85	0.30
泸州市	—	—	—	74.32	74.96	0.25
德阳市	—	70.24	73.9	75.34	77.38	0.45
绵阳市	69.92	71.04	—	75.14	76.48	0.43
广元市	—	—	—	74.54	75.41	0.29
遂宁市	—	—	—	75.23	76	0.25
内江市	72.13	73.17	—	74.84	75.61	0.26
乐山市	70.24	71.58	—	74.78	76.07	0.43
南充市	68.28	70.48	—	74.76	75.47	0.24
眉山市	—	—	—	74.77	76.06	0.43
宜宾市	—	71.4	—	74.37	75.57	0.40
广安市	—	—	—	74.73	76.01	0.43
达州市	71.12	72.71	—	74.68	75.59	0.30
雅安市	67.28	70.97	—	74.9	76.33	0.47
巴中市	68.55	—	—	74.55	75.49	0.31
资阳市	—	—	—	74.9	76.09	0.39
阿坝州	—	—	—	72.13	73.24	0.71
甘孜州	—	—	—	72.1	73.05	0.76
凉山州	—	—	—	72.26	73.27	0.62

注：各市州的期望寿命分别由市州监测县区死因数据计算而来，不具有市州代表性

二、期望寿命的变迁与社会经济及卫生体系的关系

依据世界卫生组织对卫生体系的定义，并且考虑数据应用的可及性，做出卫生体系指标的选择。四川省卫生体系相关资料来源于《四川省卫生统计年鉴》和四川省卫生信息中心数据库，主要包括卫生设施、卫生经费、卫生人力、卫生服务等相关指标。其中，2001～2015 年大部分指标均可及。基于该原因，本研究在分析期望寿命的影响因素时仅纳入了 2005 年、2010 年、2014 年的四川省人群期望寿命信息。

本研究从宏观层面分析四川省 21 个市州人群期望寿命与社会经济因素之间的关系。利用每年由四川省统计局公开发布的《四川统计年鉴》数据，将与社会经济相关的因素变量纳入分析模型，如人均地区生产总值、公路里程数、城镇化率等。同时，将反映卫生资源、医疗状况的变量也纳入分析模型，如每十万人口医疗机构数、每千人口床位数等。

表 8-26　期望寿命的多水平模型分析结果

模型参数估计值（标准误）	模型 0	模型 1	模型 2	模型 3
截距系数	71.544（0.336）	71.714（0.324）	71.177（0.363）	70.862（4.487）
时间系数	0.276（0.017）	0.178（0.046）	0.192（0.043）	0.188（0.545）
市州的变异度	1.322（1.150）	1.038（1.019）	0.890（0.943）	0.885（0.941）
每千人口床位数	—	0.263（0.116）*	0.102（0.124）	0.099（0.132）
城镇化率	—	—	2.790（1.050）*	2.775（1.086）*
人均地区生产总值（对数值）	—	—	—	0.038（0.545）
变化趋势被解释的比例/%	—	35.5	30.4	31.9
市州变异被解释的比例/%	—	21.5	32.7	33.1

* $P<0.05$

纳入上述社会经济及卫生资源指标后，对 2005 年与 2014 年各市州的人群期望寿命作多水平回归模型，结果显示人群期望寿命的变迁与各市州的城镇化率呈显著相关，具体结果见表 8-26。虽然每千人口床位数和人均地区生产总值对人均期望寿命的回归系数无统计学意义，但将它们纳入模型后，模型拟合更好，因此保留在模型里。由分析结果看出，人均期望寿命变化趋势可被该 3 个因素解释 31.9%，而人均期望寿命在各市州的变异可被该 3 个因素解释 33.1%。其中，每千人口床位数可解释人均期望寿命在市州间变异 21.5%，这一结果与预期假设相符合，即医疗资源越丰富的市州，人群期望寿命越高；城镇化率可解释市州间变异 11.2%，可能原因是城镇化率越高的市州，其生活设施、交通情况等比城镇化率低的市州高，从而间接提高了居民的生活质量、就医距离等，进而对人均期望寿命起到正向作用。

第六节　小　结

2014年四川省人群慢性病死亡占总死亡的87.99%，比西部地区所占比例高，与东部地区一致，说明四川省的死亡模式正在发生转变，传染病所占比例小，慢性病死亡增多，并在向发达地区靠拢。2014年四川省人群主要疾病的前5位死因顺位与西部一致，但脑血管病、冠心病、胃癌、道路交通事故、高血压及其所致并发症的标化死亡率均低于西部和东部。慢阻肺标化死亡率低于西部，但高于东部；肺癌、肝癌、食道癌标化死亡率高于西部，其中肺癌低于东部。数据显示，四川省人群慢阻肺、恶性肿瘤对死亡的影响较大。三类经济地区的标化死亡率与经济发展水平呈负相关，经济好的地区标化死亡率低，经济差的地区标化死亡率高。三类经济地区的主要疾病顺位差异明显，一类地区脑血管病死亡位于首位，慢阻肺居第2位，其他地区慢阻肺则居首位；一类地区的下呼吸道感染、糖尿病标化死亡率一般位居第6或第9位，其他地区则排在前10位之后；一类地区多数疾病标化死亡率低于其他地区，其中肺癌在二类地区最高。

随着时间的推移，期望寿命逐年增加，而标化死亡率有下降趋势，多数疾病的标化死亡率呈下降趋势，仅冠心病标化死亡率在增加，这跟国家近几十年的监测趋势一致[3]。另外，很多资料显示传染病的死亡在逐年下降，但是艾滋病的死亡却在持续上升，然而目前的登记报告系统以及在各种资料中已知的艾滋病患病人数仅仅是冰山一角，要知道真实的艾滋病的流行强度是相当困难的，所以需要国家引起重视并采取相关政策措施干预去遏制住这种上升的趋势，加强对高危人群以及普通人群的宣传教育。另外，道路交通事故也呈小幅上升，并一直位于死因的前10位，在诸多的死因中，道路交通事故是可以通过有效干预来降低死亡的。虽然多种疾病的死亡率在下降，但是每千人的寿命损失年数依然在增加，慢阻肺的死亡率和减寿率在逐年下降，但脑血管病、肺癌、肝癌、冠心病减寿率在上升，说明这些疾病对期望寿命的进一步提高将有较大影响，是未来我们应重点关注的疾病。道路交通事故位居减寿率第6位，比在死因顺位中的位置提高了很多，说明其对早死的影响较大。

四川省人均期望寿命近十年增长迅速，从2005年的73.69岁增长到2014年的76.03岁。2014年，四川省男性人口平均期望寿命是73.24岁，女性为79.31岁，这一差值也反映了期望寿命在性别间的分布不同。另外，将四川省21个市州按照人均地区生产总值划分经济区后，期望寿命与经济区顺序呈一致性，即一类经济地区期望寿命最高，二类经济地区次之，三类经济地区期望寿命最低。

采用两水平线性回归模型探讨期望寿命与社会经济、卫生体系因素间的关系发现，城镇化率与期望寿命间有密切关系，这可能与交通壮况、医疗资源有关。本研究提示城镇化率对提高居民期望寿命起到正向作用，但后续研究应进一步探讨城镇化进程中哪类发展对期望寿命起到最重要的影响。四川省健康2020年规划中对全省人均期望寿命提出发展目标，其中一条为2015年达到76.25岁。本研究结果提示2014年四川省人群期望寿命为76.03岁，已非常接近2015年的目标。

附录

1994年所用监测县区：巴中市、德阳市（什邡市、广汉市、中江市、绵竹县）、绵阳市（三台县）、达州市（渠县、大竹县）、自贡市（贡井区、富顺县）、雅安市（汉源县）、乐山市（峨眉山市）、内江市（资中市）、南充市（西充县）。

1999年所用监测县区：内江市（资中市）、雅安市（汉源县）、南充市（西充县）、达州市（渠县、大竹县）、乐山。（峨眉山市）、绵阳市（三台县）、自贡市（贡井区）、德阳市（什邡市、广汉市、绵竹县）、攀枝花市（东区）。

2005年所用监测县区：成都市（锦江区、青羊区、高新区、金牛区、武侯区、成华区、龙泉驿区、青白江区、金堂县、双流区、彭州市），自贡市（自流井区、贡井区、大安区、沿滩区、荣县、富顺县），德阳市（什邡市），绵阳市（盐亭县），南充市（阆中市）。

一类地区：锦江区、青羊区、龙泉驿区、自流井区、青白江区。

二类地区：彭州市、金堂县、沿滩区、贡井区、大安区、什邡市、双流区、成华区、武侯区、金牛区。

三类地区：盐亭县、阆中市、富顺县、荣县。

2010年所用监测县区：成都市（锦江区、青羊区、高新区、金牛区、武侯区、成华区、龙泉驿区、青白江区、金堂县、双流区、彭州市、都江堰市、邛崃市、崇州市），自贡市（自流井区、贡井区、大安区、沿滩区、荣县、富顺县），攀枝花市（仁和区、盐边县），德阳市（广汉市、什邡市、绵竹市），绵阳市（三台县、盐亭县），南充市（阆中市、西充县），内江市（资中市），乐山市（峨眉山市），达州市（大竹县、渠县），雅安市（汉源县），凉山州（越西县），甘孜州（康定县）。

一类地区：双流区、成华区、武侯区、金牛区、青白江区、自流井区、龙泉驿区、青羊区、锦江区、大竹县。

二类地区：高新区、金堂县、彭州市、都江堰市、邛崃市、崇州市、贡井区、大安区、沿滩区、荣县、富顺县、仁和区、盐边县、广汉市、什邡市、绵竹市、峨眉山市。

三类地区：汉源县、资中市、三台县、阆中市、越西县、西充县、渠县、盐亭县。

2014年所用监测县区：成都市（锦江区、青羊区、武侯区、金堂县、双流区、彭州市、邛崃市、崇州市），自贡市（自流井区、贡井区、富顺县），攀枝花市（东区、仁和区、米易县），德阳市（广汉市、什邡市、绵竹市），绵阳市（江油市、盐亭县），南充市（阆中市、西充县、高坪区），眉山市（青神县、仁寿县），宜宾市（宜宾县、长宁县），广元市（利州区、旺苍县），遂宁市（安居区），泸州市（泸县），内江市（市中区、资中市），乐山市（市中区、峨眉山市），广安市（广安区），达州市（大竹县、宣汉县），雅安市（名山县、汉源县），资阳市（乐至县），巴中市（巴州区），凉山州（西昌市、越西县），甘孜州（泸定县、康定县）、阿坝州（汶川县、马尔康县）。

一类地区：广汉市、西昌市、汶川县、什邡市、广安市、仁和区、双流区、武侯区、自流井区、东区、青羊区、锦江区。

二类地区：宣汉县、仁寿县、巴州区、富顺县、宜宾县、大竹县、泸县、乐至县、长宁县、青神县、彭州市、邛崃市、马尔康县、金堂县、利州区、崇州市、江油市、乐山市市中区、内江市市中区、康定县、贡井区、峨眉山市、绵竹市、米易县。

三类地区：越西县、安居区、西充县、汉源县、资中市、盐亭县、旺苍县、高坪区、名山县、泸定县、阆中市。

参考文献

[1] WHO. Global status report on noncommunicable diseases 2014

[2] Wang H, Dwyer-Lindgren L, Lofgren K T, et al. Age-specific and sex-specific mortality in 187 countries, 1970—2010: a systematic analysis for the Global Burden of Disease Study 2010 [J]. Lancet, 2012, (380): 2071-2094.

[3] Lancet T. GBD 2013 Mortality and Causes of Death Collaborators. Global , regional, and national age-sex specific all-cause and cause-specific mortality for 240 causes of death, 1990—2013: a systematic analysis for the Global Burden of Disease Study 2013 [J]. Lancet, 2015, (385): 117-171.

（邓颖，季奎，曾晶，郭冰）

主要作者简介：

邓颖，公共卫生硕士，主任医师，现任四川省疾病预防控制中心慢病所所长。她从事慢性非传染性疾病防治工作28年，主持多项慢病与伤害调查及科研，多次应邀参加全国慢病防治方案修订会、论证会，在国家核心期刊发表论文30余篇，副主编出版专著1部。担任中华预防医学会心脏病分会、社会医学分会委员，四川省预防医学会慢病预防控制分会、卒中分会等副主任委员；四川省健康管理师协会、健康教育协会常务理事。

第九章　健康结局指标的变化和卫生体系指标变化的关系

第一节　引　言

健康结局是指个体或人群接受干预措施后健康状况发生的变化，是干预的结局[1]。卫生体系可直接针对健康结局实施措施，也可通过控制其他影响健康结局的因素间接影响健康结局[2]。随着人们卫生需求的不断增大，需要我们将有限的卫生资源投入到卫生产出较大的方面，而评价实施卫生政策有效性的一类重要指标即是健康结局指标[3]。通过测量健康结局，可反映卫生工作有待提高的方面，结合卫生体系的投入评估效益。

国外已经建立了很多健康结局研究机构和项目。国际经济合作与发展组织（OECD）每年对 34 个成员国人民的健康结局及卫生服务进行统计分析，还与世界卫生组织（WHO）合作分析亚洲及太平洋地区、与欧盟委员会合作分析欧盟国家的相关情况，并对各地区的国家状况进行比较[4]。美国医学会（AMA）与疾病控制中心（CDC）、高校等多机构合作改善 2 型糖尿病和心脏病这两类患病率高、花费大的疾病的健康结局[5]。美国 Robert Wood Johnson 基金会资助了一个根据健康结局的测定结果来给地区医疗卫生排名的项目[2]。英国原卫生部构架的公众健康结局项目和国家卫生服务体系结果项目都是医疗保健系统的核心。加拿大卫生信息部门（CIHI）进行了卫生服务的健康结局、构架基于糖尿病和抑郁症病例的健康结局分析等一系列评估国家卫生状况和影响因素的研究[6]。澳大利亚 1998 年成立了国际健康结局组织[7]。

健康结局指标通常综合反映人群的健康水平，可分为两类：一类是生命指标，反映生命的长短，如粗死亡率、特异人群死亡率（如孕产妇死亡率、婴儿死亡率、5 岁以下儿童死亡率等）、期望寿命等；另一类是反映生活质量，可用标准量表衡量，如健康相关生命质量量表（HRQOL）[8]。生命指标中死亡率类有较高可及性，可从政府人口监测统计数据中获得，而且死亡的标志更明确，可靠性更高[9]。本章主要关注粗死亡率、孕产妇死亡率、婴儿死亡率、5 岁以下儿童死亡率、围生儿死亡率、新生儿死亡率和全期望寿命（0 岁组期望寿命）。粗死亡率可用来反映某地一定时期内人口的总的死亡水平或死亡强度，但是由于不同人群年龄分布及其对死亡的影响不同，通常需进行标准化后才能进行比较；孕产妇死亡率常用来评价妇女保健工作，可间接反映一个国家的卫生文化水平；婴儿死亡率不受年龄影响，常作为评价一个国家或地区的经济发展、社会卫生状况和居民健康水平的一项重要指标；5 岁以下儿童死亡率常被许多不易获得婴儿死亡率的发展中国家用来反映婴幼儿死亡水平[10]；而婴儿和5岁以下儿童死亡中，新生儿死亡占有较大的比重，因此，降低新生儿死亡率是改善婴儿和5岁以下儿童生存状况的关键；围生儿死亡率是衡量孕期、产前、产后保健工作质量的敏感指标；全期望寿命（0岁组期望寿命）可综合反映出制约寿命长短的社会经济卫生等情况，常用来评估一个国家的卫生发展。

《联合国千年发展目标4A和5A》中要求："到2015年5岁以下儿童死亡率比1990年降低三分之二，孕产妇死亡率降低四分之三"，为实现这些目标，中国政府投入了大量的人力物力并实施了具体的政策（详见本书第二章和第五章）。到2015年中国妇幼卫生监测显示，2014年中国孕产妇死亡率下降至21.7/10万，较1990年的88.8/10下降了75.6%；2014年5岁以下儿童死亡率下降至11.7‰，较1990年的59‰下降了80%，均提前完成"联合国千年发展目标"。在此基础上，十八大进一步提出了"确保到2020年实现全面建成小康社会"的宏伟目标，"人民健康"与"小康社会"息息相关，健康是人类永恒的追求，随着经济社会的快速发展，人民生活水平不断提高，我国城乡居民健康状况不断改善，集中体现在国际公认的综合反映健康水平的三个重要指标上，即人均期望寿命、婴儿死亡率和孕产妇死亡率。但中国近30年快速工业化和城镇化发展所带来的人口老龄化、疾病谱变化和生态环境变化等，都给医药卫生工作带来一系列新的严峻挑战。为此，2012年8月17日，原卫生部发布了旨在全面提高全民健康水平的"健康中国2020"战略。"健康中国2020"战略的第一个具体目标为：国民主要健康指标进一步改善，到2020年，人均预期寿命达到77岁，5岁以下儿童死亡率下降到13‰，孕产妇死亡率降低到20/10万，减少地区间健康状况的差距。

目前国内关于以上五种主要健康结局指标的研究常从各地及国家的卫生统计年鉴、孕产妇死亡监测系统、儿童死亡监测系统、国家卫生服务调查、流行病学调查等中获取数据，描述其空间分布、时间变化，分析其影响因素，预测其发展趋势[11-16]。仅有一篇文献对婴儿死亡率和期望寿命进行了公平性评价，未有文献对健康指标分东、中、西部地区进行公平性评价；有文献描述某省或全国的健康结局指标的空间分布和时间变化，但缺少西部地区的健康结局指标的空间分布和时间变化；有文献单独分析了卫生资源或妇幼保健情况或社会因素对健康结局指标的影响，但未有文献全面地将卫生体系、妇幼保健情况和社会因素结合在一起分析对健康结局指标的影响。

本章含两部分分析。第一部分是基于省级数据的对比分析，呈现西部地区的健康结局指标的发展和现状及其在全国所处的位置，同时分析其是否存在地区间的健康公平性问题；第二部分是基于四川省的县级数据深入分析健康结局和卫生体系发展的横断面变化和纵向变化，了解健康公平性，探究健康结局变化与卫生体系发展的互变关系，为卫生发展决策提供科学依据，以便改善健康结局，提高卫生支出收益。

本章分析拟回答以下问题：

(1) 西部省主要卫生体系指标的变化趋势与其他地区有什么不同（利用省级数据）?

（2）西部省主要健康结局指标的变化趋势与其他地区有什么不同（利用省级数据）？

（3）哪些卫生体系指标和社会人口及经济因素可能解释健康结局的变化趋势（利用省级数据）？

（4）健康结局指标在四川省内的分布、变异和变化（利用县级数据）？

（5）哪些卫生体系指标和社会人口及经济因素可能解释四川省健康结局的变化趋势（利用县级数据）？

第二节　研究方法

一、健康结局指标的定义

（1）粗死亡率（crude death rate，CDR）。指某地某年平均每千人口中任何原因的死亡人数，反映该地该年内总的死亡水平。总人口数采用年平均人口数或年中人口数。计算公式为：

$$粗死亡率=\frac{同年内死亡人数}{某年平均人口数}\times 1000‰。$$

粗死亡率是人口度量中最基本的指标之一。它计算简便、所需资料易得，是计算人口自然增长率的重要组成部分。但是粗死亡率的计算没有考虑到人口年龄、性别结构的影响，在比较不同地区不同人群死亡水平差异时，用粗死亡率对比不准确。例如欧洲多数国家的粗死亡率比许多亚非国家要高，主要是因为人口老龄化造成，不能反映二者的医疗卫生水平。所以分析时需要其他死亡率作补充，或进行标准化处理。

（2）孕产妇死亡率（maternal mortality rate，MMR）。指某年由于妊娠和分娩及并发症造成的孕产妇死亡人数与同年活产总数之比，常以十万分率表示，计算公式为：

$$孕产妇死亡率=\frac{同年由于妊娠和分娩及并发症造成的孕产妇死亡数}{某年活产总数}\times 100\,000/10万$$

国际疾病分类第十版（ICD-10）对孕产妇死亡的定义为：妇女在妊娠期至产后 42 天以内，由于任何与妊娠有关的原因所致的死亡称为孕产妇死亡，但不包括意外事故死亡。“与妊娠有关的原因”分为两类。第一类直接产科原因：包括对妊娠合并症（妊娠期、分娩期及产褥期）的疏忽，治疗不正确等；第二类间接产科原因：妊娠之前已存在的疾病，由于妊娠使病情恶化引起的死亡。孕产妇死亡率不仅可以评价妇女保健工作，而且可以间接反映一个国家的卫生文化水平，是衡量一个国家或地区经济、文化、医疗保健水平的重要指标，也是社会发展和文明程度的重要指标。

（3）婴儿死亡率（infant mortality rate，IMR）。指活产儿中不满 1 周岁婴儿的死亡频率。计算公式为：

$$婴儿死亡率=\frac{同年未满 1 周岁婴儿死亡数}{某年活产总数}\times 1000‰$$

由于婴儿抵抗能力差，常因肺炎、营养不良和传染病等可预防性疾病而死亡，故一个国家或地区的经济发展水平、卫生状况和医疗服务质量直接影响到婴儿的死亡。婴儿死亡率可以直接在国家或地区间进行比较，故常作为评价国家或地区的经济发展、社会卫生状况和居民健康水平的一项重要指标。

（4）5 岁以下儿童死亡率（child mortality under age 5），指每千个活产中 5 岁以下儿童的死亡频率。计算公式为：

$$5\text{岁以下儿童死亡率}=\frac{\text{同年 5 岁以下儿童死亡数}}{\text{某年活产总数}}\times 1000‰$$

该指标是评价一个国家或地区的经济和卫生保健发展状况的重要指标之一，也是国家制定公共卫生政策的依据之一。《中国儿童发展纲要（2010～2020）》明确提出：将 5 岁以下儿童死亡率作为反映国家保护儿童效果的重要指标。

（5）围生儿死亡率（perinatal mortality，PM）。围生期是指孕产妇分娩前后的一段时期，在我国指从妊娠满 28 周（胎儿或新生儿出生体重达到或超过 1000g，或身长达到或超过 35cm）至产后 7 天以内的时期，围生期对孕妇和胎儿来说是最危险的时期，孕妇可能会出现某些并发症，威胁自身及胎儿的安全。死胎指妊娠 28 周及以上，临产前胎儿死于宫内，出生后无生命体征者。死产指妊娠 28 周及以上，临产前胎儿存活，产程中胎儿死亡，出生后无生命征兆者。围生儿死亡率的计算公式为：

$$\text{围生儿死亡率}=\frac{\text{同年围生期死胎数}+\text{死产数}+\text{出生 7 天内新生儿死亡数}}{\text{某年围生期死胎数}+\text{死产数}+\text{活产数}}\times 1000‰$$

围生儿死亡率是衡量孕期、产前、产后保健工作质量的敏感指标。

（6）新生儿死亡率是指年内新生儿死亡数与活产数之比，一般以千分率表示。计算公式为：

$$\text{新生儿死亡率}=\frac{\text{同年新生儿死亡数}}{\text{某年活产总数}}\times 1000‰$$

新生儿死亡数指出生至 28 天以内，即 0～27 天的死亡人数。造成新生儿死亡的主要死因构成为早产儿、新生儿窒息和产伤、先天畸形（以先天性心脏病为主）以及肺部感染。在我国，新生儿死亡约占婴儿死亡的三分之二，占 5 岁以下儿童死亡的 50%，故对新生儿死亡率的有效降低是降低 5 岁以下儿童死亡率和婴儿死亡率的重要环节。

（7）期望寿命，通常指出生期望寿命或全期望寿命，指同时出生的一代人或到某一岁数时，尚能生存的平均年数。该指标受上述各种死亡指标的影响，而死亡指标又与卫生事业的发展有关。20 世纪社会经济和卫生事业的发展带来全球人口健康水平的改善和死亡率的持续下降，使各国人均期望寿命大幅度提升。这种现象被诸多学者称之为“人口健康转变”过程，其特征表现在因传染病的死亡率下降，而慢性病或退行性疾病导致的死亡率上升。因此，人均期望寿命的基本趋势特点表现在死亡水平较高的国家提高速度非常快，而在死亡水平较低的国家提高得相对较慢。本章主要分析除期望寿命外的其他健康结局指标。对期望寿命的分析参见本书第八章。

二、卫生体系指标

世界卫生组织（WHO）用六大模块定义一个卫生体系：卫生行政领导、卫生人力资源、卫生服务、卫生筹资、医疗设施和卫生信息。卫生体系的合理设置及运转的效率直接影响卫生服务的质量进而影响被服务人群的健康状况，而国家对卫生事业的投入会直接体现在卫生体系的发展上。卫生体系的发展可用一系列指标测量。本章在可用数据的原则上采用国内外常用的以下体系指标，重点评价卫生体系中的卫生资源、卫生服务效率和卫生费用。

（一）卫生人力和床位资源指标

（1）每千人口卫生技术人员数 =年末卫生技术人员数/年末常住人口数×1000。

（2）每千人口执业（助理）医师数 =年末执业（助理）医师数/年末常住人口数×1000。

（3）每千人口注册护士数 =年末注册护士数/年末常住人口数×1000。

（4）每千人口医疗卫生机构床位数 =年末医疗卫生机构床位数/年末常住人口数×1000。

（5）每十万人口医疗卫生机构数 =年末医疗卫生机构数/年末常住人口数×100 000。

（二）卫生服务效率指标

（1）病床使用率 = 报告期内实际占用总床日数/同期实际开放总床日数×100%。

（2）医师日均担负诊疗人次 = 报告期内诊疗人次数/同期平均执业（助理）医师数/报告期内工作日数。

（3）医师日均担负住院床日 = 报告期内实际占用总床日数/同期平均执业（助理）医师人数/报告期内日历天数。

（4）平均就诊次数 =年末总诊疗人次数/年末常住人口数。

（5）年住院率 =年内入院人数/同年末常住人口数×100%。

（三）卫生费用指标

（1）门诊患者次均医药费用 = 报告期内门诊医疗收入/同期总诊疗人次数。

（2）住院患者次均医药费用 = 报告期内住院医疗收入/同期出院人数。

三、妇幼保健指标

针对健康结局中的孕产妇和婴幼儿死亡，分析包含了以下卫生服务中有关妇幼保健的指标。近年来，国家基本公共卫生服务管理工作中也用以下指标评价妇幼卫生工作的服务质量。

（1）产前检查率＝该年该地区产妇产前检查人数/某年某地区活产数×100%。

（2）产后访视率＝该年该地区产妇产后访视人数/某年某地区活产数×100%。

（3）住院分娩率＝该年该地区住院分娩活产数/某年某地区活产数×100%。

（4）3 岁以下儿童系统管理率＝该年该地 3 岁以下儿童系统管理人数/某年某地 3 岁以下儿童数×100%。

四、社会发展、社会经济、人口和卫生投入指标

鉴于地方社会经济的发展常常伴随当地卫生事业发展，我们考虑以下指标中人均 GDP 和税收 GDP 占比可能通过影响卫生经费的投入而间接影响健康结局；而高速路里程指标可间接反映医疗服务机构和设施的可及性，进而影响健康结局；文盲和出生率则反映人群的意识文化水平，通常与经济发展密切相关，可能与健康结局间接关联；卫生经费支出则直接反映卫生事业的发展；地方财政一般预算支出可以间接反映国家对卫生事业的投入。

（1）人均 GDP＝本地区的 GDP/本地区的常住人口。

（2）高速路里程占面积比＝本地区的高速公路里程/本地区的行政区域面积。

（3）卫生经费支出占人口比＝本地区的卫生经费支出/本地区的常住人口。

（4）当地税收收入占 GDP 的百分比＝本地区的税收收入总和/本地区的 GDP。

（5）文盲率＝ 15 岁以上的文盲人数/ 15 岁以上的总人口数×100%。

（6）出生率＝年内出生人数/年内平均人口数×1000‰。

（7）地方财政一般预算支出。

五、数据来源

中国各省的卫生体系和健康指标主要来自于《中国卫生和计划生育统计年鉴》和可公开使用的科研文献数据。主要选择的指标包括①健康结局类：2002～2013 年全国 31 个省、自治区、直辖市（不包括香港、澳门、台湾，下同）的粗死亡率、孕产妇死亡率、围产儿死亡率、5 岁以下儿童死亡率、婴儿死亡率和新生儿死亡率；②卫生资源和机构类：每千人口卫生技术人员数，每千人口执业（助理）医师数，每千人口注册护士数，每千人口医疗卫生机构床位数；③卫生服务类：病床使用率，医师日均担负诊疗人次，医师日均担负住院床日，平均就诊次数，年住院率；④卫生费用类：门诊患者次均医药费用，住院患者次均医药费用；⑤妇幼保健类：产前检查率，产后访视率，住院分娩率，3 岁以下儿童系统管理率；⑥社会发展、社会经济和人口指标：人均 GDP，高速路里程占面积比，卫生经费支出占人口比，当地税收收入占 GDP 的百分比，文盲率，出生率。四川省内的县级水平以上同样指标数据主要来至于《四川统计年鉴》、四川省卫生和计划生育信息中心及四川省妇幼保健院收集的上报数据和可公开使用的科研文献数据。数据时间为 2002～2014 年。

六、统计方法

（一）指标变化趋势的描述

我们采用年复合变化率对重要指标的时间序列变化趋势作描述分析。年复合变化率是指某指标在特定时期内的年度变化率，说明该指标在一定时期内逐年的平均变化量。计算公式为：年复合变化率$=\sqrt[n]{\frac{a_n}{a_0}}-1$。其中$a_n$为报告期指标值，$a_0$为基期指标值，$n$为时期内的年数。同时以线图的形式展现每个指标随年度的变化趋势。

（二）指标变化趋势的模型估计

模型分析有利于定量分析指标随时间变化的规律，探讨指标间的相关关系，预测指标未来的变化趋势。当指标是在各省或地市或县水平上的集合统计量在多个时间点的重复测量结果时，数据具非独立性，考虑用两水平的广义线性模型分析[17]。模型中设时间为水平 1 单位，数据来源单位（省或县）为水平 2 单位。连续性指标如期望寿命采用两水平回归线性模型，稀有事件发生率如孕产妇死亡比采用两水平 Poisson 模型。Poisson 模型的权重是计算相应结局变量的分母。用 MLwiN2.30 软件进行分析[18]。以线性模型为例简单解释模型的定义和解释。

线性模型估计指标变化率及其省间或县间的差异度。用符号j指示水平 2 单位省/地州或县，i指示水平 1 时间点，t代表年变量（年间的等距值，如 1，2，3，…，表示 2001，2002，2003，…），u_{0j}代表回归截距β_0的随机效应值，u_{1j}代表回归斜率β_1的随机效应值，e_{0ij}代表残差变量，y_{ij}代表要估计变化率的相关指标。

$$y_{ij}=\beta_0+\beta_1\ (t_{ij})\ +\ (u_{0j}+u_{1j}\ (t_{ij}))\ +e_{0ij} \qquad \text{(M1)}$$

$$\operatorname{var}\begin{bmatrix}u_{0j}\\u_{1j}\end{bmatrix}=\begin{bmatrix}\sigma_{u_0}^2 & \\ \sigma_{u_{01}} & \sigma_{u_1}^2\end{bmatrix},\ \operatorname{var}[e_{0ij}]=\sigma_{e_0}^2$$

此模型假设该指标是时间t的线性函数，估计总体指标随时间的变化率参数β_1，变化率参数β_1在省/地州或县间的变异由方差σ_{u1}^2估计，同时得到第j个省或地市或县的时间变化率为β_1+u_{1j}，进而在省或县间比较各指标变化率的大小，鉴别变化快或慢的省/地州或县。各省/地州或县间在指标上的综合差异则由参数$\sigma_{u_0}^2$估计。该值越大，表示该指标在各省/地州或县间的差异越大。

以上变化趋势模型用于分析健康结局指标和卫生体系指标的变化规律。

（三）健康结局指标的相关因素模型

在模型 1（M1）的基础上，我们还需要了解地区社会经济和卫生体系的发展是否会影响健康结局指标的变化，故在模型 1 中加入卫生体系指标或协变量，如每千人口执业（助理）医师数、卫生经费投入占比、病床使用率、住院分娩率等。用字母 Z 代表这些指标，将其纳入 M1。另外我们在模型中总结东、中、西部健康指标变化趋势的差别，用字母 G 代表地区变量。这样就得到模型 2（M2）。

$$y_{ij}=\beta_0+\beta_1(t_{ij})+\beta_2 G_j+\beta_3 G_j(t_{ij})+\beta_4 Z_j+[u_{0j}+u_{1j}(t_{ij})]+e_{0ij} \quad \text{(M2)}$$

$$\text{var}\begin{bmatrix}u_{0j}\\u_{1j}\end{bmatrix}=\begin{bmatrix}\sigma_{u_0}^2 & \\ \sigma_{u_{01}} & \sigma_{u_1}^2\end{bmatrix},\ \text{var}[e_{0ij}]=\sigma_{e_0}^2$$

参数 β_2 和 β_3 反映该指标在地区间的平均差别，β_4 反映协变量（卫生体系指标）对结局变量的影响。M2 和 M1 中参数 β_1 的变化部分则是卫生体系等协变量对健康结局指标变化率的影响；参数 β_2 的变化部分则是卫生体系等协变量对健康结局指标地区差别的影响；参数 $\sigma_{u_0}^2$ 的变化部分则是卫生体系等协变量对健康结局指标省间变异的影响。

（四）公平性指标

收敛性模型[19]利用不同地区指标的标准差 σ 随时间变化的趋势来描述地区间该指标的公平性。σ 收敛的计算公式如下：

$$\sigma_t^2=\frac{1}{n}\sum_{i=1}^{n}\left(y_{i,t}-\frac{1}{n}\sum_{i=1}^{n}y_{i,t}\right)。$$

其中，$y_{i,t}$ 表示 i 省/地州或县在 t 时间的某卫生体系或健康结局指标值。若某指标的 σ 值随时间逐渐缩小，即 $\sigma_{t+1}<\sigma_t$，则说明指标这个时间段在地区间的变异出现 σ 收敛，期末的标准差小于期初的标准差，意味着不同地区间的差异随时间缩小，公平性提高。

用集中指数评价卫生资源配置公平性[20]。集中指数法是世界银行推荐用于评估不同社会经济条件下健康和卫生服务公平性的方法。以评价不同经济水平（以人均 GDP 为衡量标准）地区的卫生资源配置的公平性为例，计算中按照某地区的人均可支配收入水平从低到高排序，将反映卫生资源配置的变量与之相联系。集中指数的取值范围为－1～1，为 0 时说明绝对公平，为－1 或 1 时说明绝对不公平，为正值时说明较多的卫生资源倾向于配置在经济水平高的地区，为负值时说明卫生资源倾向于配置在经济水平低的地区。集中指数的计算公式为

$$C=\frac{2}{\mu}\text{cov}(h, r)$$

其中，r 为经济水平排序，h 为卫生资源量排序，μ 为卫生资源量均值。

第三节 全国省级数据分析结果

一、健康结局指标分地区的变化趋势

（一）年复合变化率

表 9-1 中粗死亡率的年复合变化率显示，有些省份为正，有些省份为负，说明粗死

亡率在某些省份随年份的递增而增加，某些省份随年份的递增而减少。东部各省的变化率范围在－2.09％～0.86％，中部各省在－0.88％～1.45％，西部各省在－1.15％～0.98％，其中随着年份递增而减少最快的是东部的北京市，年复合下降率为2.09％，随着年份递增而增加最快的是中部的安徽省，年复合增长率为1.45％。

2002年孕产妇死亡率最高的是西部的西藏，为401.40/10万，最低的是东部的上海，为10.00/10万。到2013年孕产妇死亡率最高的仍然是西部的西藏，为154.50/10万，最低的是东部的江苏，为1.90/10万。孕产妇死亡率的年复合变化率在全国各省均为负，说明孕产妇死亡率均逐年下降，其中下降最快的是东部的江苏省，年复合变化率为－21.00％。而减少最慢的是东部的上海市，年复合变化率为－0.66％。这是因为上海市在2002年的孕产妇死亡率已经达到很低的水平，没有更多的下降空间。东、中、西部相比，西部的孕产妇死亡率近十二年间下降最快。

2002年围产儿死亡率最高的是西部的西藏，为50.33‰，最低的是东部的上海，为4.07‰。到2013年围产儿死亡率最高的是仍然是西部的西藏，为18.82‰，最低的仍然是东部的上海，为2.44‰。围产儿死亡率的年复合变化率在全国各省均为负，说明围产儿死亡率均逐年下降，其中下降最快的是中部的河南省和西部的青海省，年复合变化率分别为－10.31％和－10.12％。而逐年减少最慢的是东部的天津市，年复合变化率为－0.96％。东、中、西部相比，西部的围产儿死亡率近十二年间下降最快。

表9-1 健康结局指标分省的近12年年变化率和标准差（SD）

省份	粗死亡率/‰			孕产妇死亡率/1/10万			围产儿死亡率/‰		
	2002年	2013年	年复合变化率/％	2002年	2013年	年复合变化率/％	2002年	2013年	年复合变化率/％
东部	**6.01 (0.52)**	**5.84 (0.8)**	**－0.32 (0.88)**	**21.37 (7.68)**	**9.36 (3.88)**	**－7.43 (5.29)**	**9.61 (2.84)**	**4.94 (1.49)**	**－5.82 (2.17)**
北京	5.70	4.52	－2.09	18.30	10.20	－5.18	7.11	3.75	－5.65
天津	6.04	6.00	－0.06	11.50	8.80	－2.40	8.06	7.25	－0.96
河北	6.25	6.87	0.86	31.90	10.70	－9.45	11.20	4.81	－7.40
辽宁	6.04	6.12	0.12	23.40	8.30	－8.99	11.36	7.49	－3.72
上海	5.95	5.24	－1.15	10.00	9.30	－0.66	4.07	2.44	－4.54
江苏	6.99	7.01	0.03	25.40	1.90	－21.00	7.88	3.43	－7.28
浙江	6.19	5.45	－1.15	12.80	6.20	－6.38	8.82	4.82	－5.35
福建	5.57	6.01	0.69	31.00	12.00	－8.27	13.31	5.12	－8.32
山东	6.62	6.40	－0.31	22.50	9.30	－7.72	9.37	4.73	－6.03
广东	5.08	4.69	－0.72	19.70	8.40	－7.46	10.90	5.14	－6.61
海南	5.72	5.90	0.28	28.60	17.90	－4.17	13.68	5.36	－8.17
中部	**5.89 (0.58)**	**6.11 (0.61)**	**0.34 (0.72)**	**40.13 (10.25)**	**13.73 (2.58)**	**－9.11 (3.05)**	**11.75 (2.09)**	**5.80 (1.97)**	**－6.45 (3.85)**
山西	6.14	5.57	－0.88	49.30	15.60	－9.93	12.45	7.86	－4.10

续表

省份	粗死亡率/‰			孕产妇死亡率/1/10 万			围产儿死亡率/‰		
	2002 年	2013 年	年复合变化率/%	2002 年	2013 年	年复合变化率/%	2002 年	2013 年	年复合变化率/%
吉林	5.11	5.04	−0.13	40.60	17.10	−7.56	10.64	8.88	−1.63
黑龙江	5.44	6.08	1.02	22.40	14.80	−3.70	8.43	7.30	−1.30
安徽	5.17	6.06	1.45	31.90	13.70	−7.40	13.81	4.68	−9.37
江西	6.02	6.28	0.39	41.10	10.70	−11.52	12.72	3.49	−11.09
河南	6.38	6.76	0.53	54.10	10.30	−14.00	12.98	3.92	−10.31
湖北	6.17	6.15	−0.03	34.80	11.60	−9.50	9.14	4.84	−5.62
湖南	6.70	6.96	0.35	46.80	16.00	−9.30	13.84	5.43	−8.15
西部	**6.24 (0.67)**	**6.03 (0.80)**	**−0.33 (0.63)**	**111.26 (97.44)**	**33.38 (39.2)**	**−11.14 (1.80)**	**19.22 (10.55)**	**8.30 (4.21)**	**−7.33 (2.55)**
内蒙古	5.92	5.62	−0.47	47.70	15.50	−9.71	18.32	6.55	−8.93
广西	6.30	6.35	0.07	54.00	14.20	−11.43	14.39	8.05	−5.14
重庆	6.08	6.77	0.98	65.40	17.10	−11.48	11.84	4.56	−8.31
四川	6.55	6.90	0.47	74.30	20.70	−10.97	9.58	5.03	−5.69
贵州	7.21	7.15	−0.08	111.40	22.60	−13.50	15.05	4.93	−9.65
云南	7.30	6.43	−1.15	73.60	26.70	−8.81	17.22	7.22	−7.60
西藏	6.07	5.39	−1.07	401.40	154.50	−8.31	50.33	18.82	−8.55
陕西	6.36	6.15	−0.30	52.20	13.30	−11.69	15.23	5.10	−9.47
甘肃	6.45	6.08	−0.54	87.30	23.00	−11.42	20.70	8.23	−8.04
青海	6.35	6.13	−0.32	130.90	44.00	−9.44	24.82	7.68	−10.12
宁夏	4.86	4.50	−0.70	76.60	15.10	−13.72	17.04	9.59	−5.09
新疆	5.43	4.92	−0.89	160.30	33.80	−13.20	16.15	13.89	−1.36

注：数据来源于国家卫生和计划生育统计年鉴

2002 年 5 岁以下儿童死亡率最高的是西部的西藏，为 52.89‰，最低的是东部的上海，为 6.21‰。2013 年 5 岁以下儿童死亡率最高的是仍然是西部的西藏，为 24.46‰，最低的是东部的北京，为 3.12‰。全国各省 5 岁以下儿童死亡率均逐年下降，其中下降最快的是西部的陕西省，年复合变化率为−13.21%，下降最慢的是中部的黑龙江省，年复合变化率为−1.34%。东、中、西部相比，西部的 5 岁以下儿童死亡率下降最快。

2002 年婴儿死亡率和新生儿死亡率最高的均是西部的青海，最低的均是东部的上海。到 2013 年两指标最高的是西部的西藏，最低的是东部的北京。全国各省这两个指标在十二年间均逐年下降，其中下降最快的是西部的陕西省，下降最慢的是中部的黑龙江省。西部的年均下降率比东部和中部更快。

表 9-1（续）健康结局指标分省近 10 年年变化率和标准差（SD）

省份	5岁以下儿童死亡率/‰			婴儿死亡率/‰			新生儿死亡率/‰		
	2002年	2013年	年复合变化率/%	2002年	2013年	年复合变化率/%	2002年	2013年	年复合变化率%
东部	**11.60 (3.70)**	**4.92 (1.56)**	**−7.45 (2.00)**	**9.66 (3.00)**	**3.90 (1.24)**	**−7.87 (2.10)**	**7.26 (2.30)**	**2.62 (0.88)**	**−8.83 (2.06)**
北京	6.98	3.12	−7.06	5.82	2.52	−7.33	4.33	1.64	−8.45
天津	9.18	6.00	−3.79	8.04	4.94	−4.33	6.45	3.39	−5.68
河北	12.22	5.67	−6.74	11.15	4.60	−7.73	9.12	3.28	−8.88
辽宁	12.70	5.33	−7.59	10.88	4.43	−7.84	8.54	3.09	−8.83
上海	6.21	3.39	−5.35	5.01	2.87	−4.94	3.40	1.84	−5.43
江苏	11.35	3.38	−10.43	8.84	2.55	−10.69	6.16	1.67	−11.19
浙江	10.23	4.48	−7.23	7.92	3.17	−7.99	5.61	1.89	−9.42
福建	16.93	6.19	−8.74	14.23	4.70	−9.58	10.53	3.01	−10.76
山东	10.98	4.83	−7.19	9.75	4.01	−7.76	7.91	2.80	−9.01
广东	12.31	3.53	−10.73	10.17	2.74	−11.24	7.64	1.89	−11.93
海南	18.50	8.19	−7.14	14.40	6.37	−7.15	10.16	4.27	−7.58
中部	**16.33 (5.22)**	**6.50 (1.09)**	**−7.71 (3.21)**	**13.18 (3.48)**	**4.92 (0.88)**	**−8.36 (3.51)**	**9.79 (2.18)**	**3.32 (0.84)**	**−9.31 (3.85)**
山西	12.43	5.97	−6.45	11.00	5.15	−6.67	8.68	4.02	−6.76
吉林	11.70	6.46	−5.26	10.47	5.40	−5.84	8.43	3.91	−6.75
黑龙江	8.98	7.74	−1.34	7.56	6.40	−1.50	5.99	4.70	−2.18
安徽	19.06	6.84	−8.90	15.57	5.25	−9.41	11.81	3.45	−10.58
江西	25.02	7.30	−10.59	18.18	4.55	−11.83	11.98	2.54	−13.15
河南	16.38	4.64	−10.83	13.90	3.48	−11.83	11.26	2.30	−13.45
湖北	16.60	5.43	−9.66	12.47	4.11	−9.60	8.54	2.77	−9.73
湖南	20.43	7.58	−8.62	16.27	5.00	−10.17	11.60	2.90	−11.84
西部	**31.33 (10.49)**	**11.32 (5.43)**	**−9.19 (2.28)**	**23.95 (6.49)**	**8.82 (4.56)**	**−9.22 (2.80)**	**16.04 (4.42)**	**5.62 (2.9)**	**−9.55 (3.09)**
内蒙古	23.05	6.95	−10.33	21.12	6.12	−10.65	17.79	4.81	−11.21
广西	20.00	7.41	−8.63	16.35	5.48	−9.46	11.31	3.47	−10.18
重庆	21.65	10.01	−6.77	15.45	6.54	−7.52	9.72	3.87	−8.03
四川	26.90	8.87	−9.59	19.16	5.99	−10.03	11.85	3.58	−10.31
贵州	42.95	10.87	−11.74	31.92	7.87	−11.95	18.94	4.32	−12.57
云南	34.79	11.07	−9.89	27.07	8.47	−10.02	16.42	5.35	−9.69
西藏	52.89	24.46	−6.77	29.28	19.97	−3.42	18.29	13.40	−2.79
陕西	22.14	4.66	−13.21	18.48	3.75	−13.50	13.81	2.73	−13.70
甘肃	29.47	7.73	−11.46	24.93	6.48	−11.53	18.66	4.69	−11.80
青海	43.22	15.19	−9.07	35.97	12.21	−9.36	26.21	7.34	−10.93
宁夏	24.29	11.16	−6.83	20.22	8.76	−7.32	14.77	5.89	−8.02
新疆	34.57	17.42	−6.04	27.43	14.18	−5.82	14.65	8.00	−5.35

注：数据来源于国家卫生和计划生育统计年鉴

综合以上变化率分析可知，2002 年西部各省的健康结局指标远落后于东部和中部地区。尽管到 2013 年这些健康指标在西部地区仍然落后于东、中部地区，还有不少的追赶空间，但近十二年间的改善速度很快，尤其突出的是西部的陕西省。具体关于陕西省的卫生体系近期发展和可能的原因见本书第十一章。

（二）时间趋势和地区差异

分东、中、西部地区内各省的死亡指标的时间趋势箱式分布如图 9-1。图中每一竖条显示某地区内各省死亡指标在特定年的分布。中间的黑线是中位数位置，上限是 75%的值，下限是 25%的值。我们更清楚地看出西部地区各省的各种死亡率，尤其是除粗死亡率以外的其他五个指标总体均明显高于东部和中部地区各省。东部地区各省的健康指标最好，中部其次。也正是由于西部地区 2002 年的死亡率指标远高于其他地区，十二年间其下降率也快于其他地区，与上一节的年变化率分析结果一致。第二个变化特征除了粗死亡率和围产儿死亡率有不确定性外，各地区内部在健康指标上的差异都在缩小，说明地区内部间的差异逐渐缩小。而且西部地区各省在孕产妇和 5 岁以下儿童死亡率上的差异缩小最明显，进一步说明西部各省在这些指标上正缩小差距。但是也可以看到第三个变化特征是西部各省这些指标的差异或变异度到 2013 年仍然明显大于东、中部各省，有死亡率极端高的省。故需要深入分析原因，以便针对原因提出在西部各省缩小差距的有效措施。

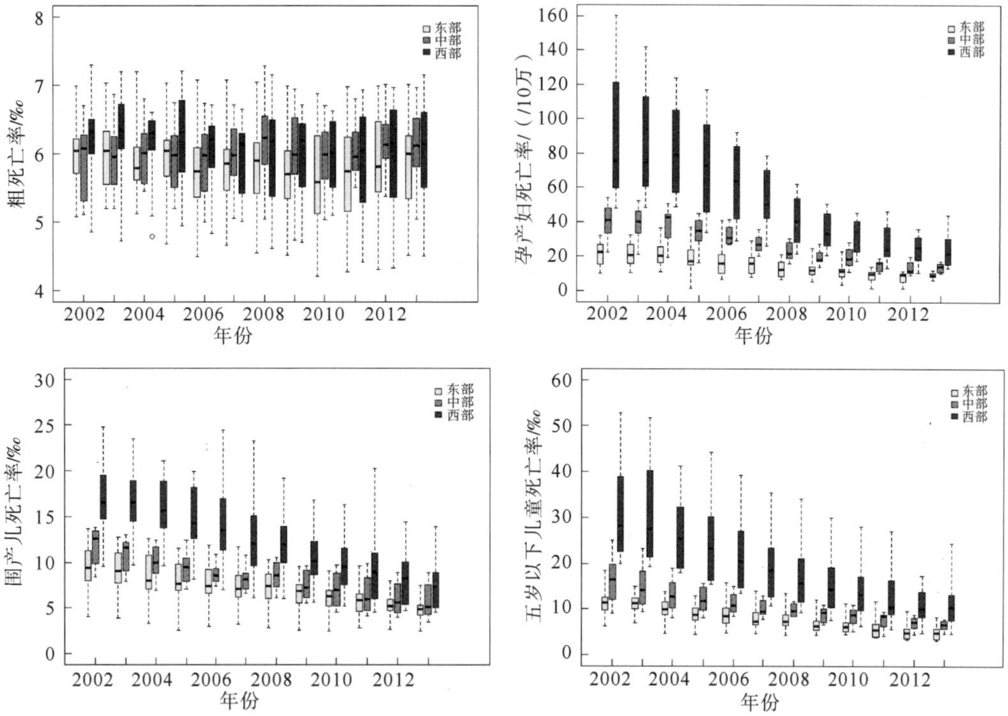

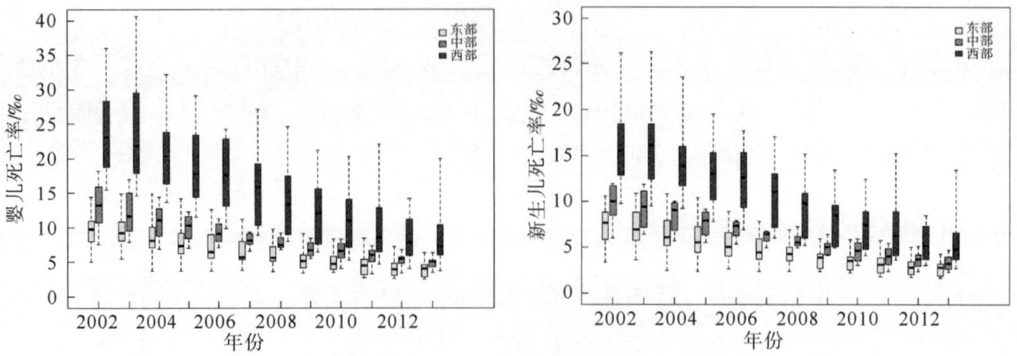

图 9-1　分地区粗死亡率、孕产妇、围产儿、5 岁以下儿童、
婴儿和新生儿死亡率的时间趋势和地区内的箱式分布

图 9-2 是在图 9-1 的基础上进一步显示东、中、西部各省粗死亡率、孕产妇死亡率、围产儿死亡率、五岁以下儿童死亡率、婴儿死亡率和新生儿死亡率的变化趋势和同一时点上死亡指标在省间的分布。所见与图 9-1 相似，除粗死亡率外，西部多数省的以上各项死亡率均高于东、中部省，孕产妇死亡率最高的省份是西部的西藏自治区。

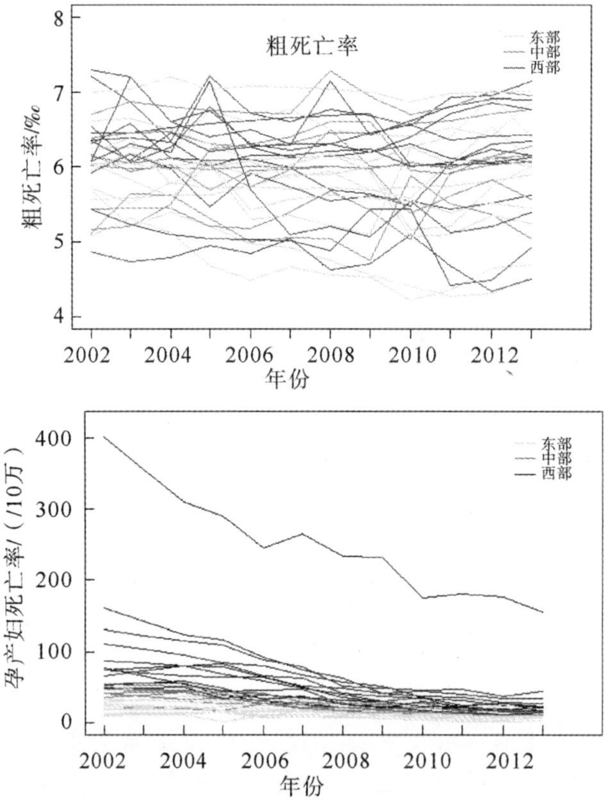

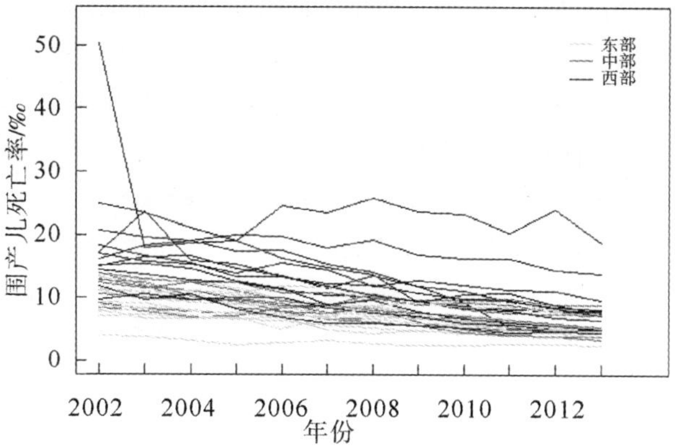
东部
中部
西部
围产儿死亡率/‰
0
10
20
30
40
50
2002
2004
2006
2008
2010
2012
年份

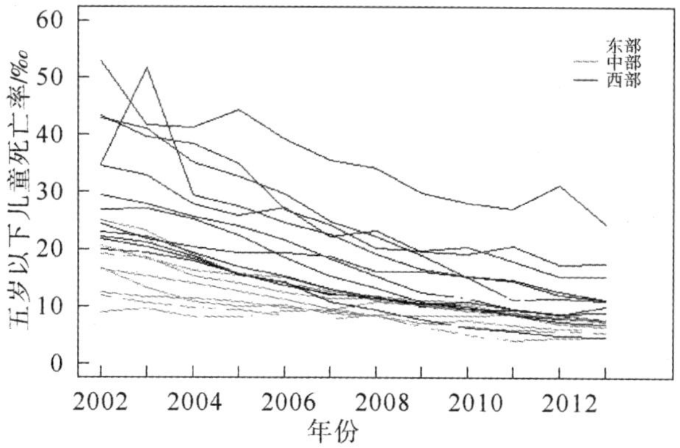
东部
中部
西部
五岁以下儿童死亡率/‰
0
10
20
30
40
50
60
2002
2004
2006
2008
2010
2012
年份

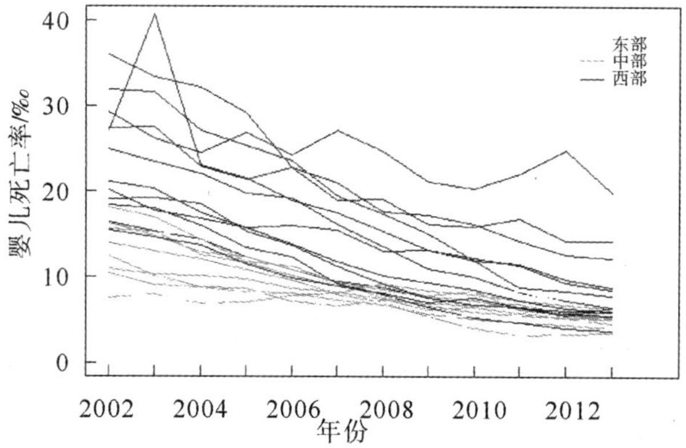
东部
中部
西部
婴儿死亡率/‰
0
10
20
30
40
2002
2004
2006
2008
2010
2012
年份

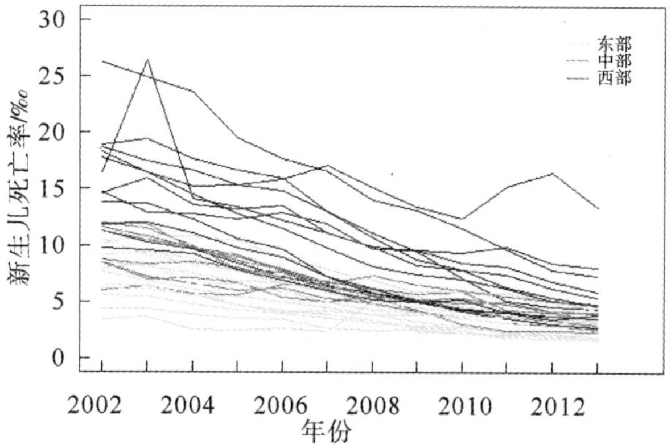
东部
中部
西部
新生儿死亡率/‰
0
5
10
15
20
25
30
2002
2004
2006
2008
2010
2012
年份

图 9-2　分省分地区粗死亡率、孕产妇、围产儿、
5 岁以下儿童、婴儿和新生儿死亡率的时间趋势线图

用广义线性回归模型（M2）估计各健康结局指标的年变化率及年变化率的地区差异获得结果如下表 9-2。表中括号内是回归系数的标准误。

表 9-2　模型估计的各健康结局在 2002～2013 年的年变化率和地区差异（括号中为标准误）

参数	粗死亡率/‰	孕产妇死亡率/（1/10 万）	围产儿死亡率/‰	五岁以下儿童死亡率/‰	婴儿死亡率/‰	新生儿死亡率/‰
常数项	6.123 (0.164)	−8.368 (0.151)	2.242 (0.094)	−4.360 (0.098)	−4.560 (0.094)	−4.879 (0.097)
常数项省间变异	0.254 (0.071)**	0.200 (0.056)**	0.091 (0.024)**	0.095 (0.025)**	0.086 (0.023)**	0.091 (0.025)**
年变化斜率	−0.083 (0.021)	−0.052 (0.020)*	−0.043 (0.012)**	−0.083 (0.011)**	−0.076 (0.012)**	−0.065 (0.013)**
年变化率的省间变异	0.001 4 (0.000 5)*	0.001 9 (0.000 6)**	0.001 1 (0.000 3)**	0.000 8 (0.000 2)**	0.001 (0.000 3)**	0.001 2 (0.000 3)**
时间*时间	−0.004 5 (0.001 3)**	−0.004 6 (0.000 9)**	−0.001 1 (0.000 5)*	−0.000 1 (0.000 4)	−0.001 1 (0.000 4)*	0.002 9 (0.000 5)**
东部（参照）						
中部	−0.100 (0.245)	0.652 (0.221)**	0.230 (0.143)	0.263 (0.147)	0.269 (0.141)	0.303 (0.145)*
西部	0.246 (0.221)	1.502 (0.200)**	0.687 (0.129)**	0.988 (0.133)**	0.928 (0.127)**	0.828 (0.131)**
时间*东部（参照）						
时间*中部	0.044 (0.020)*	−0.009 (0.023)	−0.009 (0.016)	0.002 (0.014)	−0.001 (0.016)	−0.002 (0.017)
时间*西部	−0.003 (0.018)	−0.027 (0.021)	−0.019 (0.014)	−0.022 (0.013)	−0.016 (0.014)	−0.008 (0.015)

*表示 $P<0.05$，**表示 $P<0.001$

模型的结果进一步支持描述性分析，显示所有健康结局随时间的推移，下降的速度越来越慢。但粗死亡率的下降无统计学意义（$P=0.052$），其中下降率在东、中、西部的差别也无统计学意义。中部的孕产妇死亡率和新生儿死亡率显著高于东部，而西部地区除粗死亡率外的所有健康结局都显著高于东部。各健康结局的年变化率在地区间的差别无统计学意义，但各指标中位值和它们的年变化率在省间变异很大（$P<0.001$）。进一步用拟合模型（M2）对孕产妇死亡率、5 岁以下儿童死亡率、婴儿死亡率和围产儿死亡率分东、中、西部进行预测，结果如图 9-3 中虚线，可以发现随着时间的推移，这些指标的下降趋势越来越小，东、中、西部的差距也越来越小。

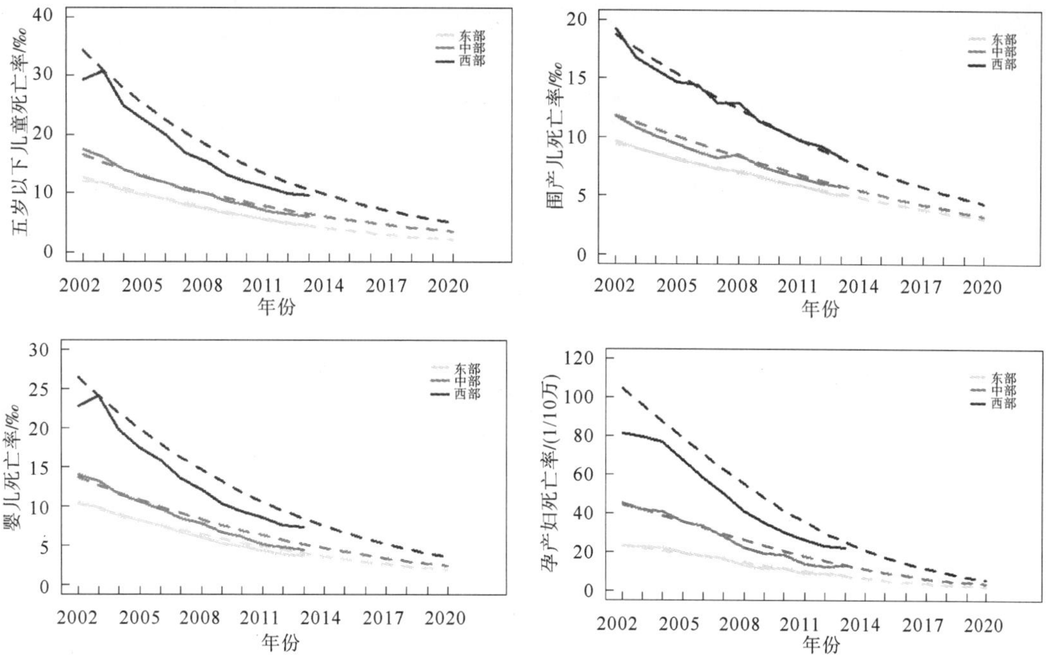

图 9-3　全国分地区孕产妇、围产儿、5 岁以下儿童和婴儿死亡率的变化趋势预测

（三）健康结局地区间的公平性

进一步分地区计算不同年份地区内各省间粗死亡率、孕产妇死亡率、围产儿死亡率、5 岁以下儿童死亡率、婴儿死亡率和新生儿死亡率的标准差，了解是否地区间健康结局的减少或具收敛性，及地区间的 σ 收敛趋势（图 9-4）。可见中部和西部各省份粗死亡率在某些时间间隔内存在 σ 收敛，但趋势并不稳定，而东部各省份粗死亡率标准差出现上升的趋势，不存在 σ 收敛趋势，公平性随时间变差。

围产儿死亡率和孕产妇死亡率在东部和中部各省份的总体差异很小，明显小于西部地区，且十年间几乎没变化，提示公平性较好，水平明显优于西部。两率在西部各省间的标准差 σ 十年间逐步下降，存在变异收敛，说明西部各省之间在这两率的差异逐渐变小，公平性在逐步提高。

全国东、中、西部 5 岁以下儿童死亡率、婴儿死亡率和新生儿死亡率标准差在十年间均逐步下降，存在 σ 收敛，说明这三个健康指标在全国东、中、西部各省份之间的总体差异变小，公平性逐年提高。但这三个健康指标的差异水平在西部地区明显高于东部和中部地区，说明西部地区内部还有一些省的指标偏高，有降低水平和提升健康公平性的需要。

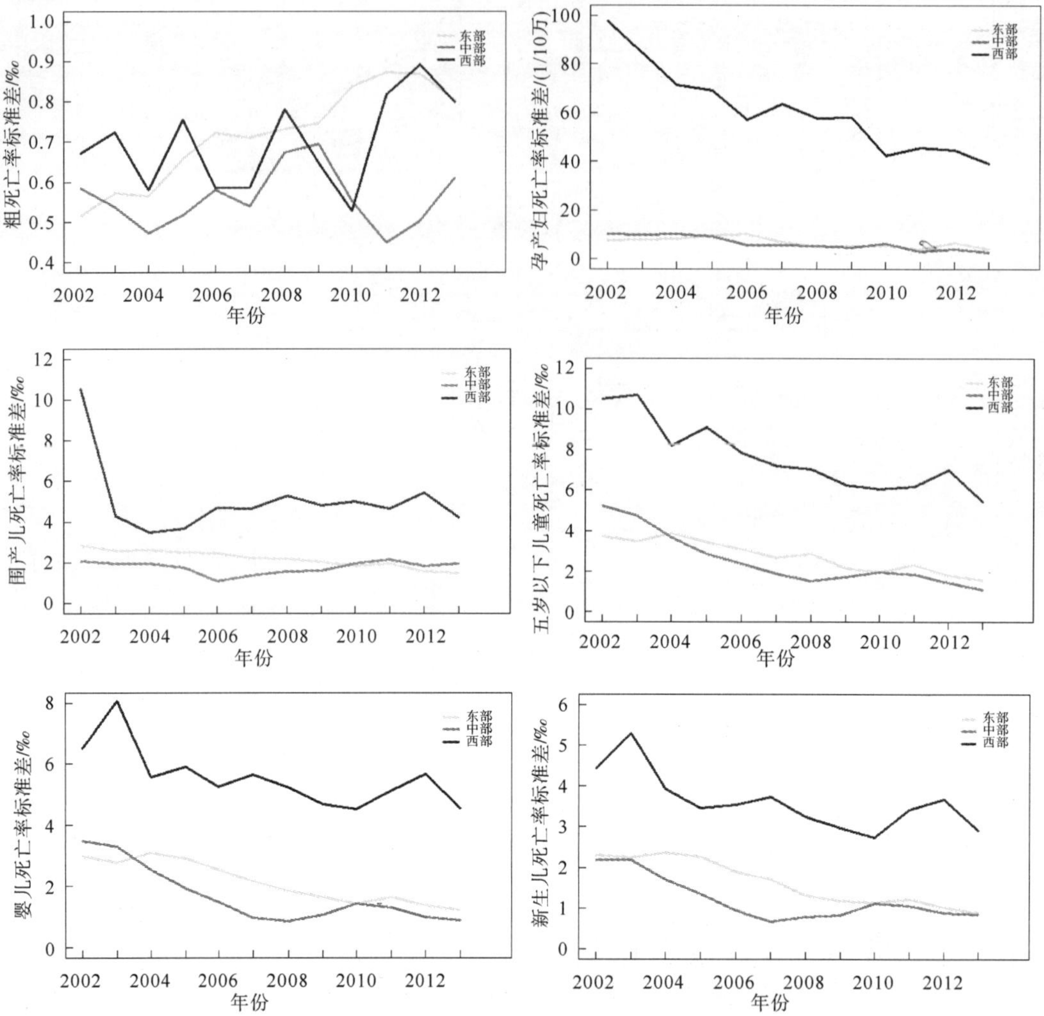

图 9-4　分地区粗死亡率、孕产妇、围产儿、五岁以下儿童、婴儿和新生儿死亡率的 σ 收敛趋势

二、卫生体系、妇幼保健和社会经济指标的变化

（一）卫生体系指标的变化

卫生资源指标的年复合变化率在东、中、西部均逐年增加，其中每千人口护士数和每千人口卫生技术人员数在西部增加最快，每千人口执业（助理）医师数和每千人口床位数在中部增加最快（表 9-3）。卫生资源指标在东部增加最慢，且东部地区内部的标准差大，说明其在东部地区内部年复合变化率差异较大，比如每千人口执业（助理）医师数，在天津的年复合变化率为－1.76％，而在山东为 4.67％。

卫生服务指标的年复合变化率在东、中、西部均逐年增加，其中人均门诊次数和人均住院次数在西部增加最快，病床使用率和医师日均负担住院床日在中部增加最快，而医师日均负担诊疗人次在东部增加最快（表 9-3）。各指标在东部地区内部的标准差大，说明其在东部地区内部年复合变化率差异较大，比如上海病床使用率的年复合变化率为−0.03%，而在海南则为5.44%。

门诊和住院患者次均医药费用的年复合变化率在东、中、西部均逐年增加，在西部增加得最快，东部最慢（表9-3）。同时费用指标在西部地区内部的标准差大，复合变化率差异较大，比如门诊患者次均医药费用，在陕西的年复合变化率为6.95%，而在西藏为14.95%。

表9-3　卫生体系指标分省2002～2013年的复合变化率和标准差（SD）　单位%

类别	指标	东部	中部	西部
卫生资源指标	每千人口执业（助理）医师数	2.24（2.21）	2.85（1.46）	2.80（1.61）
	每千人口护士数	5.65（2.39）	6.49（2.31）	6.96（2.49）
	每千人口床位数	3.44（2.86）	5.89（1.73）	4.48（1.73）
	每千人口卫生技术人员数	3.19（2.09）	3.62（1.59）	6.64（1.94）
卫生服务指标	人均门诊次数	6.16（1.76）	5.73（2.17）	6.65（1.86）
	人均住院次数	8.71（2.56）	11.83（1.74）	12.47（2.86）
	病床使用率	2.34（1.49）	3.89（0.33）	3.12（0.75）
	医师日均负担诊疗人次	3.09（2.96）	3.03（1.49）	2.73（1.91）
	医师日均负担住院床日	4.28（2.26）	6.63（0.40）	6.14（1.44）
卫生费用指标	门诊病人次均医药费用	6.38（1.11）	7.36（0.98）	9.18（2.25）
	住院病人次均医药费用	7.49（2.38）	7.61（2.90）	7.74（2.16）

注：数据来源于国家卫生统计年鉴

（二）妇幼保健指标和社会经济指标的变化

3岁以下儿童系统管理率、产前检查率和产后访视率、住院分娩率的年复合变化率在东、中、西部均逐年增加，在西部增加得最快，东部最慢（表9-4）。其原因是东部地区从2002年起这些指标基本达到并维持在90%，提升的空间很小。而西部地区的平均水平到2013年才达到90%，还有改善的余地。3岁以下儿童系统管理率和住院分娩率两指标在西部地区内部的标准差大，两个指标在西部地区内部年复合变化率差异较大，说明西部各省在提供妇幼卫生服务覆盖上良莠不齐，需要针对服务覆盖差的地区深入分析原因和提出改善措施。

表9-4数据显示，人均GDP、高速路里程占面积比、卫生经费支出占人口比和当地税收收入占GDP的百分比的年复合变化率在东、中、西部均逐年增加，其中人均GDP在东部增加最快，其次为西部；高速路里程占面积比和卫生经费支出占人口比的年复合变化率在中部增加最快，其次为西部；当地税收收入占GDP的百分比的年复合变化率在西部增加最快。女性文盲率的年复合变化率在东、中、西部均逐年下降，东部地区下降最快，西部最慢，且西部内省/地州间的差异也较大。出生率的年复合变化率在中部和西

部均逐年减少，西部的减少更快。

表 9-4　2002～2013 年妇幼保健、社会发展、社会经济和人口指标分地区的平均年复合变化率和标准差（SD）

单位：%

指标		东部	中部	西部
妇幼保健指标	3 岁以下儿童系统管理率	0.42 (0.54)	1.78 (1.01)	2.97 (1.88)
	产前检查率	0.31 (0.50)	0.50 (0.34)	0.84 (0.35)
	产后访视率	0.45 (0.81)	0.66 (0.57)	1.10 (0.54)
	住院分娩率	0.68 (0.61)	2.02 (0.79)	4.64 (2.70)
社会发展、社会经济和人口指标	人均 GDP	18.03 (4.13)	13.32 (3.81)	15.97 (4.17)
	高速路里程占面积比	6.84 (2.96)	9.17 (1.30)	8.80 (3.34)
	卫生经费支出占人口比	22.50 (4.87)	29.52 (3.89)	27.08 (3.94)
	当地税收收入占 GDP 的百分比	1.80 (0.81)	2.13 (0.79)	2.23 (1.11)
	女性文盲率	−8.50 (1.92)	−8.42 (2.01)	−7.12 (2.47)
	出生率	0.52 (1.70)	−0.33 (2.07)	−1.06 (1.30)

注：数据来源于国家卫生统计年鉴

三、卫生资源配置的公平性

此分析根据各省不同经济水平计算集中指数，衡量卫生资源配置的公平性，并比较东、中、西部各卫生资源指标集中指数近十年的变化趋势。图 9-5 分别显示每千人口医疗机构数、每千人口卫生技术人员数、每千人口护士数、每千人口执业（助理）医师数和每千人口床位数的集中指数分地区的变化趋势。

结果显示，2002～2013 年以上各指标的不公平程度整体表现为下降趋势。如 2002 年全国的七个指标的集中指数依次为−0.010、0.124、0.138、0.123、0.152、0.124、−0.010，到 2013 年的集中指数分别为 0.014、0.075、0.102、0.075、−0.129。西部地区每千人口医疗机构数配置的不公平程度与全国水平没有差别，而每千人口床位数、每千人口执业（助理）医师数、每千人口护士数、每千人口卫生技术人员数的不公平程度整体表现为下降趋势，但仍倾向经济发达省份，每千人口医疗机构数的不公平程度整体低于全国水平且表现为上升趋势，更倾向经济不发达省份。中部的每千人口医疗机构数的集中指数为正，倾向经济发达省份，而东部和西部则倾向经济不发达省份。东部、中部和西部每千人口床位数、每千人口执业（助理）医师数、每千人口护士数、每千人口卫生技术人员数的集中指数均为正，均倾向经济发达省份，东部表现更加明显，西部表现得最不明显，但是东部和中部的不公平程度存在逐渐降低趋势，而西部不公平程度变化不明显，因为西部的不公平程度已经很低。各指标分地区的集中指数变化趋势详见图 9-5。

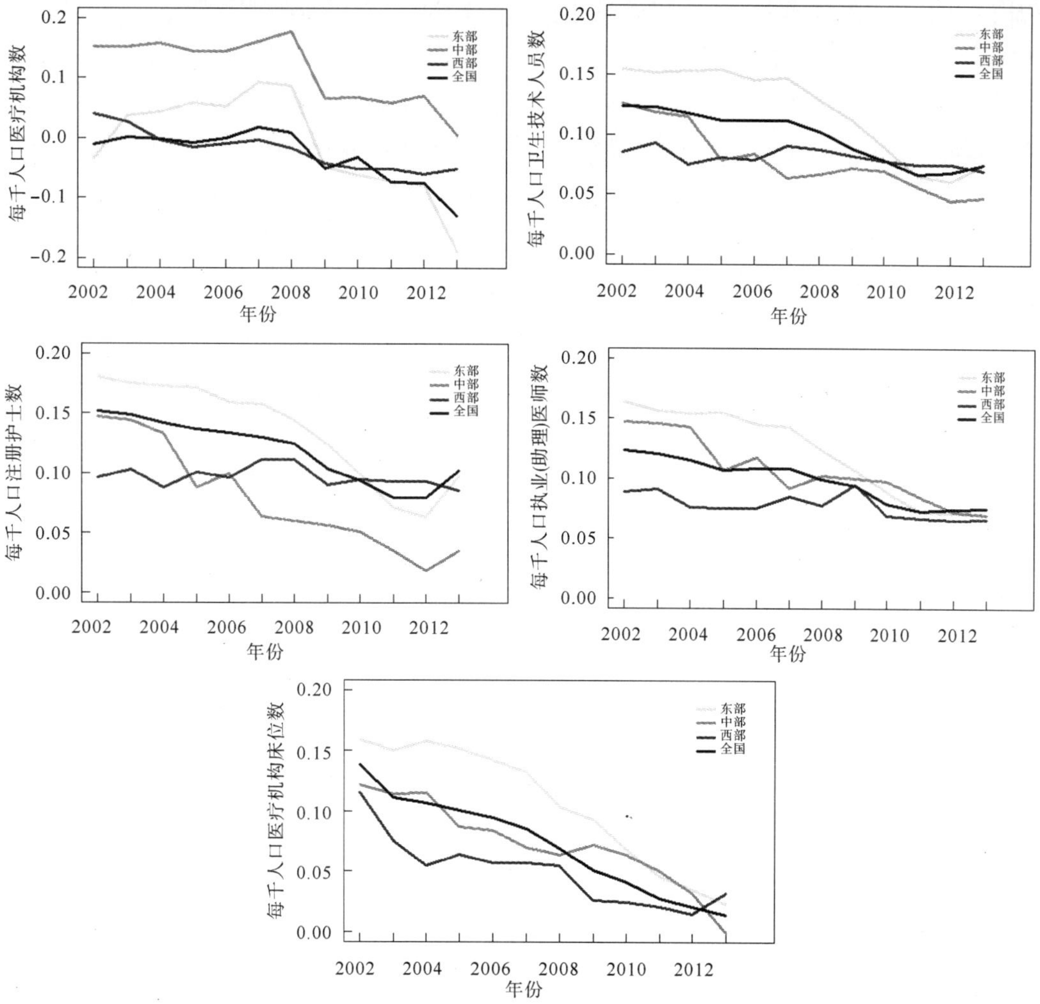

图 9-5　2002～2013 年全国分地区卫生资源配置集中指数的变化趋势

四、卫生体系和社会经济指标与健康结局变化的关系

阅读文献可知，孕产妇情况、卫生资源、妇幼保健、生物因素、环境因素和社会因素都可能影响健康结局。结合本章节的数据资源，同时通过共线性诊断，最后选择纳入分析的指标为每千人口执业（助理）医生数、病床使用率、住院分娩率、3 岁以下儿童系统管理率、人均 GDP、卫生经费支出占人口比、高速路里程占面积比和女性文盲率。但 3 岁以下儿童系统管理率不纳入孕产妇死亡率的分析。因粗死亡率在近 10 年基本没有变化，故不纳入此分析。我们在估计卫生体系和社会经济指标与健康结局变化关系的同时，还分析这些因素解释了多少下降率以及省间健康结局的差别，或多少地区间差别。分析模型为 M2 两水平超 Poisson 模型或两水平线性模型。

（一）孕产妇死亡率的影响因素

表 9-5 结果显示，在控制其他几个因素的情况下，每千人口执业（助理）医生数、

病床使用率、住院分娩率、卫生经费支出占人口比和女性文盲率均是孕产妇死亡率的影响因素。随着每千人口执业（助理）医生数、病床使用率、住院分娩率和卫生经费支出占人口比的增加而孕产妇死亡率降低，随着女性文盲率的增加而孕产妇死亡率增加。同时发现孕产妇死亡率随着时间的变化趋势能被所有协变量解释 94.0%，能被每千人口执业（助理）医生数、病床使用率和住院分娩率解释 66.4%；孕产妇死亡率地区间的差异能被所有协变量解释 39.0%，能被住院分娩率单独解释 32.1%；孕产妇死亡率省间的变异能被所有协变量解释 33.1%。

表 9-5　孕产妇死亡率的两水平超 Poisson 模型多因素分析结果

指标系数 β (SE)	模型 0	模型 1	模型 2	模型 3	模型 4
时间	−0.116 (0.008)**	−0.085 (0.011)	−0.062 (0.010)**	−0.039 (0.012)**	−0.007 (0.014)
地区差	1.270 (0.208)**	0.862 (0.166)**	0.787 (0.168)**	0.802 (0.159)**	0.775 (0.174)**
省间方差	0.308 (0.083)**	0.172 (0.048)**	0.189 (0.052)**	0.198 (0.055)**	0.206 (0.055)**
住院分娩率		−0.013 (0.003)**	−0.015 (0.002)**	−0.013 (0.002)**	−0.013 (0.002)**
每千人口执业(助理)医生数			−0.479 (0.088)**	−0.475 (0.088)**	−0.239 (0.094)*
病床使用率				−0.010 (0.003)**	−0.007 (0.002)**
人均 GDP					−0.021 (0.019)
卫生经费支出占人口比					−3.838 (1.520)*
高速路里程占面积比					−0.084 (0.065)
女文盲率					0.190 (0.056)**
出生率					−0.029 (0.012)*
变化趋势被解释的比例/%		26.7	46.6	66.4	94.0
地区差异被解释的比例/%		32.1	38.0	36.9	39.0
省间变异被解释的比例/%		44.2	38.6	35.7	33.1

*表示 $P<0.05$，**表示 $P<0.001$

（二）围产儿死亡率的影响因素

表 9-6 结果显示，在控制其他几个因素的情况下，每千人口执业（助理）医生数和 3 岁以下儿童系统管理率是围产儿死亡率的影响因素。围产儿死亡率随着每千人口执业（助理）医生数和 3 岁以下儿童系统管理率的增加而降低。同时发现围产儿死亡率随着时间的变化趋势能被所有协变量解释 31.3%；围产儿死亡率地区间的差异能被所有协变量解释 26.2%；围产儿死亡率省间的变异能被所有协变量解释 40.0%。

表 9-6　围产儿死亡率的两水平线性模型多因素分析结果

指标系数 β (SE)	模型 0	模型 1	模型 2	模型 3	模型 4
时间	−0.067 (0.006)**	−0.066 (0.007)**	−0.061 (0.007)**	−0.044 (0.008)**	−0.046 (0.011)**
地区差	0.524 (0.105)**	0.511 (0.110)**	0.476 (0.106)**	0.430 (0.100)**	0.387 (0.101)**
省间方差	0.100 (0.026)**	0.097 (0.025)**	0.087 (0.023)**	0.063 (0.017)**	0.060 (0.016)**
住院分娩率		−0.001 (0.002)	−0.001 (0.002)	−0.001 (0.002)	−0.001 (0.002)
3 岁以下儿童系统管理率			−0.003 (0.001)**	−0.003 (0.001)**	−0.003 (0.001)**
每千人口执业(助理)医生数				−0.176 (0.049)**	−0.182 (0.054)**

续表

指标系数β(SE)	模型0	模型1	模型2	模型3	模型4
病床使用率				−0.003 (0.002)	−0.003 (0.002)
人均GDP					0.007 (0.011)
卫生经费支出占人口比					−0.154 (1.051)
高速路里程占面积比					−0.035 (0.053)
女文盲率					−0.024 (0.038)
出生率					0.013 (0.009)
变化趋势被解释的比例/%		1.5	9.0	34.3	31.3
地区差异被解释的比例/%		2.5	9.2	17.9	26.2
省间变异被解释的比例/%		3.0	13.0	37.0	40.0

*表示 $P<0.05$，**表示 $P<0.001$

（三）5岁以下儿童死亡率的影响因素

表9-7数据显示，在控制其他几个因素的情况下，分析显示每千人口执业（助理）医生数、病床使用率、住院分娩率和3岁以下儿童系统管理率是5岁以下儿童死亡率的影响因素。5岁以下儿童死亡率随着每千人口执业（助理）医生数、病床使用率、住院分娩率和3岁以下儿童系统管理率的增加而降低。这四个因素共同解释了5岁以下儿童死亡率随着时间的变化趋势的54.4%，地区间差异的44.1%，省间变异的52.7%。

表9-7　5岁以下儿童死亡率的两水平超Poisson模型多因素分析结果

指标系数β(SE)	模型0	模型1	模型2	模型3	模型4
时间	−0.090 (0.006)**	−0.058 (0.007)**	−0.054 (0.007)**	−0.041 (0.010)**	−0.046 (0.009)**
地区差	0.784 (0.112)**	0.484 (0.090)**	0.458 (0.080)**	0.438 (0.076)**	0.405 (0.074)**
省间方差	0.110 (0.029)**	0.070 (0.019)**	0.064 (0.017)**	0.052 (0.014)**	0.052 (0.014)**
住院分娩率		−0.014 (0.001)**	−0.013 (0.001)**	−0.013 (0.001)**	−0.012 (0.001)**
3岁以下儿童系统管理率			−0.004 (0.001)**	−0.004 (0.001)**	−0.005 (0.001)**
每千人口执业(助理)医生数				−0.095 (0.042)*	−0.136 (0.049)**
病床使用率				−0.004 (0.001)**	−0.004 (0.001)**
人均GDP					0.003 (0.010)
卫生经费支出占人口比					1.014 (0.975)
高速路里程占面积比					−0.005 (0.034)
女文盲率					−0.017 (0.030)
出生率					0.013 (0.007)
变化趋势被解释的比例/%		35.6	40.0	54.4	48.9
地区差异被解释的比例/%		38.3	41.6	44.1	48.3
省门变异被解释的比例/%		36.4	41.8	52.7	52.7

*表示 $P<0.05$，**表示 $P<0.001$

（四）婴儿死亡率的影响因素

表9-8结果显示，同样纳入与5岁以下儿童死亡率分析相同的9个指标，分析显示每

千人口执业（助理）医生数、病床使用率、住院分娩率和 3 岁以下儿童系统管理率也是婴儿死亡率的影响因素。婴儿死亡率随着每千人口执业（助理）医生数、病床使用率、住院分娩率和 3 岁以下儿童系统管理率的增加而降低。这四个因素共同解释了婴儿死亡率随着时间的变化趋势的 56.4%，地区间差异的 42.4%，省间变异的 39.4%。

表 9-8　婴儿死亡率的两水平超 Poisson 模型多因素分析结果

指标系数 β (SE)	模型 0	模型 1	模型 2	模型 3	模型 4
时间	−0.094 (0.007)**	−0.066 (0.007)**	−0.060 (0.008)**	−0.041 (0.008)**	−0.042 (0.009)**
地区差	0.754 (0.100)**	0.492 (0.087)**	0.461 (0.079)**	0.434 (0.076)**	0.426 (0.080)**
省间方差	0.094 (0.025)**	0.075 (0.020)**	0.073 (0.019)**	0.057 (0.015)**	0.062 (0.017)**
住院分娩率		−0.012 (0.001)**	−0.012 (0.001)**	−0.011 (0.001)**	−0.011 (0.001)**
3 岁以下儿童系统管理率			−0.005 (0.001)**	−0.005 (0.001)**	−0.005 (0.001)**
每千人口执业(助理)医生数				−0.133 (0.041)*	−0.135 (0.050)*
病床使用率				−0.005 (0.001)**	−0.006 (0.001)**
人均 GDP					0.004 (0.010)
卫生经费支出占人口比					−0.038 (0.974)
高速路里程占面积比					−0.002 (0.034)
女文盲率					−0.007 (0.029)
出生率					0.003 (0.007)
变化趋势被解释的比例/%		29.8	36.2	56.4	55.3
地区差异被解释的比例/%		34.8	38.9	42.4	43.5
省间变异被解释的比例/%		20.2	22.3	39.4	34.0

* 表示 $p<0.05$，** 表示 $P<0.001$

（五）新生儿死亡率的影响因素

表 9-9 结果显示，每千人口执业（助理）医生数、病床使用率、住院分娩率和 3 岁以下儿童系统管理率是新生儿死亡率的影响因素。新生儿死亡率随着每千人口执业（助理）医生数、病床使用率、住院分娩率和 3 岁以下儿童系统管理率的增加而降低。这四个因素共同解释了新生儿死亡率随着时间的变化趋势的 58.8%，地区间差异的 43.2%，省间变异的 19.0%。

表 9-9　新生儿死亡率的两水平超 Poisson 模型多因素分析结果

指标系数 β (SE)	模型 0	模型 1	模型 2	模型 3	模型 4
时间	−0.102 (0.007)**	−0.077 (0.008)**	−0.068 (0.008)**	−0.042 (0.008)**	−0.032 (0.010)**
地区差	0.669 (0.097)**	0.457 (0.090)**	0.420 (0.085)**	0.380 (0.081)**	0.400 (0.088)**
省间方差	0.095 (0.025)**	0.088 (0.024)**	0.097 (0.025)**	0.077 (0.020)**	0.086 (0.023)**
住院分娩率		−0.011 (0.002)**	−0.011 (0.001)**	−0.010 (0.001)**	−0.011 (0.001)**
3 岁以下儿童系统管理率			−0.008 (0.001)**	−0.007 (0.001)**	−0.006 (0.001)**
每千人口执业(助理)医生数				−0.186 (0.044)**	−0.109 (0.054)*
病床使用率				−0.008 (0.001)**	−0.007 (0.001)**
人均 GDP					0.002 (0.010)

续表

指标系数 β (SE)	模型 0	模型 1	模型 2	模型 3	模型 4
卫生经费支出占人口比					−1.936 (1.029)
高速路里程占面积比					0.005 (0.035)
女文盲率					0.024 (0.031)
出生率					−0.011 (0.007)
变化趋势被解释的比例%		24.5	33.3	58.8	68.6
地区差异被解释的比例%		31.7	37.2	43.2	40.2
省间变异被解释的比例%		7.4	−2.1	19.0	9.5

* 表示 $P<0.05$，* * 表示 $P<0.001$

通过以上分析可以发现，卫生体系指标不仅影响各健康结局指标的高低，同时也可以部分解释各健康结局指标随时间变化的趋势、地区和省间变异。新生儿死亡率、婴儿死亡率和 5 岁以下儿童死亡率的影响因素相同，均为每千人口执业（助理）医生数、病床使用率、住院分娩率和 3 岁以下儿童系统管理率，可能因为这三个指标的数据有包含关系的原因，5 岁以下儿童死亡率包含婴儿死亡率，婴儿死亡率包含新生儿死亡率，并且三个指标的变化趋势基本相同，从而分析得到的影响因素相同。

以上卫生体系指标对各健康结局的影响作用如表 9-10 所示。结果显示，住院分娩率除对围产儿死亡率影响不明显外，对其他健康结局指标均有很大影响。妇幼群体死亡率下降 24.5%～35.6%的部分可以用住院分娩率的提高来解释。它还可以解释这些死亡率在西部与其他地区差异的 32.1%～38.3%，省间变异的 7.4%～44.2%。3 岁以下儿童系统管理率除未纳入孕产妇死亡率分析外，对其他健康结局指标均有影响。如果住院分娩率的影响加上 3 岁以下儿童系统管理率的影响，即同时提高住院分娩和 3 岁以下儿童系统管理率，以上可被解释的部分可分别提高 26.7%～40.0%、32.1%～41.6%和 13%～44.2%。

每千人口执业（助理）医生数和病床使用率反映医疗能力和效率，是所有健康结局指标的重要影响因素。表 9-10 数据显示，这些死亡率的下降有 14.4%～40%可能归于医疗能力和效率的提高。但是这些死亡率在西部与其他地区差异只有很少部分（2.5%～8.7%）可用该两个指标解释。省间健康结局（孕产妇死亡除外）的变异可用该两个指标解释 10.9%～24.0%。

社会发展和经济指标如人均 GDP、卫生经费支出占人口比和女性文盲率只对孕产妇死亡率有直接影响。

表 9-10　与健康结局有关系的卫生体系指标总结（省级数据分析）　单位:%

卫生体系指标	孕产妇死亡率	围产儿死亡率	5 岁以下儿童死亡率	婴儿死亡率	新生儿死亡率
解释时间变化的比例					
住院分娩率	26.7	1.5	35.6	29.8	24.5
3 岁以下儿童系统管理率	—	7.5	4.4	6.4	8.8

续表

卫生体系指标	孕产妇死亡率	围产儿死亡率	5岁以下儿童死亡率	婴儿死亡率	新生儿死亡率
每千人执业医师数和病床使用率□	39.7	25.4	14.4	20.2	25.5
解释东中西地区差别					
住院分娩率	32.1	2.5	38.3	34.8	31.7
3岁以下儿童系统管理率	—	6.7	3.3	4.1	5.5
每千人执业医师数和病床使用率*	7.0	8.7	2.5	3.6	6.0
解释省间差别					
住院分娩率	44.2	3.0	36.4	20.2	7.4
3岁以下儿童系统管理率	—	10.0	5.4	2.1	−9.5
每千人执业医师数和病床使用率*	−8.5	24.0	10.9	17.0	21.1

*表示每千人执业医师数和病床使用率共同解释的比例

然而，在省水平上分析得到的卫生人力资源、医疗服务效率和住院分娩率等与健康结局指标的关系是很宏观的结论，不一定能够用于指导基层卫生管理和行政部门具体实施干预措施。健康结局中还有50%以上的地区间差异或省间的变异不能用已知的这些指标做解释。鉴于西部地区卫生体系的发展和卫生结局指标均落后于东部和中部地区，我们需要进一步深入了解西部地区内部在卫生体系的发展和卫生结局指标上的差异，以便有针对性地对重点人群和区县实施政策干预或卫生资源投入，从而有效有重点地提高人群的健康水平。

以下我们以西部的四川省为例，从县级层面分析卫生体系的发展和卫生结局的关系。

第四节　四川省县级数据分析结果

一、分县健康结局指标年复合变化率

我们首先分析四川省县级的5岁以下儿童死亡率16年间的年复合变化率，再分析2002～2012年的年复合变化率和四川汶川大地震前后2007～2008年的环比率，进而了解健康指标的变化规律。

从1996～2012年的年复合变化率可以发现，5岁以下儿童死亡率均呈现降低得趋势，珙县、仪陇县和屏山县降低得最快，金牛区、壤塘县和马尔康县降低得最慢。从2002～2012的年复合变化率可以发现，四川地区除壤塘县外，其他县的5岁以下儿童死亡率均呈现降低的趋势，仪陇县、普格县和西区降低得最快，自流井区和炉霍县降低得最慢，壤塘县呈现增加的趋势。从2007年与2008年的环比率可以发现，地震重灾区都江堰市、平武县、茂县、什邡市、青川县、绵竹市、北川县、汶川县的5岁以下儿童死亡率2008年均呈现增加的趋势（表9-11）。

表 9-11 四川省 5 岁以下儿童死亡率的变化率最快和最慢的 8 个县

县名	1996 年	2012 年	年复合变化率/%	县名	2002 年	2012 年	年复合变化率/%	县名	2007 年	2008 年	环比变化率/%
珙县	101.3	11.4	−12.76	仪陇县	80.1	13.2	−16.50	仪陇县	54.0	38.4	−28.89
仪陇县	113.7	13.2	−12.59	普格县	189.9	37.8	−14.91	岳池县	37.0	26.8	−27.57
屏山县	95.3	11.2	−12.53	西区	44.4	9.1	−14.66	富顺县	27.8	20.9	−24.82
广安区	89.0	11.3	−12.10	西充县	64.1	13.6	−14.36	渠县	42.0	31.7	−24.52
武胜县	114.8	14.6	−12.09	仁和区	78.0	16.6	−14.34	西充县	35.1	26.5	−24.50
蓬溪县	107.3	13.7	−12.07	广安区	52.5	11.3	−14.24	宣汉县	27.3	21.1	−22.71
北川县	110.3	14.9	−11.76	叙永县	61.2	14.4	−13.47	甘洛县	79.0	61.1	−22.66
邻水县	111.1	15.1	−11.73	剑阁县	52.0	12.3	−13.43	嘉陵区	36.1	28.1	−22.16
雨城区	30.1	13.5	−4.89	红原县	58.3	44.2	−2.73	都江堰市	24.7	41.6	68.42
翠屏区	35.7	16.6	−4.67	贡井区	21.0	16.6	−2.32	平武县	30.4	61.2	101.32
市中区	31.4	14.8	−4.59	稻城县	107.6	87.4	−2.06	茂县	36.1	138.6	283.93
炉霍县	118.0	55.8	−4.57	九龙县	39.5	32.7	−1.87	什邡市	16.8	73.3	336.31
稻城县	174.7	87.4	−4.24	马尔康县	52.2	47.4	−0.96	青川县	20.1	110.2	448.26
金牛区	24.4	12.3	−4.19	自流井区	9.5	8.7	−0.88	绵竹市	14.6	109.9	652.74
壤塘县	194.7	104.4	−3.82	炉霍县	56.7	55.8	−0.16	北川县	36.7	511.3	1 293.19
马尔康县	82.7	47.4	−3.42	壤塘县	91.6	104.4	1.32	汶川县	30.7	636.1	1 971.99

注：数据来源于 Wang et al 2015 Lancet http://dx. doi. org/10. 1016/ S0140−6736 (15) 00554−1

四川省按经济发展水平分为三类经济地区。一类经济地区含成都和攀枝花，共 24 个县或地区，二类经济地区有达州、南充、宜宾、泸州、内江、资阳、眉山、雅安、遂宁、绵阳、德阳、自贡、巴中、广安、广元和乐山，共 109 个县或地区，三类经济地区有甘孜州、阿坝州和凉山州，共 48 个县或地区。作为妇幼结局指标的 5 岁以下儿童死亡率、孕产妇死亡率和婴儿死亡率均表现为三类地区高于二类地区，二类地区高于一类地区，均随着时间下降，下降速度在三类地区稍慢，二类地区稍快（表 9-12）。

表 9-12 县级妇幼健康结局指标的均数、标准差和年复合变化率

指标	一类经济地区（n=24）			二类经济地区（n=109）			三类经济地区（n=48）		
	1996/2002 $\bar{x}$（SD）	2012/2014 $\bar{x}$（SD）	年复合变化率/%	1996/2002 $\bar{x}$（SD）	2012/2014 $\bar{x}$（SD）	年复变化率/%	1996/2002 $\bar{x}$（SD）	2012/2014 $\bar{x}$（SD）	年复合变化率/%
5 岁以下儿童死亡率/‰*	49.98 (17.47)	13.88 (4.98)	−7.66	67.01 (23.9)	14.06 (3.58)	−9.10	145.67 (54.54)	40.44 (18.77)	−7.80
孕产妇死亡率/（1/10 万）	28.82 (49.26)	9.53 (19.27)	−8.81	60.84 (53.49)	15.82 (20.97)	−10.62	137.57 (144.63)	52.13 (89.46)	−7.77
婴儿死亡率/‰	15.01 (8.81)	4.75 (1.18)	−9.14	16.44 (8.79)	4.67 (1.71)	−9.95	32.95 (29.4)	12.4 (9.75)	−7.82

*代表 1996～2012 年数据

二、健康结局指标的时间变化趋势和地区分布

图 9-6 进一步显示 5 岁以下儿童死亡率、婴儿死亡率和孕产妇死亡率在全国、西部、四川省内部整体都存在降低的趋势。四川省 5 岁以下儿童死亡率除 2008 年由于地震的原因有升高外均存在降低趋势，但总体高于全国平均水平，也高于西部平均水平。四川省内部按经济分类的三类地区中三类经济地区的 5 岁以下儿童死亡率最高，其次为二类经济地区，一类经济地区最低。婴儿死亡率和孕产妇死亡率在全国、西部、四川省内部整体都存在降低的趋势。四川省婴儿死亡率和孕产妇死亡率的平均水平高于全国平均水平，低于西部平均水平。省内三类地区的婴儿死亡率和孕产妇死亡率最高，远高于西部平均水平，其次为二类经济地区，低于西部平均水平而高于全国平均水平。一类经济地区最低，低于全国平均水平。

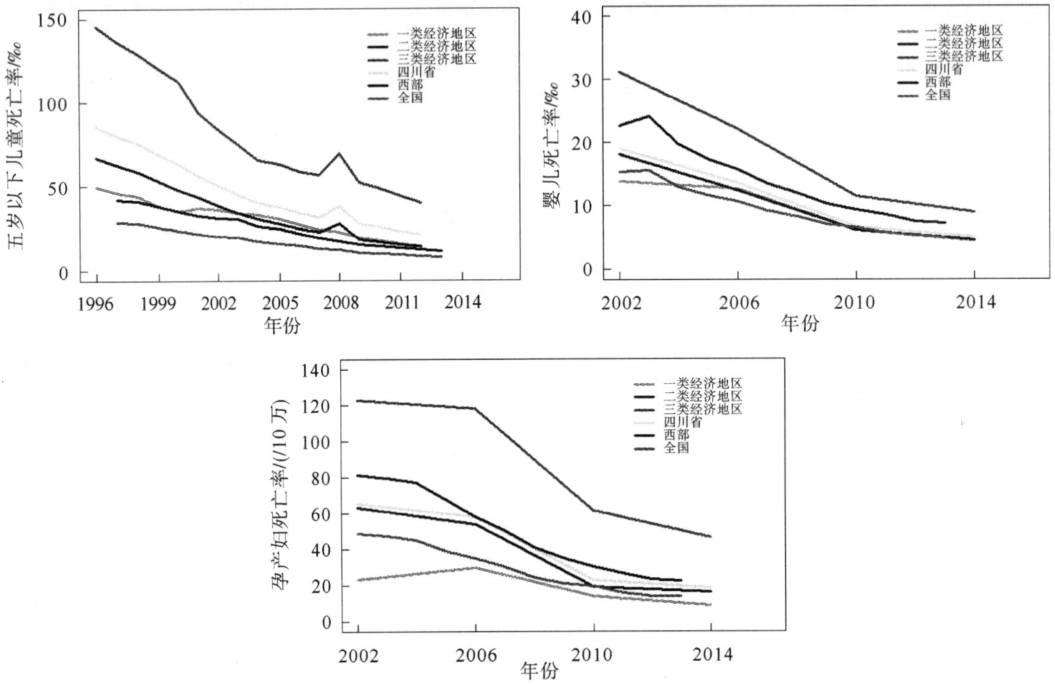

图 9-6　四川省三类地区、四川、西部和全国孕产妇、五岁以下儿童、婴儿死亡率的时间变化趋势

从四川省地区内的死亡指标的时间分布箱式图 9-7 可以看出，三个经济地区的 5 岁以下儿童死亡率、婴儿死亡率和孕产妇死亡率均逐年降低，但三类经济地区内各县/市间健康指标的差异最大，二类经济地区内的差异次之，一类经济地区内的差异最小，不过差异均逐年缩小，表明健康公平性在省内各地区间逐年增加，全省各县 5 岁以下儿童死亡率、婴儿死亡率和孕产妇死亡率的下降趋势稳定。

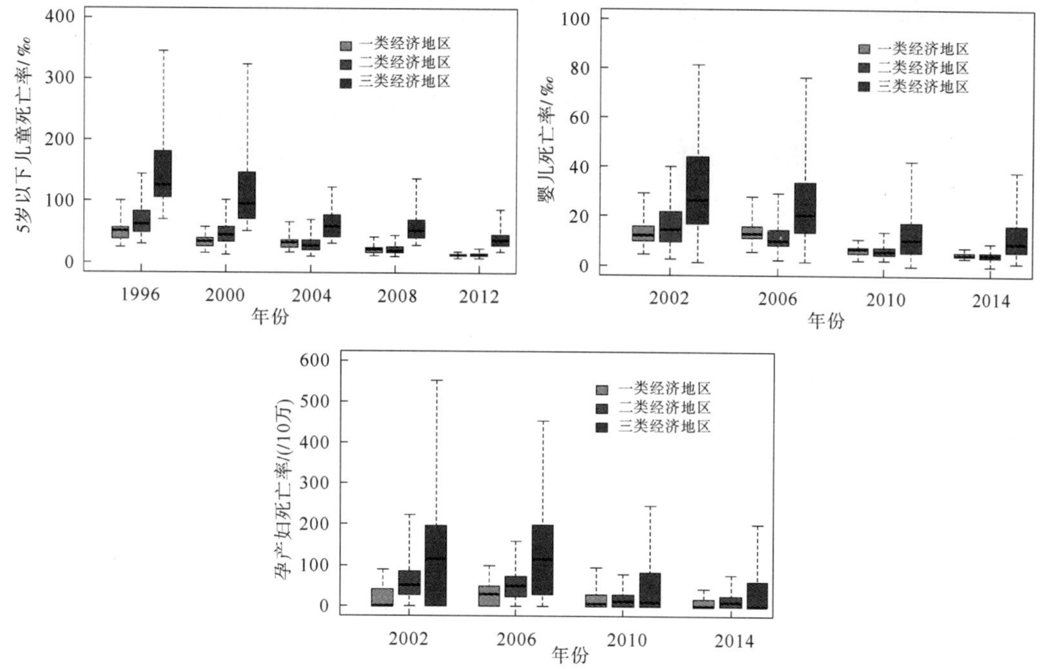

图 9-7　四川省三类地区孕产妇、婴儿和 5 岁以下儿童死亡率的时间分布箱式图

用广义线性回归模型（M2）估计各健康结局指标的年变化率及年变化率的地区差异获得结果如表 9-13。由于孕产妇死亡率和婴儿死亡率只有四个时间点（2002 年，2006 年，2010 年，2014 年），所以四川省的模型估计里没有考虑年斜率的县间变异。表中括号内是回归系数的标准误。

表 9-13　模型估计的各健康结局在 2002～2014 年的年变化率和地区差异（SE）

参数	孕产妇死亡率	五岁以下儿童死亡率	婴儿死亡率
常数项	−8.163（0.217）	4.193（0.079）	−4.181（0.090）
县或地区间变异	0.093（0.031）**	0.101（0.011）**	0.134（0.020）**
年斜率	−0.085（0.032）*	−0.098（0.004）**	−0.097（0.011）**
一类地区（参照）			
二类地区	0.837（0.226）**	−0.087（0.088）	0.089（0.111）
三类地区	1.580（0.243）**	0.457（0.097）**	0.733（0.126）**
时间 * 一类地区（参照）			
时间 * 二类地区	−0.040（0.033）	0.005（0.004）	−0.022（0.011）*
时间 * 三类地区	−0.003（0.035）	0.036（0.005）**	−0.021（0.013）

* 表示 $P<0.05$，** 表示 $P<0.001$

模型分析结果进一步显示：①总体来看，孕产妇死亡率、5 岁以下儿童死亡率和婴儿死亡率 12 年间均呈线性下降趋势，三类地区 5 岁以下儿童死亡率的下降比一类地区的慢（$P<0.01$），二类地区婴儿死亡率的下降比一类地区的快（$P<0.05$）；②三类地区的孕产妇死亡率、5 岁以下儿童死亡率和婴儿死亡率都高于一类地区（$P<0.01$），二类地

区仅孕产妇死亡率高于一类地区（$P<0.01$），5 岁以下儿童死亡率和婴儿死亡率与一类地区差别无统计学意义；③各健康结局指标在县或地区间变异很大（$P<0.01$）。

进一步对孕产妇、5 岁以下儿童和婴儿死亡率分三类地区进行模型预测（图 9-8），可以发现随着时间的推移，变化趋势越来越小，三类地区间的差距也越来越小。

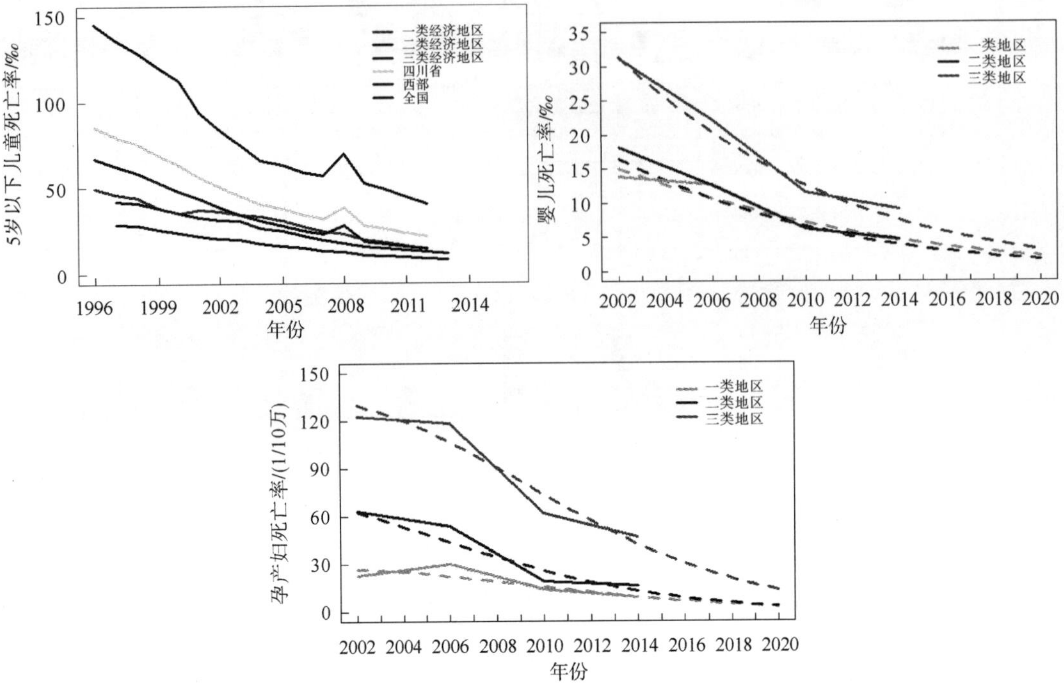

图 9-8 四川省三类地区孕产妇、婴儿和 5 岁以下儿童死亡率的预测趋势

三、健康结局指标地区间的公平性

分地区计算不同年份四川省各县/市间孕产妇、5 岁以下儿童和婴儿死亡率的标准差，了解指标在各县/市间的差异或具收敛性并做 σ 收敛趋势（图 9-9）。可见三个指标在三类地区间均存在 σ 收敛，只是在 2008 年由于地震的原因 5 岁以下儿童死亡率在二、三类地区内存在较大的波动。一类地区和二类地区内部的孕产妇、5 岁以下儿童和婴儿死亡率总体差异明显小于第三类地区内差异，健康公平性水平优于三类地区。而三类地区各县/市的孕产妇、5 岁以下儿童和婴儿死亡率标准差在逐年下降，存在 σ 收敛趋势，健康公平性也在逐年提高。

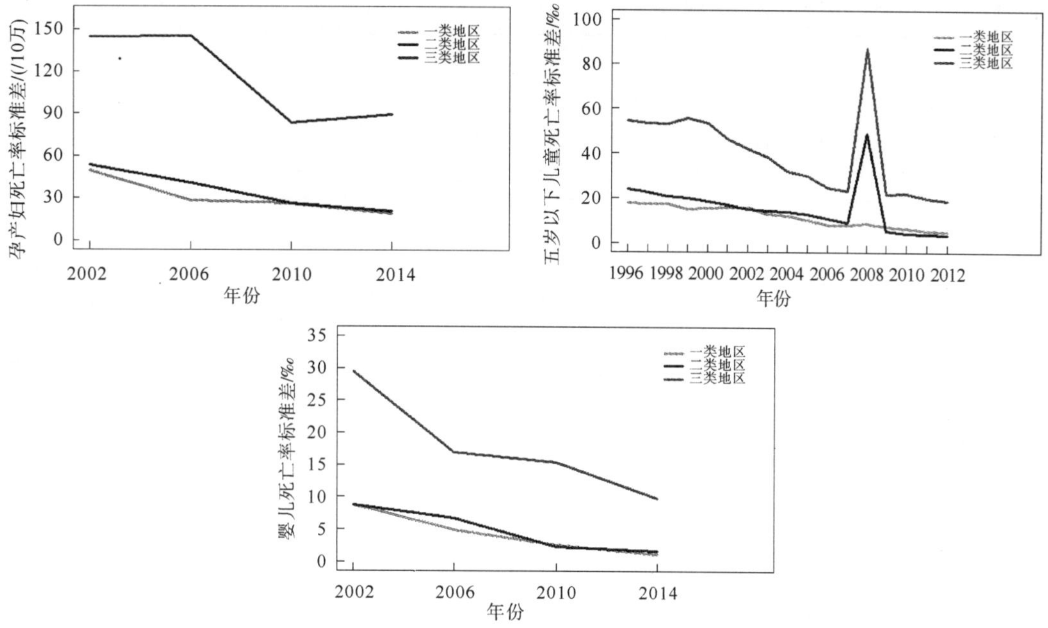

图 9-9　全省分地区的孕产妇、五岁以下儿童和婴儿死亡率的收敛趋势

四、卫生体系、妇幼保健和社会经济指标的变化

部分卫生资源和妇幼保健指标分地区统计数如表 9-14。地区间的显著不同在于三类地区按人口分布的医疗机构数远多于一、二类地区，且十三年间增加快。同期一类地区的该指标却在下降。妇幼保健指标在各地区均改善明显，尤其一、二类地区到 2014 年几乎实现全妇幼保健覆盖。但三类地区到 2014 年仍有 20％的妇幼人群没有利用相应的保健服务，而且地区内该指标差异很大，部分县该指标接近一、二类地区，比较差的县只有不到 50％的利用率。

表 9-14　四川省三类地区卫生体系和妇幼保健指标的均数（标准差）

指标	一类地区 $N=24$		二类地区 $N=109$		三类地区 $N=48$	
	2002 年	2014 年	2002 年	2014 年	2002 年	2014 年
卫生资源						
每十万人口医疗机构数/个	86.8（27.78）	73.9（16.75）	87.8（26.04）	90.9（24.8）	143.2（55.58）	191.2（92.15）
每千人口床位数/张	4.3（2.71）	8.5（4.04）	2.2（1.64）	4.7（2.74）	2.8（1.15）	4.2（1.95）
每千人口注册护士数/人	1.9（1.66）	4.1（2.98）	0.7（0.62）	1.6（1.31）	0.8（0.39）	1.3（0.92）
每千人口执业（助理）医师数/人	2.7（2.15）	3.7（2.22）	1.3（0.8）	1.8（0.92）	2.2（0.99）	1.6（0.99）
妇幼保健						
住院分娩率/％	95.7（10.1）	100（0.07）	71.3（16.5）	99.7（0.78）	28.0（13.8）	80.9（12.3）
产前检查率/％	95.3（4.60）	98.9（0.60）	89.6（8.80）	97.9（1.70）	61.0（24.0）	81.9（13.7）

续表

指标	一类地区 $N=24$		二类地区 $N=109$		三类地区 $N=48$	
	2002 年	2014 年	2002 年	2014 年	2002 年	2014 年
产后随访率/%	95.1 (4.53)	98.7 (0.80)	87.1 (9.80)	97.1 (3.01)	54.0 (24.9)	80.1 (15.7)
系统管理率/%	77.0 (18.1)	96.7 (1.32)	82.5 (11.9)	96.0 (3.24)	35.1 (23.2)	73.4 (15.9)

数据来源四川省信息中心、统计年鉴和四川省妇幼保健院

进一步分析各指标的十三年变化结果，表 9-15 中卫生体系数据显示除每千人口执业（助理）医师数在三类地区的年复合变化率为负值外，其他所有卫生体系指标的年复合变化率在一类、二类和三类地区均为正值，提示除每千人口执业（助理）医师数在三类地区存在减少外，其他所有卫生体系指标在全省各地区均逐年增加。每十万人口医疗机构数、病床使用率、医师人均负担诊疗人次和医师人均负担住院天数均为三类地区增加最快，其次为二类地区，增长最慢的是一类地区。人均门诊次数和两个卫生费用指标均为一类地区增加最快，最慢的是三类地区。三类地区医疗机构数的增长可能主要反映的是非临床治疗性机构和民营的专科医疗机构的增加，而医师人均负担诊疗人次和医师人均负担住院天数的快速增加、人均门诊次数和费用的缓慢增加可能与执业（助理）医师数的逐年减少有直接关系。这种现象提示三类地区执业（助理）医师的医疗服务负担在增大，服务质量可能会受影响，有必要进一步了解三类地区医疗服务需求和卫生人力和财力资源的配置合理性。

表 9-15　四川省卫生体系指标分县或地区的年复合变化率和标准差（SD）（2002 年与 2014 年）

单位：%

指标		四川省	一类经济地区	二类经济地区	三类经济地区
卫生资源指标	每十万人口医疗机构数	47.77 (4.83)	45.15 (2.47)	47.29 (4.22)	50.13 (5.94)
	每千人口执业（助理）医师数	1.14 (3.52)	3.28 (2.28)	2.55 (2.28)	−3.06 (2.80)
	每千人口护士数	7.25 (3.47)	7.98 (2.75)	8.39 (3.00)	4.33 (3.09)
	每千人口床位数	5.92 (3.20)	6.51 (2.49)	6.92 (2.87)	3.39 (2.87)
卫生服务指标	人均门诊次数	5.82 (4.79)	6.94 (3.54)	6.34 (4.25)	4.08 (5.99)
	人均住院次数	12.23 (4.45)	11.95 (2.94)	12.60 (4.23)	11.55 (5.45)
	病床使用率	4.51 (3.77)	3.04 (1.78)	4.05 (2.56)	6.33 (5.79)
	医师人均负担诊疗人次	4.67 (5.16)	3.56 (3.00)	3.72 (4.39)	7.40 (6.58)
	医师人均负担住院天数	11.02 (5.24)	8.43 (3.41)	9.81 (4.26)	15.09 (5.85)
卫生费用指标	门诊患者次均医药费用	8.36 (4.83)	9.50 (3.67)	9.09 (4.43)	6.04 (5.56)
	住院患者次均医药费用	6.92 (4.40)	8.10 (3.21)	6.98 (3.63)	6.14 (6.21)

表 9-16 数据显示四个妇幼保健指标的年复合变化率在各类地区均为正值，说明妇幼保健服务在四川各县/市均逐年改善，而且在三类地区改善的速度最快，其次为二类地区，增长最慢的是一类地区。这是由于一类地区的妇幼保健服务在 2002 年就处于很好的水平，没有多少改善的空间。但三类地区各县/市变化速度的标准差明显大于一、二类地

区各县/市，说明妇幼保健服务改善的水平在地区内不均衡，还有改进的余地。

社会发展、社会经济和人口指标的变化在三个地区有差别。一类地区的人均 GDP 变化率比二、三类地区慢，但城镇化率和就业人口占比上升最快。二类地区的人均 GDP 和公路里程占面积比变化率最快，城镇化率比一类地区慢、比三类地区快。

表 9-16　妇幼保健指标、社会发展、社会经济和人口指标分县或地区的年复合变化率和标准差（SD）（2002 年与 2014 年）

单位：%

指标		四川省	一类经济地区	二类经济地区	三类经济地区
妇幼保健指标	产前检查率	1.54（3.57）	0.32（0.42）	0.79（0.96）	3.81（6.20）
	产后访视率	2.01（4.39）	0.31（0.42）	0.96（1.10）	5.17（7.43）
	系统管理率	3.75（6.85）	2.30（3.01）	1.38（1.52）	9.77（10.86）
	住院分娩率	4.82（5.01）	0.43（1.04）	3.13（2.25）	10.70（5.55）
社会发展、社会经济和人口指标	人均 GDP	15.88（3.79）	12.67（3.78）	16.76（3.46）	15.37（3.69）
	城镇化率	2.55（2.69）	4.60（3.42）	3.02（2.32）	0.48（1.59）
	农村从业人员占比	−0.31（1.64）	−2.28（3.13）	0.03（0.94）	−0.07（1.02）
	从业人员占比	0.29（1.55）	1.20（2.07）	0（1.5）	0.48（1.13）

五、卫生资源配置的公平性

表 9-17 给出 7 个卫生资源指标在 2002～2014 年的集中指数。其中每千人口护士数各年的集中指数均大于其他指标，而且 13 年间改善不明显，总体有上升趋势，提示护士数的配置有倾向于经济较发达地区的不公平现象。每千人口执业（助理）医师数集中指数虽然不高，但逐年上升趋势明显，提示医疗人力资源正向经济发达的县/市倾斜。每千人口公共卫生人员数配置的公平性近两年改善很明显，可能与全民享受公共卫生服务的国家政策有关。每千人口床位数、每十万人口医院数和每千人口中医数的不公平程度倾向经济发达的县/市，且 13 年间基本稳定不变。只有每十万人口医疗机构数的不公平程度倾向经济不发达的县/市，且有逐年上升趋势。需要进一步了解在经济不发达地区增加的医疗机构的性质，是民营专科还是预防性卫生机构？它们的服务内容和质量如何？

表 9-17　2002～2014 年四川省卫生资源配置集中指数

年份	每千人口医师数	每千人口护士数	每千人口公共卫生人员数	每千人口中医数	每千人口床位数	每十万人口医疗机构数	每十万人口医院数
2002	0.168	0.309	0.256	0.185	0.215	−0.039	0.159
2003	0.177	0.328	0.262	0.172	0.228	−0.045	0.146
2004	0.186	0.331	0.442	0.198	0.233	−0.059	0.156
2005	0.175	0.318	0.254	0.200	0.218	−0.073	0.130
2006	0.181	0.326	0.270	0.162	0.218	−0.089	0.150
2007	0.205	0.349	0.272	0.187	0.234	−0.090	0.157

续表

年份	每千人口医师数	每千人口护士数	每千人口公共卫生人员数	每千人口中医数	每千人口床位数	每十万人口医疗机构数	每十万人口医院数
2008	0.203	0.349	0.285	0.161	0.216	−0.128	0.141
2009	0.244	0.377	0.283	0.175	0.231	−0.126	0.153
2010	0.231	0.378	0.294	0.182	0.231	−0.130	0.128
2011	0.233	0.364	0.270	0.194	0.232	−0.132	0.137
2012	0.245	0.363	0.292	0.205	0.231	−0.135	0.136
2013	0.253	0.358	0.091	0.207	0.230	−0.120	0.154
2014	0.252	0.340	0.093	0.215	0.212	−0.125	0.142

六、四川省卫生体系和社会经济指标与健康结局变化的关系

县级数据的分析关注：①健康结局在省内各县/市间的变异度；②卫生体系和社会经济指标与健康结局的变化关系；③这些因素解释了多少健康结局在省内不同经济区尤其是少数民族县与非少数民族县间的差别以及时间下降率。在三类地区中少数民族县占全省少数民族县的71.6%，故少数民族县之间的差别也基本反映三类地区与其他地区间的差别。少数民族县的界定与2013年四川省卫生和计划生育统计年鉴一致。健康结局主要考虑了5岁以下儿童、孕产妇和婴儿死亡率这三个指标。协变量选择纳入分析的为住院分娩率、每千人口执业（助理）医生数、每十万人口医疗机构数、病床使用率和人均GDP。但住院分娩率不纳入5岁以下儿童死亡率的分析。分析模型用M2两水平超Poisson模型或两水平线性模型。

（一）5岁以下儿童死亡率的影响因素

结果显示，人均GDP是5岁以下儿童死亡率的影响因素。在控制其他因素的情况下，人均GDP的增加伴随5岁以下儿童死亡率的降低，而每十万人口医疗机构数的增加伴随5岁以下儿童死亡率的升高。人均GDP的增加可能意味医院级别和医疗资源的提升，进而带来服务质量的提高，从而使儿童死亡率降低。而医疗机构数的增加中可能包含各种低级别的民营专科和非医疗服务的预防性机构数增加。在不能保证临床治疗质量的情况下，它们的出现可能会增加检出5岁以下儿童死亡的案例。

模型分析发现单个变量对该指标的地区间和县间的变异度解释很少（表9-18）。如模型0估计的地区和县间方差分别为0.769和0.111，变异均有统计学意义（$P<0.01$）。加入每千人口执业（助理）医生数的模型1估计的地区和县间方差分别为0.763和0.108，与模型0相差很少。时间变化率也只是从−0.091减少到−0.085。但当人均GDP加入到模型4后，病床使用率的影响消失，估计的地区和县间方差分别为0.611和0.086，时间变化率也减少到−0.040。这三个协变量一起能解释5岁以下儿童死亡率时

间变化趋势的56.0%，地区差异的20.5%，县间变异的22.5%。但是仍然有绝大部分的地区和县间在5岁以下儿童死亡率上的差异不能用卫生人力和机构资源及社会经济发展指标来解释。有研究显示，个人收入和母亲的文化程度是与5岁以下儿童死亡率相关的个人水平因素[21]。因此，还需要开展更微观层面的研究，以便了解相关医疗机构的儿童医疗卫生服务质量、服务对象对医疗服务的利用等因素与5岁以下儿童死亡的关联。

表 9-18　5岁以下儿童死亡率的两水平线性模型多因素分析结果

指标系数β (SE)	模型0	模型1	模型2	模型3	模型4
时间	−0.091 (0.001)**	−0.085 (0.001)**	−0.085 (0.001)**	−0.084 (0.002)**	−0.040 (0.005)**
民族地区差	0.769 (0.052)**	0.763 (0.051)**	0.724 (0.051)**	0.715 (0.051)**	0.611 (0.049)**
县的变异度	0.111 (0.012)**	0.108 (0.012)**	0.101 (0.011)**	0.098 (0.011)**	0.086 (0.009)**
每千人口执业（助理）医生数		−0.090 (0.012)**	−0.089 (0.012)**	−0.087 (0.013)**	−0.055 (0.012)*
每十万人口医疗机构数			0.000 6 (0.000 2)**	0.000 7 (0.000 2)**	0.000 7 (0.000 2)**
病床使用率				−0.029 (0.035)	
人均 GDP					−0.279 (0.026)**
变化趋势被解释的比例/%		6.6	6.6	7.7	56.0
民族地区差被解释的比例/%		0.8	5.9	7.0	20.5
县间变异被解释的比例/%		2.7	9.0	11.7	22.5

*表示 $P<0.05$，**表示 $P<0.001$①

（二）孕产妇死亡率的影响因素

对孕产妇死亡率影响因素分析，我们从所有的协变量中发现住院分娩率（RHD）、执业（助理）医师的密度指数①和每十万人口医疗机构数是孕产妇死亡率的影响因素。在控制其他因素的情况下，孕产妇死亡率随着住院分娩率和执业（助理）医师的密度指数的增加而降低，随着每十万人口医疗机构数的增加而增加。同时发现住院分娩率能单独解释孕产妇时间变化趋势43. 9%，地区差异74. 4%，县间变异46. 6%，所有协变量能共同解释孕产妇时间变化趋势67. 5%，地区差异99. 6%，县间变异61. 8%。(表9-19)。

表 9-19　孕产妇死亡率的两水平 Poisson 模型多因素分析结果

指标系数β (SE)	模型0	模型1	模型2	模型3	模型4	模型5
时间	−0.114 (0.007)**	−0.064 (0.010)**	−0.064 (0.010)**	−0.068 (0.010)**	−0.058 (0.011)**	−0.037 (0.019)**
民族地区差	0.771 (0.102)**	0.197 (0.117)	0.155 (0.115)	0.058 (0.116)	0.042 (0.114)	0.003 (0.118)
县的变异度	0.191 (0.041)**	0.102 (0.029)**	0.091 (0.028)**	0.079 (0.025)**	0.072 (0.025)**	0.073 (0.026)**
住院分娩率		−0.017 (0.002)**	−0.016 (0.002)**	−0.014 (0.002)**	−0.014 (0.002)**	−0.013 (0.002)**
执业（助理）医师的密度指数			−0.067 (0.023)*	−0.068 (0.023)*	−0.065 (0.023)*	−0.062 (0.023)*
每十万人口医疗机构数				0.003 (0.001)**	0.002 8 (0.001)*	0.002 5 (0.001)*
病床使用率					−0.004 (0.002)*	−0.003 (0.002)

① 执业（助理）医师的密度指数 = $\sqrt{\text{每千人口执业（助理）医师} * \text{每平方公里执业（助理）医师}}$

续表

指标系数β (SE)	模型0	模型1	模型2	模型3	模型4	模型5
地方财政一般预算支出						−0.111 (0.081)
变化趋势被解释的比例/%		43.9	43.9	40.4	49.1	67.5
民族地区差被解释的比例/%		74.4	79.9	92.5	94.6	99.6
县间变异被解释的比例/%		46.6	52.4	58.6	62.3	61.8

* 表示 $P<0.05$，* * 表示 $P<0.001$

从分析的结果可以发现，住院分娩率、每十万人口医疗机构数、病床使用率和人均GDP是婴儿死亡率的影响因素，在控制其他因素的情况下，婴儿死亡率随着住院分娩率、病床使用率和人均GDP的增加而降低，随着每十万人口医疗机构数的增加而增加。同时发现所有协变量能解释婴儿死亡率时间变化趋势的46.6%，地区差异的68.9%，县间变异的36.6%（表9-20）。

表9-20　婴儿死亡率的两水平超Poisson模型多因素分析结果

指标系数β (SE)	模型0	模型1	模型2	模型3	模型4	模型5
时间	−0.116 (0.004)**	−0.091 (0.005)**	−0.091 (0.005)**	−0.091 (0.005)**	−0.083 (0.006)**	−0.062 (0.009)**
民族地区差	0.585 (0.069)**	0.289 (0.076)**	0.283 (0.075)**	0.198 (0.077)*	0.183 (0.077)*	0.182 (0.076)*
县的变异度	0.131 (0.020)**	0.100 (0.016)**	0.096 (0.016)**	0.090 (0.015)**	0.089 (0.015)**	0.083 (0.014)**
住院分娩率		−0.010 (0.001)**	−0.009 (0.001)**	−0.008 (0.001)**	−0.007 (0.001)**	−0.006 (0.001)**
每千人口执业（助理）医生数			−0.039 (0.024)	−0.052 (0.024)*	−0.050 (0.024)*	−0.024 (0.028)
每十万人口医疗机构数				0.002 (0.000 6)**	0.001 8 (0.000 6)**	0.001 6 (0.000 6)*
病床使用率/%					−0.003 (0.001)**	−0.003 (0.001)**
人均GDP						−0.156 (0.055)*
变化趋势被解释的比例/%		21.6	21.6	21.6	28.4	46.6
民族地区差被解释的比例/%		50.6	51.6	66.2	68.7	68.9
县变异被解释的比例/%		23.7	26.7	31.3	32.1	36.6

* 表示 $P<0.05$，* * 表示 $P<0.001$

综合以上三个健康结局的有统计学意义的影响因素以及各因素的相对贡献或解释作用如表9-21。住院分娩率显然是最重要的因素之一。它分别解释了孕产妇和婴儿死亡率下降的43.9%和21.6%，民族地区差异的74.4%和50.6%，县间变异的46.6%和23.7%。其次重要的社会经济指标人均GDP分别解释了5岁以下儿童死亡率和婴儿死亡率下降率的48.3%和18.2%，五岁以下儿童死亡率民族地区与非民族地区间的差异的13.5%以及县间变异的10.8%。

表9-21　四川省县级卫生体系指标对健康结局的解释作用　　单位：%

	孕产妇死亡率	五岁以下儿童死亡率	婴儿死亡率
解释时间变化的比例			
住院分娩率	43.9	—	21.6

续表

	孕产妇死亡率	五岁以下儿童死亡率	婴儿死亡率
病床使用率	8.7	1.1	6.8
执业（助理）医师的密度指数	0	—	—
每千人口执业（助理）医生数	—	6.6	0
每十万人口医疗机构数	—3.5	0	0
地方财政一般预算支出	18.4	—	—
人均 GDP	—	48.3	18.2
解释民族地区差别			
住院分娩率	74.4	—	50.6
病床使用率	2.1	1.1	2.5
执业（助理）医师的密度指数	5.5	—	—
每千人口执业（助理）医生数	—	0.8	1.0
每十万人口医疗机构数	12.6	5.1	14.6
地方财政一般预算支出	5.0	—	—
人均 GDP	—	13.5	0.2
解释县区间差别			
住院分娩率	46.6	—	23.7
病床使用率	3.7	2.7	0.8
执业（助理）医师的密度指数	5.8	—	—
每千人口执业（助理）医生数	—	2.7	3.0
每十万人口医疗机构数	6.2	6.3	4.6
地方财政一般预算支出	—0.5	—	—
人均 GDP	—	10.8	4.5

虽然其他指标的单独影响作用小，但它们在一起可依次解释这三个健康结局的下降率分别是 67.5%、56.0%和 46.6%；可解释省内民族地区与非民族地区间的差异分别是 99.6%、20.5%和 68.9%；可解释县间的差异分别是 61.8%、22.5%和 36.6%。5 岁以下儿童死亡率在民族地区与非民族地区间的差异和县间的差异的绝大部分不能被卫生体系指标和社会发展指标来解释。一方面是更多研究认为个人水平的因素如母亲文化程度和个人收入与 5 岁以下儿童死亡有直接关联[22]。另一方面是儿童死亡的重要死因之一是意外死亡，尤其是 2008 年四川汶川大地震导致 5 岁以下儿童死亡率的非正常升高，这不是可以用卫生体系的改善和经济水平的提升来解释的。

第五节　结论与讨论

本章分别利用全国省级和四川省县级数据分析拟回答的主要问题是：①西部地区主要卫生体系指标和主要健康结局指标的变化趋势和与其他地区有什么不同？② 在省层面

有哪些卫生体系指标和社会人口及经济因素可能解释健康结局的变化趋势？③健康体系指标在四川省各县/市间的分布、变异和变化趋势，以及哪些卫生体系指标和社会人口及经济因素可能解释健康结局的变化趋势？

分析结果显示，在省层面上，尽管所有孕产妇和婴幼儿健康指标在西部都呈现逐年下降趋势，且下降速度比中、东部稍快，但各死亡率在整体水平上仍然明显高于中、东部，而且在西部地区各省间的差别也明显大于中、东部地区。提示目前西部地区人群的健康状况不仅在整体上处于全国最低水平，而且内部的差距也大。卫生体系的发展分析结果显示，卫生人力资源（如每千人口卫生技术人员和护士数）、卫生服务量（如人均门诊和住院次数以及相应的医疗费用）、妇幼保健指标（如住院分娩率和儿童系统管理率）等的增长速度都比中、东部快，而且卫生人力资源分布的公平性也优于中、东部地区。西部同期的社会经济发展指标如人均GDP、高速路发展和卫生经费人占比的增长速度快于东部，但比中部稍慢。而社会发展指标（如女性文盲率）的下降最慢。各类指标在西部内部的发展不平衡，变异度都明显大于中、东部地区内部。

影响因素的模型分析发现，除5岁以下儿童死亡率外，西部地区与中、东部地区在其他健康结局的差别可以通过提高住院分娩率和3岁以下儿童系统管理率缩小32%～42%。卫生人力资源和医疗效率的提升也可以缩小差距约3%～9%。绝大多数的省间健康结局的差异不能用卫生体系指标和社会发展指标解释，需要从更微观的水平研究影响因素或可干预的因素，尤其是西部地区各省的微观因素，以便有效缩小西部与其他地区的差异。

四川省内县级数据的分析结果显示，孕产妇死亡率、5岁以下儿童死亡率和婴儿死亡率的平均水平以及下降趋势的差别主要反映在不同经济地区间。第三类经济区主要包含以少数民族自治州为主的边远山区县，而一类经济区是省会市成都和金属工业地攀枝花市。三类地区孕产妇、5岁以下儿童和婴儿死亡率近十年间的下降率不比其他地区慢，但整体水平一直居高，而且三类地区县/市的差异明显大于一、二类地区县/市。三类地区的每千人口执业（助理）医师数逐年减少，而每十万人口医疗机构数、病床使用率、医师人均负担诊疗人次和医师人均负担住院天数均增加最快；三类地区的城镇化率最慢，人均GDP发展与全省同步，妇幼保健指标全省进步最快。

由于四川省的少数民族居民主要居住在三类地区，我们进一步分析了民族县和非民族县的健康结局指标变化的差别及其影响因素的模型。结果进一步显示提高住院分娩率可以缩小民族县和非民族县孕产妇死亡率约三分之二、婴儿死亡率约二分之一。卫生人力资源、医疗服务效率、社会经济发展指标联合能解释的民族差别和县间的差异比省级数据提供的证据更强。这提示在县层面提升这些指标可能对提高四川省三类地区或少数民族地区或山区民众的健康水平有直接作用。孕产妇死亡率、5岁以下儿童死亡率和婴儿死亡率分别下降了71.0%、56.0%和46.6%，分析结果显示是卫生人力资源、医疗服务效率、社会经济发展指标的联合作用。

以下研究证据对进一步的研究、卫生决策或干预可能有参考意义。

（1）近十年来西部地区的社会经济和医疗卫生事业正在加速发展，具体体现在人均GDP、卫生人力资源、医疗卫生服务量、妇幼保健服务等重要指标的发展速度比东部地区更快，而且卫生人力资源的分布在西部处于低水平的相对公平。东部地区的发展速度不如西部快是因为他们的各项指标在十年前就处于全国最好水平。但西部地区各指标的发展不平衡，体现在西部各省间指标的变异度明显大于东部。而且西部地区的所有健康结局指标都比东部和中部地区差。按现有的改善速度预计可能在4～5年内接近东部和中部地区水平。

（2）四川省三类地区或民族地区的健康结局指标虽然近十年的改善速度不低于其他地区，但目前仍然最差。三类地区的卫生体系指标中医疗卫生机构总数的增长速度比其他地区快，而每千人执业（助理）医师数逐年减少，同时伴随病床使用率、医师人均负担诊疗人次和医师人均负担住院天数增加最快。医疗卫生机构总数的增加可能是政府卫生政策向边远地区倾斜的结果，但增加的数量可能是低质量的民营专科医院或中医院或以公共卫生工作为主的非治疗性诊所，故我们的模型分析发现医疗卫生机构总数增加伴随孕产妇死亡率和婴儿死亡率的增加。更为担忧的是每千人执业（助理）医师数的逐年减少可能使得现有医师的工作负担加重，服务质量下降，进而影响健康结局指标的改善。此现象有待于从卫生机构和卫生政策层面深入研究探讨，提出对应措施。

（3）近十年孕产妇死亡率的持续下降，与近年来各项政策的实施密切相关。国家相关部门先后实行了逐步提高农民免费医疗的标准、奖励孕产妇住院分娩、积极推广“降消项目”（即降低孕产妇死亡率和消除新生儿破伤风项目）、对住院分娩的农民实行补助等一系列政策极大地提高了住院分娩率，而住院分娩率与孕产妇以及新生儿、婴儿死亡率密切相关。当前西部地区乃至四川省内经济欠发达的民族地区的孕产妇死亡率等仍然偏高，而住院分娩率和其他妇儿保健指标明显低于其他地区。什么原因导致民族地区住院分娩率和对妇女儿童保健服务的利用低？是交通不便？或医疗保健机构产科服务能力不足？或传统家庭生育观念顽固？或孕产期保健宣传指导无力？还是文化程度低使得保健意识缺乏？进一步研究需要在经济欠发达的民族地区对孕产妇个人和妇幼保健机构做细致的案例分析寻求答案。

（4）住院分娩率、3岁以下儿童系统管理率、每千人口执业（助理）医生数和病床使用率是5岁以下儿童死亡率、婴儿死亡率和新生儿死亡率的共同影响因素。其中3岁以下儿童系统管理率和每千人口执业（助理）医生数也是围产儿死亡率的影响因素。从临床实践看，住院分娩时医生能及时发现和处理胎儿宫内窘迫等异常情况，合理选择分娩方式，正确处理新生儿的呼吸道和脐带，减少新生儿窒息和新生儿破伤风等疾病的发生。同时对一些高危新生儿能得到及时救治和严密监护，降低早期新生儿死亡率，从而也降低了婴儿死亡率和5岁以下儿童死亡率。3岁以下儿童系统管理率的增加，不仅儿童系统管理，尤其是对早产儿、低体重出生等体弱儿进行专案管理，能有效地避免因护理或喂养不当而引起呼吸道感染等疾病导致的婴儿死亡。每千人口执业（助理）医生数和病床使用率反映了卫生资源配置和卫生服务利用效率，与医疗服务质量有直接关系。研究发现四川省三类地区或民族地区县的住院分娩率和 3 岁以下儿童系统管理率都明显偏低，而且每千人口执业（助理）医生数逐年下降。这些因素不改善可能使儿童尤其是婴儿和新生儿死亡率不能有效减少。

（5）卫生体系和妇幼保健指标对 5 岁以下儿童死亡率的解释作用不大，而社会经济发展指标相对作用更大。意外死亡是儿童的主要死因，进一步研究需要关注这些儿童的家庭和社会环境因素的影响。

（6）相关卫生体系和妇幼保健服务指标只能解释四川省内孕产妇死亡率差异的 62%，婴儿死亡率差异的 37%和 5 岁以下儿童死亡率差异的 12%。进一步的研究需要结合卫生体系、妇幼保健服务和个体水平的影响因素，提出分地区人群的有效的干预措施。

根据研究证据，西部或四川省下一步在卫生行政领域可以采取的行动如下。

一、继续加大对西部农村地区，尤其是边远地区、民族地区的投入

近年来，西部地区虽然通过“降消项目”和农村孕产妇住院分娩补助项目提高了住院分娩率，但部分省份仍然较低，如西藏地区仅为 82%。四川省通过实施《四川省民族地区卫生事业发展十年行动计划》、降消项目、农村孕产妇住院分娩补助项目、提高民族地区 31 个县孕产妇住院分娩项目，2014 年四川省孕产妇住院分娩率达 97.52%，但民族地区住院分娩率为 88.23%，低于 70%的县仍有 9 个，且全部集中在三个少数民族自治州。住院分娩率是影响孕产妇死亡率的主要因素，也是影响 5 岁以下儿童死亡率、婴儿死亡率和新生儿死亡率的因素，所以国家仍需继续加大对西部地区，特别是农村地区、边远地区和民族地区的投入，四川应加快实施《四川省民族地区卫生事业发展十年行动计划（2011～2020 年）》，增加其住院分娩率，从而降低孕产妇死亡率、5 岁以下儿童死亡率、婴儿死亡率和新生儿死亡率。

二、加强民族地区和边远地区卫生人才队伍建设，提高队伍素质

四川省三类地区（即民族地区）的每千人口执业（助理）医师数出现降低的趋势，可能由于民族地区和边远地区条件艰苦，很多卫生人才不愿意到这些地方工作。目前四川有人才对口支援与区域协作等措施。是否可采用定向学历教育、人才强化培养、定向人才引进、人才激励特殊机制等措施逐步解决民族地区和边远地区卫生人才队伍量少质弱问题。同时应强化对口支援与区域协作等措施加快民族地区和边远地区的卫生体系建设。

三、加大健康教育力度，提高群众的自我保健意识

西藏地区是西部地区住院分娩率最低的，四川省民族地区的住院分娩率也远低于非

民族地区。有研究发现可能与风俗习惯因素有关。妇女生活在相对封闭的环境中，信息不畅、受教育水平较低，妇女生育有关的观念、习俗以及特殊的宗教信仰仍然十分顽固，迷信和烙守在家生产的传统戒律，自我保健意识淡薄，减少了对政府配置的妇幼卫生资源的利用。

可考虑协调有关部门，利用手机应用包、电子短信、广播电视等多种形式开展宣传教育，广泛宣传婚前保健、孕产期保健和婴幼儿保健知识。在开展宣传活动中，针对农村妇女和少数民族文化水平相对较低的现状，注重语言生动、通俗易懂、易于接受的知识；编印少数民族语言和汉语《妇女保健手册》及宣传折页，免费发放给群众，增强妇女的自我保健意识。同时应深入乡、村广泛宣传妇幼保健知识，用事例说明农村孕产妇住院分娩的重要性，转变农村和少数民族妇女信奉在家生产的陈旧观念，鼓励其住院分娩，保证母婴安全。

参考文献

[1] Routine health outcomes measurement — Wikipedia, the free encyclopedia[EB/OL]. https://en.wikipedia.org/wiki/Routine_health_outcomes_measurement. 2016.

[2] Policies and Programs | County Health Rankings & Roadmaps[EB/OL]. http://www.countyhealthrankings.org/our—approach/policies—and—programs.

[3] Selecting Health Outcome Measures for Clinical Quality Measurement[EB/OL]. http://www.qualitymeasures.ahrq.gov/tutorial/HealthOutcomeMeasure.aspx.

[4] Health at a Glance — Statistics — OECD iLibrary[EB/OL]. http://www.oecd—ilibrary.org/social—issues—migration—health/health—at—a—glance_19991312.

[5] Public Health Outcomes Framework[EB/OL]. http://myhealthoutcomes.com/faqs/3000#3000

[6] Outcomes | CIHI[EB/OL]. https://www.cihi.ca/en/health—system—performance/quality—of—care—and—outcomes/outcomes.

[7] Health Outcomes International — Community & Healthcare Consulting[EB/OL]. http://www.hoi.com.au/.

[8] Basic Concepts of Health Outcomes[EB/OL]. http://myhealthoutcomes.com/faqs/3000#3000.

[9] 健康指标—MBA 智库百科[EB/OL]. http://wiki.mbalib.com/wiki/%E5%81%A5%E5%BA%B7%E6%8C%87%E6%A0%87.

[10] 李晓松. 医学统计学 [M]. 北京：高等教育出版社，2010.

[11] 梁娟，李维敏，王艳萍，等. 1996～2000 年全国孕产妇死亡率变化趋势分析 [J]. 中华妇产科杂志，2003，38 (5)：257-260.

[12] 张敏. 我国孕产妇死亡率的影响因素及预测研究 [D]. 济南：山东大学，2014.

[13] 郑英. 孕产妇死亡率、儿童死亡率水平及影响因素分析 [D]. 大连：大连医科大学，2007.

[14] 王一，徐静依，吴建华，等. 上海市卢湾区 1961～2008 年婴儿死亡率动态分析 [J]. 中国儿

童保健杂志，2011，19（2）：114-116.

［15］明艳．我国婴儿死亡率的变动趋势及区域差异研究［J］．人口研究，2009，（5）：77-87.

［16］陈藜．我国孕产妇与儿童卫生干预措施覆盖率的现状及公平性研究［D］．北京：北京协和医学院，2013.

［17］Goldstein H. Multilevel Statistical Models［M］. 4th ed. John Wiley & Sons Inc，2011.

［18］Rasbash J，Browne W，Goldstein H，et al. The MLwiN Command Reference［D］. London：Institute of Education，University of London，2000.

［19］杨珺文，黄葭燕．中国婴儿死亡率和期望寿命的地区差异性研究［J］．中国卫生资源，2014，（2）：119-122.

［20］沈迟，陶星星，董琬月，等．利用集中指数评价西安市卫生资源配置公平性［J］．中国卫生政策研究，2015，8（1）：69 73.

［21］Wang Y，Li X，Zhou M，et al. Under-5 mortality in 2851 Chinese counties，1996～2012：a sub-national assessment of achieving MDG 4 goals in China［J］. Lancet，2010，387（10015）：273-283.

［22］Shaahmadi F，Karyani A K，Kazemi Z，et al. The Main Determinants of Under 5 Mortality Rate（U5MR）in OECD Countries：A Cross-Sectional Study［J］. International Journal of Pediatrics，2015，3（1）：421-427.

（杨珉，任燕）

主要作者简介：

杨珉，医学统计学硕士，四川大学华西公共卫生学院教授、卫生政策和管理系副主任、西部农村卫生发展研究中心主任，博士生导师，中国统计教育学会高级顾问，British Journal of Psychiatry，Personality and Mental Health，Criminal behaviour and Mental Health杂志编委；曾任英国伦敦大学教育研究所高级研究员、玛丽皇后医学院高级讲师和副教授、诺丁汉大学医学院教授。主持和参加过 36 个国际、国内课题，发表 120 多篇学术论文和著作（多数 SCI 和 SSCI 论文），在 20 多个国际会议上做过口头发言，系多水平统计模型应用领域的国际专家。

第十章　分析案例一：甘肃省卫生体系及发展

第一节　甘肃省及其卫生体系简介

一、甘肃省简介

甘肃省，简称“甘”或“陇”，位于我国的地理中心，地处东经 92°13′～108°46′，北纬 32°31′～42°57′，省会为兰州市。甘肃地处黄河上游，沟通黄土高原、青藏高原、内蒙古高原，东接陕西，南控巴蜀、青海，西倚新疆，北扼内蒙古、宁夏，是古丝绸之路的黄金路段。

甘肃省东西蜿蜒 1655km，南北宽 530km，全省面积 45.37 万 km^2，占中国总面积的 4.72%。甘肃地处黄土高原、青藏高原和内蒙古高原三大高原的交汇地带，境内地形复杂，山脉纵横交错，海拔相差悬殊，高山、盆地、平川、沙漠和戈壁等兼而有之，是山地型高原地貌。地势自西南向东北倾斜，地形狭长，大致可分为各具特色的六大区域：陇南山地、陇中黄土高原、甘南高原、河西走廊、祁连山地和河西走廊以北地带。

全省水资源主要分属黄河、长江、内陆河 3 个流域、9 个水系。全省自产水资源总量约 294.9 亿 m^3，人均 1150m^3；河流年总径流量 415.8 亿 m^3，其中 1 亿 m^3 以上的河流有 78 条。黄河流域除黄河干流纵贯省境中部外，支流就有 36 条。该流域面积大、水利条件优越，但流域内绝大部分地区为黄土覆盖，植被稀疏，水土流失严重，河流含沙量大。甘肃省各地气候差别大，生态环境复杂多样，深居西北内陆，属大陆性很强的温带季风气候。省内年平均气温在 0～16 ℃，各地海拔不同，气温差别较大，日照充足，日温差大；各地年降水量在 36.6～734.9mm，大致从东南向西北递减，受季风影响，降水多集中在 6～8 月份。

甘肃是矿产资源比较丰富的省份之一，矿业开发已成为甘肃的重要经济支柱。截至 2006 年底已发现各类矿产 173 种（含亚矿种），占全国已发现矿种数的 74%。在查明矿产资源储量的矿种中，甘肃省名列全国第一位的矿产有 10 种，前五位的有 25 种，前十位的有 49 种。此外，甘肃省有亚洲最大的金矿——甘肃阳山金矿，累计探获黄金资源量 308 吨，是亚洲最大类卡林型金矿，其潜在经济价值达 500 亿元。

甘肃历史跨越八千余年，是中华民族和华夏文明的重要发祥地之一，也是中医药学的发祥地之一，被誉为“河岳根源、羲轩桑梓”，历史文化资源非常丰厚，在全国屈指可数，影响巨大。此外，甘肃地处丝绸之路经济带的“黄金段”，全省境内拥有敦煌文化、丝路文化、边塞文化、陇东南历史文化、河西走廊生态文化、兰州都市圈文化以及甘南藏传佛教文化等，还有甘肃特有的裕固族、东乡族等民族特色文化，文化资源丰富，特色鲜明。

按照联合国《世界遗产公约》和国家《旅游资源分类调查与评价》标准，甘肃的历史遗产、经典文化、民族民俗文化、旅游观光文化等四类资源丰度名列全国第五。2013年，国务院正式批复甘肃省为“全国华夏文明传承创新区”。目前，敦煌莫高窟、万里长城——嘉峪关（部分）、麦积山石窟、炳灵寺石窟、锁阳城遗址、悬泉置遗址、玉门关遗址等7处被列为世界文化遗产，甘肃花儿、甘南藏戏（部分）被列为世界非物质文化遗产。甘肃是漫长的丝绸之路历史序列中最为完整、遗存比较丰富的路段，也是中国华夏文明、游牧文化、外来文化交流融合特征最为明显、风格最为独特的核心区段，有“世界历史的主轴，世界文化的大运河”之美誉。敦煌莫高窟、天水麦积山石窟、天下雄关嘉峪关、道教名山崆峒山、夏河拉卜楞寺等，堪称民族和世界文化的瑰宝。“丝绸之路三千里，华夏文明八千年”是甘肃历史悠久、文化厚重的生动写照，也是对甘肃历史文化地位和特色的最好诠释。甘肃文化总体以丝路文化为主，从旅游角度看，具体可概括为敦煌文化、长城文化、佛教文化、黄河文化、始祖文化、中医药养生文化、民族文化、民俗文化、红色文化等。

甘肃省将继续按照党的十八届三中全会精神推进丝绸之路经济带建设，形成全方位开放新格局的战略部署，依托丝绸之路沿线丰富的文化资源，调动各方面力量，大力推动丝绸之路经济带特色文化产业的建设和发展[1]。

全省现辖12个地级市、2个自治州，86个县（市、区）。2014年末，全省常住人口为2590.78万人，比上年末增加8.60万人，人口密度分布见图10-1。其中，男性1322.85万人，占51.06%；女性1267.93万人，占48.94%。性别比为104.33（以女性为100，男性对女性的比例）。出生人口31.62万人，出生率为12.21‰，死亡人口5.83万人，死亡率为6.11‰，自然增长率为6.10‰。城镇人口1079.84万人，占41.68%，乡村人口1510.94万人，占58.32%。人口年龄构成为：0～14岁人口占17.01%，15～64岁人口占74.44%，65岁及以上人口占8.55%。

在2002～2013年，全国的人口自然增长率呈下降趋势，而甘肃省人口自然增长率先呈上升趋势后缓慢下降，但仍高于全国水平（图10-2）。在城镇化率方面，甘肃省呈增长趋势，但仍落后于全国水平（图10-3）；而在65岁以上人群和15岁以下人群增长率方面，甘肃省和全国水平差距不大，但由于计划生育政策的实施，无论是全国还是甘肃省，都呈现较低的出生率和老龄化趋势。

作为一个多民族聚居的地区，甘肃现有54个少数民族，其中东乡族、裕固族、保安族是甘肃特有的少数民族，现有少数民族总人口为219.9万，占全省总人口的8.7%。

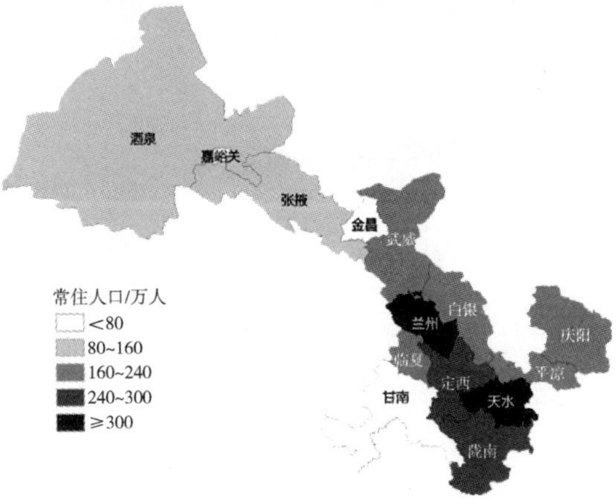

图 10-1　甘肃省 2014 年人口密度分布图

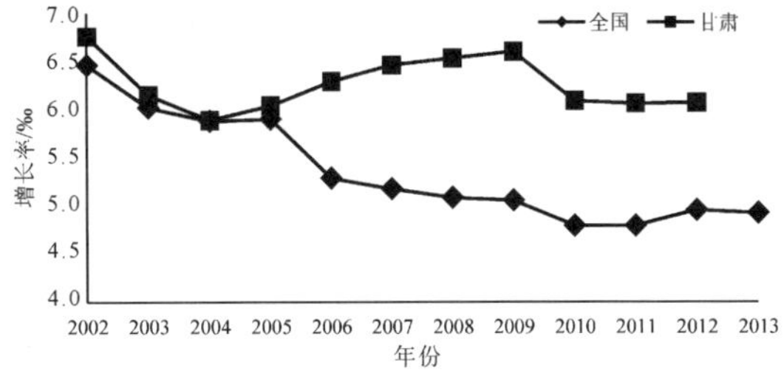

图 10-2　2002～2013 年全国与甘肃省人口自然增长率变化比较（无法获取甘肃省 2013 年数据）

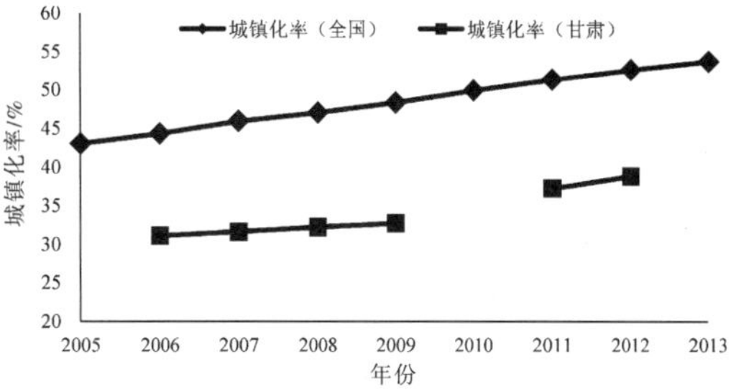

图 10-3　2005～2013 年全国与甘肃省城镇化率的变化比较（无法获取甘肃省部分数据）

全省现有 34 所普通高校，22 个中央所属的科研机构。其中兰州大学是教育部直属的全国重点综合性大学，是国家“985 工程”和“211 工程”重点建设高校之一[2]。全省常住人口中，具有大学（大专以上）和高中（含中专）文化程度的人口分别为 1 923 250 人和 3 244 607 人，文盲人口（15 岁及以上不识字的人）为 2 222 734 人。与第五次全国人口普查相比，每 10 万人中具有大学文化程度的由 2665 人上升为 7520 人，具有高中文化程度的由 9863 人上升为 12 687 人，文盲率由 14.34%下降为 8.69%，全省人口文化水平整体有所提升。

2014 年，面对严峻复杂的国内外经济形势和艰巨繁重的改革发展稳定任务，在甘肃省委、省政府的正确领导下，全省坚决贯彻落实党中央、国务院的决策部署，牢牢把握稳中求进工作总基调和“三期叠加”的阶段性特征，扎实推进“3341”项目工程建设和“1236”扶贫攻坚行动，统筹推进稳增长、促改革、调结构、惠民生等工作，人民生活水平不断改善，各项社会事业全面进步。全年实现生产总值 6835.27 亿元，比上年增长 8.9%。其中，第一产业增加值 900.80 亿元，增长 5.6%；第二产业增加值 2924.86 亿元，增长 9.2%；第三产业增加值 3009.61 亿元，增长 9.5%；人均生产总值 26427 元，比上年增长 8.6%。2002～2013 年甘肃省人均 GDP 不断增长，但较全国水平尚有待加强（图 10-4）。

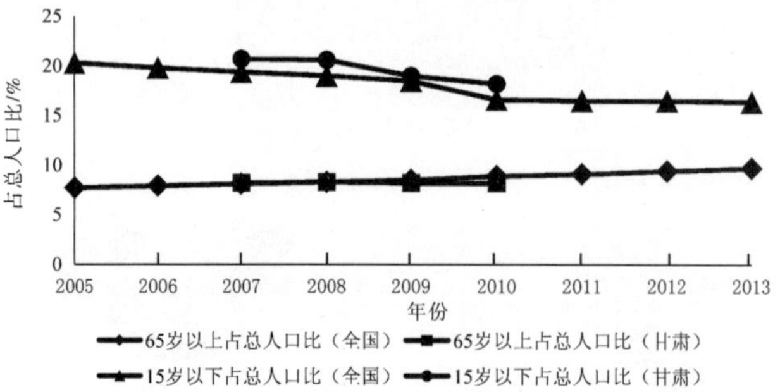

图 10-4　2005～2013 年全国与甘肃省 65 岁以上及 15 岁以下占总人口比的变化比较

截至 2014 年底，城镇居民人均可支配收入 20 804 元，比上年增长 9.7%，城镇居民家庭恩格尔系数（即居民家庭食品消费支出占家庭消费支出的比重）为 36.8%。农村居民人均纯收入 5736 元，增长 12.3%，农村居民家庭恩格尔系数为 37.6%。根据联合国粮农组织提出的标准，恩格尔系数在 59%以上为贫困，50%～59%为温饱，40%～50%为小康，30%～40%为富裕，低于 30%为最富裕。甘肃省居民的家庭食品消费处在富裕水平，且城乡差别很小。

2014 年全省环境保护工作取得积极进展：全省地表水水质按功能区达标断面（含水库）59 个，14 个市州所在地城市空气质量达到二级标准的有 8 个，环境质量保持稳定。全省化学需氧量排放量 37.32 万吨，比 2013 年下降 1.56%；氨氮排放量 3.81 万吨，比 2013 年下降 2.64%；二氧化硫排放量 57.56 万吨，比 2013 年增加 2.43%；氮氧化物排放量 41.84 万吨，比 2013 年下降 5.55%。

二、甘肃省卫生体系简介

甘肃省以推进健康甘肃建设为主线，牢固树立大健康大卫生发展理念，全面实施预防前移战略，扎实推动医改向纵深发展，深入推进健康促进模式改革，促进“以疾病为中心”向“以健康为中心”转变，稳妥有序全面实施二孩政策，深化计划生育服务管理改革，进一步完善医疗卫生服务体系，提高医疗保障水平，加强公共卫生和重大疾病防控，大力发展中医药事业和健康服务业，为推进“健康甘肃”建设作出新的贡献[3]。目前的工作主要集中在以下六点：

(1) 大力推进“健康甘肃”建设。①制定“健康甘肃”规划。坚持以健康需求为导向，研究编制推进“健康甘肃”建设规划，确定一批全民健康改善的重点领域、重大工程或项目。编制实施甘肃省“十三五”卫生和人口发展规划，深化医药卫生体制改革规划、中医药发展规划[4-5]。②深入推进健康促进模式改革。争取党委政府出台把健康融入所有政策的指导意见和规范性文件，建立重大项目健康影响审查机制，协调有关部门出台监测治理空气、水、土壤、食品等污染的方案，加强定期监测和治理。③广泛开展爱国卫生工作。大力开展城乡环境卫生整洁行动，结合新农村建设、美丽乡村建设、改善农村人居环境试点等工作，以农村垃圾污水处理和城市环境卫生为重点，加强环境卫生综合治理[6]。

（2）加快推进医药卫生体制改革。①全面深化公立医院综合改革。加快推进城市公立医院综合改革试点工作，明确功能定位，推进医疗、医保、医药联动，促进区域内公立医疗机构同步改革。②健全完善全民基本医保体系。协调推进城乡居民基本医保制度整合，逐步实现覆盖范围、筹资政策、保障待遇、医保目录、定点管理和基金管理“六统一”。③大力推进分级诊疗制度建设。制定《甘肃省分级诊疗制度建设实施意见》[7]，推进乡镇卫生院50种、县级医院250种、省市级医院50种病种的定额付费制度改革。④巩固完善基本药物制度。全面实施公立医院中成药集中采购和高值医用耗材网上阳光采购。⑤促进基本公共卫生服务均等化[8]。以政府购买服务的方式与乡镇卫生院（社区卫生服务中心）、村卫生室（社区卫生服务站）约定服务内容、数量，签订服务协议，按照协议约定的任务完成情况拨付资金。⑥促进健康服务业发展。进一步优化社会办医的政策环境，鼓励社会资本举办医疗机构。积极推进以健康体检、家庭护理、月嫂培训为主的健康养老服务。全面推进中医药医疗保健服务，支持发展健康美容、药膳食疗、养生保健产品开发等多样化服务。⑦加快信息化建设。全面实施居民健康卡工作，完成省级人口健康区域平台建设，推进市县级人口健康区域平台建设，逐步实现各信息系统互联互通。

（3）坚持计划生育基本国策，促进人口长期均衡发展。稳妥有序全面实施二孩政策；深化计划生育服务管理改革；全面提升妇幼健康服务能力；促进计划生育家庭民生建设；加强流动人口计划生育服务管理工作。

（4）做好医疗服务和公共卫生工作，提升医疗服务能力。推进“平安医院”创建和医疗责任险制度建设，严厉打击涉医违法犯罪活动，促进医患关系和谐；加强基层卫生工作，继续开展“群众满意的乡镇卫生院”的创建活动，争取30%的乡镇卫生院达到标准，进一步加强社区卫生服务体系建设，对流动人口密集地区，根据服务人口数量和服务半径等情况，适当增加社区卫生服务机构；加强卫生应急工作；强化疾病预防控制工作；加强食品安全风险监测评估和标准管理体系建设工作；实施健康扶贫工作。

（5）积极发展中医药事业。积极争取获批建设国家中医药产业发展综合试验区，扎实做好试验区建设的各项工作。推进县级公立中医医院综合改革，推进城市公立中医医院综合改革试点。进一步完善中医药管理及中医医疗、预防保健服务体系建设。积极创建全国基层中医药工作先进单位，开展全省中医药工作先进、示范县区创建工作。建设134个乡镇卫生院（含社区卫生服务中心）中医诊疗区（中医馆）。加强中医药师承教育、毕业后教育和继续医学教育。做好中医药优秀人才评选工作。做好道地药材认定、中药配方颗粒生产、中药标准化种植等先行先试工作。

（6）推进卫生计生人才建设，提高科教工作水平。一方面，制定“十三五”卫生计生人才队伍建设发展规划，加强急需紧缺人才引进工作，健全人才激励保障机制。建立完善适应医疗行业的人事薪酬制度，推进绩效工资改革。推进职称评聘管理，完善卫生专业技术人才评价机制。另一方面，提升科教工作水平。做好医学科研计划项目、管理项目、护理项目及医学科技奖的征集、评审、立项和管理等工作。完成国家和省级一类继续医学教育项目的组织申报、评审、监督、审核发证工作。开展卫生计生人员省内外进修培训，组织做好住院医师规范化招录和培训工作，制定规范化培训基地管理、经费使用等配套政策，完成农村订单订向招生任务，加强学协会管理工作。

第二节 甘肃省卫生资源

一、卫生资源现状

卫生资源，包括各行业、各级、各种所有制性质以及军队对地方开放的各类卫生机构、床位、人员、设备和卫生事业经费等。卫生资源的合理配置是卫生事业得以健康、稳步发展的重要因素。卫生资源是社会在提供卫生服务过程中占用或消耗的社会资源的总称，主要包括人力、物力、财力和管理四方面，其主要指标为医疗机构数、床位数、卫生技术人员数等[9]。

2014 年末，甘肃省拥有卫生计生机构（含村卫生室）27 902 个，其中医院 427 个、专业公共卫生机构 2061 个、社区卫生服务中心（站）597 个、乡镇卫生院 1378 个、诊所（卫生所、医务室）6523 个、门诊部 76 个、村卫生室 16 686 个。共有床位 12.24 万张，每千人口床位 4.72 张，其中医院床位 9.05 万张、卫生院床位 2.38 万张。共有卫生人员 16.93 万人，其中卫生技术人员 12.44 万人。卫生技术人员中执业（助理）医师 4.62 万人、注册护士 4.49 万人。城乡医疗服务体系建设进一步加强，城市社区卫生服务机构稳步发展，服务能力得到提升。

根据不同类别将医疗机构分为四大类：医院、基层医疗卫生机构、专业公共卫生机构、其他卫生机构。在医院中，综合医院所占的卫生资源最多；在基层医疗卫生机构中，村卫生室的机构数最多，卫生院的卫生人员数、卫生技术人员数、执业（助理）医师数、注册护士数、床位数等所占比例较高，卫生院的千人口卫技人员数、千人口执业（助理）医师数、千人口注册护士数、千人口床位数相对较多；在专业公共卫生机构中，计划生育技术服务机构所占的卫生资源最多。具体内容见表 10-1 和表 10-2。

表 10-1　甘肃省 2014 年不同类别医疗机构的卫生资源绝对数指标及其数值

医疗机构	卫生机构数/个	卫生技术人员数/人	执业（助理）医师数/人	注册护士数/人	床位数/张
总计	27 894	126 294	47 791	45 196	125 118
医院	**427**	**65 757**	**24 618**	**28 033**	**93 834**
综合医院	275	51 172	18 644	22 952	67 636
中医医院	76	9691	4239	3298	19 252
中西医结合医院	9	748	290	265	1084
民族医院	13	575	292	119	792
专科医院	54	3571	1153	1399	5070
基层医疗卫生机构	**25 248**	**45 759**	**17 677**	**13 380**	**26 223**
社区卫生服务中心（站）	597	6748	2858	2657	3208
卫生院	1375	25 588	7851	7847	22 993
村卫生室	16 680	1874	1567	307	—
门诊部	73	718	370	235	0
诊所、卫生所、医务室	6523	10 831	5031	2334	22
专业公共卫生机构	**2080**	**14 091**	**5285**	**3656**	**4471**
疾病预防控制中心	103	3613	1950	501	0
专科疾病防治院（所、站）	7	52	32	15	34
健康教育所（站、中心）	13	33	21	1	0
妇幼保健院（所、站）	100	4522	1942	1796	4437
急救中心（站）	3	100	54	26	0
采供血机构	17	420	74	134	0
卫生监督所（中心）	92	1409	0	0	0
计生技术服务机构	1745	3942	1212	1189	0
其他卫生机构	**139**	**687**	**211**	**127**	**590**

数据来源：2014 年甘肃省卫生计生事业发展统计公报（包含村卫生室的资源）

表 10-2　甘肃省 2014 年不同类别医疗机构的卫生资源相对数指标及其数值　　单位：人

医疗机构	千人口卫技人员数	千人口执业（助理）医师数	千人口注册护士数	千人口床位数
总计	4.87	1.84	1.74	4.83
医院	**2.54**	**0.95**	**1.08**	**3.62**
综合医院	1.98	0.72	0.89	2.61
中医医院	0.37	0.16	0.13	0.74
中西医结合医院	0.03	0.01	0.01	0.04
民族医院	0.02	0.01	—	0.03
专科医院	0.14	0.04	0.05	0.20
基层医疗卫生机构	**1.77**	**0.68**	**0.52**	**1.01**

续表

医疗机构	千人口卫技人员数	千人口执业（助理）医师数	千人口注册护士数	千人口床位数
社区卫生服务中心（站）	0.26	0.11	0.10	0.12
卫生院	0.99	0.30	0.30	0.89
村卫生室	0.07	0.06	0.01	—
门诊部	0.03	0.01	—	0
诊所、卫生所、医务室	0.42	0.19	0.09	—
专业公共卫生机构	**0.54**	**0.20**	**0.14**	**0.17**
疾病预防控制中心	0.14	0.08	0.02	0
专科疾病防治院（所、站）	—	—	—	—
健康教育所（站、中心）	—	—	—	0
妇幼保健院（所、站）	0.17	0.07	0.07	0.17
急救中心（站）	—	—	—	0
采供血机构	0.02	—	—	0
卫生监督所（中心）	0.05	—	—	0
计生技术服务机构	0.15	0.05	0.05	0
其他卫生机构	**0.03**	**0.01**	—	**0.02**

数据来源：2014 年甘肃省卫生计生事业发展统计公报（包含村卫生室的资源）

2014 年甘肃的卫生资源在西部十二省份中排名不容乐观。甘肃卫生机构数次于四川、山西、广西、贵州，在西部十二省市位居第五；甘肃卫生技术人员数仅高于西藏、青海和宁夏，位居第九，其中甘肃执业（助理）医师数和注册护士数仅高于西藏、青海和宁夏，在西部十二省处于第九位；甘肃卫生机构拥有的床位数仅高于西藏、青海、宁夏和新疆，在西部十二省市中处于第八位（表 10-3）。

表 10-3 西部 12 个省份卫生资源指标及其数值

省份名称	卫生机构数/个	卫生技术人员数/人	执业（助理）医师数/人	注册护士数/人	床位数 /个
重庆	18 765	154 000	58 100	62 800	160 900
四川	80 104	452 000	181 000	169 000	452 000
贵州	28 966	169 500	57 800	67 200	183 700
云南	24 285	208 900	75 400	82 800	224 900
广西	34 669	258 600	86 500	104 000	201 900
陕西	37 247	253 000	76 000	97 000	199 000
甘肃	27 900	125 000	43 200	45 300	114 300
青海	1721	33 900	12 100	12 400	33 000
宁夏	4258	39 867	15 063	15 097	31 000
西藏	1432	12 946	4000	2700	12 024
内蒙古	23 426	154 000	62 000	57 000	129 000
新疆	18 873	153 400	45 000	59 800	112 400

数据来源：2014 年西部各省份《国民经济和社会发展统计公报》（包含村卫生室的资源）

经计算，西部地区平均千人口卫技人员数是 5.42 人，甘肃的千人口卫技人员数比西部平均值低 0.55 人；西部地区平均千人口执业（助理）医师数是 1.92 人，甘肃的千人口执业（助理）医师数比西部平均值低 0.08 人；西部地区平均千人口注册护士数是 2.08 人，甘肃的千人口注册护士数比西部平均值低近 0.34 人；西部地区平均千人口床位数是 4.98 张，甘肃的千人口床位数比西部平均值低 0.15 张。甘肃省的千人口卫技人员数、千人口执业（助理）医师数、千人口注册护士数和千人口床位数均在不同程度上低于西部平均水平，在卫生资源方面有待加强。

二、卫生资源的发展变化

在医院密度（每 10 万人口）和医院覆盖率（每平方公里）方面，全国和甘肃省均呈增长趋势，但就医院覆盖率方面，甘肃低于全国平均水平（图 10-5、图 10-6）。从 2002～2013 年，甘肃省公共卫生机构密度均高于全国水平，从 2002～2008 年及 2009～2013 年，公共卫生机构的密度呈小幅度增长趋势，但 2008～2009 年，公共卫生机构密度涨幅较大，是因为数据统计过程中，从 2009 年开始纳入村卫生室（图 10-7）。

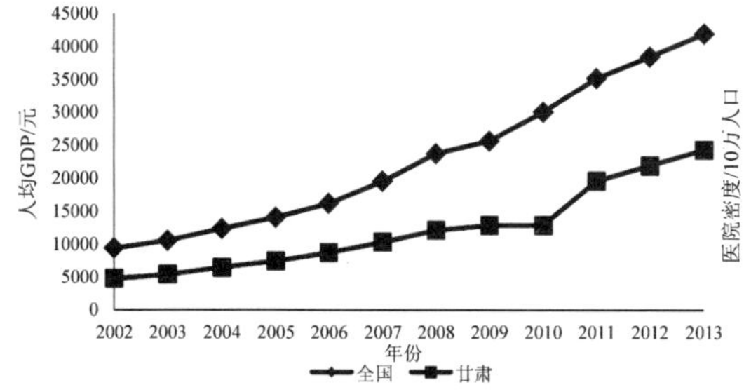

图 10-5　2002～2013 年全国和甘肃人均 GDP 变化比较

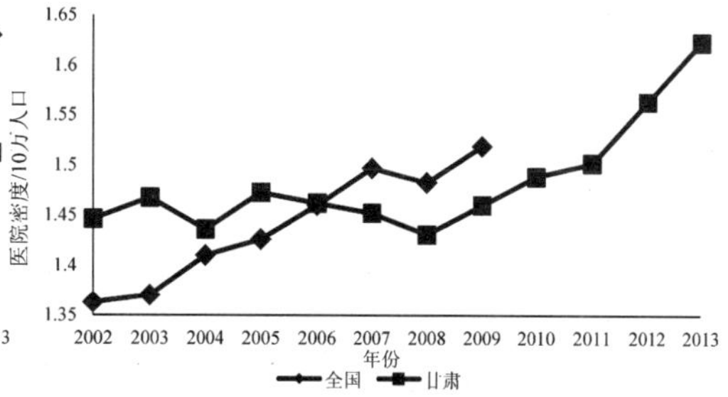

图 10-6　2002～2013 年全国和甘肃省医院密度（每 10 万人口）变化比较（无法获取 2010～2013 全国医院的数据）

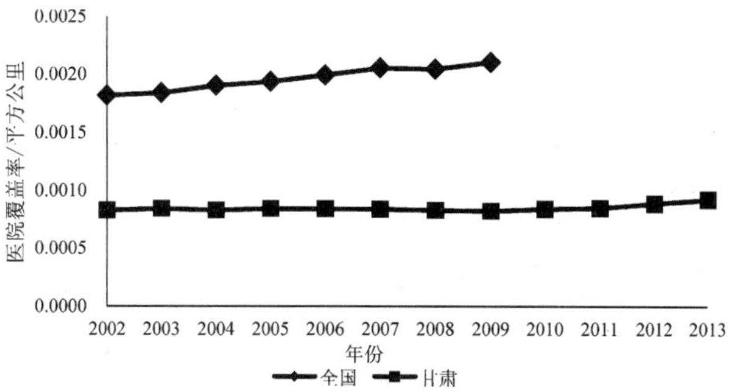

图 10-7　2002～2013 年间全国和甘肃省医院覆盖率（每平万公里）变化比较（无法获取 2010～2013 全国医院的数据）

2002～2013 年，全国和甘肃省公立医院与其他医院的比例变化见图 10-8，两者在 2002～2008 年较为平稳，在 2008～2009 年变化较大，是因为 2009 年纳入了村卫生室为非营利性机构（相当于公立医院）；而关于2002～2008年的变化趋势较2010～2013年的变化趋势有所差异，是因为统计指标的不同，前者统计的是营利性医院和非营利性医院的比例，而后者统计的是公立医疗机构和民营医疗机构的比例，且未纳入村卫生室。关于2010～2013年的下降趋势，是因为民营医疗机构（即其他类型医院）增幅较大；而甘肃省的下降幅度大于全国，是因为甘肃省民营医疗机构基数小且发展缓慢。此外，在2002～2013年，甘肃省床位数呈增长趋势，涨幅也逐渐增加（图10-9）。

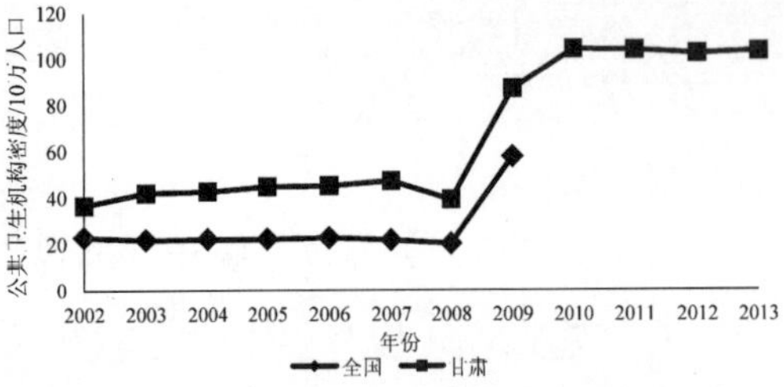

图10-8　2002～2013年全国和甘肃省公共卫生机构密度（每10万人口）变化比较

（注：无法获取2010～2013全国公共卫生机构的数据）

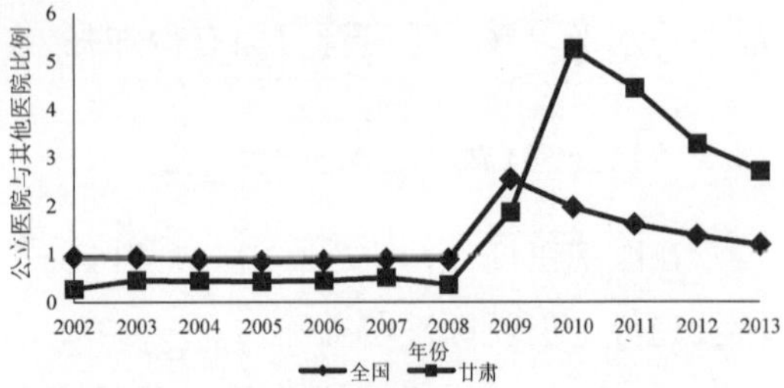

图10-9　2002～2013年全国和甘肃省公立医院与其他医院比例的变化比较

2002～2013年，虽然全国和甘肃省执业医师和注册护士的数量不断增加（图10-10），但医护比不断下降（图10-11），而甘肃省执业医师和注册护士数量增幅较小，医护比不足。此外，妇幼保健卫生人员的数量同样呈现增长趋势，但甘肃省的数量仍需要增加（图10-12）。此外，至2013年，全国公共卫生人员密度（每千人口）为0.4472，而甘肃省为0.4175，由此可知，甘肃省需要引入更多的公共卫生人员。

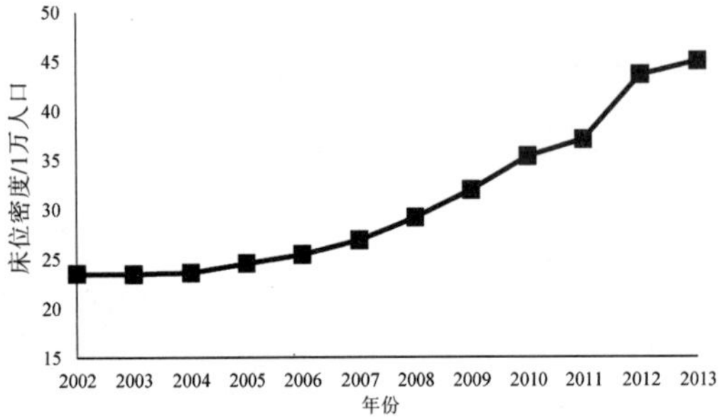

图10-10　2002～2013年甘肃省床位密度（每1万人口）变化比较（注：无法获取全国床位数数据）

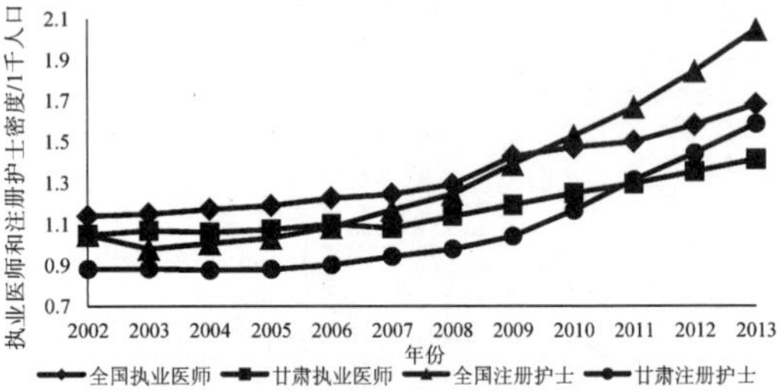

图10-11　2002～2013年全国和甘肃省执业医师和注册护士密度（每千人口）变化比较

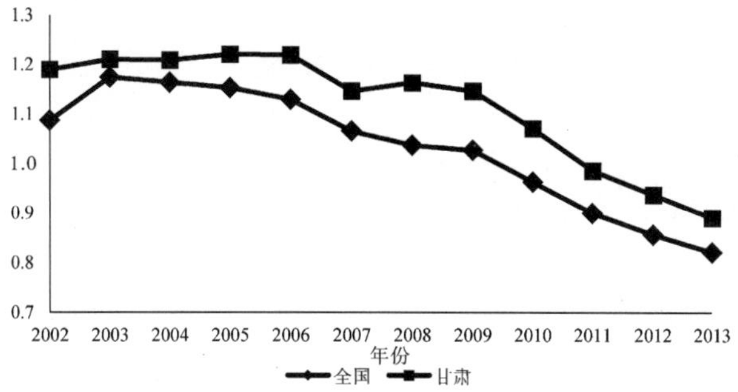

图 10-12　2002～2013 年全国和甘肃省医护比变化比较

三、不同地市卫生资源的比较

陇南的卫生机构数最高，嘉峪关的机构数最低，两者相差几乎九倍，兰州的卫生机构数不到陇南的一半；在千人口卫生人员数上，定西、兰州和嘉峪关较高；而在千人口卫技人员、千人口执业（助理）医师、千人口注册护士方面，定西、兰州和嘉峪关也居于前三位。在卫生机构床位数方面，定西最高，酒泉最低，两者相差三倍。由此可见，甘肃省的卫生资源在不同城市间的分布不平衡。具体数据见表 10-4。

表 10-4　2014 年甘肃省各地市卫生资源数量

地区	卫生构数/个	卫生人员数/千人	卫生技术人员数/千人	执业（助理）医师数/千人	注册护士数/千人	卫生机构床位数/千张
兰州	2393	10.66	8.42	3.34	3.54	6.94
嘉峪关	132	11.76	10.31	3.45	4.79	6.76
金昌	557	8.68	7.22	2.79	2.72	5.24
白银	1341	6.37	4.59	1.59	1.86	4.66
天水	3557	5.65	3.44	1.30	1.16	4.13
武威	1761	6.15	4.52	1.62	1.79	4.18
张掖	1540	7.97	5.95	2.24	2.26	6.12
平凉	2805	7.24	5.04	1.82	1.69	5.79
酒泉	983	3.31	2.72	1.09	1.03	2.69
庆阳	1953	4.82	3.16	1.27	1.07	3.36
定西	2713	12.91	8.28	3.38	2.55	10.49
陇南	5136	6.31	3.79	1.17	0.94	3.57
临夏回族自治州	2106	5.29	3.22	1.22	0.89	4.06
甘南藏族自治州	917	7.76	5.88	2.48	1.36	3.61

数据来源：2014 年甘肃省卫生统计年鉴（包含村卫生室的资源）

第三节　甘肃省卫生筹资

一、卫生筹资现状及其构成

卫生总费用是指一个国家或地区在一定时期内（通常是一年）全社会用于卫生服务所消耗的资金总量，以货币作为综合计量手段，是反映卫生资金筹集总量的重要指标，用于评价一个国家的政府、社会和个人对健康投资的重视程度[10-11]。在卫生总费用中，2013 年甘肃省的卫生总费用为 518.21 亿元，人均卫生费用为 2006.89 元，卫生总费用占 GDP 的 8.27%。从卫生筹资的结构看，2013 年政府、社会和个人支出分别为 188.17 亿元（36.31%）、141.28 亿元（27.26%）和 188.76 亿元（36.43%）。

二、卫生支出的变化

2009～2012 年，全国和甘肃省的政府卫生支出占总卫生支出的比例变化不大，趋于平稳，总体而言，全国的比例较甘肃低（图 10-13）。

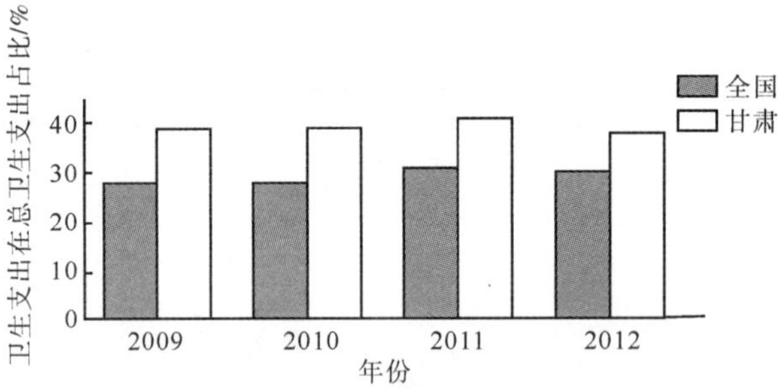

图 10-13　2009～2012 年全国和甘肃省的政府卫生支出在总卫生支出的比例变化比较

2014 年，全省公立医院门诊患者次均医药费用为 153.30 元，住院患者人均医药费用为 5300.39 元，其中全省三级医院门诊患者次均医药费用为 227.04 元，住院患者人均医药费用为 8781.27 元；二级医院门诊患者次均医药费用为 117.01 元，住院患者人均医药费用 3265.20 元；乡镇卫生院门诊患者次均医药费用为 41.65 元，住院患者人均医药费用为 1014.40 元；社区卫生服务中心（站）门诊患者次均费用为 36.3 元，住院患者人均医药费用为 1179.8 元。

在 2007～2013 年，甘肃省卫生总费用逐年增长，增长幅度变化不大，其中 2010～2011 年增长较快，约 100 亿元/年（图 10-14）。而在门诊和住院患者人均医药费用方面，由于数据不完全，我们仅可以看出，公立医院从 2012 年的 5050 元增长至 2014 年的 5450 元；三级医院从 2012 年的 8860 元增长至 2014 年的 9010 元，其中 2011 年达到最高，约为 9150 元。此外，二级医院和乡镇卫生院在 2014 年的住院患者人均医药费用分别为 3390 元和 1060 元，其在 2009～2014 年的变化幅度详见图 10-15。

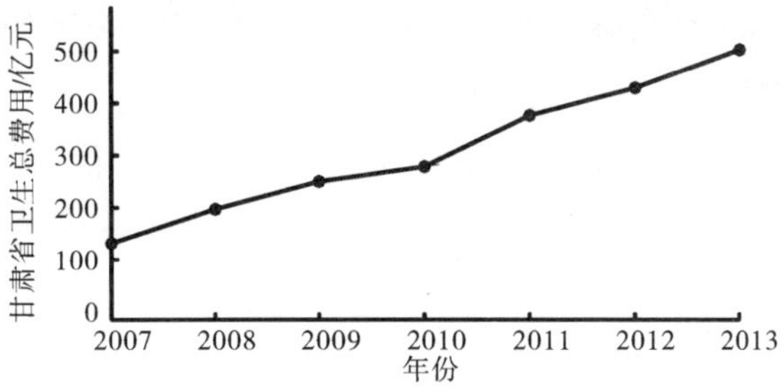

图 10-14　甘肃省 2007～2013 年卫生总费用

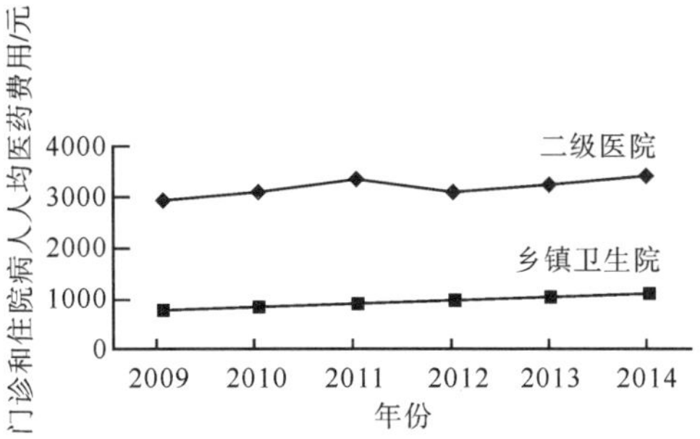

图 10-15　甘肃省 2009～2014 年二级医院和乡镇卫生院门诊和住院患者人均医药费用

三、不同地市卫生支出的比较

2011～2014 年，甘肃省 14 个市州公立医院门诊和住院患者人均医药费用情况详见图 10-16。其中，除甘肃省会兰州外，其他 13 个市州的费用情况相差不大，甘南自治州的费用最少。

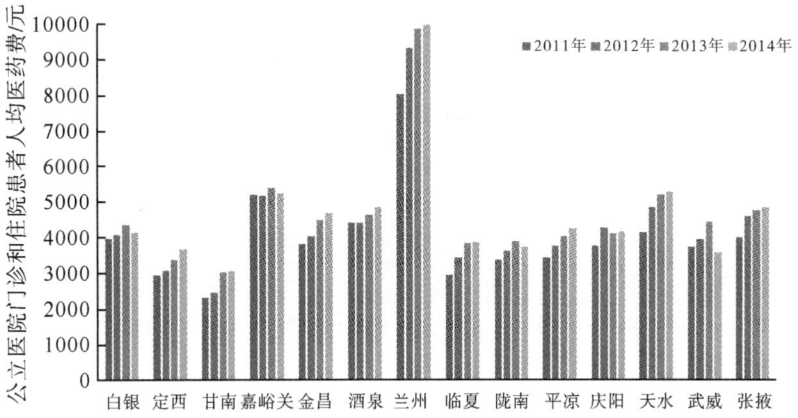

图 10-16　甘肃省 14 个市州公立医院门诊和住院患者人均医药费用情况

第四节　甘肃省医疗保障制度

从 1951 年颁布《中华人民共和国劳动保险条例》起，甘肃的社会保障体系建设已走过了60多年的历程。在社会保障体系建设的不同时期，由于所处的环境与背景有很大差别，因而所设定的方式和目标也有所不同。共分为三个阶段：第一阶段，以劳动保险为主的社会保障形成阶段（新中国成立初期至改革开放初期）；第二阶段，以社会保险为重点的社会保障改革探索阶段（改革开放初期至十六大召开前）；第三阶段，以统筹城乡为目标的全面发展和制度创新阶段（十六大至今）。主要特点为：①社会保障体系初步形成，制度框架基本建立；②社会保障覆盖范围不断扩大，待遇水平稳步提高；③坚持多渠道投入，社会保障体系的支撑能力进一步增强；④坚持政策法规先行，社会保障体系制度化、规范化建设取得阶段性成果；⑤社会基金保险监督管理日趋强化。

甘肃省医疗保障制度以城镇居民基本医疗保险、城镇职工基本医疗保险和新型农村合作医疗保险三大类型为主。城镇居民基本医疗保险制度是面向不属于城镇职工基本医疗保险制度覆盖范围的中小学阶段的学生（包括职业高中、中专、技校学生）、少年儿童和其他非从业城镇居民的一项保险制度；城镇职工基本医疗保险是通过用人单位和个人缴费，建立医疗保险基金，参保人员患病就诊支付医疗费用后，医疗保险经办机构给予一定的经济补偿，以避免或减轻劳动者因患病、治疗等所承受的经济风险；新型农村合作医疗制度，简称新农合，是由政府组织、引导、支持，农民自愿参加，个人、集体和政府多方筹资，以大病统筹为主的农民医疗互助共济制度。

甘肃省新型农村合作医疗保障制度平稳有序、健康发展，截至2014年12月底，全省参合农民19 259 176人，参合率达98.26%。根据医改监测，截至2014年12月底，新农合人均筹资标准达410元，其中各级财政补助320元，个人缴费90元。与2013年比较，人均筹资标准提高70元，其中各级财政补助提高40元。同期全省新农合年度筹资已达到73.63亿元，其中中央财政补助42.58亿元（57.83%），地方财政补助17.97亿元（24.43%），农民个人缴费12.07亿元（16.39%），利息收入0.99亿元（1.35%）。2014年12月底全省新农合基金支出总额为73.22亿元，累计受益0.36亿人次，参合农民就医经济负担有所减轻。甘肃省在2008～2014年，新型农村合作医疗参合率逐年增长，其中2008～2009年的增长幅度最大，2009～2014年增长幅度与之相似（图10-17）。

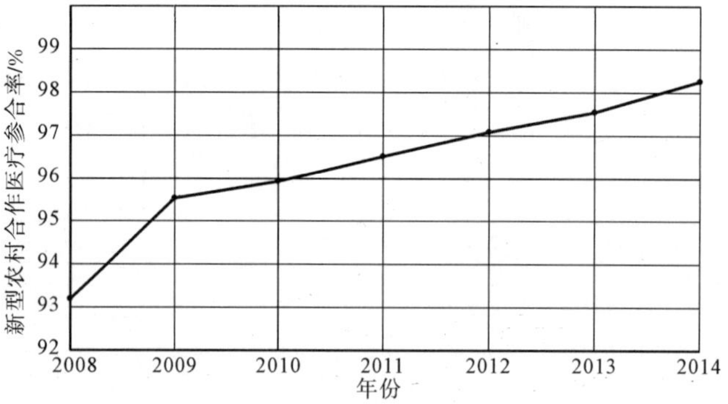

图10-17 甘肃省2008～2014年新农合参合率

第五节　甘肃省医疗服务利用

一、医疗服务利用现状

在门诊服务方面，2014 年全省医疗机构（含村卫生室）总诊疗人数达 12 330.11 万人次，人均门诊为 4.76 人次，其中医院诊疗人数 3761.74 万人次（30.51%）、基层医疗卫生机构诊疗人数 8235.30 万人次（66.79%）、专业公共卫生机构诊疗人数 332.38 万人次（2.70%）。

在住院服务方面，全省医疗机构出院人数为 336.45 万人次，全省人均住院 0.13 次，其中医院出院人数为 260.45 万人次（77.41%），基层医疗卫生机构出院人数为 62.12 万人次（18.46%），专业公共卫生机构出院人数为 13.54 万人次（4.02%）。

此外，甘肃省医院病床使用率为 83.21%，出院者平均住院日为 9.5 日。在药品收入方面，全省各级医疗机构（含村卫生室）平均药品收入占总收入的 31.96%，其中医院药品收入占 35.75%，基层医疗卫生机构药品收入占 20.50%，专业公共卫生机构药品收入占 17.93%。医师工作负荷增加明显，2014 年全省各级医院医师日均担负 6.11 诊疗人次，担负 2.88 住院床日。其中乡镇卫生院医师日均担负 10.13 诊疗人次，担负 1.52 住院床日；社区卫生服务中心医师日均担负 9.66 诊疗人次，担负 0.50 住院床日。

根据不同类别将医疗机构，分为四大类：医院、基层医疗卫生机构、专业公共卫生机构、其他卫生机构。在医院中，综合医院门诊和急诊人次、入院人次数、出院人次数最多，其次是专科医院；在基层医疗卫生机构中，村卫生室的门诊、急诊人次最多，卫生院的入院人次数、出院人次数则最多；专业公共卫生机构中，妇幼保健院门诊和急诊人次、入院人次数、出院人次数最多。具体数据见表 10-5。

表 10-5　2014 年甘肃省不同类别医疗机构的医疗服务利用指标及其数值　　单位：人次

医疗机构	门诊、急诊人次	入院人次数	出院人次数
总计	11 493 8956	3 384 597	3 364 591
医院	**35 600 703**	**2 624 993**	**2 604 476**
综合医院	26 943 730	1 984 287	1 970 382
中医医院	6 934 845	500 649	498 364
中西医结合医院	450 055	36 315	35 991
民族医院	260 581	14 720	15 109
专科医院	1 011 492	89 022	84 630
基层医疗卫生机构	**76 074 100**	**620 278**	**621 228**
社区卫生服务中心（站）	6 493 260	46 173	47 294
卫生院	19 249 318	572 824	572 653
村卫生室	33 376 250	—	—
门诊部	385 607	1197	1197
诊所、卫生所、医务室	16 569 665	84	84
专业公共卫生机构	**3 257 233**	**135 806**	**135 367**

续表

医疗机构	门诊、急诊人次	入院人次数	出院人次数
专科疾病防治院（所、站）	64 721	10	2
妇幼保健院（所、站）	3 159 520	135 796	135 365
急救中心	32 992	0	0
其他卫生机构	**6920**	**3520**	**3520**

数据来源：2014 年甘肃省卫生统计年鉴（包含村卫生室的资源）。

二、医疗服务利用的发展变化

在人均门诊诊疗次数方面，从 2002～2013 年，诊疗次数呈上升趋势，其中全国公立医院较甘肃省公立医院多，而整体上公立医院诊疗次数比其他医院高（图 10-18）。

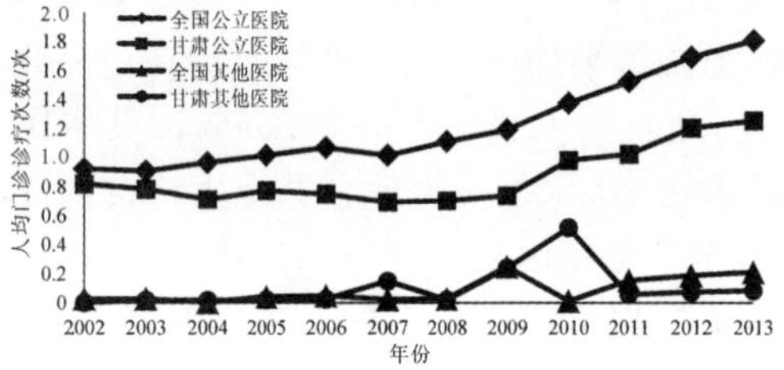

图 10-18　2002～2013 年全国和甘肃省人均门诊诊疗次数变化比较

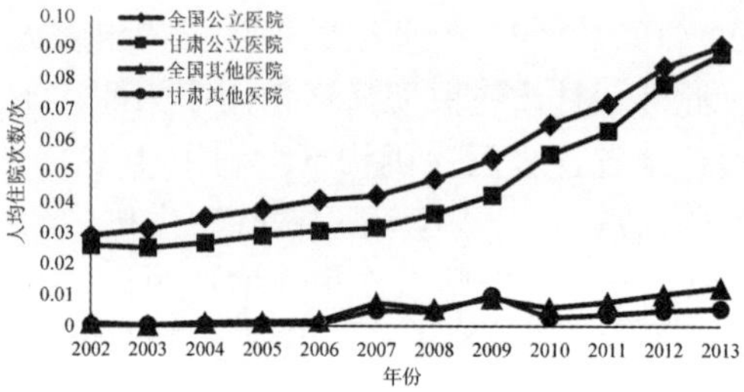

图 10-19　2002～2013 年全国和甘肃省人均住院次数变化比较

从 2002～2013 年，全国和甘肃省人均住院次数呈上升趋势，但涨幅较小，其中公立医院较其他医院略高，而整体上全国住院次数与甘肃省基本相差不大（图 10-19）。

在床位占用率方面，2002～2013 年全国和甘肃省呈上升趋势，公立医院整体高于其他医院；但在公立医院方面，全国的床位占用率一直高于甘肃，而在其他医院方面，2002～2006 年，全国较高，而在 2010～2013 年，甘肃较高（图 10-20）。在平均住院天数方面，无论是全国还是甘肃，在 2002～2013 年的变化较为不规律（图 10-21）。

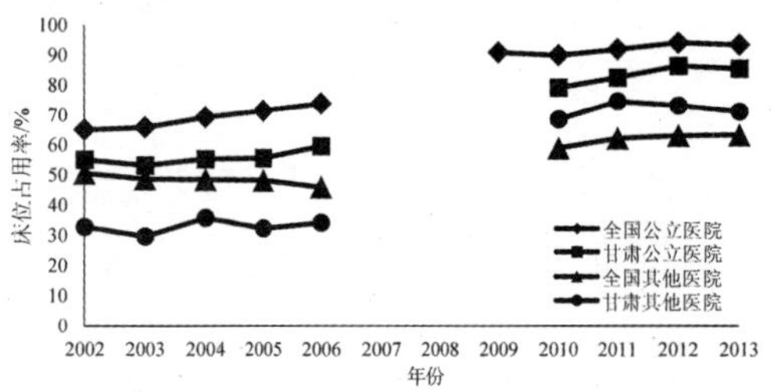

图 10-20　2002～2013 年全国和甘肃省床位占用率变化比较

（注：无法获取 2007～2009 年全国和甘肃省相应数据）

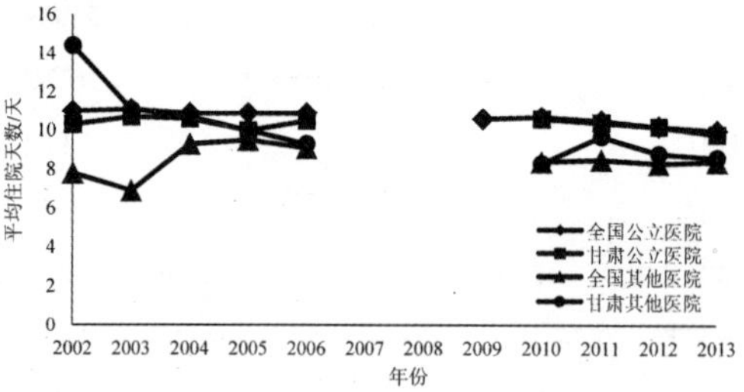

图 10-21　2002～2013 年全国和甘肃省平均住院天数变化比较

（注：无法获取 2007～2009 年全国和甘肃省相应数据）

三、不同地市医疗服务利用比较

甘肃省的医疗服务利用在不同城市间的分布是有差异的：兰州的门诊和急诊人次数最多，天水、陇南、平凉的人次数也居于前列；在入院人数方面，兰州最多，定西次之，平凉、天水也居于前列；在出院人数上，兰州最高，定西次之。具体数据见表 10-6。

表 10-6　2014 年甘肃省各地市医疗服务利用指标及其数值　单位：人次

地区	门诊、急诊人次	入院人数	出院人数
兰州	17 510 930	656 496	654 076
嘉峪关	1 637 976	54 642	54 171
金昌	2 599 898	85 219	85 152
白银	7 332 983	195 964	193 195
天水	13 577 798	307 841	304 667
武威	8 982 129	230 065	229 949
张掖	8 771 100	174 446	173 538
平凉	10 644 850	303 188	298 395
酒泉	5 962 145	158 632	157 828
庆阳	7 215 834	238 411	238 092
定西	9 082 273	407 237	403 847
陇南	12 170 286	273 224	271 570
临夏回族自治州	7 376 612	259 729	261 365
甘南藏族自治州	2 074 142	39 503	38 746

数据来源：2014 年甘肃省卫生统计年鉴（包含村卫生室的资源）

我们比较了不同时间内不同市州卫生服务利用的情况（见表 10-6、图 10-22～图 10-25），2011～2014 年，在医疗机构总诊疗人次方面，兰州、陇南、天水位居前三，平均约为 1 400 万人次；而甘南、嘉峪关、金昌较少，平均约为 200 万人次；在医疗机构总出院人数方面，兰州最高，在 2014 年已达 65 万人，其次是定西，而临夏、陇南、平凉、庆阳、天水等 9 个地市，最低的仍为金昌、嘉峪关和甘南地区；在出院者平均住院日方面，白银、嘉峪关、兰州和天水等地住院时间较长，酒泉和陇南等地住院时间较短；在病床使用率方面，各市州较为相似，但甘南地区较低，可能是数据缺失的原因。

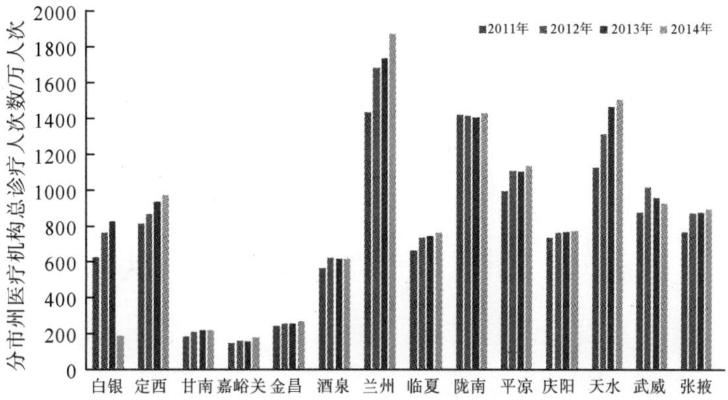

图 10-22　甘肃省 2011～2014 年分市州医疗机构总诊疗人次数

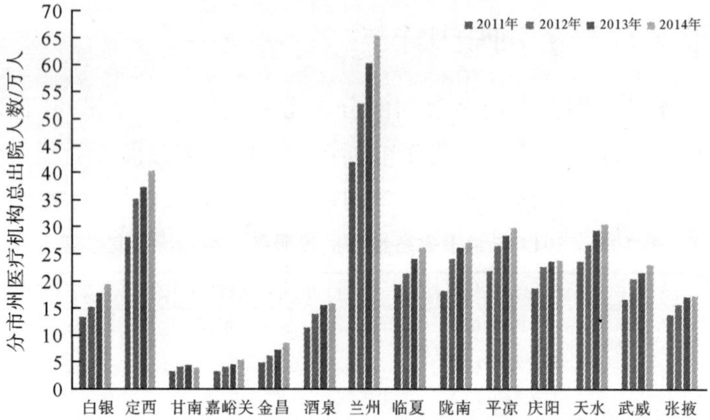

图 10-23　甘肃省 2011～2014 年分市州医疗机构总出院人数

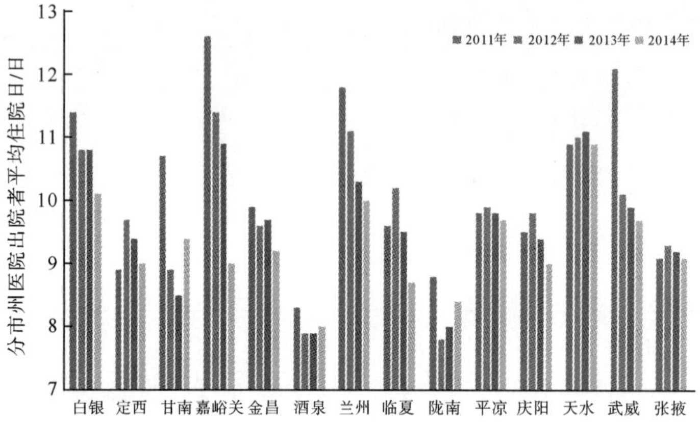

图 10-24　甘肃省 2011～2014 年分市州医院出院者平均住院日

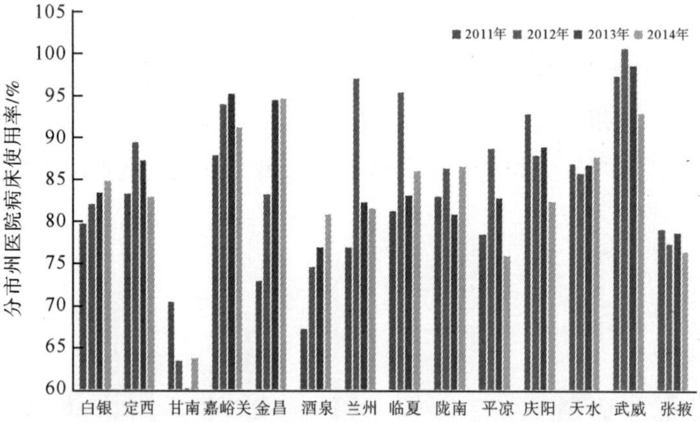

图 10-25　甘肃省 2011～2014 年分市州病床使用率

第六节　甘肃省卫生服务覆盖和健康指标

一、卫生服务覆盖现状

在卫生服务覆盖方面，甘肃省在许多方面改善较多：在产后访视率上，甘肃省的这一指标逐年增加，在2008～2013年，高于全国水平（图10-26）；在使用清洁自来水方面，甘肃省已改水受益人口占农村人口比及饮用自来水人口占农村人口比均呈上升趋势，但仍需要加强自来水建设（图10-27）；在使用符合标准的卫生设施方面，甘肃省的无害化卫生厕所普及率较全国低，比较落后，需要加大普及程度（图10-28）。

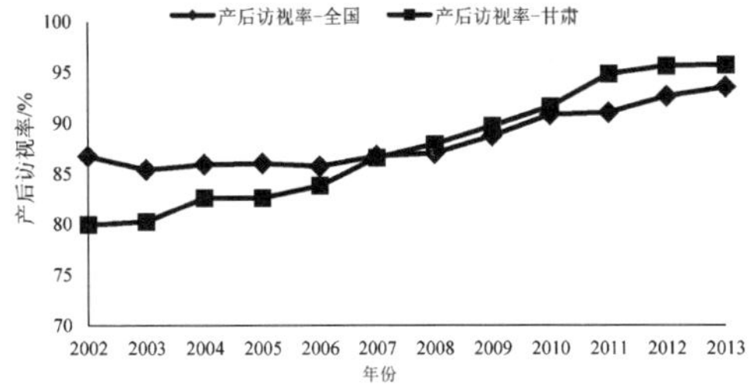

图10-26　2002～2013年全国和甘肃省产后访视率变化比较

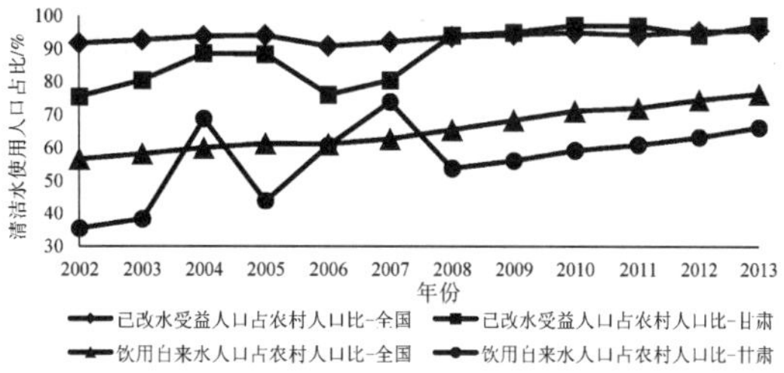

图10-27　2002～2013年全国和甘肃省使用清洁自来水人口比的变化比较

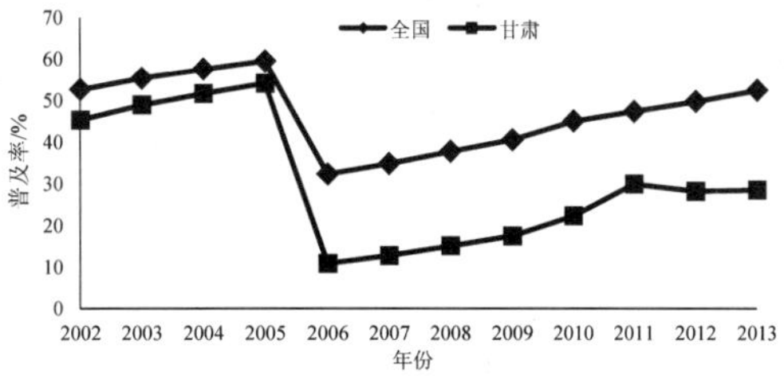

图10-28　2002～2013年全国和甘肃省无害化卫生厕所普及率的变化比较

二、居民健康现状及变化

孕产妇死亡率、婴儿死亡率、新生儿死亡率和5岁以下儿童死亡率是衡量一个国家或地区社会发展和文明程度的重要指标，也是评价卫生工作与妇幼保健工作质量的重要指标。

孕产妇和5岁以下儿童死亡率持续下降。据妇幼卫生监测，甘肃省孕产妇死亡率从2013年的22.96/10万下降到2014年的19.47/10万，5岁以下儿童死亡率从7.73‰下降至6.85‰，婴儿死亡率从6.48‰下降至5.62‰。农村孕产妇死亡率从2013年的25.17/10万下降至2014年的19.52/10万，农村婴儿死亡率从6.73‰下降至5.76‰。2005～2014年，5岁以下儿童病死率也逐年下降，2009～2010年下降速度最快；2005～2013

年，围产儿死亡率在2005～2006年轻度增长，在其后逐年下降（图10-29）。

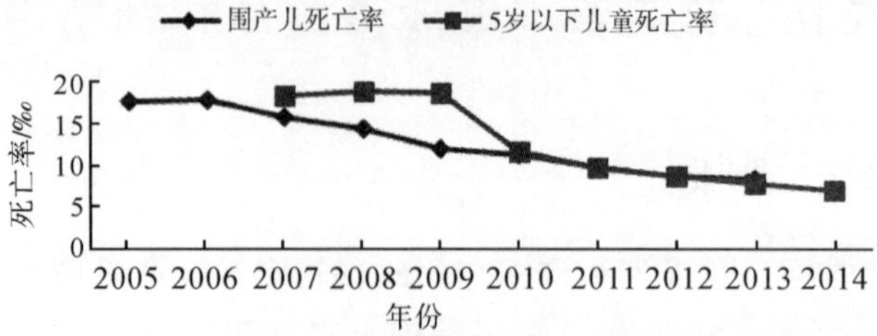

图10-29　甘肃省5岁以下儿童死亡率和围产儿死亡率

2014年，全省0～6岁儿童卡介苗、脊灰、百白破、麻疹、乙肝疫苗报告接种率分别为99.9%、99.87%、99.84%、99.8%、99.88%。在疾病谱方面，2014年全省共上报门诊数据18 447 632例，上报住院病例1 880 363例。按照ICD-10疾病分类，全省门诊前五位疾病分别是呼吸系统疾病（27.33%）、消化系统疾病（13.16%）、泌尿系统疾病（8.48%）、循环系统疾病（8.35%）、肌肉骨骼系统和结缔组织疾病（7.93%）；全省住院前五位疾病分别是呼吸系统疾病（16.96%）、循环系统疾病（16.16%）、消化系统疾病（12.80%）、妊娠、分娩和产褥期（9.60%）、损伤、中毒和外因的某些其他后果（7.62%）。

第七节　甘肃省中医药防治体系

为进一步深化医药卫生体制改革，充分发挥中医药在疾病预防控制中的作用，2010年3月，甘肃省召开了基层医药卫生体制综合改革工作会议，提出各级疾控机构要设立中医科，研究使用中医药措施预防疾病，各级卫生监督机构设立中医监督科，监督公立医院和公共卫生机构中医药工作的开展情况，充分发挥中医药在公共卫生服务中的作用。此举从管理体制上确保中医药实实在在地参与公共卫生服务，在全国尚属首创。

2014年末，全省中医药卫生人员为9914人，其中中医类别执业医师6977人，中药师920人、中医类别全科医师506人、以中医为主的乡村医生1511人。目前，甘肃省共有名老中医1042人，其中国家级师带徒指导老师30人（占名老中医数的2.88%）、省级师带徒指导老师163人（占15.63%）、省级名中医126人（占12.09%）、市州级名中医186人（占17.85%）、县区级名中医186人（占17.85%）、基层名中医286人（占27.44%）。

在中医药卫生人力资源机构配置情况中，医院配置中医药卫生人员4852人，占全省中医药卫生人员总数的48.94%，其中综合医院2396人（24.17%）、中医医院2216人（22.35%）；基层医疗卫生机构配置中医药人员5062人，占全省中医药卫生人员总数的51.06%，其中社区配置484人（4.85%）、乡镇卫生院配置2811人（28.35%）、以中医为主乡村医生人数为1511人（15.04%）。

2014年末，全省医疗卫生机构共配备5000元以上中医诊疗设备2776台，其中中医医院配备2590台（占总数的93.30%）、中西医结合医院配备124台（占4.47%）、民族医院配备62台（占2.23%）。此外，全省村卫生室共配备中医药理论指导下使用的具有中医特色的仪器、设备、器具共53 756种。全省医疗卫生机构的中药用房达4.47万平方米（不含基层医疗卫生机构）。其中综合医院的中药用房面积为2.49万平方米（占全省医疗卫生机构中药用房总面积的55.67%），中医院的中药用房面积为1.72万平方米（占38.39%），中西医结合医院的中药用房面积为0.08万平方米（占1.69%），专科医院的中药用房面积为0.19万平方米（占4.26%）。

2014年甘肃省各类医疗卫生机构的中医非药物疗法人次数为449.08万人次，其中门诊患者接受中医非药物疗法人次数为240.35万人次（占总人次数的53.52%），住院患者接受中医非药物疗法人次数为208.73万人次（占46.48%）。省医院中医非药物疗法人次数高于基层医疗卫生机构，门诊患者接受中医非药物疗法的人次数高于住院患者。全省各类医疗卫生机构的处方总数为6496.86万张，其中中医处方2938.36万张（占全省处方总数的45.23%）。全省中医处方主要集中在基层医疗卫生机构，中成药处方是中医处方的主要构成。其中医院的中医类处方983.57万张（占医院处方总数的41.43%），基层医疗卫生机构的中医类处方1954.79万张（占基层医疗卫生机构处方总数的47.41%）。

全省各类医疗卫生机构配置的中药品种数累积达274.91万种。其中年末中药饮片品种数为168.61万种（占中药品种总数的61.33%），年末生产使用中药制剂品种数为0.43万种（占0.16%），年末中成药品种数为86.30万种（占31.39%）。另外，医院配备中药的品种数为9.67万种（占3.52%），基层医疗卫生机构配备的中药品种数为265.24万种（占96.48%）。

2014年末，甘肃省临床诊疗中实际推广使用中医药适宜技术的项目数共计87 007项。实际推广使用中医药适宜技术的项目数最高的三个市州是：陇南市19 574种（占全省的22.50%）、定西市11 163种（12.83%）和平凉市10 975种（12.61%）。

针对甘肃省委所开展的“联村联户为民富民”行动中“缺医、少药”的现状，省卫生厅党组决定，首先在农村抓好“村级三件事”，即：刷写健康文化墙、开展村民健康沙龙和开展中医适宜技术进家庭。这是贯彻落实原全国人大常委会副委员长、原卫生部部长陈竺肯定甘肃省医改特色“用最简单的方法解决最基础的问题，用尽可能少的费用维护居民健康，走中医特色的甘肃医改之路”题词精神的重要举措。2014年全年，甘肃省开展中医适宜技术进家庭1 039 492次。

甘肃省政府先后出台了一系列扶持发展中医药的政策办法，加强了公共卫生机构的中医药工作，基本构建起中西医并重的公共卫生服务体系，具体表现在：第一，在疾病防控方面，省疾控中心率先成立中医药防病科，加强对中医治疗艾滋病、慢性乙肝、肺结核、手足口病、糖尿病等传染病和慢性病的科学研究，采取编辑出版《中医养生保健读本》等措施，发挥中医药预防保健服务作用。全省11个市（州）疾控中心成立了中医药防病科，60 多个县（区、市）疾控机构成立了中医药防病科，均已开展中医药防病相关工作。第二，在卫生监督方面，省卫生厅卫生监督所成立中医监督科，对综合医院使用院内中药制剂的品种和数量、中医药收入占总收入比例和西医科室中药消耗量、中医治疗人数等中医药服务开展情况监督，其结果作为省卫生厅考核综合医院的指标之一。第三，在妇幼保健方面，甘肃各级妇幼保健机构先后成立中医科，开展基本中医药服务。金昌市和白银市等 4 个地级妇幼机构成立中医科，金塔县、民乐县和通渭县等 7 个县级妇幼机构利用有利条件，开展针灸、推拿、按摩、火罐、理疗等特色诊疗服务，使多项中医药服务在公共卫生服务中惠及妇幼人群。第四，在健康教育方面，省卫生厅要求各市州、县市区的卫生行政部门选聘的健康教育巡讲专家中必须有不少于 30％的中医药专家。2010 年共开展有中医药防病内容的健康教育巡讲 43 场次。此外，省健康教育所编辑出版了《中医养生保健歌诀》，以指导基层健康教育机构在公共卫生领域开展中医预防保健工作。第五，在基层医疗卫生服务机构方面，在全省现有的 189 个社区卫生服务中心中，中医科和中药房的设置比例均达到 98％以上；能提供中医药服务的社区卫生服务站的比例为 69.5％。中心大多能开展中医药、针灸、按摩、拔罐、刮痧等基本中医服务项目。截至 2010 年底，全省已建成 190 个中医药特色乡镇卫生院，占总数的 15％。此外，甘肃在乡（镇）政府成立乡镇卫生办公室，负责乡镇级的公共卫生工作，设置专人管理，把中医药工作真正渗透到公共卫生领域。

尽管中医药工作在甘肃公共卫生领域已经初显成效，省卫生厅为增强中医药的公共卫生职能，还加快中医药“治未病”的健康步伐，满足群众对中医药预防、养生、保健、康复的不同需求。省中医药管理局明确中医“治未病”的工作目标，要求各级公共卫生机构均成立中医管理科或配备专人，负责中医药管理及日常服务工作，加大宣传中医药防病治病等知识，不断提高群众对中医药知识的知晓率，探索构建以基本中医药服务为基础的中医药特色预防保健体系。

第八节　小　结

总体看来，甘肃省在卫生资源配置、卫生服务利用、卫生筹资、基本健康状况等方面均有所改善，这主要得益于省政府对卫生工作的重视程度和投入不断增加。此外，甘肃省医疗防治体系的另一大特点，即中西医并重，这使得甘肃省在医疗防治方面较其他省份有更大优势。然而，较西部或者全国而言，仍有一些方面较差，如卫生人员的密度较低，仍要不断优化资源配置、提高资源利用效率，建立公平统一的医疗保障制度，改善居民的健康结局。

2016 年年初，健康促进模式改革在甘肃省全面推开；到 2016 年年底，该省力争使县域内患者向上转出率控制在 10％以内。健康促进改革的主要目标是，通过各部门合作开展爱国卫生运动，减少水、空气、土壤、食品等污染，创造健康环境，减少疾病发生；

通过入户开展健康管理，向群众普及健康知识，提高群众健康素养，减少患者，解决看病难问题；通过医保支付方式改革，纠正医院和医生趋利行为，遏制医生通过多开药、多检查等增加收入的行为，使医院和医生更加注重主动参与疾病预防和健康管理，以减少患者，降低医疗费用，从而解决群众看病贵的问题；通过推广居民健康卡，解决群众看病不方便问题。

甘肃省将继续整合发改、财政、水利和卫生计生等部门资源，将健康融入所有政策。坚持以农村为重点、预防为主、中西医并重，推动医疗卫生工作重心下移、资源下沉，推动城乡基本公共服务均等化。配套完善基本医疗保障支付方式改革实施办法，促进优质医疗资源向基层、向健康服务领域流动，引导医疗卫生机构把工作重心由医疗服务转向预防保健[14-16]。

参考文献

[1] http://www.gansu.gov.cn/index.html,2016-04-30.

[2] http://news.163.com/15/0523/01/AQ8UNOK900014Q4P.html,2016-04-30.

[3] 杨敬科，杨小龙，王星星. 加强公共卫生监督是政府的重要责任[EB/OL]. http://www.gsws.gov.cn/html//2016/06-02/251/5e3d998a-c9b9-4c9d-835b-643ef8aff2a5.html,2014-08-27

[4] 甘肃省卫生和计划生育委员会. http://www.gsws.gov.cn,2016-04-30.

[5] 甘肃省卫生和计划生育委员会. http://www.gsws.gov.cn/html/3list-1.html,2016-04-30.

[6] 甘肃省人民政府办公厅. 关于健康促进模式改革的指导意见[EB/OL]. http://www.gansu.gov.cn/art/2015/12/24/art_35_259098.html，2015-12-24.

[7] 甘肃省人民政府办公厅. 关于推进分级诊疗制度建设的实施意见[EB/OL]. http://www.gansu.gov.cn/art/2016/5/4/art_4786_272025.html，2016-5-4.

[8] 施燕，安锑，顾謇，等. 上海市社区公共卫生服务资源配置公平性分析[J]. 中国卫生资源. 2010，13 (6)：285-286.

[9] 梁万年. 卫生事业管理学（第三版）[M]. 北京：人民卫生出版社，2012.

[10] 刘国祥，谢小平，贺长志，等. 医疗卫生机构公共卫生费用核算方法[J]. 中国卫生经济，2008，27 (5)：19-21.

[11] 程晓明. 卫生经济学[M]. 北京：人民卫生出版社，2007.

[12] 李秀霞，陈耀龙，王小琴，等. 通过改进挽留政策提高农村和边远地区卫生人力的可及性：WHO2010全球政策建议解读[J]. 中国循证医学杂志，2013，13 (9)：1037-1042.

[13] 常继乐，杨冬华，曹晓源，等. 甘肃省县级医疗机构卫生服务现状及卫生人力需求分析[J]. 中国卫生信息管理杂志，2012，9 (1)：83-85.

[14] 赵文静. 甘肃省县级卫生机构公共卫生人力资源发展状况分析[D]. 兰州：兰州大学，2011.

[15] 杨燕. 甘肃省医疗机构卫生人力现状与需求调查研究[D]. 兰州：兰州大学，2010.

[16] 常继乐，晁利利，曹晓源，等. 甘肃省乡级卫生人力资源建设政策干预对比分析[J]. 卫生职业教育，2012，30 (8)：111-113.

（陈耀龙，王琪）

主要作者简介：

陈耀龙，男，兰州大学循证医学中心讲师，中国医师协会循证医学专委会委员，主要研究方向为循证卫生政策与知识转化。对本章节的贡献：构思，撰写与修改。

第十一章　分析案例二：陕西省卫生体系及发展

第一节　陕西省及其卫生体系简介

一、陕西省简介

（一）地理位置与自然环境

陕西省简称“陕”或“秦”，位于中国西北内陆腹地，地处东经 105°29′～111°15′，北纬 31°42′～39°35′。作为大西北的门户，全省总面积 20.58 万平方公里，东邻山西、河南，西连宁夏、甘肃，南抵四川、重庆、湖北，北接内蒙古，居于连接中国东、中部地区和西北、西南的重要枢纽。

陕西地域狭长，地势南北高、中间低，有高原、山地、平原和盆地等多种地形。从北到南可以分为陕北高原、关中平原、秦巴山地三个地貌区。其中高原面积 926 万公顷，山地面积为 741 万公顷，平原面积 391 万公顷。主要山脉有秦岭、大巴山等。秦岭在陕西境内有许多闻名全国的峰岭，如华山、太白山、终南山、骊山。秦岭以北为黄河水系，主要支流从北向南有窟野河、无定河、延河、洛河、泾河（渭河支流）、渭河等。秦岭以南属长江水系，有嘉陵江、汉江和丹江。

自然区划上因秦岭—淮河一线而横跨北方与南方，横跨亚热带、暖温带、中温带三个气候带，南北气候差异明显。陕南属于北亚热带气候，关中及陕北大部属暖温带气候，陕北北部长城沿线属中温带气候。降水南多北少，陕南为湿润区，关中为半湿润区，陕北为半干旱区。

全省自然资源丰富，矿产种类多，储量大。现已发现各种矿产 137 种，已查明有资源储量的矿产 92 种，其潜在总价值 42 万亿元，约占全国的三分之一，居全国之首。

（二）历史文化

陕西是中华民族及华夏文化的重要发祥地之一。早在 80 万年前，蓝田猿人就生活在这里。1953 年在西安城东发现的半坡村遗址，展示出 6000 年前母系氏族社会的进步和文明。坐落在陕北黄陵县的中华民族始祖轩辕黄帝陵，成为凝聚中华民族的精神象征。先后有西周、秦、西汉、前赵、前秦、后秦、西魏、北周、大夏、隋、唐等十余个政权在陕西建都，时间长达 1000 余年，是我国历史上建都朝代最多、时间最长的省份，长期成为中国政治、经济、文化中心，省会是世界四大文明古都之一的西安（长安）。两千多年前，以古长安为起点的“丝绸之路”开通，使陕西成为全国对外开放的发源地，都城长安成为闻名中外的中西商贸集散地。唐代，陕西成为中国与日本、东南亚、朝鲜等国家和地区的文化交流盛地，留下了极为丰富的历史文化遗产。

近现代以来，陕西是响应辛亥武昌首义宣布独立的首批省份之一，特别是1935～1948年，中共中央在陕北创立了陕北革命根据地，领导了抗日战争和解放战争，培育了光照千秋的延安精神。

从西周“制礼作乐”的周公旦，到秦代创制隶书的程邈；汉代大史学家司马迁及班彪、班固、班昭；关中经学大师马融；唐代大诗人王维、白居易、杜牧，大书法家柳公权、颜真卿，画家阎立德、阎立本等，他们的不朽著作和业绩，树起了人类文化史上的巍巍丰碑，广为世人敬仰。

（三）行政区划

全省设10个省辖市和杨凌农业高新技术产业示范区，有3个县级市、80个县和24个市辖区，1142个镇，74个乡，204个街道办事处（图11-1）。

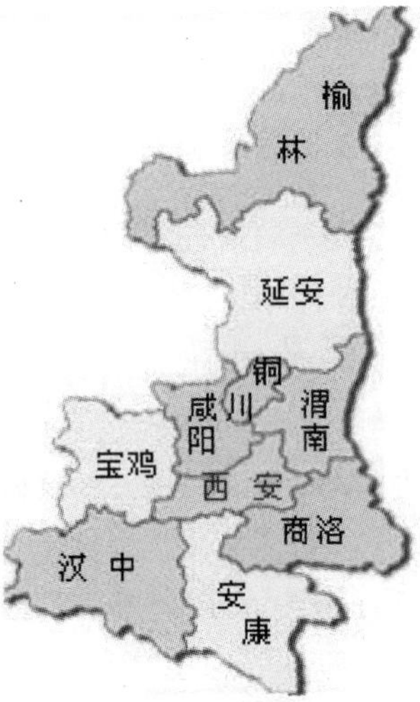

图11-1 陕西省行政区划图

（四）人口与教育

2014年末，全省常住人口3775.12万人，比上年增加11.42万人。其中，男性1948.83万人，占51.62%；女性1826.29万人，占48.38%。性别比为106.71（以女性为100，男性对女性的比例）。出生人口38.18万人，出生率10.13‰，死亡人口23.60万人，死亡率6.26‰，自然增长率3.87‰。城镇人口1984.58万人，占52.57%；乡村人口1790.54万人，占47.43%。人口年龄构成为0～14岁人口占14.10%，15～64岁人口占 75.93%，65 岁及以上人口占 9.97%。

陕西是中国重要科教高地之一，拥有西安交通大学、西北工业大学、西安电子科技大学等 8 所 985 或 211 工程类大学。省会西安是中国高等院校和科研院所聚集的城市之一，在校学生人数仅次于北京、上海，居中国第三位，是中国高校密度和受高等教育人数最多的城市，是中国三大教育、科研中心之一。

（五）经济社会发展水平

2014 年，面对国内外错综复杂的发展环境，陕西省委、省政府坚持实施“稳中有为、提质增效”的发展战略，主动适应经济发展新常态，努力化解“三期叠加”带来的不利因素，以产业结构调整与增强自主创新为抓手，积极培育新的增长点，全年经济呈现“总体平稳、稳中向好、结构向优”的良好态势。全年实现生产总值 17 689.94 亿元，比上年增长 9.7%。其中，第一产业增加值 1564.94 亿元，增长 5.1%，占生产总值的 8.8%；第二产业增加值 9689.78 亿元，增长 11.2%，占生产总值的 54.8%；第三产业增加值 6435.22 亿元，增长 8.4%，占生产总值的 36.4%。人均生产总值 46 929 元，比上年增长 9.4%。

截至 2014 年底，陕西省常住人口 3775.12 万人，实现生产总值 17 689.94 亿元，全省居民人均可支配收入为 15 837 元，其中城镇居民人均可支配收入为 24 366 元，全年农村居民人均可支配收入为 7932 元。

（六）旅游资源

陕西省以西安市为中心，营建以人文旅游资源为特色、人文景观与自然景观相结合并具有国际影响力和市场震撼力的旅游景区。陕西省被誉为“天然的历史博物馆”，全省现有各类文物点 3.58 万处、博物馆 151 座，馆藏各类文物 90 万件（组），其中全国重点文物保护单位有 55 处，省级 372 处。大体分为古遗址、古墓葬、古建筑、古窟寺及石刻、近现代重要史迹、代表性建筑及其他几大类，都具有很高的历史价值、学术研究价值。著名的文物名胜，如“世界第八大奇迹”秦始皇兵马俑、中国历史上第一个女皇帝武则天及其丈夫唐高宗李治的合葬墓乾陵、佛教名刹法门寺、中国现存规模最大保存最完整的古代城垣西安城墙、中国最大的石质书库西安碑林等，仅古代帝王陵墓就有 72 座。

陕西省不仅文物古迹荟萃，而且山川秀丽，景色壮观。境内有以险峻著称的西岳华山、气势恢宏的黄河壶口瀑布、古朴浑厚的黄土高原、一望无际的八百里秦川、婀娜清秀的陕南秦巴山地、充满传奇色彩的骊山风景区、六月积雪的秦岭主峰太白山等壮丽奇异的自然风景。

（七）环境状况

2014 年，全省空气质量明显好转。省会城市西安空气质量优良天数全年达 211 天，空气质量优良比为 57.8%，比 2013 年提高 20%；PM10、PM2.5 平均浓度均下降两成以上，降幅居全国 74 个重点城市前列，摆脱“后十”排名。榆林市和陕南 3 市城市环境空气质量优良天数比为 92.1%～99.2%，平均为 96.7%；关中各市（区）和延安市环境空气质量优良天数比为 57.8%～69.3%，平均为 63.1%。渭河干流化学需氧量和氨氮平均浓度较 2011 年分别下降 32.9%和 45.2%，全省化学需氧量、氨氮、二氧化硫、氮氧化物分别削减 2.76%、2.18%、3.13%、7.00%。

二、陕西省卫生体系简介

（一）陕西省医疗卫生体系的构成

陕西省医疗卫生体系是建立在以陕西省卫计委为主管部门、以医疗机构为业务指导和服务支撑、以陕西省财政厅为资金提供部门、以陕西省人力资源和社会保障厅及新农合办公室为医疗保障部门的完整医疗卫生体系（图 11-2）。

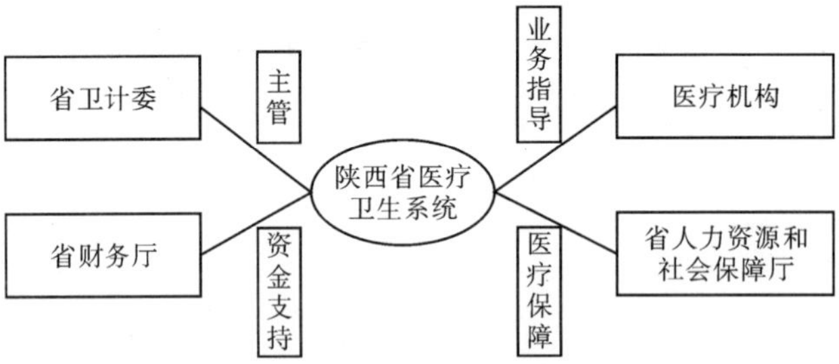

图 11-2　陕西省医疗卫生体系构成图

（二）组织结构与功能

陕西省的医疗卫生体系包括卫生行政组织、卫生事业组织、群众卫生组织三个重要组成部分。

1. 卫生行政组织

陕西省卫生行政组织是指对卫生事务进行管理的政府组织，通过制定和执行卫生政策、法规等来引导和调控卫生事业的发展（图 11-3）。

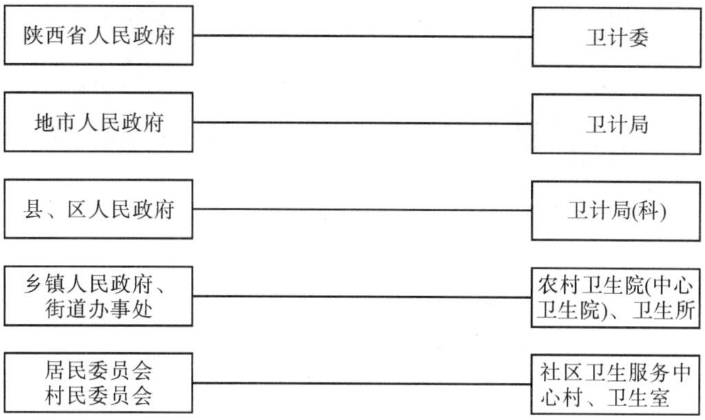

图 11-3　陕西省卫生行政组织系统

2. 卫生事业组织

陕西省的卫生事业组织主要包括六个部分：①医疗预防机构，包括：医院、专科医院、门诊部、保健院、疗养院、护理院；②卫生防疫机构，包括：防疫站，职业病、地方病、寄生虫防治机构，国家卫生检疫机构；③妇幼保健机构，包括：妇幼保健院，妇产科、儿科医院，计划生育专业机构；④药品、生物制品、卫生材料的生产、供销及管理检测机构；⑤医学教育机构；⑥医学科学研究机构，包括：医学科学研究院、预防医学中心、各种研究所等。

3. 群众卫生组织

陕西省的群众卫生组织主要包括三部分：①由国家机关和人民团体的代表组成的卫生组织，如爱委会、地方病防治委员会；②由卫生专业人员组成的学术团体，如中华医学会、护理学会、药学会；③基层群众卫生组织，如红十字会。

（三）目标与指导方针

陕西省医疗卫生要实现的目标是：到 2020 年，健康陕西行动取得显著成效，人口发展更加均衡，群众看病难、看病贵的问题基本解决，覆盖城乡居民的基本医疗卫生制度基本建立，人人享有基本医疗卫生服务，人民主要健康指标达到中等发达国家水平和全国较高水平，为陕西省同步够格进入全面小康社会提供良好的人口环境和健康保障[1]。

陕西省推进卫生工作的思路非常明确，全面贯彻党的十八大和十八届三中、四中、五中全会精神，以实施健康陕西计划为总揽，坚持医疗、医保、医药联动，全面深化公立医院综合改革，推动优质资源下沉，健全分级诊疗制度体系，有效缓解群众看病难、看病贵的问题；坚持保基本、强基层、建机制，统筹推进公共卫生、医疗服务、医疗保障、药品供应、监管体制、支撑保障体系建设，加快构建较为完善的卫生制度框架；坚持将健康融入所有经济社会政策，积极构建大卫生格局，全面治理影响人的健康的生态社会环境，努力提升人民群众健康素养；坚持调整完善生育政策，创新计划生育工作方式，促进人口均衡发展，为全面建成小康社会和“三个陕西”做出新贡献[1]。

（四）医疗卫生体系的基本框架

陕西省卫生体系涉及对卫生服务和人群健康服务在管理、筹资和提供及其实施和改革环境等方面。其基本框架为：①卫生资源配置体系，指政府或市场如何使卫生资源公平且有效率地在不同的领域、地区、部门、项目、人群中分配，从而实现卫生资源的社会和经济效益最大化；②卫生筹资体系，指医疗卫生体系的资金是如何筹集和分配的；③医疗保障体系，能够补偿疾病所带来的医疗费用；④医疗服务利用体系，即医疗服务如何组织和生产，集中体现在对医院的制度安排；⑤其他子体系，如健康教育、妇女儿童等系统。

本章将从第二节至第六节分别从陕西省的卫生资源、卫生筹资、医疗保障制度以及健康指标四个方面具体展开（图 11-4）。通过与西部省份的比较，明确陕西省在西部省份中卫生发展状况的定位，通过陕西省不同地区、不同城市有关卫生指标的比较可看出地区公平性的差异。

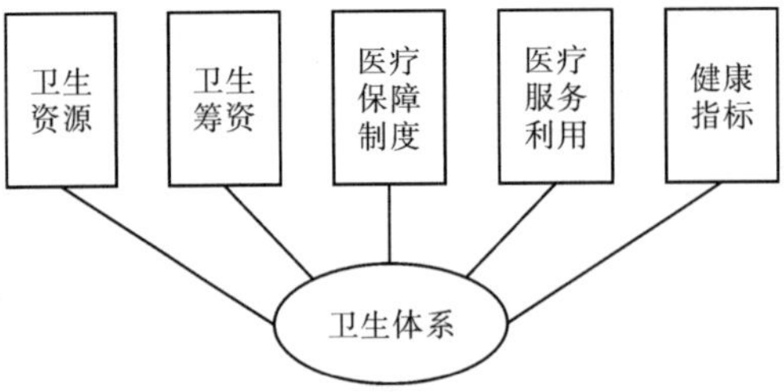

图 11-4　医疗卫生体系章节

（五）陕西省卫生政策

2009 年初，我国启动了以“建立健全覆盖城乡居民的基本医疗卫生制度，为群众提供安全、有效、方便、价廉的医疗卫生服务”为总体目标，以建立健全基本医疗保障制度、基本药物制度及基层医疗卫生服务体系等为实施重点的新一轮医疗卫生体制改革。近年来，陕西省卫生体系取得了不少成就，陕西省医药卫生体制改革持续深化，迈出了城市公立医院改革的新步伐，公共卫生服务水平明显提高，医疗保障制度和药品供应保障机制更加完善，初步建立了分级诊疗制度，调整人口生育政策积极稳妥，卫生计生机构整合平稳有序，各项预期目标圆满完成。

在卫生资源配置上，陕西省的主要政策有：完善卫生服务网络，建立起以西安市和各地级城市为中心，依托不同层次医疗卫生机构，连接县、乡（社区）的功能配套、布局合理的全省卫生服务网络体系；加大陕西省的分配制度改革力度，优化资源分布；启动分级诊疗制度，城市公立医院改革加快试点，建成一批医疗集团和医联体，县镇和镇村一体化持续推进，优质医疗资源逐步下沉；健全医学人才培养体系，加强医教协同，调整完善陕西省高等医学院校卫生专业设置，扩大紧缺专业人才招生规模；强化基层队伍建设，坚持推行农村基层人才队伍振兴计划、农村订单定向免费医学生培养、定向招聘医学类本科生等项目，完善基层专业技术人员职称晋升优惠政策；创新人才发展体制机制，健全以聘用制度和岗位管理制度为主要内容的事业单位用人机制；探索推进人事代理制度，推行医师多点执业；推进公立医院薪酬制度改革，建立考核激励机制等[1]。

在卫生筹资上，陕西省的主要政策有：形成投入主体多元化、分级管理的机制；陕西省各级政府对卫生事业的投入随着经济的发展逐年增加，使其增长速度不低于财政总支出的增长速度；全省各地从乡统筹中按10%～15%提取农村卫生资金、从乡镇企业和其他村集体收入中按纯收入的3%～5%提取农村卫生资金，由乡镇政府统一筹集，作为发展农村卫生事业的专项资金；建立卫生事业发展调节资金；建立卫生扶贫济困基金或健康促进基金；保留并增加卫生专项资金等。

在医疗保险制度上，陕西省的主要政策有：全面建立城乡居民大病保险制度，报销比例不低于50%，实现省内外住院医疗费用即时结算；统筹城乡居民基本医保政策，推进基本医保、大病医疗保险、疾病应急救治、民政医疗救助和商业健康保险的衔接，逐步实现城乡统一政策、集中联动协同，方便服务群众；探索医疗保障制度建设从“保医疗”向“保健康”转变[1]；基本医疗保障制度不断完善，城乡居民基本医保人均筹资标准达到500元，重特大疾病保障和应急救助、医疗救助制度基本建立，贫困人口医保政策制定出台，医保防大病、兜底线能力进一步增强。

在医疗服务利用上，陕西省的主要政策有：改善就医环境、改善便民服务设施、优化就诊流程；建立健全医疗救助制度、对贫困人口的医疗服务实施减免制度、提高贫困人口和弱势人群的卫生服务可及性；加强信息引导、开展患者随访、加强合理用药及诚信诊疗收费；全面推行分时段预约，合理安排患者就诊、检查时间，尽量缩短在医院的候诊时间；实行县镇一体化，将实行人员、业务、财务“三个统一”。

在健康保健上，陕西省提出与逐步落实的主要政策有：大力开展健康教育，普及卫生知识；加快推进保健信息化建设，实现信息互联互通、信息共享；加强陕西省省属基地医院的联动机制，形成保健工作的整体合力；加强保健人才队伍建设，不断加大人才培养培训力度等；全面整合妇幼保健与计划生育技术服务资源，针对人的孕育期、成长期、育龄期、老年期等生命阶段提供优质健康服务，整体提高人口健康素质；启动孕产妇系统保健基本项目，创建妇幼健康优质服务示范工程，推进危重孕产妇救治中心建设，实施贫困地区儿童营养改善项目，加强出生缺陷三级综合防控，着力提高妇女儿童健康水平。

第二节 卫生资源

一、陕西省卫生资源状况

卫生资源包括各行业、各级、各种所有制性质以及军队对地方开放的各类卫生机构、床位、人员、设备和卫生事业经费等。卫生资源的合理配置是卫生事业得以健康、稳步发展的重要因素。卫生资源是社会在提供卫生服务过程中占用或消耗的社会资源的总称[2]，主要包括人力、物力、财力和管理四方面，主要指标为医疗机构数、床位数、卫生技术人员数等[3]。

2014年，陕西省拥有卫生计生机构（含村卫生室）37 247个，其中医院977家，社区服务中心（站）589家，卫生院1610家，村卫生室25 969个。共有床位9.72万张，其中医院病床7.39万张，卫生院病床0.77万张。共有卫生技术人员33.60万人，其中执业（助理）医师25.26万人，注册护士7.60万人（表11-1）。陕西省的千人口卫技人员数为6.7人，千人口执业（助理）医师数为2.01人，千人口注册护士数（人）为2.57人，千人口床位数（人）为5.27人（表11-2）。

根据不同类别将医疗机构，分为四大类：医院、基层医疗卫生机构、专业公共卫生机构、其他卫生机构。在医院中，综合医院所占的卫生资源最多；在基层医疗卫生机构中，村卫生室的机构数最多，卫生院的卫生人员数、卫生技术人员数、执业（助理）医师数、注册护士数、床位数等所占比例较高，卫生院的千人口卫技人员数、千人口执业（助理）医师数、千人口注册护士数、千人口床位数相对较多；专业公共卫生机构中，计划生育技术服务机构所占的卫生资源最多。

表 11-1 陕西省 2014 年不同类别医疗机构的卫生资源绝对数指标及其数值

医疗机构	卫生机构数/个	卫生技术人员数/人	执业（助理）医师数/人	注册护士数/人	床位数/张
总计	37 247	336 000	252 600	76 000	97 200
医院	**977**	**193 005**	**162 033**	**85 651**	**73 903**
综合医院	694	150 521	127 061	67 506	25 794
中医医院	144	28 604	24 123	30 735	58 904
中西医结合医院	8	1425	1163	760	548
专科医院	129	12 420	9674	12 276	4582
护理院	2	35	12	8	7
基层医疗卫生机构	**34 202**	**105 056**	**64 852**	**41 952**	**16 720**
社区卫生服务中心	589	11 269	9478	5986	3222
卫生院	1610	38 554	34 034	15 058	7720
村卫生室	25 969	36 717	3345	3696	581
门诊部	245	3329	3015	2491	1020

续表

医疗机构	卫生机构数/个	卫生技术人员数/人	执业（助理）医师数/人	注册护士数/人	床位数/张
诊所、卫生所、医务室	5789	15 187	14 980	14 721	4177
专业公共卫生机构	**1949**	**35 347**	**24 056**	**11 202**	**6273**
疾病预防控制中心	119	6227	4656	2792	522
专科疾病防治院	6	674	493	236	214
健康教育所	4	102	56	16	7
妇幼保健院	118	12 121	10 616	5591	4102
急救中心	4	183	68	56	13
采供血机构	10	801	518	132	155
卫生监督所	115	2851	2262	—	—
计生技术服务机构	1573	11 623	5387	2379	1087
其他卫生机构	**119**	**2880**	**1670**	**869**	**397**

数据来源：2014 年陕西省卫生统计年鉴（包含村卫生室的资源）

表 11-2　陕西省 2014 年不同类别医疗机构的卫生资源相对数指标及其数值

医疗机构	千人口卫技人员数/人	千人口执业（助理）医师数/人	千人口注册护士数/人	千人口床位数/张
总计	6.70	2.01	2.57	5.27
医院	**18.78**	**9.93**	**8.57**	**17.95**
综合医院	14.73	7.82	2.99	13.69
中医医院	2.80	3.56	6.83	2.75
中西医结合医院	0.13	0.09	0.06	0.15
专科医院	1.12	1.42	0.53	1.35
护理院	0.00	0.00	0.00	0.01
基层医疗卫生机构	**7.52**	**4.86**	**1.94**	**4.05**
社区卫生服务中心	1.10	0.69	0.37	0.45
卫生院	3.94	1.75	0.89	3.58
村卫生室	0.39	0.43	0.07	—
门诊部	0.35	0.29	0.12	0.01
诊所、卫生所、医务室	1.74	1.71	0.48	—
专业公共卫生机构	**2.79**	**1.30**	**0.73**	**0.93**
疾病预防控制中心	0.54	0.32	0.06	—
专科疾病防治院	0.06	0.03	0.02	0.10
健康教育所	0.01	0.00	0.00	—
妇幼保健院	1.23	0.65	0.48	0.83
急救中心	0.01	0.01	—	—
采供血机构	0.06	0.02	0.02	—
卫生监督所	0.26	—	—	—
计生技术服务机构	0.62	0.28	0.13	—
其他卫生机构	**0.19**	**0.10**	**0.05**	**0.18**

数据来源：2014 年陕西省卫生统计年鉴（包含村卫生室的资源）

2014 年陕西卫生资源在西部十二省中是较为可观的。陕西卫生机构数仅次于四川，在西部十二省市居第二；陕西卫生技术人员数仅次于四川和广西，位居第三；其中执业（助理）医师数和注册护士数次于四川、广西，在西部十二省处于第三位；陕西卫生机构拥有的床位数次于四川、云南、广西，在西部十二省市中处于第四（表 11-3）。

表 11-3　西部 12 个省份卫生资源指标及其数值

省市名称	卫生机构数/个	卫生技术人员数/人	执业（助理）医师数/人	注册护士数/人	床位数/张
重庆	18 765	154 000	58 100	62 800	160 900
四川	80 104	452 000	181 000	169 000	452 000
贵州	28 966	169 500	57 800	67 200	183 700
云南	24 285	208 900	75 400	82 800	224 900
广西	34 669	258 600	86 500	104 000	201 900
陕西	37 247	253 000	76 000	97 000	199 000
甘肃	27 900	125 000	43 200	45 300	114 300
青海	1721	33 900	12 100	12 400	33 000
宁夏	4258	39 867	15 063	15 097	31 000
西藏	1432	12 946	4000	2700	12 024
内蒙古	23 426	154 000	62 000	57 000	129 000
新疆	18 873	153 400	45 000	59 800	112 400

数据来源：2014 年西部各省份《国民经济和社会发展统计公报》（包含村卫生室的资源）

经计算，西部地区平均千人口卫技人员数是 5.42 人，陕西的千人口卫技人员数比西部平均值高近 1.3 人；西部地区平均千人口执业（助理）医师数是 1.92 人，陕西的千人口执业（助理）医师数比西部平均值高 0.1 人；西部地区平均千人口注册护士数是 2.08 人，陕西的千人口注册护士数比西部平均值高近 0.5 人；西部地区平均千人口医院和卫生院床位数是 4.98 张，陕西的千人口床位数比西部平均值高 0.3 张。

陕西、内蒙古、宁夏的千人口卫技人员数位于西部十二省的前列，四川、重庆次之；内蒙古、宁夏、四川的千人口执业（助理）医师数在西部最高，陕西和青海紧随其后；陕西省的千人口注册护士数在西部十二省居于首位，其次是内蒙古、宁夏、青海、四川、重庆；千人口床位数最多的是青海和四川，次之是重庆，再就是陕西、内蒙古、云南、贵州（图 11-5～图 11-8）。可见，陕西省的千人口卫生资源数量是可观的。

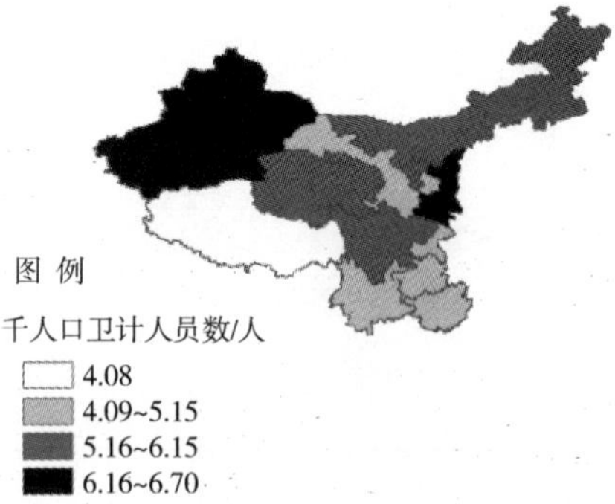

图 11-5　西部省份千人口卫技人员数分布图

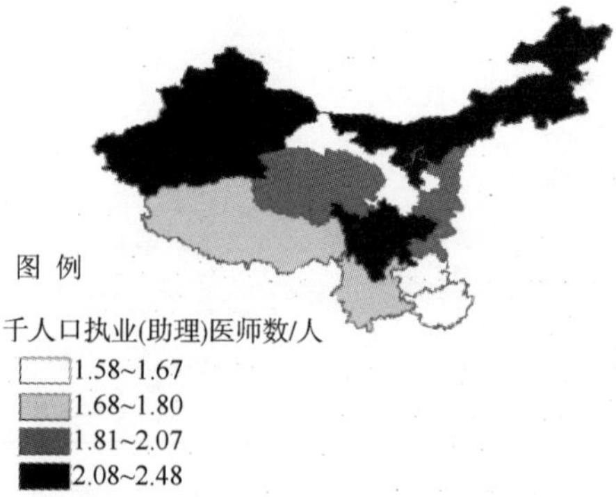

图 11-6　西部省份千人口执业（助理）医生数分布图

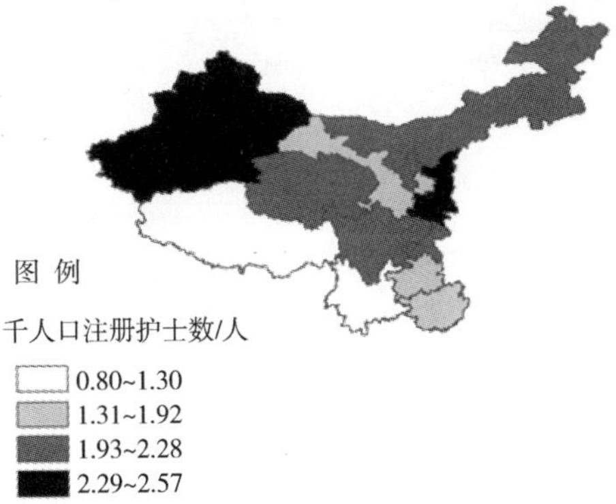

图 11-7 西部省份千人口注册护士数分布图

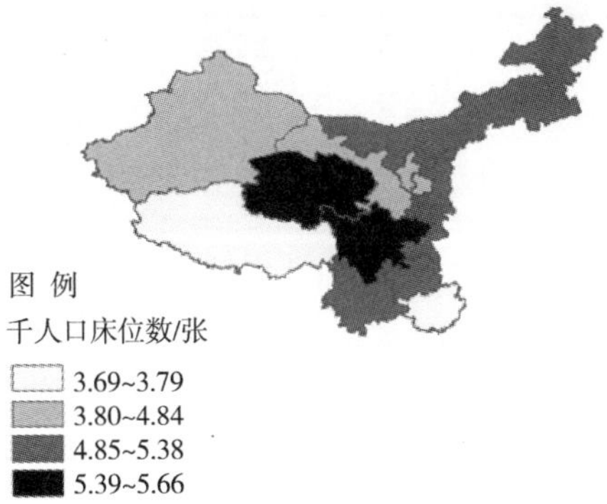

图 11-8 西部省份千人口医院和卫生院床位数分布图

1990～2014 年陕西省总体卫生资源布局不断优化，医疗服务体系日趋完善。卫生机构数量呈现出“先增多后减少又增多”的变化趋势，1990～2006 年卫生机构数不断下降，到 2007 年增长迅速，2007 年比 2006 年多了近一倍，随后几年不断增长，增长到 2014 年达 11 278 个，是 1990 年的近两倍。相比 1990 年，2014 年的卫生人员数是 1990 年的近 2.5 倍，卫生技术人员多了近一倍，执业（助理）医师数增加了 1.7 万人，注册护士数是 1990 年的 3 倍多。2014 年卫生机构的床位数相比 1990 年，增加了近 11.4 万张（表 11-4）。

表 11-4 陕西省 1990～2014 年卫生资源指标及其数值

年份	卫生机构数/个	卫生人员数/千人	卫生技术人员数/千人	执业（助理）医师数/千人	注册护士数/千人	卫生机构床位数/千张
1990	6416	144.92	118.23	59.14	27.24	85.49
1991	6433	147.74	119.93	58.74	28.05	90.16
1992	6404	151.22	123.29	59.72	28.69	92.94
1993	6215	151.48	122.80	58.88	29.07	95.64
1994	6227	155.94	126.04	62.01	30.31	98.40
1995	6215	158.59	128.05	62.83	31.00	98.84
1996	6033	142.38	120.09	55.17	31.20	95.92
1997	5947	144.37	129.91	62.30	29.95	94.79
1998	5639	144.90	130.30	61.75	33.72	94.76
1999	5493	146.92	132.85	63.69	34.80	96.78
2000	5572	163.91	133.37	64.26	35.65	96.86
2001	5563	165.34	135.32	66.00	36.22	99.07
2002	5240	165.42	135.28	59.53	36.53	100.21
2003	5039	164.40	134.73	60.29	37.18	102.71
2004	5138	163.85	134.59	59.68	37.48	103.08
2005	5366	165.17	136.55	60.32	38.50	106.71
2006	5385	168.19	139.07	60.57	40.70	111.17

续表

年份	卫生机构数/个	卫生人员数/千人	卫生技术人员数/千人	执业（助理）医师数/千人	注册护士数/千人	卫生机构床位数/千张
2007	9713	177.67	141.69	59.33	42.52	117.85
2008	8812	183.33	148.16	58.08	46.90	125.19
2009	8565	200.47	162.86	61.28	53.47	134.46
2010	9008	217.46	177.68	62.77	61.32	142.37
2011	9229	275.70	197.39	65.71	70.23	153.85
2012	9387	293.91	216.30	69.48	79.39	169.23
2013	11 118	321.90	239.05	73.50	89.55	185.14
2014	11 278	336.00	252.60	76.00	97.20	199.40

数据来源：2014 年陕西省卫生统计年鉴（包含村卫生室的资源）

陕西省的千人口卫技人员数增长迅速，尤其是在 2007 年以后。2014 年千人口卫技人员数是 1990 年的两倍；千人口执业（助理）医师数比 1990 年的也有所增加；千人口注册护士数增长到 1990 年的 2 倍；千人口医院和卫生院床位数量不断增长，2014 年较 1990 年，多了近两倍。具体变化趋势见图 11-9。

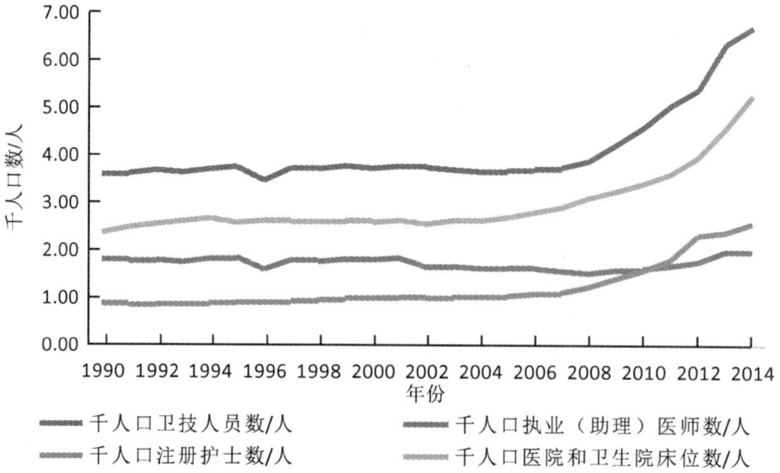

图 11-9　陕西省 1990～2014 年卫生资源千人口数变化

注：1995 年的千人口注册护士数缺失，利用 1994 年和 1996 年的平均数代替

二、不同地市卫生资源的比较

（一）地市间比较分析

本章将按照传统的区划，把陕西省现有的 11 个市（区）划分为陕北（延安和榆林）、关中（西安、咸阳、宝鸡、渭南、铜川和杨凌）、陕南（安康、汉中和商洛）三大区域。截至 2014 年西安、宝鸡、咸阳和汉中的卫生机构数、卫生人员数、卫生技术人员数、执业（助理）医师数、注册护士数的配置数量都高于其他市（区）。其中，西安的卫生机构

数、卫生技术人员数、执业（助理）医师数、注册护士数均占全省总量的 1/4 左右，床位数占全省总量的 1/3。由此可见，陕西省的卫生资源在不同区域间、不同城市间存在分布不平衡的现象。具体数据见表 11-5。

表 11-5　2014 年陕西省各地市卫生资源数量

地区	卫生构数/个	卫生人员数/千人	卫生技术人员数/千人	执业（助理）医师数/千人	注册护士数/千人	卫生机构床位数/千张	人均 GDP/元
西安	5742	96.82	76.38	24.93	32.21	51.06	63 664.33
铜川	947	8.90	7.05	2.16	2.90	5.18	38 499.59
宝鸡	2916	30.13	22.78	7.55	8.39	21.48	43 773.31
咸阳	4683	46.58	37.60	9.69	14.14	27.15	42 066.45
渭南	4203	36.63	25.78	7.27	8.89	20.83	26 205.60
杨凌	191	2.12	1.76	0.51	0.76	1.06	47 837.44
延安	3858	27.13	20.06	6.19	7.24	11.97	4 385.58
汉中	4939	29.88	21.25	5.85	8.10	19.81	40 393.12
榆林	3190	19.72	14.35	4.29	5.38	17.25	86 308.11
安康	3007	17.44	11.77	3.76	3.87	12.60	37 957.23
商洛	3571	20.96	13.84	4.27	5.35	1.10	29 327.89

数据来源：2014 年陕西省卫生统计年鉴（包含村卫生室的资源）

关中地区的卫生资源千人口数较多，而陕南、陕北地区卫生资源配置相对少一些。其中，西安、咸阳、铜川的千人口卫生技术人员最多，延安和宝鸡次之；千人口执业（助理）医师数最多的是汉中和榆林，西安、铜川、商洛、安康次之；千人口注册护士数西安居首位，榆林、铜川、榆林、汉中紧随其后；西安、铜川、宝鸡的千人口卫生机构床位数在陕西省处于前列，咸阳、渭南、延安次之（图 11-10～图 11-13）。

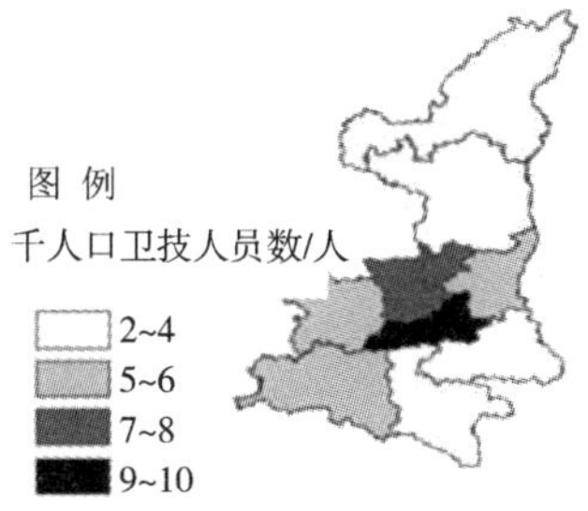

图 11-10　陕西省各地市千人口卫技人员数分布图

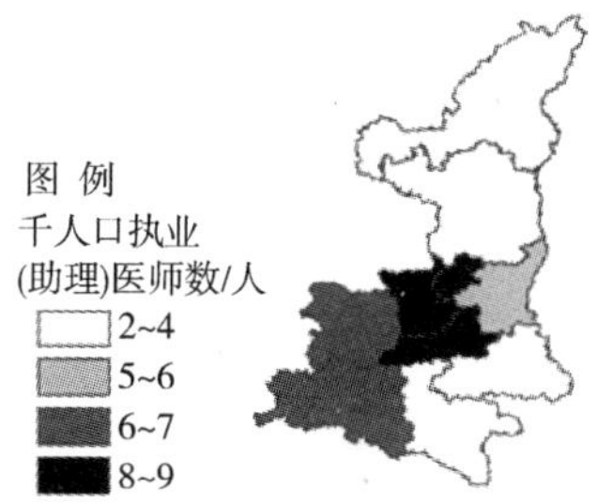

图 11-11　陕西省各地市千人口执业（助理）医师数分布图

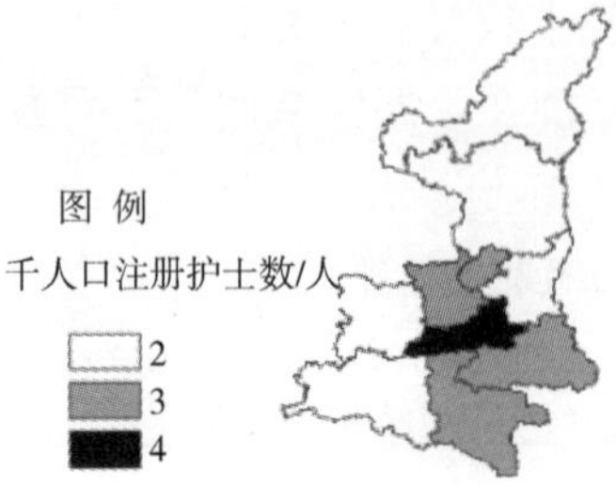

图 11-12　陕西省各地市千人口注册护士数分布图

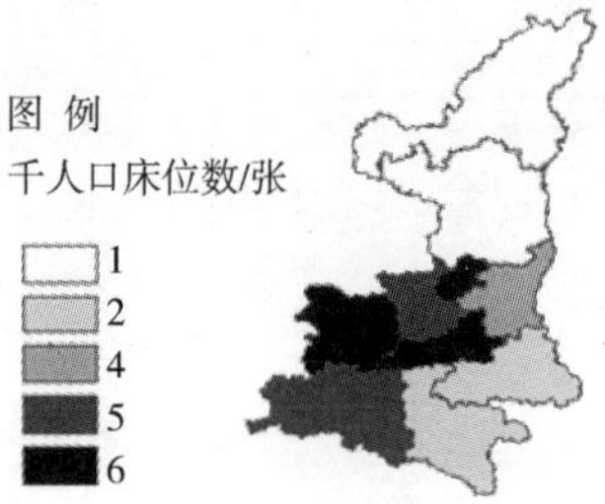

图 11-13　陕西省各地市千人口卫生机构床位数分布图

人均 GDP 最高的榆林千人口卫生资源数不高，处于一般以下水平；居于人均 GDP 第二位的西安市所占的卫生资源数最高，处于领先水平；人均 GDP 较低的安康、商洛执业（助理）医师数较高（图 11-14）。可看出在卫生资源的配置中，人均卫生资源千人口数和人均 GDP 没有必然关系。因此，在保证卫生资源数量的情况下，应通过对已有卫生资源分布的调整，提高其配置公平性和使用效率。

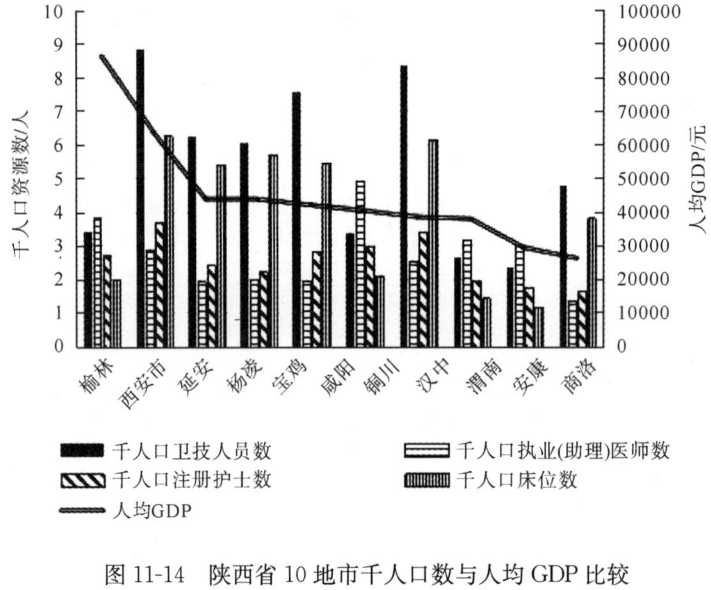

图 11-14　陕西省 10 地市千人口数与人均 GDP 比较

（二）基尼系数、集中指数分析

基尼系数介于 0～1，等于 0 说明卫生资源分配绝对公平；等于 1 说明卫生资源分配绝对不公平。根据该方法计算陕西省卫生资源指标的基尼系数和集中指数，计算结果见表 11-6，可归纳出以下结果：①2014 年陕西省千人口卫生技术人员数、千人口执业（助理）医师数、千人口注册护士数、千人口卫生机构床位数的基尼系数分别为 0.0446、0.0639、0.0004、0.4768，其中，以千人口注册护士数的配置公平性最优，千人口卫生机构床位数的配置高度不公平；②总体来说，陕西省千人口卫生资源数的基尼系数是小于 0.3 的，这体现了陕西省的卫生资源分配的整体状况是较为公平的。

集中指数法是世界银行推荐用于测量不同社会经济条件下健康和卫生服务公平性的方法，本章中利用该方法测量不同经济水平（以人均 GDP 作为衡量标准）地区卫生资源配置的公平性。集中指数可以从总体上量化与经济水平相关的卫生资源配置的公平程度，其大小为集中曲线和均等线之间面积的两倍，取值范围－1～1。集中指数为 0，说明绝对公平，为 1 说明绝对不公平；为正值时，说明较多的卫生资源倾向于配置在经济水平高的地区；为负值时，说明卫生资源倾向于配置在经济水平低的地区[4]。计算结果见表 11-6。

从表 11-6 可看出：①2014 年陕西省千人口卫生技术人员数、千人口执业（助理）医师数、千人口注册护士数、千人口卫生机构床位数的集中指数分别为 0.0142、0.0697、0.0267、0.0485，以千人口卫生技术人员数配置的公平性为最优；②集中指数为正，说明陕西省卫生资源更多地集中于经济水平高的城市；③总体来说，集中指数都接近于 0，这说明陕西省卫生资源公平性的整体状况较好，由经济水平导致的不公平性较小。

表 11-6　2014 年陕西省卫生资源指标的基尼系数和集中指数

指标	千人口卫技人员数	千人口医师数	千人口注册护士数	千人口床位数
基尼系数	0.0446	0.0639	0.0004	0.4768
集中指数	0.0142	0.0697	0.0267	0.0485

三、对卫生资源指标的十年预测

1990～2014 年陕西省卫生资源绝对量总体呈增长趋势。卫生机构数的变化趋势较为曲折：1998～2006 年卫生机构数呈减少趋势，2006 年卫生机构数降至谷底，2006～2007 年，卫生机构数激增，从 5385 个增长到 9713 个，2008～2009 年稍有下降，2010 年后不断增长，预测十年后陕西省的卫生机构数会达到 21 738.88 个。卫生人员数变化相对较曲折，1995～1998 年人数较低，处于低谷期，1999 年开始上升，2010 年后增长较快，十年后预计会达到 40.76 万人。其他指标总体上不断上升，预计十年后，卫生技术人员数在 59.65 万人左右，执业（助理）医师数在 8.82 万人左右，注册护士数达到 17.76 万人，卫生机构床位数达到 32.90 万张。

卫生机构数的实际数在 1990～1992 年、2003～2006 年、2010～2013 年是低于预测值的，其他年份均高于预测值；卫生技术人员数的实际值在 1990～1992 年、2004～2012 年是低于预测值的，在 1993 年实际值和预测值持平，其他年份均高于预测值；执业（助理）医师数的实际值和预测值基本相同；注册护士数的实际值和预测值基本持平，1990～1992 年、2004～2011 年的实际值略低于预测值，其他年份均略高于预测值；卫生机构床位数的实际值和预测值基本持平，在 1990～1992 年、2003～2011 年中，实际值略低于预测值，其他年份均略高于预测值（图 11-15、图 11-16）。

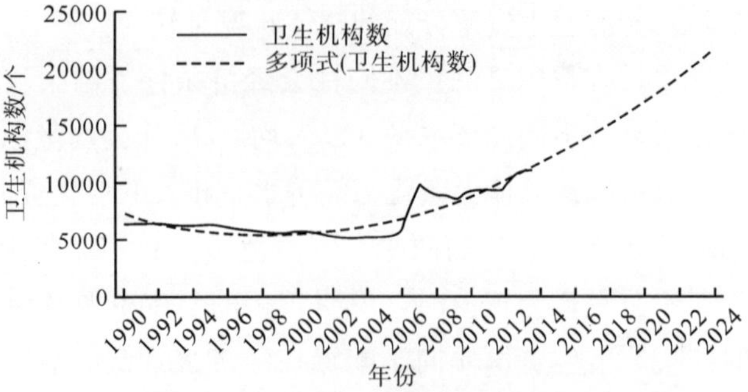

图 11-15　卫生机构数的十年预测

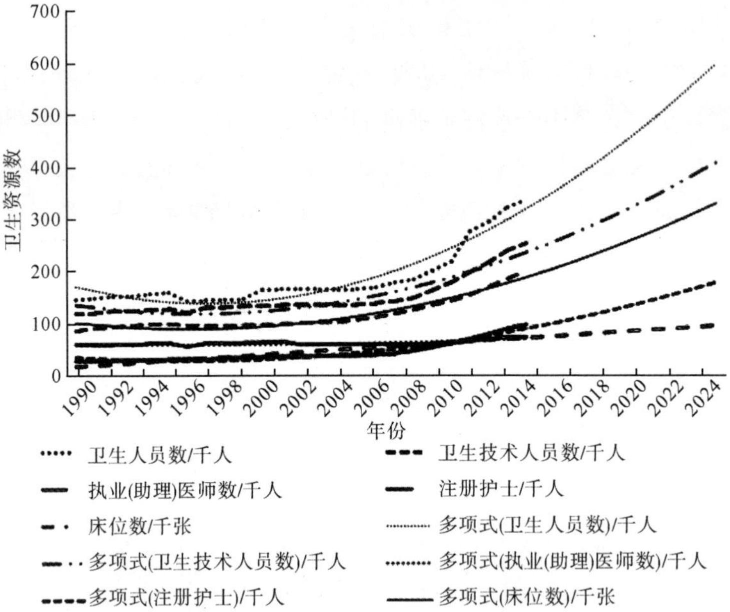

图 11-16　其他卫生资源指标的十年预测

1990～2014 年陕西省卫生资源千人口数总体上呈增长趋势，其中 2008 年以后，千人口卫生技术人员、千人口卫生机构床位数增长相对迅速，千人口执业（助理）医师数和千人口注册护士数增长相对缓慢。预计到 2024 年，陕西省的千人口卫生技术人员数达到 10.45 人左右、千人口执业（助理）医师数约 2.26 人、千人口注册护士数达到 4.78 人、千人口卫生机构床位数约为 8.03 张。

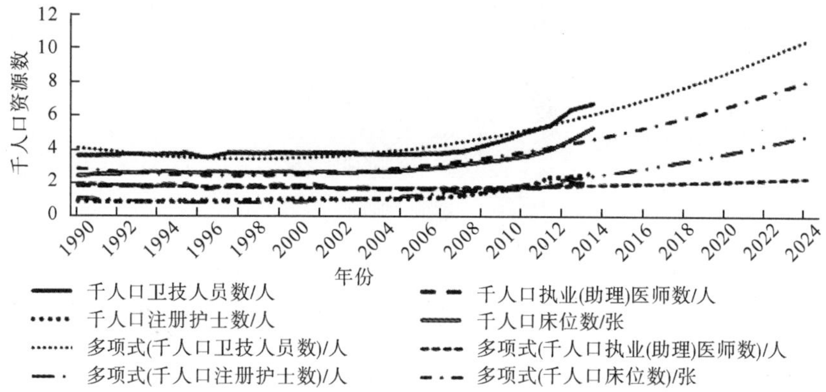

图 11-17　卫生资源相对指标的十年预测

卫生资源相对指标总体上在 1990～1992 年和 2004～2011 年的实际值低于预测值，其他年份的实际值高于预测值。具体来看，千人口卫技人员在 1990～1993 年和 2004～2012 年的实际数小于预测值，但在其他年份实际值均高于预测值；千人口执业（助理）医师数的实际值在 1990～1993 年和 2002～2012 年低于预测值，其他年份均高于预测值；千人口注册护士数在 1990～1993 年和 2004～2011 年的实际值略低于预测值，其他年份均略高于预测值；千人口床位数在 1990～1992 年和 2002～2012 年的实际值低于预测值，其余年份均高于预测值（图 11-17）。

第三节　卫生筹资

一、陕西省卫生筹资现状及其构成

卫生总费用是指一个国家或地区在一定时期内（通常是一年）全社会用于卫生服务所消耗的资金总量[4]，以货币作为综合计量手段，是反映卫生资金筹集总量的重要指标，用于评价一个国家的政府、社会和个人对健康的投资状况和重视程度。2013 年，陕西省卫生费用筹资总额为 1016.7 亿元，人均卫生总费用为 2701.11 元。按可比价格计算，2013 年卫生总费用较上年增长了 18.14%，高于国民经济增长水平（11.00%），卫生消费弹性系数为 1.65。

本节采用筹资来源法对陕西省卫生总费用进行测算，数据主要来源于《2014 陕西统计年鉴》和《2014 陕西卫生统计年鉴》。根据筹资来源法，我国卫生总费用的筹资渠道主要分为三类，即政府预算卫生支出、社会卫生支出和居民个人卫生支出三部分[5]，分别反映了政府、社会和居民在卫生领域的投入情况。2013 年，政府卫生支出为 293.96 亿元，占卫生总费用的 28.91%，比上年下降 1.01%；社会卫生支出 327.87 亿元，占卫生总费用的 32.25%，比上年上升 0.16%；居民个人现金卫生支出 394.87 亿元，占卫生总费用的 38.84%，比上年上升 0.85%（图 11-18）。

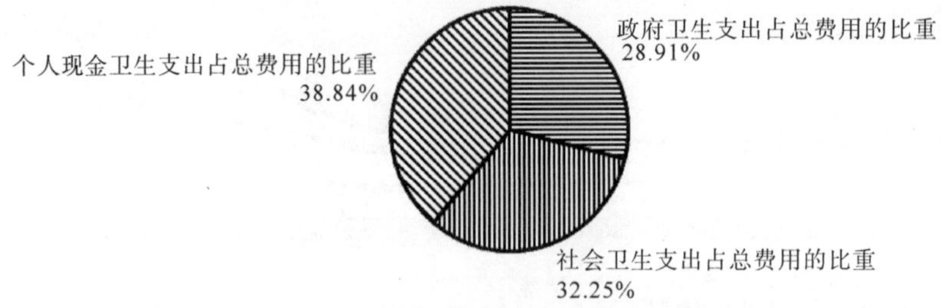

图 11-18　陕西省 2013 年卫生费用筹资构成

从总体构成来看，陕西省卫生费用筹资构成相对稳定，2013 年政府卫生支出占比略有下降，社会和个人卫生支出占比略有上升。2013 年陕西省政府卫生支出占卫生总费用近 30%，个人卫生支出比重虽未降到 30%以下却呈逐年下降趋势，同时社会卫生支出的比重不断增长，逐渐向 40%的比重发展，筹资结构有望实现"三四三"模式[6]。

二、陕西省卫生筹资的变化

采用筹资来源法对 1995～2013 年陕西省卫生总费用进行测算。1995～2013 年，卫生总费用、卫生总费用占 GDP 比重、人均卫生总费用均呈现增长趋势。陕西省卫生总费用从 1995 年的 39.22 亿元增长到 2013 年的 1016.7 亿元，年平均增长速度为 15.77%，卫生总费用占 GDP 比重在 5%以上，均高于同期全国水平；人均卫生总费用在 2009 年新医改实施前低于全国水平，但新医改实施后高于全国水平，2012 年达到 2292.88 元/人。

世界各国用卫生总费用占地区 GDP 的比重来衡量卫生发展与国民经济增长的协调程度[7]。1995 年以来陕西省卫生总费用占地区 GDP 的比重总体上保持上升趋势，从 1995 年的 3.92%上升到 2013 年的 6.34 %，基本实现了世界卫生组织对发展中国家提出的两者占比在 4%～5%的要求[3]。1995～2002 年，比重逐年增长，2001 年陕西省卫生总费用占 GDP 比重首次突破 5%。但是 2003 年后呈现一定的降幅，在 2005 年和 2006 年两年又回落到 5%以下，2007 年又开始上升，2010 年略有下降，但保持在 5%以上，此后开始逐年上升，卫生总费用占 GDP 比重均高于同期全国水平（图 11-19）。

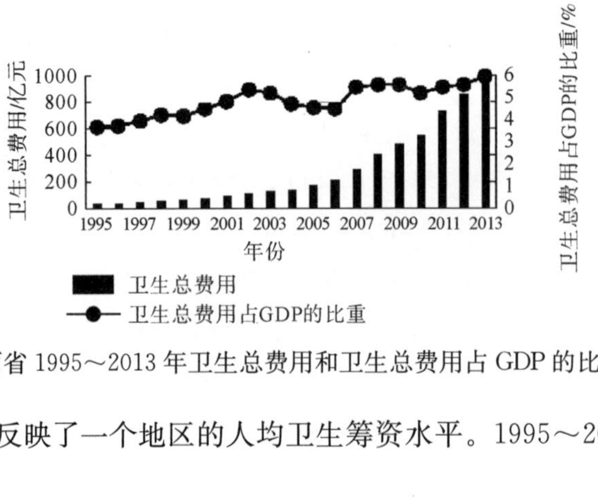

图 11-19　陕西省 1995～2013 年卫生总费用和卫生总费用占 GDP 的比重

人均卫生总费用反映了一个地区的人均卫生筹资水平。1995～2013 年，陕西省人均卫生费用逐年增长，从 111.64 元增长到 2 701.11 元。在 2009 年新医改实施后增长迅速，其中，2010 年增长幅度最大，2013 年的人均卫生费用较 1995 年翻了一番（图 11-20）。

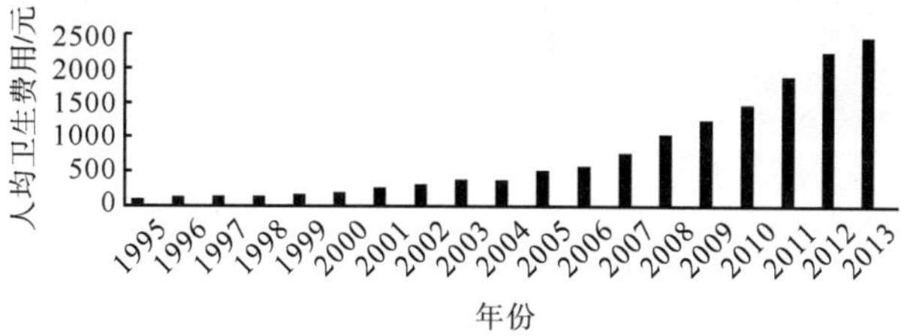

图 11-20　陕西省 1995～2013 年人均卫生总费用

卫生消费弹性系数是指卫生总费用增长率与国内生产总值增长率的比值，卫生消费弹性系数小于 1，说明卫生费用增长速度慢于国民经济增长速度；等于 1 说明卫生事业与国民经济是同步发展的；卫生消费弹性系数为负，说明卫生总费用呈现负增长。陕西省在 1995～2013 年的卫生消费弹性系数波动幅度较大，虽未出现负值，但 2003 年达到最低值（0.01）（表 11-21）。1995～2013 年的平均卫生消费弹性系数为 1.26，即地区生产总值每增长 1 个百分点，卫生费用就上升 1.26 个百分点。可见这些年陕西省卫生总费用的增长与 GDP 的增长基本协调。

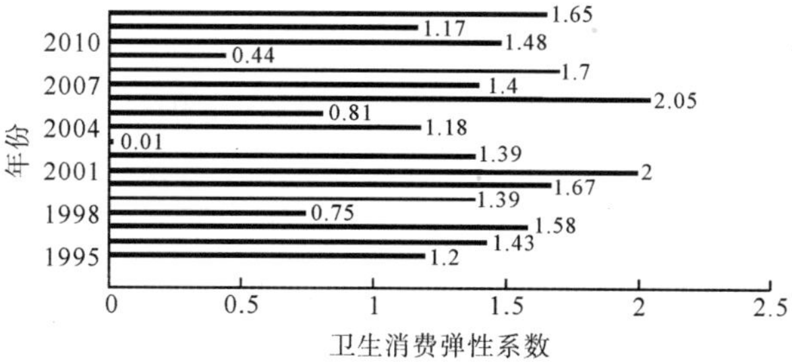

图 11-21　陕西省 1995～2013 年卫生消费弹性系数

政府卫生支出占卫生总费用的比重整体上呈逐年上升趋势，从 1995 年的 19.42%上升到 2013 年的 28.91%，1995～2004 年，比重变化曲折，2005 年后逐年增长，其中 2008 年是增长幅度最大的一年，到 2010 年政府预算卫生支出构成比达到历史最高值，然后开始略有下降，2013 年下降到 28.91%。1995～2013 年，社会卫生支出占卫生总费用的比重变化趋势曲折，从 30.11%增加到 32.25%。除 2002、2005、2007 及 2011 年呈现上升趋势外，其他各年份均呈下降趋势，2013 年的社会卫生支出构成比达到历史最高值。陕西省居民个人现金卫生支出比例在 1995～2013 年，从 50.47%下降到 38.84%，比重足足下降了 11.63 个百分点，除 1995～2000 年和 2004 年有所上升外，其他各年份均呈下降趋势，2012 年的个人现金卫生支出构成比达到历史最低值。具体数据见图 11-22。

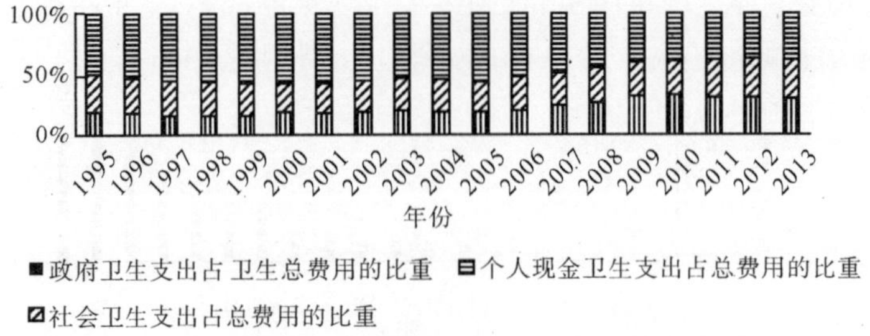

图 11-22　陕西省 1995～2013 年卫生总费用筹资构成

三、卫生筹资十年预测

1995～2013 年陕西省卫生总费用不断增长，1995～1998 年和 2008～2013 年的实际值高于预测值，1999～2007 年的实际值低于预测值，预测十年后卫生总费用达到 5 977.58 亿元，是 2014 年的 6 倍。卫生总费用占 GDP 的比重的变化较为曲折，1997～2000 年、2004～2006 年和 2010 年所占比重实际值低于预测值，其余年份均高于预测值，预测十年后达到 6.34%。人均卫生费用呈现不断增长的趋势，增长速度快于卫生总费用的增长，其中 1999～2013 年，人均卫生费用的实际值低于预测值，其余年份均高于预测值，预计十年后达到 15 164.73 元，是 2014 年的 6 倍多。未来十年里，陕西省卫生费用总额和人均卫生费用将大幅提高，但占地区 GDP 的比重仍然较低（图 11-23）。

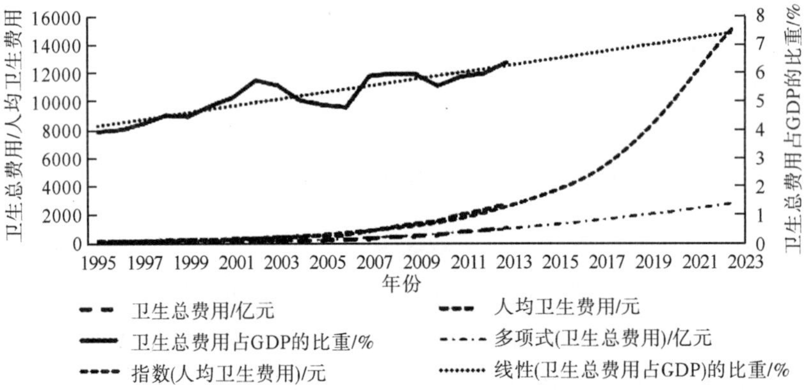

图 11-23　卫生筹资指标的十年预测

1995 年以来陕西省着力推进卫生事业的发展，政府、社会及个人的卫生支出趋于合理。1995～2013 年陕西省政府卫生支出占卫生总费用的比重不断增长，1995～1998 年、2000 年、2002～2003 年和 2007～2011 年的实际值高于预测值，其他年份实际值低于预测值，预测十年后达到 59.38%。社会卫生支出占卫生总费用变化总体上呈现增长趋势，1995～1996 年、1999 年和 2003～2008 年所占比重实际值低于预测值，其余年份均高于预测值，预测十年后达到 54.04%。个人现金卫生支出占总费用比重总体上呈现不断下降的趋势，其中 2000～2008 年，个人现金卫生支出占总费用的比重的实际值高于预测值，其余年份均低于预测值，预计十年后达到 31.88%（图 11-24）。

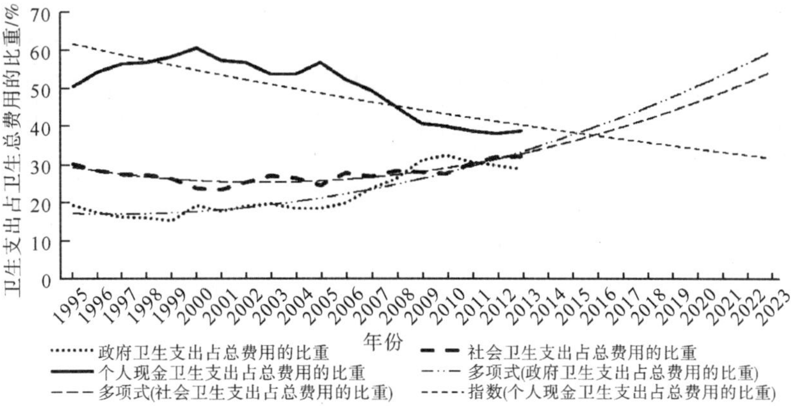

图 11-24　卫生支出占卫生总费用的十年预测

第四节　陕西省医疗保障制度

一、陕西省医疗保障制度现状

（一）医疗保障体系概述

陕西省的医疗保障体系以基本医疗保险和城乡医疗救助为主体，并包括其他多种形式的补充医疗保险和商业健康保险。至 2015 年，陕西省的基本医疗保障制度得到不断完善，城乡居民基本医保人均筹资标准达到 500 元；重特大疾病保障和应急救助、医疗救助制度基本建立；基本实现省内异地就医费用直接结算；贫困人口医保政策制定出台，医保防大病、兜底线能力进一步增强。

根据陕西省卫生计生工作会议精神，陕西省将会在 2016 年全面实施城乡居民大病保险制度，人均筹资标准不低于 30 元；整合新农合与城镇居民基本医保，建立城乡居民基本医疗保险一体化制度，建立各类医保制度经办衔接机制，实现“一站式”报销；对贫困人口医保实行“兜底政策”；建立贫困人口就医“绿色通道”，实行先诊疗、后付费；对结核病、严重精神障碍患者等重大疾病实行免费治疗；改革医保支付制度，全面推行按病种付费、总额预付为主的复合型付费方式，逐步减少按项目付费。实行丝绸之路经济带沿线省市医保跨区报销政策，实行医保人员异地报销政策，使省内职工医保，居民医保以及新农合能够真正实现省级统筹，跨区结算。

二、医疗保险的筹资范围和筹资方式

（一）城镇职工基本医疗保险

2014 年陕西省参加城镇基本医疗保险的人数是 1246.2 万人，其中参加城镇职工医疗保险的有 574.2 万人。陕西省城镇基本医疗保险基金收入为 1 814 105 万元，其中城镇职工医疗保险基金收入为 1 540 297 万元；陕西省城镇基本医疗保险基金支出 1 512 432 万元，其中城镇职工保险基金支出 1 264 725 万元；城镇基本医疗保险基金累计结余 2 307 805 万元，其中城镇职工保险基金累计结余 2 032 382 万元（表 11-7）。

表 11-7　城镇基本医疗保险基金收支及参保人数

	总计	城镇职工医疗保险	城镇居民医疗保险
基金收入/万元	1 814 105	1 540 297	273 808
基金支出/万元	1 512 432	1 264 725	247 707
基金累计结余/万元	2 307 805	2 032 382	275 423
年末参保人数/万人	1 246.2	671.9	574.2

数据来源：2014 年陕西省卫生统计年鉴

陕西省各地市的医保补偿方案存在较大差异，以 2015 年西安市的医保补偿方案为例进行说明。参加西安城镇居民医保并全额缴费的参保（合）人，起付标准根据医院级别和住院次数进行详细划分；自付比例也根据在职、退休和医院级别设置。具体数据见表 11-8 和表 11-9。

表 11-8　西安市城镇职工医保住院起付标准　　单位：元

起付标准（元）		
一次	二次	三次
950	800	550
800	550	350
500	300	150
300	200	100
200	100	50

数据来源：陕西省第四人民医院的《西安市城镇职工医保住院起付标准》

表 11-9　西安市城镇职工医保住院自付比例　　单位：%

	医院级别	起付标准以上至 1 万元	1 万元至最高支付限额
在职职工	三级	15	11
	二级	12	8
	一级	10	6
	社区卫生服务机构	8	—
退休职工	三级	12	8
	二级	9	5
	一级	7	3
	社区卫生服务机构	5	—

数据来源：陕西省第四人民医院的《西安市城镇职工医保住院起付标准》

（二）城镇居民基本医疗保险

2014 年陕西省参加城镇居民基本医疗保险的人数为 574.2 万人，陕西省城镇居民基本医疗保险基金收入为 273 808 万元，支出 247 707 万元，累计结余 275 423 万元（表 11-7）。

2014 陕西城镇居民基本医疗保险政府补助标准从 2013 年的人均不低于 300 元，提高到人均不低于 350 元，高出了国家标准 30 元，个人缴费标准则由各市结合实际确定。

陕西省各地市的医保政策存在较大差异，分别以西安市和渭南市的医保政策为例进行说明：

1. 西安

2014 年西安市城镇居民参加居民医疗保险的筹资标准为每年 530 元/人，其中：城镇居民成年人个人缴费 180 元（低保、重残城镇居民成年人个人缴费 20 元）；西安市城镇儿童参加居民医疗保险筹资标准为每年 380 元/人，其中：儿童个人缴费 30 元（低保、重残少年儿童个人缴费 10 元）。个人缴费以外政府补助部分由各级财政给予补助，2014 年，城镇居民基本医疗保险财政补助标准为 350 元。

西安市城镇居民基本医疗保险参保人员每年最高可报销 500 元门诊费用。具体报销费用的计算办法是：一个自然年内，参保居民在选定的医疗机构发生的门诊就医、符合规定的医疗费用，累计超过起付线 100 元以上的部分，按 50％的比例报销，最高可报销 500 元。

西安市参保居民在报销比例方面，社区医院报销比例最高，大概在 70％～75％；其次是二级医院，大概在 55％～65％；三级医院报销最少，大概在 45％～55％。具体比例会根据医保用药、检查项目的不同存在一些区别。

2. 渭南

1）渭南城镇居民基本医疗保险享受的住院费用报销标准

城镇居民住院医疗费用结算实行确定起付标准，超过起付标准以上部分以医院级别按比例报销，年基金最高支付限额（含门诊基金支付费用）居民为 30 000 元，学生儿童为 60 000 元。

（1）起付标准三级医院 550 元；二级医院 400 元；一级院 300 元；乡镇、社区医疗服务中心 150 元。市定点医疗机构起付标准：三级医院 650 元；二级医院 500 元；一级医院 350 元；乡镇、社区医疗服中心 200 元。

（2）统筹基金报销比例为起付标准以上至基金最高支付限额以下的符合规定的住院

医疗费用。城镇非从业居民的统筹基金报销比例：三级医院，统筹基金支付40%；二级医院，统筹基金支付50%；一级医院，统筹基金支付60%；社区医疗服务机构，统筹基金支付70%；少年儿童统筹基金支付比例按城镇非从业居民标准提高5%执行。

2）渭南城镇居民基本医疗保险享受的门诊费用报销标准

各种原因导致的昏迷、休克、大出血、急腹症、急性心力衰竭、急性呼吸衰竭、急性肾功能衰竭、急性脑血管病、中毒等疾病及省级卫生行政管理部门认定的门诊紧急抢救病种。经审核，对符合规定的费用，按照所就诊医院级别规定的起付金标准和自付比例，按一次住院结算。

（三）新型农村合作医疗制度

陕西省新型农村合作医疗基金使用分为：大病统筹基金、门诊统筹基金、风险金三部分。基金分配比例为大病统筹基金占77%～80%，门诊统筹基金占20%，风险金占3%。风险金分三年提取，到10%后不再提取。此外，2015年陕西新农合报销范围包括了大病保险的报销，还新增了20种大病补助。

陕西省新型农村合作医疗保险水平较高，参保人数众多。2014年陕西省开展新农合的县（市、区）有91个，参加新农合人口为2569.95万人，新农合的参合率达到99.8%，补偿受益人数达到0.52亿人次。

在筹资方面，陕西省新农合2014年筹资总额为112.83亿元，筹资水平从2013年的人均365元提高到人均430元，其中，政府补助从2013年的人均300元提高到人均350元，个人缴费标准从2013年的65元提高到80元。

陕西新农合住院补助封顶线为每人年13万，参合患者每人年新农合补助封顶线为15万元。同年度住院补偿和新农合其他补偿合计不得突破新农合补助封顶线。

陕西省新农合是在省补偿政策的指导下，以县（市）区进行统筹，所以，新农合补偿政策存在差别，下面以2015年陕西省渭南市合阳县为例说明补偿方案，具体内容见附录1。

三、医疗保障制度的发展变化

2008～2014年的城镇基本医疗保险人数、城镇居民基本医疗保险人数和2001～2014年的城镇职工基本医疗保险人数都呈现上升趋势，说明陕西省医疗保障水平不断提高，医疗保障体系日趋完善。

2008～2014年，参加城镇职工医保人数和参加城镇居民医保人数都有较大增加。参保人数不断提高，截至2014年底，参保人数达到1246.16万人，比2008年的717.25万人增加了500多万人。城镇居民基本医疗保险人数从2008年的254.58万人增长到2014

年的 671.93 万人，人数翻了倍。2001～2014 年的城镇职工基本医疗保险人数不断增长，尤其是 2001～2008 年的增长速度迅速，从 221.5 万人增长到 462.67 万人，翻了一番；2008 年后的城镇职工基本医疗保险人数增长速度相对减缓，到 2014 年达到 574.23 万人，相比 2001 年，增长了 300 多万人（表 11-10、图 11-25）。近年来，陕西省城镇居民基本医疗保险发展较快，参保率上升很快，但是相较于“新农合”实现的基本全覆盖，城镇居民基本医疗保险的参保率还太低，相当一部分符合城镇居民基本医疗保险参保条件的人群没有参保。陕西省城镇职工基本医疗保险和城镇居民基本医疗保险在开展以来平稳运行，稳中求进，逐步提高参保居民的保障水平。

表 11-10　陕西省 2001～2014 年城镇基本医疗保险人数　单位：万人

年份	城镇基本医疗保险	城镇居民基本医疗保险	城镇职工基本医疗保险
2001	—	—	221.5
2002	—	—	260
2003	—	—	301
2004	—	—	323
2005	—	—	348.8
2006	—	—	377
2007	—	—	410.07
2008	717.25	254.58	462.67
2009	890.04	426.76	463.28
2010	947.21	473.05	474.16
2011	1 090.44	550.18	540.26
2012	1 118.80	571.32	547.49
2013	1 244.26	672.53	571.74
2014	1 246.16	671.93	574.23

数据来源：2014 年陕西省卫生统计年鉴

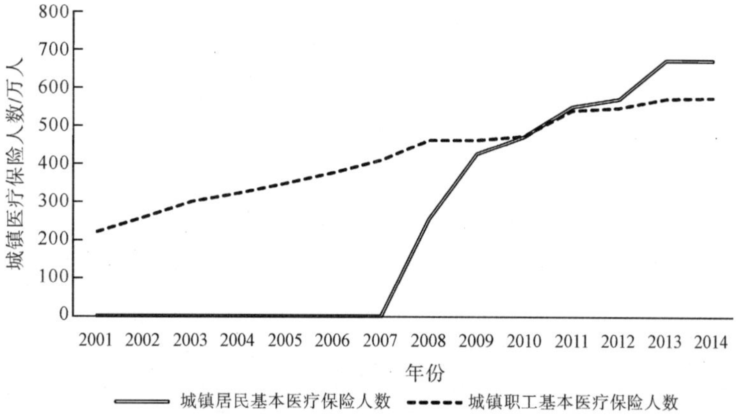

图 11-25　陕西省 2001～2014 年城镇居民基本医疗保险人数和城镇职工基本医疗保险人数变化趋势

2005～2007 年陕西省开展新农合的县（市、区）不断增多，扩大覆盖面工作取得显著进展，从 2005 年的 11 个增长到 2007 年的 104 个，于 2013 年下降，减少到 91 个。陕西省的新农合参合率越来越高，据 2005～2014 年的陕西卫生统计年鉴统计，新农合参合率从 2005 年的 81.99%增长到 2014 年的 99.8%，几乎达到全民覆盖。陕西省参加新型农村合作医疗的农村人口数逐年增加，2005～2007 年增长迅速，从 2005 年的 231.63 万人增长到 2007 年的 2434.95 万人，2007 年的参保人口是 2005 年的 10 倍，2008 年后增速缓慢，到 2014 年增长到 2569.95 万人，相比 2007 年，增长了 100 多万人（表 11-11、图 11-26、图 11-27）。

表 11-11　陕西省 2005～2014 年新农合指标及其数值

年份	开展新农合的县（市、区）/个	新农合的参合率/%	参加新农合人口/万人
2005	11	81.99	231.63
2006	43	87.20	1 046.70
2007	104	90.05	2 434.95
2008	104	91.58	2 495.47
2009	104	92.97	2 566.11
2010	104	95.00	2 581.38
2011	104	97.10	2 631.66
2012	104	98.70	2 649.65
2013	91	99.40	2 550.35
2014	91	99.8	2 569.95

数据来源：2014 年陕西省卫生统计年鉴

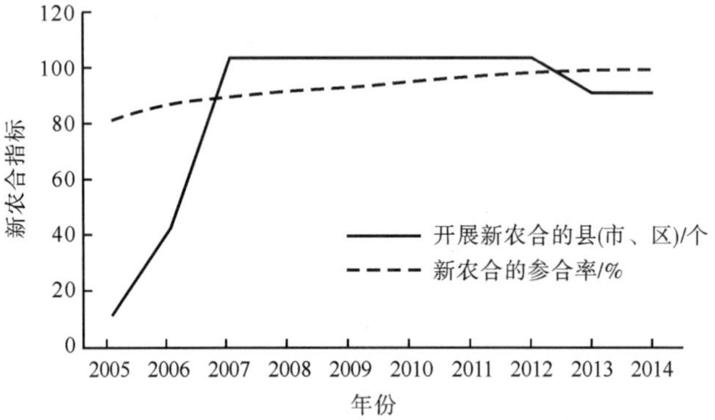

图 11-26　陕西省 2005～2014 年新农合指标变化趋势

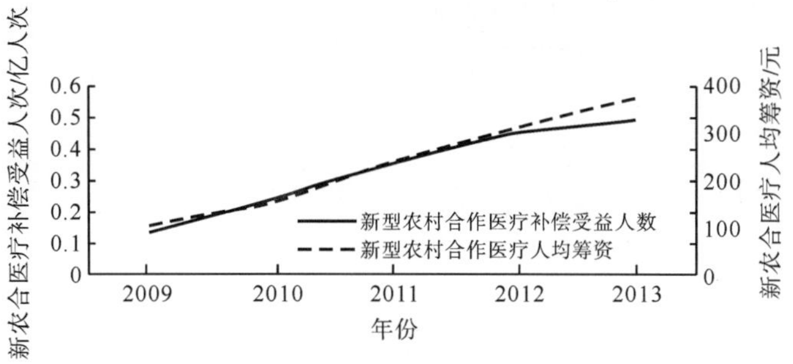

图 11-27 陕西省 2009～2013 年参加新农合医疗补偿受益人数和人均筹资变化趋势

四、医疗保障制度保障水平的预测

由于城镇居民基本医疗保险和新农合数据有限，无法做准确地预测，本节仅对城镇职工基本医疗保险人数的变化情况进行预测。

从表 11-12 和图 11-28 可以看出，城镇职工基本医疗保险人数不断增长，实际值和预测值基本相仿，但是 2006 年、2008 年和 2011 年的实际值明显高于预测值。通过预测趋势可以看出，城镇职工基本医疗保险人数增长迅速，到 2024 年，可达到 731.9 万人。

表 11-12 陕西省 2001～2014 年城镇职工基本医疗保险人数变化及其十年预测 单位：万人

年份	城镇职工基本医疗保险人数	预测值
2001	221.5	223.32
2002	260	258.15
2003	301	291.82
2004	323	324.34
2005	348.8	355.71
2006	377	385.91
2007	410.07	414.96
2008	462.67	442.86
2009	463.28	469.60
2010	474.16	495.18
2011	540.26	519.61
2012	547.49	542.88
2013	571.74	564.99
2014	574.23	585.95
2015	—	605.76
2016	—	624.40
2017	—	641.90
2018	—	658.23
2019	—	673.41

续表

年份	城镇职工基本医疗保险人数	预测值
2020	—	687.43
2021	—	700.30
2022	—	712.01
2023	—	722.57
2024	—	731.97

数据来源：2014 年陕西省卫生统计年鉴

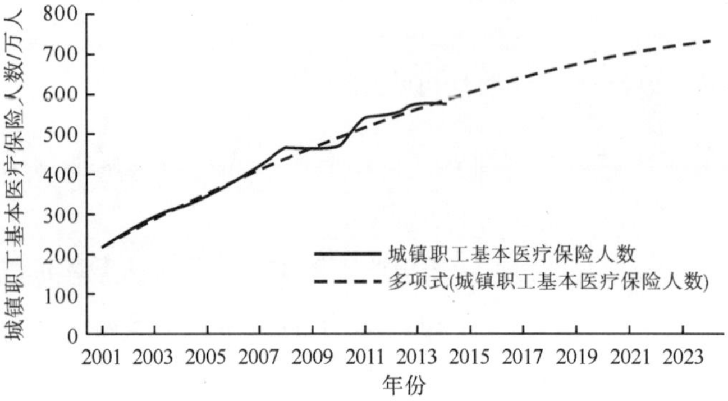

图 11-28　城镇职工基本医疗保险人数的十年预测

第五节　医疗服务利用

一、陕西省医疗服务利用现状

医改实施以来，陕西省各项医改任务平稳有序推进，医疗服务利用取得了重大成效。2014 年陕西省医院的门、急诊人次达到 6807.3 万次；医院入院人次数达到 4 881 954 人；平均住院天数为 9.57 天（表 11-13）。

根据不同类别将医疗机构分为医院、基层医疗卫生机构、专业公共卫生机构、其他卫生机构四大类。在医院中，综合医院门诊和急诊人次、入院人次数、出院人次数最多，其次是专科医院；在基层医疗卫生机构中，村卫生室的门、急诊人次最多，卫生院的入院、出院人次数最多；专业公共卫生机构中，妇幼保健院的门、急诊人次、入院与出院人次数最多。

表 11-13　2014 年陕西省不同类别医疗机构的医疗服务利用指标及其数值

医疗机构	门诊、急诊人次/次	入院人次数/人	出院人次数/人
总计	**16 993 0418**	**5 956 741**	**5 918 059**
医院	68 073 003	4 881 954	4 854 163
综合医院	53 337 360	3 939 062	3 920 368

续表

医疗机构	门诊、急诊人次/次	入院人次数/人	出院人次数/人
中医医院	10 086 838	682 306	675 826
中西医结合医院	499 703	41 795	42 096
专科医院	4 148 729	218 533	215 746
护理院	373	258	127
基层医疗卫生机构	**96 633 996**	**792 083**	**784 125**
社区卫生服务中心	7 648 039	65 700	65 470
卫生院	20 395 163	724 512	716 784
村卫生室	48 470 252	—	—
门诊部	2 043 222	1871	1871
诊所、卫生所、医务室	18 077 320	—	—
专业公共卫生机构	**5 214 880**	**281 672**	**279 055**
专科疾病防治院	59 518	5741	5615
妇幼保健院	5 003 361	275 931	273 440
急救中心	152 001	—	—
其他卫生机构	**8539**	**1032**	**716**

数据来源：2014 年陕西省卫生统计年鉴

二、医疗服务利用的发展变化

1990～2014 年陕西省医疗服务利用状况不断改善，尤其是 2003 年以后医疗服务利用发展状况日趋完善。门、急诊人次数除了 1995 年数量激增外，总体上呈现出增多的变化趋势：1990～1994 年少量下降，1995 年增长到 6733.47 万次，1996～2002 年不断下降，2003 年至今不断上升，2014 年的门诊、急诊人次数相比 1990 年增长了 2000 多万人次。住院人次总体上不断上升，尤其是 2011 年后上升较快，到 2014 年增长到 4 881 954 人，相比 1990 年医院入院人次数增长了近四倍。平均住院天数不断下降，尤其是 1997 年下降幅度最大，2000 年下降趋势缓慢但仍不断下降。详细数据见表 11-14，具体的变化趋势见图 11-29、图 11-30。

表 11-14 1990～2014 年陕西省医疗服务利用指标及其数值

年份	医院门诊、急诊人次/万次	医院入院人次数/人	平均住院天数/天
1990	4 160.02	977 474	16.00
1991	3 954.18	978 507	15.40
1992	3 709.09	943 494	15.20
1993	3 757.56	1 111 687	15.00
1994	3 500.51	965 123	14.90
1995	6 733.47	957 614	14.30
1996	3 256.05	909 565	14.40

续表

年份	医院门诊、急诊人次/万次	医院入院人次数/人	平均住院天数/天
1997	2 983.97	875 511	13.90
1998	2 769.71	903 862	12.70
1999	2 851.52	981 561	11.96
2000	2 841.50	1 024 451	11.37
2001	2 827.73	105 067	10.80
2002	2 709.95	1 089 875	10.30
2003	2 712.21	1 168 144	10.60
2004	2 819.97	1 331 931	10.64
2005	3 127.03	1 463 208	10.75
2006	3 303.16	1 612 818	10.51
2007	3 415.35	1 943 657	10.80
2008	4 088.80	2 201 295	10.73
2009	4 677.84	2 574 872	10.72
2010	4 832.66	2 881 704	10.50
2011	5 166.49	2 935 760	10.50
2012	5 830.95	3 890 567	10.15
2013	6 331.74	4 409 602	9.80
2014	6 807.30	4 881 954	9.57

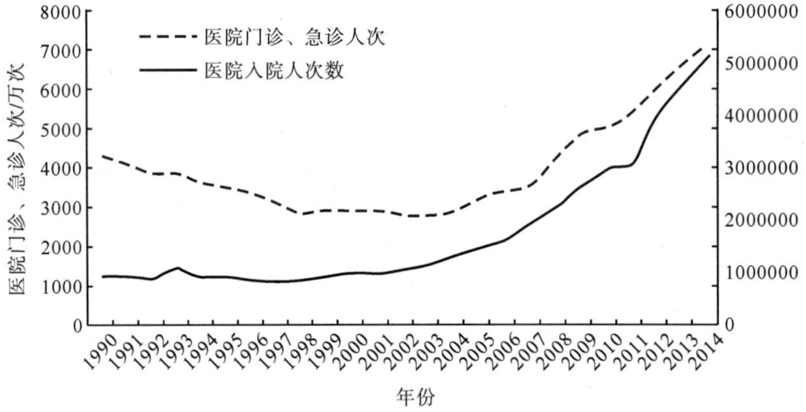

图 11-29　1990～2014 年医院门诊和急诊人次、医院入院人次数变化趋势

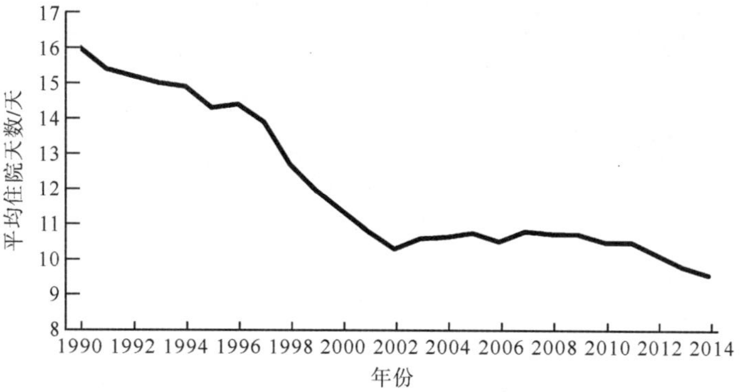

图 11-30　1990～2014 年平均住院天数变化趋势

注：由于 1995 年的医院门诊、急诊人次为 6733.47 万次，数值较大，不具有代表性，利用 1994 年和 1995 年的平均值 3378.28 代替。

陕西省 2005～2013 年门诊人均费用不断上升，尤其是在 2009 年增长迅速，2013 年增长到 202.28 元，比 2005 年增长了一倍；住院人均费用增长较为平缓，从 2005 年的 3 765.49 元增长到 2013 年的 6749.5 元，增长了 2000 多元。具体数据及变化趋势图见表 11-15 和图 11-31。

表 11-15　2005～2013 年陕西省门诊、住院人均费用　　单位：元

年度	门诊人均费用	住院人均费用
2005	107.30	3765.49
2006	109.83	3769.41
2007	117.57	3933.13
2008	124.33	4381.71
2009	135.33	4840.94
2010	155.84	5361.11
2011	174.72	5876.74
2012	185.93	6299.4
2013	202.28	6749.5

数据来源：2005～2013 年陕西省卫生统计年鉴

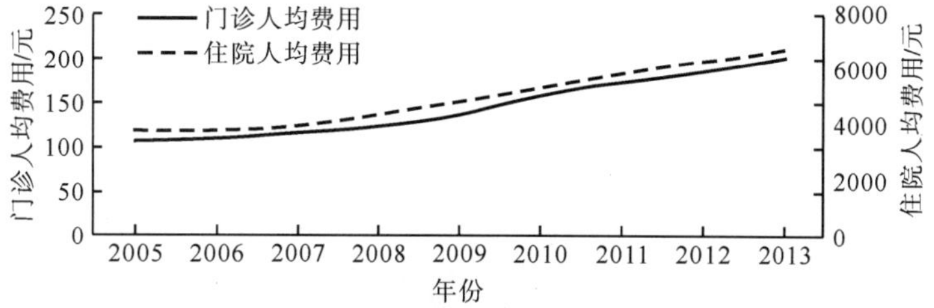

图 11-31　2005～2013 年陕西省门诊、住院人均费用

三、不同地市医疗服务利用比较

（一）地市间比较分析

陕西省的医疗服务利用在不同区域间、不同城市间的分布状况是有差异的：西安的门、急诊人次数最多，汉中、咸阳、宝鸡、榆林的门、急诊人次数也居于前列；在入院人次数方面，西安最多，咸阳次之，宝鸡、渭南、汉中也居于前列；在平均住院天数上，铜川最高，商洛和汉中次之，西安居中，榆林、咸阳、渭南最少（表 11-16）。经计算，平均门急诊人次数、平均入院人次数如平均住院天数在不同地市间的分布状况见图 11-32～图 11-34。

表 11-16　2014 年陕西省各地市医疗服务利用指标及其数值

地区	门诊、急诊人次/次	入院人数/人次	平均住院天数/天
西安	27 610 105	1 480 831	9.55
铜川	1 100 949	75 321	11.55
宝鸡	6 003 325	489 467	10.13
咸阳	5 984 179	675 744	9.16
渭南	4 826 191	436 879	8.53
延安	3 990 023	293 139	9.53
汉中	6 285 458	446 950	10.73
榆林	5 889 843	438 345	8.13
安康	3 621 424	281 473	10.34
商洛	2 061 164	233 554	10.58
杨凌	700 342	30 251	9.46

数据来源：2014 年陕西省卫生统计年鉴

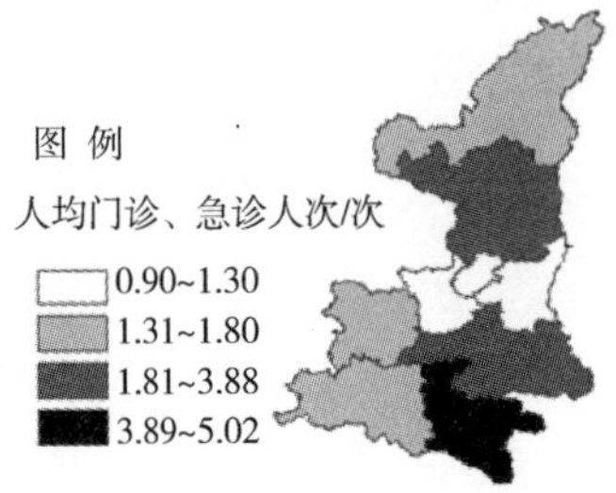

图 11-32　陕西各地市人均门、急诊人次数分布

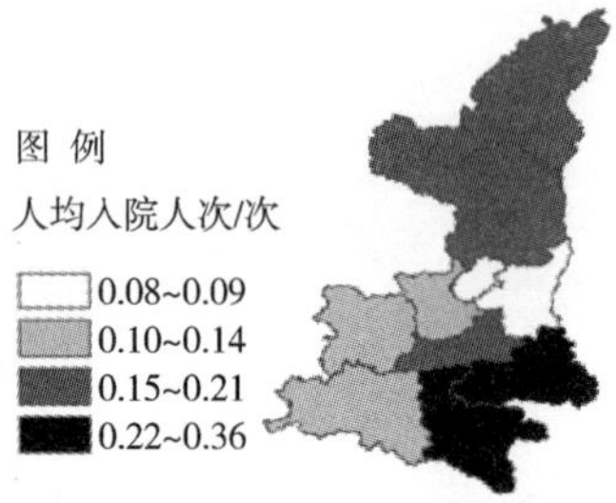

图 11-33　陕西各地市人均入院人次数分布图

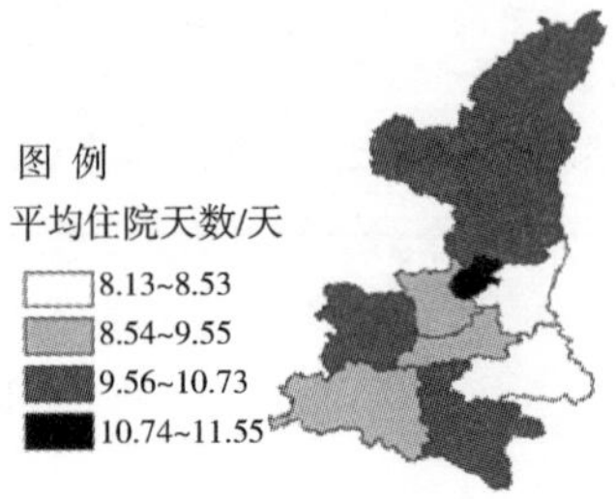

图 11-34　陕西省各地市平均住院天数分布图

（二）基尼系数、集中指数分析

从表 11-17 可看出：①2014 年陕西省的平均门急诊人次数、平均入院人次数、平均出院人数、万人口平均住院天数的基尼系数分别为 0.3812、0.3923、0.3955、0.1411，说明平均门急诊人次、平均入院人数、平均出院人数处于相对公平状态，其中平均住院天数的公平性最优；②2014 年陕西省的平均门、急诊人次、平均入院人数、平均出院人数、万人口平均住院天数的集中指数分别为 0.1607、0.1136、0.1082、－0.0102，平均门急诊人次、平均入院人数、平均出院人数的集中指数为正，说明陕西省的这些医疗服务利用更多地集中于经济水平高的城市；平均住院天数的集中指数为负，说明陕西省经济水平低的城市的平均住院天数更多。③总体来说，集中指数都比较接近 0，这体现了陕西省医疗服务利用整体状况是较公平的，由经济水平差异导致的不公平性较小。

表 11-17　2014 年陕西省医疗服务利用指标的基尼系数和集中指数

指标	平均门诊、急诊人次	平均入院人数	平均出院人数	万人口平均住院天数
基尼系数	0.3812	0.3923	0.3955	0.1411
集中指数	0.1607	0.1136	0.1082	－0.0102

四、医疗服务利用指标的预测

1990～2014 年陕西省医院门急诊人次数和医院入院人次数总体上不断升高。两者的变化趋势较为曲折：1995 年医院门急诊人次迅速增长，比预测值高出 3000 多万次，1996 年呈下降趋势，其后均呈增长趋势，增长至 2014 年的 6807.3 万次，预测十年后将达到 13 974.1 万次，比 2014 年的水平翻了一番，是 1990 年的近三倍。住院人次数总体上不断上升，尤其是 2011 年后上升较快，在 2011～2012 年增长了 900 000 多人次，其后又不断增长，到 2014 年增长到 4 881 954 人次，预计十年后将达到 10 143 870.33 人次，预测值是 2014 年水平的两倍多，相比 1990 年的医院入院人次数增长了九倍多。平均住院天数不断下降，尤其是 1997 年下降幅度最大，在 1996～1997 年从 14.40 天下降到 13.90 天，在 2000 年下降趋势缓慢但仍呈不断下降趋势，至 2014 年下降到最低值 9.57 天，预测十年后有一定幅度的上升，上升至 10.2 天（图 11-35、图 11-36）。

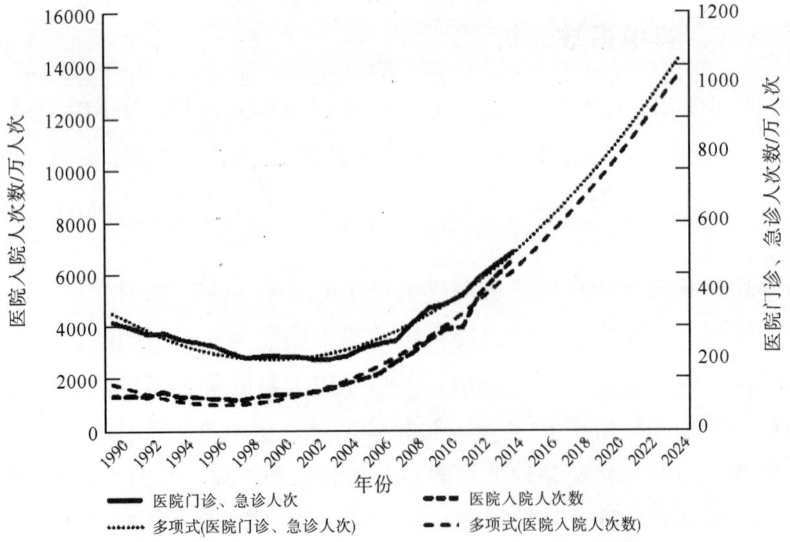

图 11-35　医院门诊和急诊、医院入院人次数十年预测

注：由于 1995 年的医院门诊、急诊人次为 6 733.47 万次，数值较大，不具有代表性，利用 1994 年和 1995 年的平均值 3 378.28 代替

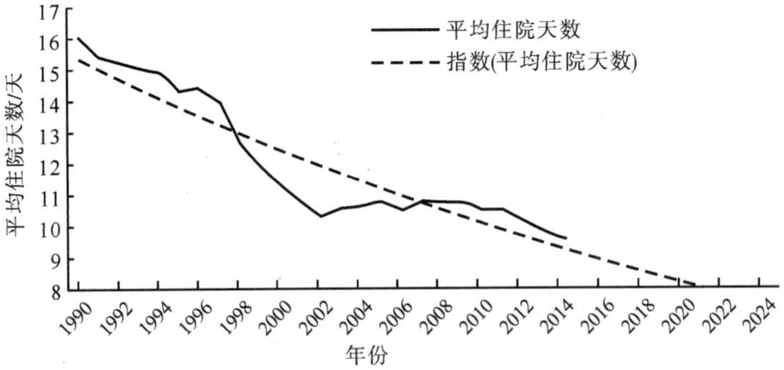

图 11-36　平均住院天数十年预测

第六节　健康指标

一、居民健康状况现状

孕产妇死亡率、婴儿死亡率、新生儿死亡率和 5 岁以下儿童死亡率是衡量一个国家或地区社会发展和文明程度的重要指标，也是评价卫生工作与妇幼保健工作质量的重要指标。

2014 年陕西省孕产妇死亡率为 14.8/10 万，新生儿死亡率为 4.6‰，婴儿死亡率为 6.8‰，5 岁以下儿童死亡率为 8.85‰，人均期望寿命达到 75.70 岁。

2014 年陕西居民主要健康指标位居西部前列：人口的自然增长率仅高于四川，在西部十二省市中居第十一；孕产妇死亡率在西部十二省市中最低；婴儿死亡率高于广西、甘肃、重庆，位于第四；新生儿死亡率高于贵州、广西、内蒙古、重庆，居西部十二省市中游；陕西人均期望寿命在数据完整的省市中排名较靠前（表 11-18、图 11-37～图 11-40）。

表 11-18　2013 年西部省市妇幼保健指标及其数值

省份	自然增长率/%	孕产妇死亡率/（/10 万）	婴儿死亡率/‰	新生儿死亡率/‰	期望寿命/岁
四川	3.69	26.23	9.07	6.42	75.65
云南	6.17	26.73	8.47	5.35	—
贵州	5.9	22.56	9.21	4.63	—
陕西	3.86	15.00	7.2	5.00	75.48
甘肃	6.08	22.96	6.48	7.73	—
青海	6.08	44.20	12.58	7.34	—
新疆	15.84	34.88	22.72	13.51	—
宁夏	13.12	15.10	8.73	6.09	73.8
广西	14.2	14.20	5.74	3.57	75.11
西藏	15.77	154.51	19.97	13.40	68.71
内蒙古	8.98	15.52	6.12	4.81	—
重庆	10.66	17.12	6.54	3.87	77.61

数据来源：2013 年西部各省份《国民经济和社会发展统计公报》

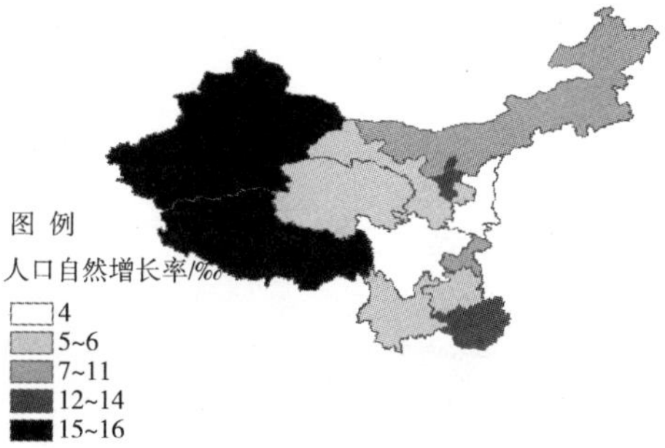

图 11-37　西部十二省市自然增长率

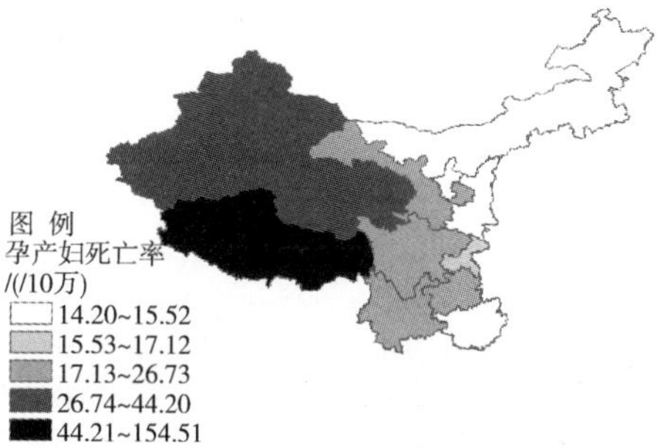

图 11-38　西部十二省市孕产妇死亡率

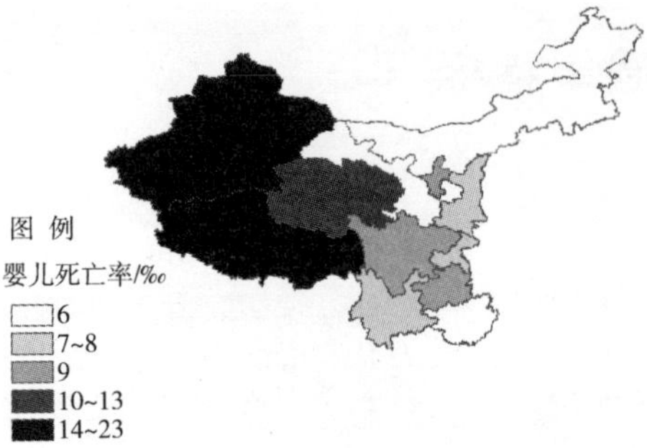

图 11-39 西部十二省市婴儿死亡率

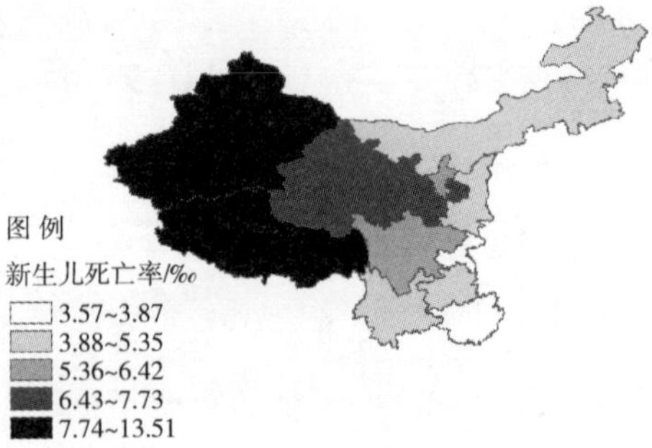

图 11-40 西部十二省市新生儿死亡率

二、居民健康状况发展变化

1996～2014 年陕西省的妇幼保健工作取得了长足进步，尤其是孕产妇死亡率、婴儿死亡率、5 岁以下儿童死亡率这三个对于经济发展较为敏感的指标值得到了明显改善，人均期望寿命也在不断提高。

1996～2014 年，陕西省孕产妇死亡率由 67.1/10 万下降到 14.8/10 万，具体来看，1996～1998 年下降，1999～2001 年迅速增长并增长到最大值 69.75/10 万，自 2005 年后迅速下降，在 2012 年后降幅减缓，在 2014 年降到 14.8/10 万，是 1996 年的 1/4。陕西省婴儿死亡率在 1996～2000 年下降，2001 年上升达到最大值 36.61‰，然后不断下降，在 2009 年后降幅减缓，减至 2014 年的 6.8‰。陕西省 5 岁以下儿童死亡率在 1996～1999 年不断下降，然后至 2001 年开始上升，升到 19 年间的最大值 41.37‰，2002 年后不断下降，2009 年降幅减缓。在 2005～2014 年，陕西省人均期望寿命不断上升，由 74.19 岁上升到的 75.70 岁，10 年增长了 1 岁多（表 11-19、图 11-41、图 11-42）。死亡率指标的整体下降和人均期望寿命指标的逐年上升表明：随着我国经济水平的不断发展、人们生活水平的不断提高，国民的健康意识发生了较大的改变，促进我国人民，尤其是妇女和婴幼儿的医疗保健水平和生存质量得到了较大程度的改善。

表 11-19 1996～2014 年陕西省妇幼指标及其数值

年度	孕产妇死亡率/（/10 万）	婴儿死亡率/‰	5 岁以下儿童死亡率/‰	期望寿命/岁
1996	67.10	35.13	39.81	—
1997	51.57	34.69	38.05	—
1998	52.36	35.29	30.88	—
1999	52.59	34.87	29.97	—
2000	68.28	32.43	35.6	—
2001	69.75	36.61	41.37	—
2002	68.58	34.45	39.62	—
2003	65.27	31.85	36.41	—
2004	62.53	28.65	32.77	—
2005	59.11	24.15	27.78	74.19

续表

年度	孕产妇死亡率/（/10万）	婴儿死亡率/‰	5岁以下儿童死亡率/‰	期望寿命/岁
2006	54.56	24.07	27.66	74.86
2007	50.74	22.23	23.63	75.78
2008	44.88	19.58	21.83	76.16
2009	42.20	12.13	13.53	76.43
2010	35.98	11.90	13.42	75.86
2011	28.89	11.00	12.74	75.70
2012	15.50	8.08	10.00	75.86
2013	15.00	7.20	9.10	75.48
2014	14.80	6.80	8.85	75.70

数据来源：2014年陕西省卫生统计年鉴

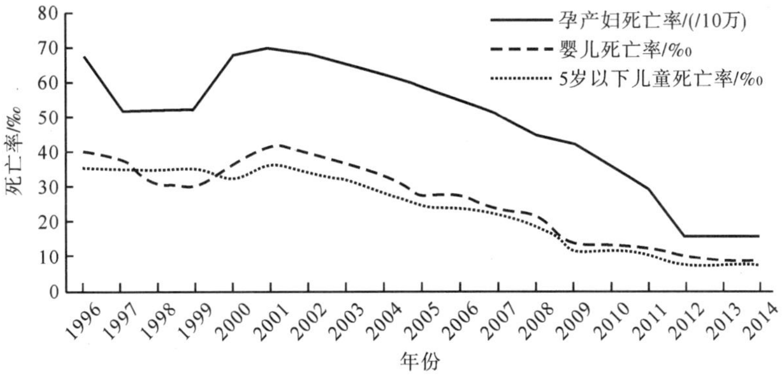

图 11-41　1999～2014年陕西省妇幼指标死亡率变化

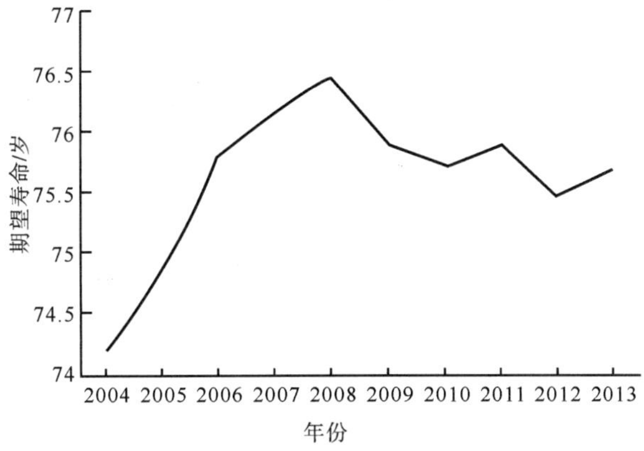

图 11-42　2005～2013年陕西省人均期望寿命变化

第七节　本章小结

总体看来，陕西省对卫生工作的重视程度及对人民健康的关注程度在不断增加。在开展卫生事业工作的同时仍存在一些问题，这就要求陕西省需要不断优化卫生资源配置、提高资源利用效率，继续加大筹资力度，完善卫生筹资政策和筹资方式，建立公平统一的医疗保障制度，提高居民的健康状况，以提高卫生服务整体供给水平，使人民大众都能享受到优质的医疗卫生服务。

分析陕西省卫生资源的分配、使用情况，对发挥卫生资源的潜力，提供适宜的卫生服务有指导意义。医疗服务资源快速增长，全省床位数、卫生技术人员数、执业（助理）医师数、注册护士数不断增长。各级政府加大对卫生计生的投入，基层卫生计生机构标准化建设加快推进。改善医疗服务行动取得积极成效，医疗质量管理切实加强，群众看病就医条件不断改善。

通过分析陕西省的卫生费用情况可以了解其使用与分配是否合理，从而确认居民卫生服务的可及性和公平性。陕西省卫生总费用、人均卫生总费用增长速度较快，但与经济发达地区相比还存在差距。虽然政府卫生支出、社会卫生支出和居民个人现金卫生支出的绝对数都有所增长，但纵观陕西省卫生筹资总额比例，依然存在政府卫生支出和社会卫生支出比例较少，居民个人现金卫生支出比例较大的问题。陕西省需要不断加大卫生总费用的投入总量，提高政府卫生投资水平和社会卫生投入力度，提升卫生筹资水平，建立稳定长效的筹资机制。

目前，陕西省城乡居民享受基本医疗保险和合作医疗的人数太少，且大部分仍为自费医疗，卫生费用存在分配不合理、公平性较差的问题。西安市新农合已实现了全面覆盖，目前新农合制度的发展应重点关注参合农民住院的受益程度，即关注补偿比例的问题。政府在提高各级医疗机构补偿比例的同时，应该有配套的资金支持及监督管理体系的建设完善，并将参合农民的实际受益程度作为考察政府绩效的一个重要指标。

陕西省医疗保险制度工作全面展开，城乡居民逐渐意识到了医疗保险对于自身看病住院的重要性，参保率不断上升。与此同时，筹资标准也不断提高。医保制度的发展应重点关注参保人的实际受益程度，即关注补偿比例的问题。政府应不断完善补偿体系，科学测算提高保障水平后的报销比例、扩大报销病种范围、开展大病统筹工作，以让参保者能够得到更大的实惠。

通过对陕西省卫生服务利用情况的分析，可以看出陕西省居民医疗服务的可及性明显提高，患者就诊的比例显著增加。但是医疗机构作为提供医疗服务的第三方，普遍存在利用专业性优势和垄断地位进行诱导需求，进行过度医疗等不良行为，严重影响了医疗资源的合理配置。因此，需要陕西省政府进一步完善医疗服务体系，对医疗机构进行有效的监管；通过加大政府投入、绩效工资等改革政策激励医务人员提供更多、更优质的服务。

随着陕西省经济水平的增长、医疗保健技术的不断创新、新的保健管理经验的推广，陕西省的孕产妇死亡率、婴儿死亡率、新生儿死亡率和 5 岁以下儿童死亡率不断下降，人均期望寿命不断上升。陕西省将不断提升计划生育服务管理水平，不断提高孕产妇的早孕检查率、系统保健管理率、住院分娩率，加强高危孕产妇的监管；加大妇幼保健的社会卫生工作经费投入；加大健康教育力度，积极宣传孕产期保健知识；引导居民健康生活，注意慢性病管理。

陕西省的卫生事业在未来的征程上会继续坚持为人民健康服务，以提高人民健康水平为目的，全力进行医疗卫生体制改革，推动卫生事业发展，相信一定会取得更加丰硕的成果，谱写出更加辉煌的新篇章！

2015 年陕西省渭南市合阳县新农合补偿方案

附录 1：

一、住院起付线和补偿比例

（1）省级定点三级、二级医院住院起付线分别设置为 3000 元、2000 元，补助比例分别为 55%、65%；

（2）市级定点医疗机构的住院起付线设置为：渭南市中心医院 1500 元，渭南市妇幼保健院为 1000 元，其余市级定点医疗机构为 400 元，报销比例设置为 65%。

（3）县内实施二级医院收费标准的定点医疗机构的住院起付线为 500 元，报销比例为 85%，实行直通车报销。

（4）县内实施一级医院收费标准的定点医疗机构的住院补助执行分段报销办法，合规费用在 400 元（含 400 元）以下的，不设起付线，报销比例为 65%，纳入住院统筹基金统计；合规费用在 400 元以上的，住院起付线设置为 150 元，报销比例为 90%，实行直通车报销。

（5）纳入单病种管理的病种，可不执行起付线，按单病种定额付费标准执行。0～14 周岁儿童及五官科患者起付线按该院起付线的 70%执行。

（6）对全口牙齿完全自然脱落（缺失），并且自愿镶装全口义齿的年满 65 周岁的参合农民，在定点医疗机构进行全口义齿修复，补助定额为每人 600 元。

（7）老龄老人新农合补助标准，80 岁以上、90 岁以上老人的门诊补助、住院补助，在省内定点医疗机构补偿比例分别设定为 80%、90%。

（8）外出打工或急诊住院的参合患者，补助比例按所住医院等级参照本省相应的同级定点医院降低 5%执行。

二、门诊统筹管理

（1）合阳县新农合门诊补偿为每人年 90 元，家庭成员互享，全家封顶，门诊封顶线为：全家参合人数×90 元。

（2）参合农民在辖区乡镇卫生院的门诊报销比例为 65%，在辖区村级定点卫生室的报销比例为 75%。

（3）参合农民在县内坊镇、路井、黑池、王村、甘井 5 个中心卫生院门诊可自主就诊，报销比例与辖区乡镇卫生院相同。

（4）乡、村两级新农合门诊统筹全面实行“诊次总额预付”制。

三、特殊慢病分类、补偿限额及管理

（1）特殊慢病分类。一类病：①尿毒症三期肾透析；②恶性肿瘤放、化疗；③各类器官移植后用药；④白血病；⑤再生障碍性贫血。二类病：①系统性红斑狼疮；②糖尿病并发症；③肝硬化失代偿期；④类风湿性关节炎伴功能障碍。三类病：①风湿性心脏病、心肌炎及心肌病合并心功能不全或心律失常；②脑溢血、脑梗塞、脑血栓形成（肌力Ⅲ级以下）；③慢性阻塞性肺病；④高血压性心脏病；⑤慢性肝炎；⑥重症精神病；⑦耐药性结核病；⑧慢性肾炎。四类病：冠心病支架术后康复期（18个月内）。

（2）陕卫合发（2010）532号文件规定将以治疗为目的不需住院的部分康复项目纳入非住院特殊慢病定额补偿范围，执行三类慢病补偿标准；

（3）特殊慢病补偿限额。一类病8000元，二类病3000元，三类病2000元，四类病5000元。

（4）特殊慢病报销。一类病、二类病、四类病患者持病历、诊断证明及门诊发票、参合相关资料按照合规费用的70%在县合疗办进行补偿。三类病患者持上述资料，在户口所在地乡镇卫生院每年12月份办理。一类病、二类病当年产生费用在2000元及以下的可在乡镇卫生院按三类病核报。

数据来源于合阳县人民政府官网。

参考文献

[1] 陕西省卫生计生委. 陕西省卫生计生委“十二五”主要成就及“十三五”规划设想［Z］. 2015.

[2] 杨晓丽，张亮，冯泽永. 论城乡统筹目标下的医疗保障［J］. 医学与社会，2009，22（9）：7-8.

[3] 施燕，安锑，顾骞，等. 上海市社区公共卫生服务资源配置公平性分析［J］. 中国卫生资源，2010，13（6）：285-286.

[4] 梁万年. 卫生事业管理学（第三版）［M］. 北京：人民卫生出版社，2012.

[5] 刘国祥，谢小平，贺长志，等. 医疗卫生机构公共卫生费用核算方法［J］. 中国卫生经济，2008，27（5）：19-21.

[6] 吴凯. 2008～2012年江苏省卫生总费用变化与问题浅析［J］. 江苏卫生事业管理，2014，25（1）：90-93.

[7] 刘利军，肖龙华，刘晓黎，等. 从卫生总费用看卫生事业与社会经济的协调发展［J］. 卫生经济研究，2014，（5）：7-11.

[8] 程晓明. 卫生经济学［M］. 北京：人民卫生出版社，2007.

（周忠良，历旦）

主要作者简介：

周忠良，西安交通大学公共政策与管理学院副院长，教授、博士生导师，研究方向为卫生管理和卫生政策。入选中组部“万人计划”青年拔尖人才、陕西省“青年科技新星”等人才计划，主持国家自然科学基金项目等科研课题 13 项，获西安市青年科技人才奖等省部级以上奖励 4 项，发表 SSCI/SCI 论文 23 篇。担任陕西省青年联合会委员、中国卫生经济学会“卫生经济理论与政策专业委员会”委员、西安青年科学技术协会理事等职。

第十二章　案例分析三：宁夏卫生体系及发展

第一节　宁夏及其卫生体系简介

一、宁夏简介

宁夏，全称：宁夏回族自治区，简称“宁”，是中国五大少数民族自治区之一。处在中国西部的黄河上游，东邻陕西省，西、北部接内蒙古自治区，西南、南部和东南部与甘肃省相连。南北相距约456公里，东西相距约250公里，总面积为6.64万多平方千米，自治区首府银川。历史上是“丝绸之路”的要道，素有“塞上江南”之美誉。

截至2015年，宁夏回族自治区行政区域划分为5个地级市，9个市辖区、2个县级市、11个县，另外还辖1个开发区（图12-1）。

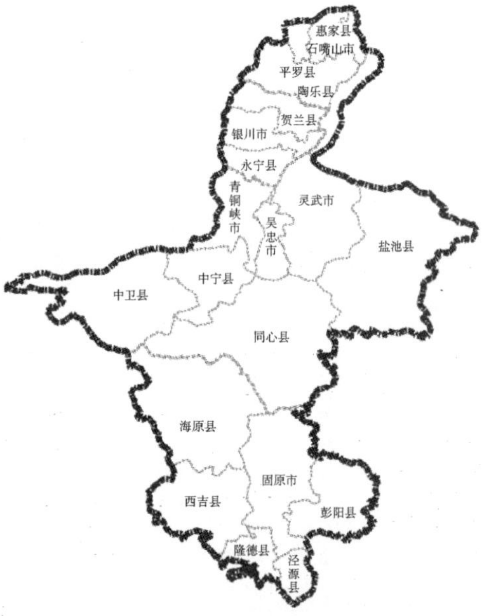

图12-1　宁夏回族自治区行政区划图

根据《宁夏回族自治区2010年第六次中国人口普查主要数据公报》，宁夏常住人口为630.13万人，汉族人口为406.94万人，占64.58%；各少数民族人口为223.19万人，占35.42%，其中回族人口为219.09万人，占34.77%[1]。2014年，宁夏人均GDP为41 834元，人口出生率为13.1‰，死亡率为4.53‰，人口自然增长率为8.57‰，60岁以上人口占12.2%。

宁夏地跨黄土高原和内蒙古高原，地势南高北低，平均海拔在1000米以上。按地形区分包括4大部分，贺兰山地，六盘山地，宁夏平原，东南部高原也即是黄土高原的一部分。地形以山地、高原为主，约占全区面积的3/4，平原占1/4。自北向南为贺兰山脉、宁夏平原、鄂尔多斯高原、黄土高原、六盘山地等，南部是黄土地貌，以流水侵蚀为主，属黄土高原；北部以干旱剥蚀、风蚀地貌为主，为内蒙古高原的一部分。地表形态的多样化，为宁夏的经济发展提供了不同的条件。宁夏地区人口密度为85人每平方公里，耕地总面积达1650万亩，人均占有量居全国第3位，引黄自流灌溉690万亩，是全国四大自流灌溉区和12个商品粮生产基地之一，也是国务院确定的现代农业、旱作节水农业、生态农业“三大示范区”。

首府银川市犹如镶嵌在黄河玉带上的一颗璀璨明珠，是辐射内蒙古西部、陕西北部、甘肃东部的区域化中心城市；以银川为龙头，一个新兴的沿黄河城市带（群）正在崛起，“黄河金岸”的盛世美景正在展现。

二、宁夏卫生体系简介

近几年，宁夏卫生事业发展成效显著，全区卫生系统以建立基本医疗卫生制度为核心，深化医药卫生体制改革，全面推进公共卫生体系、药品供应保障体系、基层医疗卫生服务体系和农村医疗保障体系建设，努力解决人民群众“看病难、看病贵”问题。医药卫生体制改革实现突破性进展，卫生事业发展取得巨大成就，人民群众健康水平进一步提高，从基本医疗、公共卫生等诸多方面提高了服务能力和服务水平[2]。

宁夏卫生体系涉及卫生服务和人群健康服务在管理、筹资和提供及其实施和改革环境等方面。其基本框架为：①卫生资源配置体系，指政府或市场如何使卫生资源公平且有效率地在不同的领域、地区、部门、项目、人群中分配，从而实现卫生资源的社会和经济效益最大化。②卫生筹资体系，指医疗卫生体系的资金是如何筹集和分配的。③医疗保障体系，能够补偿疾病所带来的医疗费用。④医疗服务利用体系。即医疗服务如何组织和生产，集中体现在对医院的制度安排上。⑤其他子体系，如健康教育、妇女儿童等系统（图12-2）。

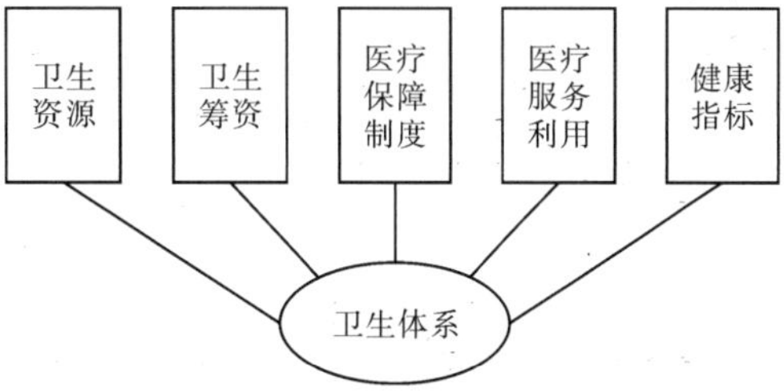

图12-2　医疗卫生体系基本框架

本章第二节至第六节将分别从宁夏的卫生资源、卫生筹资、医疗保障制度、医疗服务利用以及健康指标五个方面具体展开；第七节对宁夏“创新支付制度、提高卫生效益”改革项目做简要介绍及初步分析。同时通过与西部省份的比较找准宁夏在西部省份卫生发展状况的定位，通过宁夏不同地区、不同城市有关卫生指标的比较可看出地区公平性的差异。

第二节　卫生资源

一、宁夏卫生资源状况

卫生资源是指提供各种卫生服务所使用的投入要素的总和，包括卫生机构的合理设置、医院床位、卫生人力、卫生设备、卫生经费五个方面，主要指标有医疗机构数、卫生人力、床位数等[3]。卫生资源的配置作为卫生事业可持续发展的基础，其配置合理性是衡量医改方案是否有效益、效率原则的标准，其配置效率和公平性直接关系到人民群众的切身利益。

2014 年，宁夏地区共有医疗卫生机构（含村卫生室）4252 个，其中医院 161 家，基层医疗卫生机构 3914 个，专业公共卫生机构 167 个，其他卫生机构 10 个。共有床位 32 515 张，其中医院病床 28 493 张，基层医疗卫生机构病床 3061 张，专业公共卫生机构床位 861 张，其他卫生机构床位 100 张。共有卫生人员 50 775 人，其中卫生技术人员 39 859 人。卫生技术人员中执业（助理）医师 15058 人，注册护士 15096 人（表 12-1）。宁夏地区的千人口卫技人员数为 6.03 人，千人口执业（助理）医师数为 1.41 人，千人口注册护士数为 1.82 人，千人口床位数为 4.92 张（表 12-2）。改善医疗服务质量行动取得积极成效，医疗质量管理切实加强，群众看病就医环境不断改善，医疗秩序保持平稳良好态势。基层医疗卫生机构所占比重大，主要是基于为切实方便群众看病就医，以解决“看病难，看病贵”的突出问题为切入点，医改过程中实施的新办医理念，即“小病进社区，大病进医院”，有力推动了社区、门诊部等基层医疗卫生单位的大力发展。

根据不同类别将医疗机构分为四大类：医院、基层医疗卫生机构、专业公共卫生机构、其他卫生机构。在医院中，综合医院所占的卫生资源最多；在基层医疗卫生机构中，村卫生室的机构数最多，乡镇卫生院的卫生人员数、卫生技术人员数、执业（助理）医师数、注册护士数、床位数等所占比例较高，卫生院的千人口卫技人员数、千人口执业（助理）医师数、千人口注册护士数、千人口床位数相对较多；专业公共卫生机构中，妇幼保健院所占的卫生资源最多。

表 12-1　宁夏 2014 年不同类别医疗机构的卫生资源绝对数指标及其数值

机构类别	卫生机构数/个	卫生人员数/人	卫生技术人员数/人	执业（助理）医师数/人	注册护士数/人	床位数/张
总计	4252	50 775	39 859	9358	12 061	32 515
医院	**161**	**32 948**	**27 688**	**7713**	**10 286**	**28 493**
综合医院	105	27 024	22 856	1041	1124	22 421
中医医院	19	3527	3045	37	305	3825
中西医结合医院	2	157	126	19	46	—
专科医院	32	2240	1661	548	590	2004

续表

机构类别	卫生机构数/个	卫生人员数/人	卫生技术人员数/人	执业（助理）医师数/人	注册护士数/人	床位数/张
基层医疗机构	**3914**	**13 070**	**8492**	**4244**	**2285**	**3061**
社区卫生服务中心	122	1172	1091	392	456	223
卫生院	219	4333	3941	1805	829	2808
村卫生室	2455	4119	189	182	7	—
门诊部	22	3001	241	122	66	—
诊所/卫生所/医务室	1096	3145	3030	1743	927	—
专业公卫机构	**167**	**4503**	**3538**	**1385**	**710**	**861**
疾病预防控制中心	25	1080	880	511	70	—
健康教育所	4	27	11	10	0	—
妇幼保健院	22	1847	1532	651	490	861
急救中心	2	36	22	13	9	—
采供血机构	5	213	150	24	75	—
卫生监督所	25	643	556	0	0	—
计生技术服务机构	—	657	387	176	66	—
其他卫生机构	**10**	**254**	**141**	—	—	**100**

表 12-2　宁夏 2014 年不同类别医疗机构的卫生资源相对数指标及其数值

机构类别	千人口卫技人员数/人	千人口执业（助理）医师数/人	千人口注册护士数/人	千人口床位数/张
总计	6.03	1.41	1.82	4.92
医院	**4.19**	**1.17**	**1.55**	**4.31**
综合医院	3.45	0.16	0.17	3.39
中医医院	0.46	0.01	0.05	0.58
中西医结合医院	0.02	0.00	0.01	—
专科医院	0.25	0.08	0.09	0.30
基层医疗卫生机构	**1.28**	**0.64**	**0.35**	**0.46**
社区卫生服务中心	0.16	0.06	0.07	0.03
卫生院	0.60	0.27	0.13	0.42
村卫生室	0.03	0.03	0.00	—
门诊部	0.04	0.02	0.01	—
诊所/卫生所/医务室	0.46	0.26	0.14	—
专业公共卫生机构	**0.53**	**0.21**	**0.11**	**0.13**
疾病预防控制中心	0.13	0.08	0.01	—
健康教育所	0.00	0.00	0.00	—
妇幼保健院	0.23	0.10	0.07	0.13
急救中心	—	0.00	0.00	—
采供血机构	0.02	0.00	0.01	—
卫生监督所	0.08	0.00	0.00	—
计生技术服务机构	0.06	0.03	0.01	—
其他卫生机构	**0.02**	—	—	**0.02**

2014 年宁夏的卫生资源绝对数在西部十二省市中是较落后的，仅高于西藏、青海两地。其中卫生机构数、卫生技术人员数、执业（助理）医师数、注册护士数在西部十二省中均列第十位，床位数处于第十一位（表 12-3）。

表 12-3　西部 12 个省份卫生资源指标及其数值

省市名称	卫生机构数/个	卫生技术人员数/人	执业（助理）医师数/人	注册护士数 /人	床位数 /张
重庆	18 765	154 000	58 100	62 800	160 900
四川	80 104	452 000	181 000	169 000	452 000
贵州	28 966	169 500	57 800	67 200	183 700
云南	24 285	208 900	75 400	82 800	224 900
广西	34 669	258 600	86 500	104 000	201 900
陕西	37 247	253 000	76 000	97 000	199 000
甘肃	27 900	125 000	43 200	45 300	114 300
青海	1721	33 900	12 100	12 400	33 000
宁夏	4258	39 867	15 063	15 097	31 000
西藏	1432	12 946	4000	2700	12 024
内蒙古	23 426	154 000	62 000	57 000	129 000
新疆	18 873	153 400	45 000	59 800	112 400

经计算，西部地区的平均千人口卫技人员数是 5.42 人，宁夏的千人口卫技人员数比西部平均值高近 0.61 人；西部地区平均千人口执业（助理）医师数是 1.92 人，宁夏的千人口执业（助理）医师数比西部平均值低 0.51 人；西部地区平均千人口注册护士数是 2.08 人，宁夏的千人口注册护士数比西部平均值低 0.26 人；西部地区平均千人口医院和卫生院床位数是 4.98 张，宁夏的千人口床位数比西部平均值低 0.06 张。宁夏地区因地理面积较小，人口相对其他西部省份较少，虽然拥有卫生资源总量的绝对数少，但是平均水平与西部平均水平较接近。

二、卫生资源的发展变化

2014 年宁夏地区共有医疗卫生机构 4252 个，与 2005 年相比增加了 22 个，但是卫生技术人员与 2005 年相比增加了 19 673 人，增幅 63.25％；截至 2014 年底，全区执业（助理）医师数达 15 058 人，与 2005 年相比，增加了 4472 人，增幅 42.24％，注册护士数达 15 096 人，与 2005 年相比增加了 4381 人，增幅 58.04％，卫生机构床位数总计 32 515 张，相比 2005 年增加 14 713 张，增幅高达 82.65％（表 12-4）。

2005～2014 年，宁夏回族自治区卫生资源不论卫生技术人员还是床位数的总量一直呈平稳上升趋势，其中卫生技术人员增幅最大（表 12-4、表 12-5、图 12-3、图 12-4）。由此可见，卫生技术人员的大幅增加对全区卫生资源的增长贡献较大，有助于增强医疗卫生机构的服务能力。

表 12-4　宁夏 2015～2014 年卫生资源绝对数指标及其数值

年份	卫生机构数/个	卫生人员数/人	卫生技术人员数/人	执业（助理）医师数/人	注册护士数/人	卫生机构床位数/张
2005	4230	31 102	22 817	10 586	7 376	17 802
2006	—	32 001	23 591	10 991	7 652	18 307
2007	—	34 218	25 347	11 216	8 446	18 927
2008	—	35 283	26 855	11 657	9 089	20 958
2009	—	37 699	28 400	12 070	9 856	22 142
2010	4127	39 672	29 960	12 265	10 341	23 659
2011	4143	41 838	32 054	12 289	11 657	25 882
2012	4136	44 044	34 265	13 011	12 504	27 765
2013	4230	47 704	37 350	14 317	13 978	31 130
2014	4252	50 775	39 859	15 058	15 096	32 515

表 12-5　宁夏 2005～2014 年卫生资源相对数指标及其数值

年份	千人口卫生人员数/人	千人口卫生技术人员数/人	千人口执业（助理）医师数/人	千人口注册护士数/人	千人口卫生机构床位数/张
2005	5.22	3.83	1.78	1.24	2.99
2006	5.31	3.91	1.82	1.27	3.04
2007	5.59	4.14	1.83	1.38	3.09
2008	5.71	4.35	1.89	1.47	3.39
2009	6.03	4.54	1.93	1.58	3.54
2010	6.27	4.73	1.94	1.63	3.74
2011	6.55	5.02	1.92	1.82	4.05
2012	6.81	5.30	2.01	1.93	4.29
2013	7.28	5.70	2.19	2.13	4.75
2014	7.68	6.03	2.28	2.28	4.92

宁夏地区近 10 年卫生人员人数、卫生技术人员人数、执业（助理）医师人数、注册护士人数及卫生机构床位数都在稳步增长，卫生机构数量近 10 年变化不大。表 12-5 中各指标的年复合增长率分别为 3.94%、4.64%、2.51%、6.28%和 5.11%。

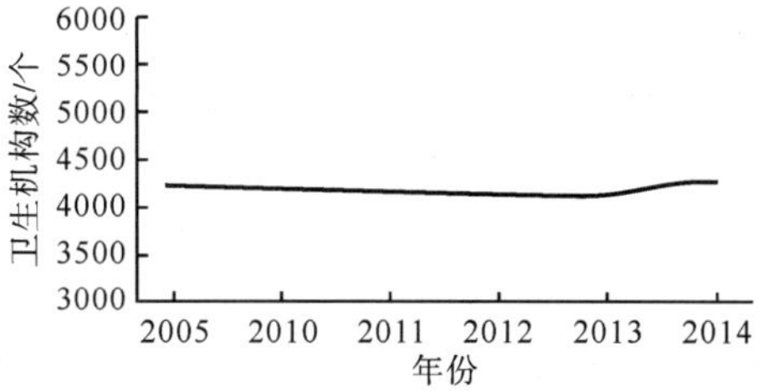

图 12-3　2005～2014 年宁夏卫生机构数量变化情况

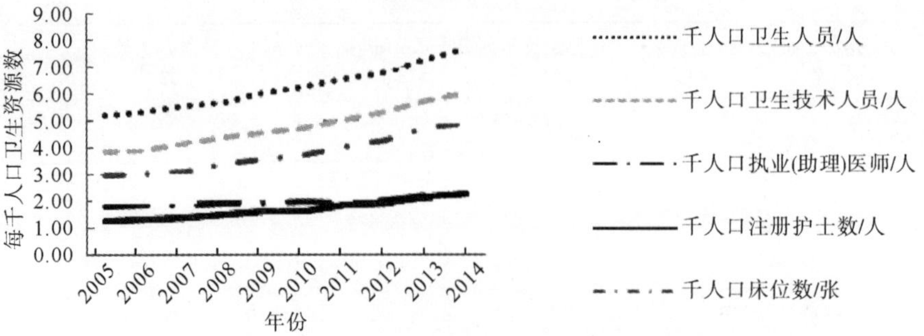

图 12-4　2005～2014 年宁夏每千人口卫生资源数量变化

三、不同地市卫生资源的比较

（一）地市间比较分析

表 12-6 数据和图 12-5 显示，2014 年宁夏 5 市中固原市卫生机构数最多；千人口卫生人员数、千人口卫生技术人员数、千人口执业（助理）医师数、千人口注册护士数及千人口床位数以银川市最高，均占宁夏卫生资源总量的 1/3。川区（银川、石嘴山、吴忠）卫生资源占有量远远高于南部山区（固原、中卫）。宁夏地区的卫生资源在不同区域间、不同城市间的分布不平衡。

表 12-6　2014 年宁夏各地市卫生资源数量

地区	卫生构数/个	千人口卫生人员数/人	千人口卫生技术人员数/人	千人口执业（助理）医师数/人	千人口注册护士数/人	千人口卫生机构床位数/张	人均 GDP /元
银川	939	11.05	9.06	3.32	3.74	6.43	67 012.53
石嘴山	534	8.96	7.36	2.71	2.94	5.84	61 530.36
吴忠	835	6.31	4.75	1.66	1.69	4.35	29 222.56
中卫	775	5.04	3.72	1.38	1.23	3.15	26 395.81
固原	1169	4.94	3.46	1.71	0.96	3.96	16 085.52

宁夏 5 市的卫生资源分布有随着人均 GDP 增长而增长的趋势，银川市和石嘴山市的人均 GDP 明显高于其他 3 市，宁夏卫生资源也大部分集中在银川、石嘴山两市。在宁夏，卫生资源主要集中在 GDP 较高的城市。

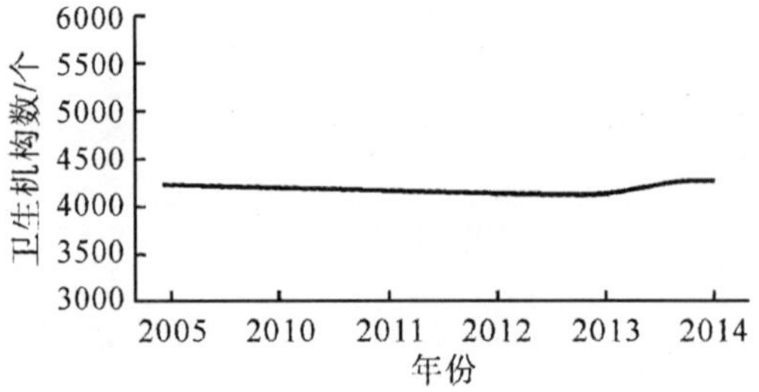

图 12-5　宁夏 5 市千人口卫生资源分布及人均 GDP 比较情况

（二）基尼系数、集中指数分析

基尼系数，或译坚尼系数，是20世纪初意大利经济学家基尼，根据洛伦兹曲线所定义的判断收入分配公平程度的指标。是比例数值，在0和1之间，是国际上用来综合考察居民内部收入分配差异状况的一个重要分析指标。等于0说明卫生资源分配绝对公平；等于1说明卫生资源分配绝对不公平[4]。从表12-7可以归纳出以下结果：2014年宁夏全区千人口卫生人员数、千人口卫生技术人员数、千人口执业（助理）医师数、千人口注册护士数、千人口卫生机构床位数的基尼系数分别为0.1689、0.1978、0.1631、0.2538、0.1427。宁夏千人口卫生资源数的基尼系数是小于0.2的，这体现了从总体上看宁夏地区的卫生资源分配状况还是较为公平的。

集中指数法是世界银行推荐用于测量不同社会经济条件下健康和卫生服务公平性的方法[5]。本节将宁夏5市按经济水平（以人均GDP作为衡量标准）从高到低排序，依次是银川市、石嘴山市、吴忠市、中卫市、固原市，利用该方法测量不同经济水平地区卫生资源配置的公平性。集中指数可以从总体上量化与经济水平相关的卫生资源配置的公平程度，其大小为集中曲线和均等线之间面积的两倍，取值范围－1～1。集中指数为0，说明绝对公平，为1说明绝对不公平；为正值时，说明较多的卫生资源倾向于配置在经济水平高的地区；为负值时，说明卫生资源倾向于配置在经济水平低的地区。

从表12-7可看出：①2014年宁夏千人口卫生人员数、千人口卫生技术人员数、千人口执业（助理）医师数、千人口注册护士数、千人口卫生机构床位数的集中指数分别为0.0796、0.0949、0.0759、0.1242、0.0622。以千人口卫生机构床位数配置的公平性为最优。②集中指数为正，这说明宁夏卫生资源更多地集中于经济水平高的城市；③总体来说，集中指数都接近0，这体现了宁夏卫生资源公平性的状况还是较好的，由经济水平导致的不公平性较小。

表12-7　2014年宁夏卫生资源指标的基尼系数和集中指数

指标	千人口卫生人员数	千人口卫技人员数	千人口医师数	千人口注册护士数	千人口床位数
基尼系数	0.168 9	0.197 8	0.163 1	0.253 8	0.142 7
集中指数	0.079 6	0.094 9	0.075 9	0.124 2	0.062 2

四、对卫生资源指标的五年预测

2005～2014年，宁夏地区卫生资源绝对量总体呈增长趋势。卫生机构数增长幅度偏小，卫生人员等人力资源及床位数量增长明显。预测到2019年，宁夏地区卫生机构数将达到4792.85个；千人口卫生人员数将达到8.82人；千人口卫生技术人员将达到8.23人；千人口执业（助理）医师数将达到2.42人；千人口注册护士数将达到2.79人；千人口床位数将达到5.94张（图12-6、图12-7）。预计从2015年开始，千人口注册护士数将超过执业（助理）医师数。总体来说，宁夏地区各项卫生资源指标都有上长趋势，说明整个宁夏地区卫生资源有良好的发展态势。

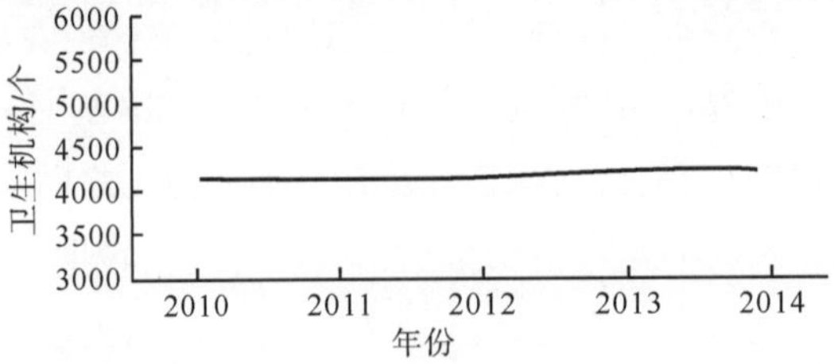

图 12-6　宁夏卫生机构数五年预测

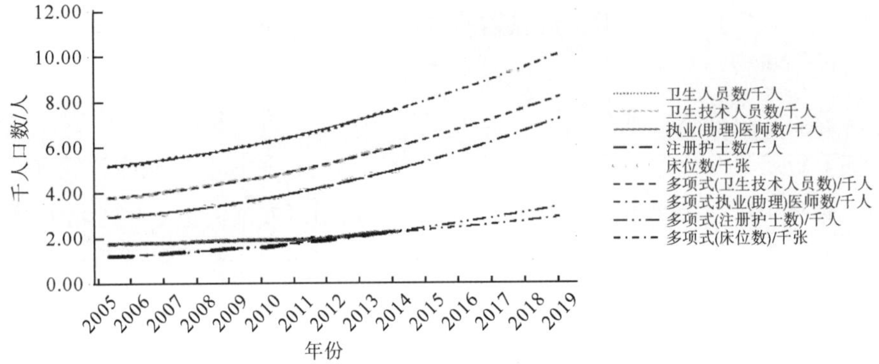

图 12-7　宁夏卫生资源指标五年预测

第三节　卫生筹资

卫生总费用是指一个国家或地区，在一定时期内（通常指一年），全社会为提供卫生保健服务所消耗的活劳动和物化劳动的货币表现，它综合反映了该地区经济发展水平、社会对人类健康的重视程度及卫生筹资模式，突出反映政府、社会及个人对卫生健康的投入格局、规模及变化趋势[6]。卫生总费用占 GDP 比值和人均卫生费用是评价一个地区卫生筹资水平的重要指标。卫生总费用占 GDP 比值反映一个地区卫生事业发展与社会经济增长的协调关系，人均卫生总费用反映该地区居民卫生服务水平的保障程度。一般情况下，需要将卫生总费用、卫生总费用占 GDP 比值和人均卫生费用三项指标结合起来进行综合分析，评价本地区卫生筹资总体状况与变化趋势[7]。

一、卫生筹资现状及其构成情况

2014 年，宁夏卫生费用筹资总额 206.76 亿元，占地区生产总值比重为 7.51%，人均卫生总费用 3125.39 元。根据筹资来源法，我国卫生总费用的筹资渠道主要分为三类，即政府预算卫生支出、社会卫生支出和居民个人卫生支出三部分，分别反映了政府、社会和居民在卫生领域的投入情况。2014 年，政府卫生支出为 67.56 亿元，占卫生总费用的 32.68%，比上年下降 3.28%；社会卫生支出 25.73 亿元，占卫生总费用的 34.44%，比上年上升5.34%；居民个人现金卫生支出67.98亿元，占卫生总费用的32.88%，比上年下降2.06%（图12-8）。

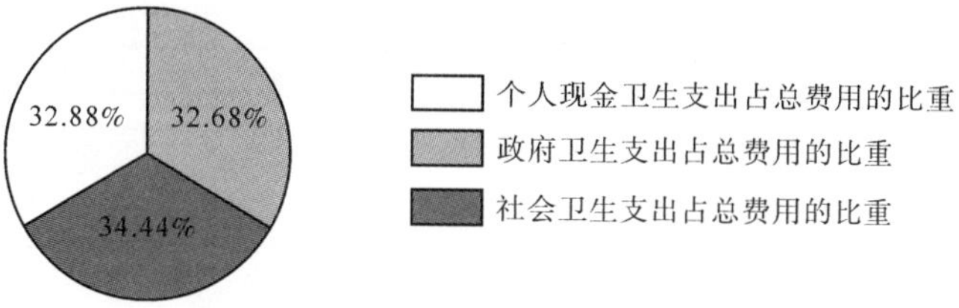

图12-8 2014年宁夏卫生费用筹资构成

2013年宁夏卫生总费用筹资构成与全国平均水平和其他地区相比，宁夏政府卫生支出占卫生总费用比重高于全国平均水平，但比甘肃省低；社会卫生支出占卫生总费用比重低于全国平均水平，但比甘肃省高；居民个人卫生支出占卫生总费用比重高于北京和全国平均水平，但比山东、陕西和甘肃低（表12-8）。

表12-8 2013年卫生总费用构成地区间比较

地区	卫生总费用/亿元	政府卫生支出占卫生总费用的比重/%	社会卫生支出占卫生总费用的比重/%	个人卫生支出占卫生总费用的比重/%
全国	31 668.95	30.10	36.00	33.90
北京	1 340.23	26.60	52.90	20.60
山东	2 245.97	25.40	38.90	35.60
陕西	1 016.70	28.90	32.20	38.80
甘肃	518.21	36.30	27.30	36.40
宁夏	168.06	35.96	29.10	34.94

二、卫生筹资的变化情况

近年来，宁夏的卫生事业发展态势良好，取得了巨大成就。卫生总费用逐年增加，基本解决了卫生资源短缺问题，通过采用筹资来源法对全区2001～2014年的卫生总费用进行了测算，并对其筹资水平、构成进行了分析（表12-9）。探讨卫生费用的增长及存在的相关问题，为宁夏的医疗卫生政策的制定提供参考。

表12-9 2001～2014年宁夏卫生总费用及其筹资构成

年份	卫生总费用/亿元	人均卫生费用/元	卫生总费用占GDP比重/%	卫生总费用筹资构成/%		
				政府卫生支出	社会卫生支出	个人卫生支出
2001	18.18	322.82	6.01	26.49	14.98	58.53
2002	20.12	351.97	6.11	22.03	15.98	61.99
2003	24.32	419.24	6.31	21.90	23.75	54.35
2004	30.28	515.18	6.58	19.70	27.99	52.31
2005	35.73	599.34	5.90	19.31	28.73	51.96
2006	38.83	643.20	5.46	21.84	29.02	49.14

续表

年份	卫生总费用/亿元	人均卫生费用/元	卫生总费用占 GDP 比重/%	卫生总费用筹资构成/%		
				政府卫生支出	社会卫生支出	个人卫生支出
2007	56.10	919.37	6.31	24.62	31.93	43.45
2008	70.99	1 149.45	6.46	28.73	25.73	45.54
2009	84.49	1 366.61	6.32	29.04	27.82	43.14
2010	96.13	1 518.76	5.69	35.39	24.93	39.68
2011	116.31	1 818.94	5.53	39.14	24.19	36.67
2012	135.00	2 085.87	5.77	38.37	27.04	34.59
2013	168.06	2 568.91	6.55	35.96	29.10	34.94
2014	206.76	3 125.39	7.51	32.68	34.44	32.88

（一）卫生总费用及其占 GDP 比重的变化情况

2001～2014 年，宁夏卫生总费用呈明显上升趋势，由 18.18 亿元增加到 206.76 亿元，增加了 188.58 亿元，年平均增长率为 20.56%。卫生总费用占 GDP 比重在 2001～2004 年逐渐升高，随后呈波动上升，至 2014 年卫生总费用占 GDP 比重为 7.51%。（图 12-9）。

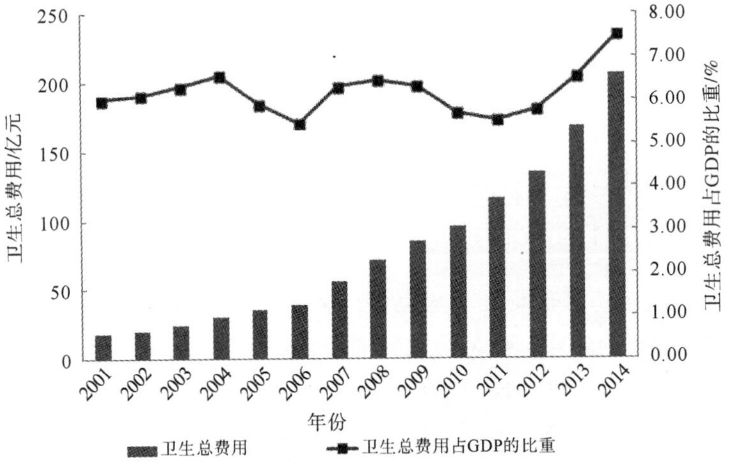

图 12-9　2001～2014 年宁夏卫生总费用及其占 GDP 比重的变化

（二）人均卫生费用的变化情况

2001～2014 年，宁夏人均卫生费用呈明显上升趋势，由 322.82 元增长到 3125.39 元，年平均增长率为 19.08%（图 12-10）。

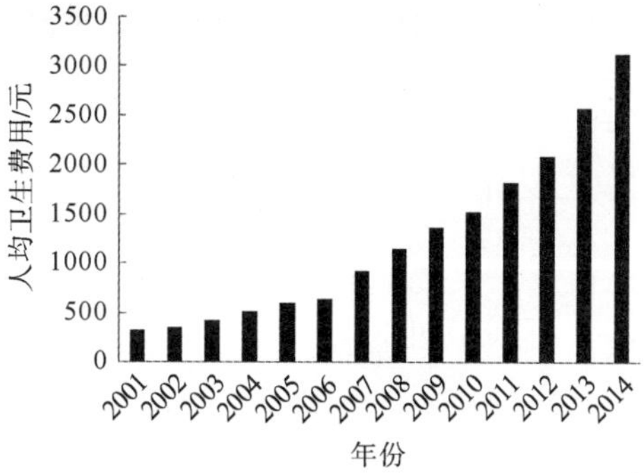

图 12-10　2001～2014 年宁夏人均卫生费用的变化趋势

（三）卫生总费用筹资构成的变化情况

从筹资结构上来看，2002～2014 年，政府卫生支出占卫生总费用比重有所波动，但总体呈增长趋势，从 2001 年的 26.49%上升到 2014 年的 32.68%。在 2001～2005 年有小幅度降低，从 2006 年开始逐渐上升，2011 年达到最高 39.14%，随后又小幅度降低。到 2014 年宁夏政府卫生支出占卫生总费用比重为 32.68%。社会卫生支出占卫生总费用比重在 2001～2007 年逐渐上升，随后几年有所波动，2014 年达到最高 34.44%。2002～2014 年居民个人现金卫生支出所占的比重逐年降低，由 61.99%降低到 2014 年的 32.88%（图 12-11）。

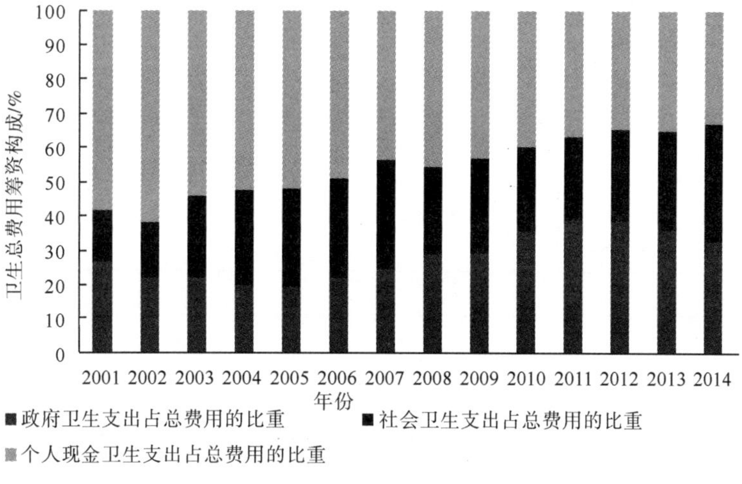

图 12-11　2001～2014 年宁夏卫生总费用各部分构成比的变化

以上结果表明宁夏卫生筹资结构正在逐渐转向以公共筹资为主，初步达到世界卫生组织所提出的监测和评价亚太地区和某个国家的全民保健实现程度的目标指标，即居民个人现金支出占卫生总费用比重不超过 30%～40%[8]。总体来看，个人卫生支出所占比重下降，政府卫生支出和社会卫生支出所占比重大幅上升，说明近年来政府部门加大了对卫生事业的投入力度，可是具体来看，政府卫生支出所占比重波动较大，个人卫生支出所占比重依然很大，这又从另一方面说明政府的投入力度还是不够，居民看病贵的现状依然存在。

（四）卫生总费用增长弹性变化

卫生总费用弹性系数是衡量卫生费用增长是否超过国民经济增长的重要指标，卫生费用弹性系数＝卫生费用增长率/国内生产总值增长率。卫生消费弹性系数小于 1，说明卫生费用增长速度慢于国民经济增长速度；等于 1 说明卫生事业与国民经济是同步发展的；一般来说，卫生费用的增长应与经济发展相适应，不能超越国民经济的承受能力。卫生消费弹性系数略大于 1，才能保持卫生事业稳步发展。根据世界各国卫生发展实际情况看，卫生服务弹性系统在 1.2 左右比较适宜[9]。宁夏 2002～2014 年卫生消费弹性系数波动较小，平均卫生消费弹性系数为 1.01，即地区生产总值每增长 1 个百分点，卫生费用上升 1.01 个百分点（表 12-10）。

表 12-10　2002～2014 年卫生总费用增长弹性

年份	国内生产总值增长（以上年为 100）/%	卫生费用增长（以上年为 100）/%	卫生费用收入弹性系数
2002	110.39	110.67	1.00
2003	117.03	120.87	1.03
2004	119.45	124.51	1.04
2005	131.67	118.00	0.90
2006	117.27	108.68	0.93
2007	125.11	144.47	1.15
2008	123.54	126.54	1.02
2009	121.49	119.06	0.98
2010	126.39	113.78	0.9
2011	124.42	120.99	0.97
2012	111.37	116.07	1.04
2013	109.56	124.49	1.14
2014	107.29	123.03	1.15

三、卫生筹资五年预测

2001～2014 年宁夏卫生总费用不断增加，在 2007～2011 年和 2001 年、2004 年、2014 年实际值高于预测值，其余年份实际值低于预测值，预测五年后达到 538.54 亿元，约是 2001 年的 29.62 倍、2014 年的 2.60 倍。卫生总费用占 GDP 的比重波动较大，2001～2004 年，2007～2009 年和 2013～2014 年所占比重实际值高于预测值，其余年份均低于预测值，预测五年后达到 6.30%。人均卫生费用呈现不断增长的趋势，增长速度快于卫生总费用的增长速度，其中 2002～2006 年和 2012～2013 年人均卫生费用的实际值低于预测值，其余年份均高于预测值，预计五年后达到 7640.56 元，约是 2001 年的 23.67 倍、2014 年的 2.44 倍。未来五年里，宁夏卫生筹资总额和人均卫生费用将不断提高，而卫生总费用占 GDP 的比重提高不明显（图 12-12）。

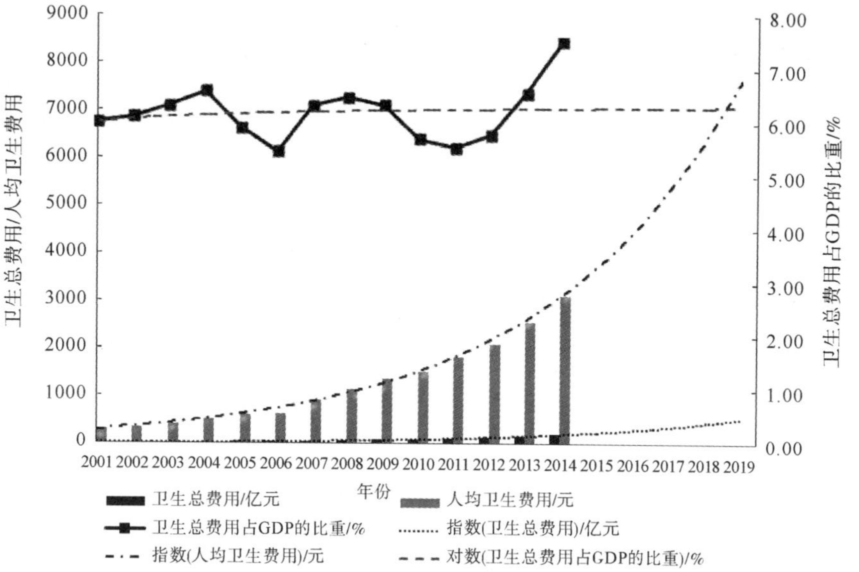

图 12-12　卫生筹资指标的五年预测

宁夏采取综合措施不断推进卫生事业的发展，深化改革大胆实践，政府、社会及个人的卫生支出逐渐趋于合理。2001～2014 年宁夏政府卫生支出占卫生总费用的比重虽有所波动，但总体上呈增长趋势，在 2003～2007 年、2009 年、2013～2014 年实际值低于预测值，其他年份实际值高于预测值，预测五年后达到 53.70%。社会卫生支出占卫生总费用的比重有所波动，2003～2007 年、2009 年和 2014 年所占比重实际值高于预测值，其余年份均低于预测值，预测五年后达到 38.74%。2001～2014 年个人现金卫生支出占总费用的比重总体上呈现不断下降的趋势，其中 2002 年、2005～2006 年、2008～2009 年和 2013 年个人现金卫生支出占总费用的比重的实际值高于预测值，其余年份均低于预测值，预计五年后降到 25.87%。(图 12-13)。

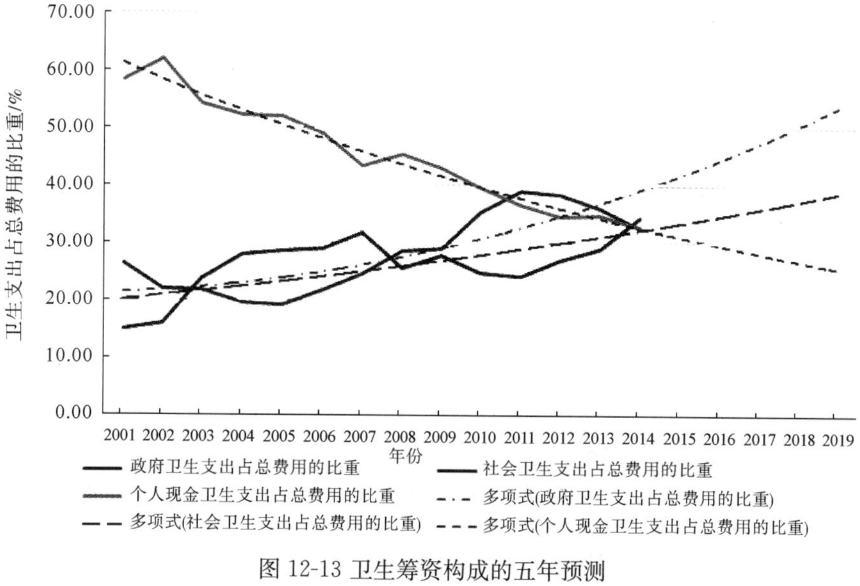

图 12-13 卫生筹资构成的五年预测

第四节　医疗保障制度

一、宁夏医疗保障制度现状

宁夏医疗保障体系是以基本医疗保险和城乡医疗救助为主体，还包括其他多种形式的补充医疗保险[10]。基本医疗保险包括新型农村合作医疗、城镇职工医疗保险和城镇居民医疗保险（从 2012 年开始，新型农村合作医疗和城镇居民医疗保险合并统称为统筹城乡居民基本医疗保险）。

宁夏自 2000 年起在全区范围内建立城镇职工基本医疗保险制度。2003 年 9 月宁夏首先在隆德、平罗县推出新农合试点工作；2005 年 1 月又在中宁、永宁、青铜峡三县试点；2006 年 1 月开始在灵武市、吴忠市利通区、盐池县、中卫市、固原市原州区、彭阳县 6 个县（市、区）试点，使宁夏新农合工作扩大到 11 个县（市、区），占宁夏 22 个县（市、区）的一半，覆盖农业人口 231.1 万人；于 2007 年全面推行新农合政策。同年 10 月，宁夏城镇居民基本医疗保险试点工作在银川和石嘴山、中卫三市正式启动，2008 年在吴忠、固原两市启动；2010 年，城镇居民的基本医疗保险制度覆盖宁夏全部城镇居民。

2011 年宁夏首次尝试在石嘴山、固原两市将城镇居民基本医疗保险和新型农村合作医疗合并，到 2012 年在全国率先实现省级统筹的城乡居民基本医疗保险制度一体化；此次变革旨在通过整合城镇居民基本医疗保险和新型农村合作医疗制度，建立全区城乡居民基本医疗保险制度，实现制度框架、管理体制、政策标准、支付结算、信息系统、经办服务“六统一”。这样的医疗保险体制改革不仅将具有宁夏户籍且不属于城镇职工基本医疗保险参保范围的城乡居民、在宁夏就读的在校大中专学生纳入参保范围，还将在宁夏长期投资经商和务工人员的未成年子女也纳入了参保范围。

二、医疗保险的筹资范围和筹资方式

（一）城镇职工基本医疗保险

1. 城镇职工基本医疗保险住院起付标准

2013 年宁夏城镇职工基本医保参保人共 107 万人，其中在岗职工 78 万人，退休人员 28 万人。职工医保基金收入 24.1 亿元，支出 18.8 亿元，累计结存 30 亿元。

宁夏不同种类基本医疗保险补偿实施方案不同，下面以 2014 年银川市为例进行说明。参加城镇职工医保，并全额缴费的参保（合）人，起付标准根据医院级别和住院次数进行详细划分；自付比例也根据在职、退休和医院级别设置（表 12-11）。

表 12-11 银川市城镇职工医保住院起付标准 单位：元

医院级别	一次	二次	三次
三级及以上医院	500	400	300
二级含二级专科医院	400	300	200
一级及以下医院	300	200	100

2. 城镇职工基本医疗保险住院统筹支付比例

在起付线以上最高支付限额以下，甲类及普通诊疗费在职职工支付 85%，退休人员支付 90%，乙类药品支付 75%；职保慢病和特殊疾病、重大疾病，年度内起付标准为 700 元，甲类及普通诊疗支付 80%，乙类为 75%；最高支付限额为 5 万元（包括住院＋门诊慢病＋特殊疾病＋重大疾病）。

（二）城乡居民基本医疗保险

2013 年宁夏参加城乡居民基本医疗保险的人数为 455 万人。各级财政将城乡居民医疗保险补助标准提高到每人每年 340 元。其中：中央财政补助 188 元，自治区财政分别对川区补助 91 元、山区补助 137 元、农垦生态移民补助 152 元；市县财政分别对川区补助 61 元、山区补助 15 元；自治区财政对迁入川区的生态移民，执行山区补助标准。个人缴费标准仍执行 2013 年的标准，即一、二、三档个人缴费标准分别为 50 元、200 元和 400 元。

一、二、三档年度最高住院保障支付限额分别提高到 7 万元、12 万元和 16 万元。将一级、二级、三级乙等（含宁南医院、自治区中医院、银川市中医院）和三级甲等定点医疗机构住院起付标准分别调整为 200 元、400 元、700 元和 1000 元。无级别医疗机构按二级医疗机构对待。

普通门诊统筹原则上在基层医疗机构实施，门诊统筹年度最高支付限额为 330 元（含一般诊疗费）。参保城乡居民在社区卫生服务中心和乡镇卫生院就医，将符合基本医疗保险政策范围内的门诊医疗费用报销比例提高到 60%；在社区卫生服务站和村卫生室就医，符合基本医疗保险政策范围内的门诊医疗费用报销比例提高到 70%。对按规定要求由县级医疗机构承担普通门诊统筹的，其符合基本医疗保险政策范围内的门诊医疗费用报销比例仍执行 35%的报销比例；门诊大病起付标准调整为 400 元，按照一、二、三档缴费，起付标准以上符合基本医疗保险政策范围内的门诊医疗费用报销比例分别提高到 50%、60%、65%。将再生障碍性贫血、老年性痴呆、系统性红斑狼疮和苯丙酮尿症纳入城乡居民医保门诊大病病种范围。

三、医疗保障制度的发展变化

2008～2013 年的城镇基本医疗保险人数和城镇居民基本医疗保险人数都呈现上升趋

势，说明宁夏医疗保障水平不断提高，医疗保障体系日趋完善。

自 2008 年以来，宁夏城镇职工医疗保险参保人数呈递增趋势，2008 年参保人数仅有 78 万人，2013 年已增至 107 万人；宁夏城镇居民医疗保险参保人数在 2008～2010 年呈递增趋势，从 36 万人增加到 99 万人；在 2010～2012 年呈递减趋势，降至 89 万人，2013 年又增加为 455 万人；宁夏新农合参保人数在 2008 年为 358 万人，2009 年最多，为 365 万人，2010 年降为最低 353 万人，2012 年又增至 362 万人（图 12-14～图 12-16）。

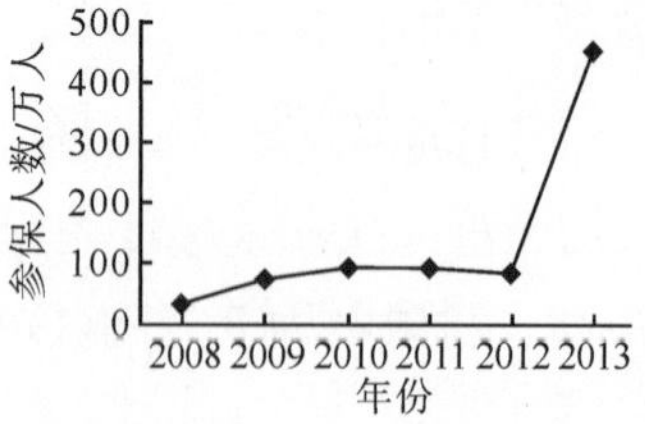

图 12-14　2008～2013 年宁夏城镇居民医疗保险参保人数变化情况

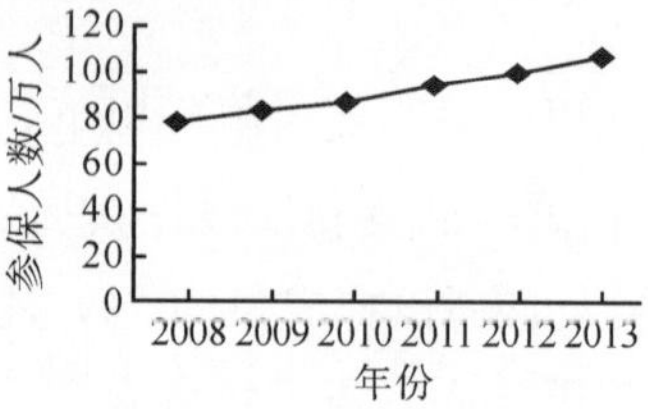

图 12-15　2008～2013 年宁夏城镇职工医疗保险参保人数变化情况

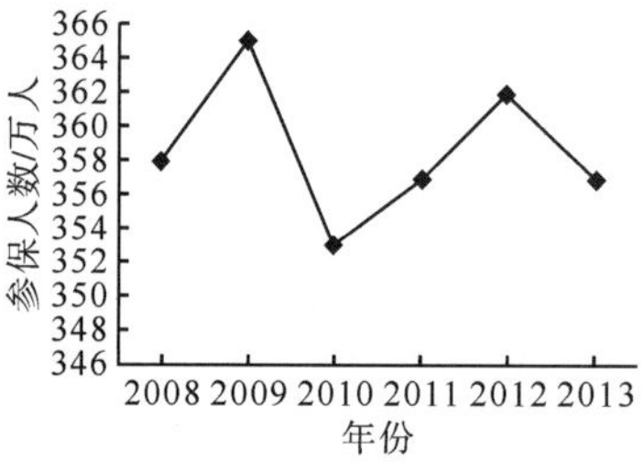

图 12-16　2008～2013 年宁夏新农合医疗保险参保人数变化情况

四、医疗保障制度保障水平的预测

由于城镇居民基本医疗保险和新农合数据变动性大，不能做预测，在这里仅对城镇职工基本医疗保险人数进行预测。

从表 12-12 可看出，城镇职工基本医疗保险人数不断增长，实际值和预测值基本相仿，但是在 2009～2010 年和 2011 年预测值明显低于实际值。有预测可看出，城镇职工基本医疗保险人数增长迅速，到 2018 年，可达到 154. 4 万人。（表 12-12、图 12-17）

表 12-12　宁夏 2001～2014 年城镇职工基本医疗保险人数变化及其五年预测 单位：万人

年数	城镇职工基本医疗保险人数	预测值
2008	57	66. 4
2009	83	75. 2
2010	87	84. 0
2011	94	92. 8
2012	100	101. 6

续表

年数	城镇职工基本医疗保险人数	预测值
2013	107	110.4
2014	—	119.2
2015	—	128.0
2016	—	136.8
2017	—	145.6
2018	—	154.4

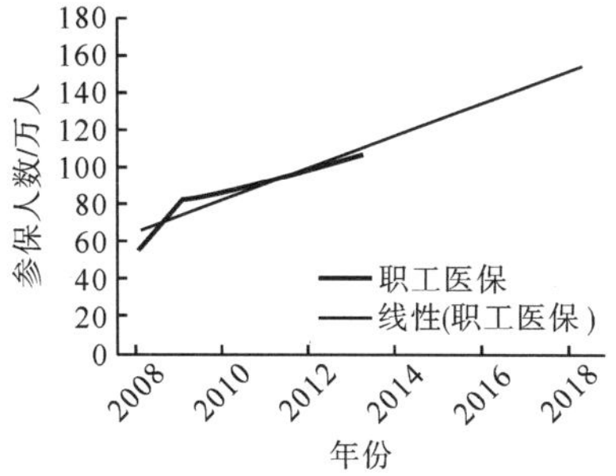

图 12-17　城镇职工医疗保健人数五年预测

第五节　医疗服务利用

一、宁夏回族自治区居民医疗服务利用现状

医改实施以来，宁夏回族自治区各项医改任务平稳有序推进，医疗服务利用取得了重大成效。2014 年宁夏医院的人均门诊、急诊人次达到 2.42 人次，低于 2014 年全国医院的人均门诊、急诊人次（5.6 人次）；人均医院入院人次数达到 0.13 人次低于全国 0.15 人次水平；平均住院天数为 9.8 天稍高于全国平均住院天数的 9.6 天。

根据不同类别将医疗机构分为医院、基层医疗卫生机构、专业公共卫生机构、其他卫生机构四大类。在医院中，综合医院的门诊和急诊人次、入院人次数、出院人次数最多，其次是中医医院；在基层医疗卫生机构中，卫生院的门诊和急诊人次、入院人次数、出院人次数最多；专业公共卫生机构中，妇幼保健院门诊和急诊人次、入院人次数、出院人次数最多。具体数据见表 12-13。

表 12-13　2014 年宁夏不同类别医疗机构的医疗服务利用指标及其数值

医疗机构	门诊、急诊人次/次	入院人次数/人次	出院人次数/人次	平均住院天数/天
总计	35 354 917	964 568	971 134	9.5
医院	16 020 053	866 477	874 358	9.8
综合医院	12 601 324	736 228	733 774	9.6
中医医院	2 719 584	107 409	108 051	10.1
中西医结合医院	60 412	2741	2708	11.3
民族医院	30 881	235	185	14.6
专科医院	650 782	19 864	29 640	14.1
基层医疗卫生机构	17 672 139	51 558	50 455	6.6
社区卫生服务中心（站）	2 491 023	644	630	8.9
卫生院	6 014 005	50 758	49 669	6.7
村卫生室	5 121 040	156	—	—
门诊部	205 226	—	156	—
诊所、卫生所、医务室	3 840 845	—	—	—
专业公共卫生机构	1 658 224	46 533	46 321	6.0
专科疾病防治院	0	0	0	0
妇幼保健院	1 638 117	46 533	46 321	6.0
急救中心	20 107	—	—	—
其他卫生机构	4501	0	0	—

二、医疗服务利用的发展变化

2002～2014 年宁夏回族自治区医疗服务利用状况不断改善，门诊、急诊人次数总体上呈现出增多的变化趋势，2014 年人均门诊、急诊人次数相比 2002 年增长了 1.44 人次，是 2002 年的两倍多；人均入院人次数总体上不断上升，到 2014 年增长到 0.14 人次，相比 2002 年医院人均入院人次数增长了三倍多；平均住院天数呈下降趋势，由 2002 年的 11.7 天下降到 2014 年的 9.8 天（表 12-14、图 12-18、图 12-19）。

表 12-14　2002～2014 年宁夏医疗服务利用指标及其数值

年份	人均医院门诊、急诊人次/次	人均医院入院人次数/人次	人均医院出院人次数/人次	平均住院天数/天
2002	1.10	0.04	0.04	11.7
2003	1.15	0.04	0.04	11.1
2004	1.17	0.04	0.04	11.5
2005	1.23	0.05	0.05	10.8
2006	1.30	0.05	0.05	11.1
2007	1.56	0.06	0.06	11.5
2008	1.61	0.07	0.07	11.3

续表

年份	人均医院门诊、急诊人次/次	人均医院入院人次数/人次	人均医院出院人次数/人次	平均住院天数/天
2009	1.76	0.10	0.10	11.0
2010	1.79	0.09	0.09	11.1
2011	1.94	0.11	0.11	10.6
2012	2.18	0.11	0.11	10.4
2013	2.37	0.13	0.12	10.2
2014	2.54	0.14	0.13	9.8

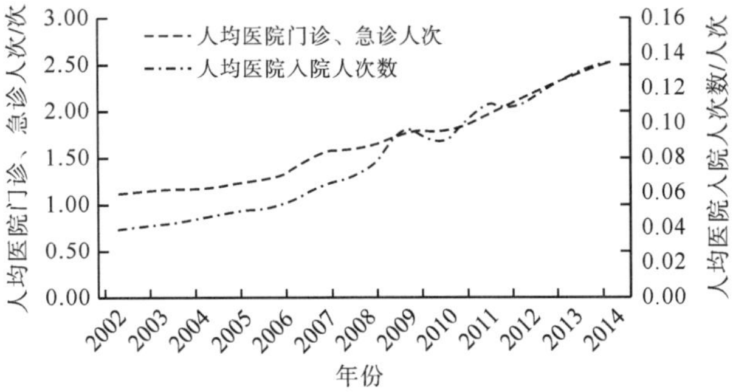

图 12-18　2002～2014 年人均医院门诊和急诊人次、人均医院入院人次数变化趋势

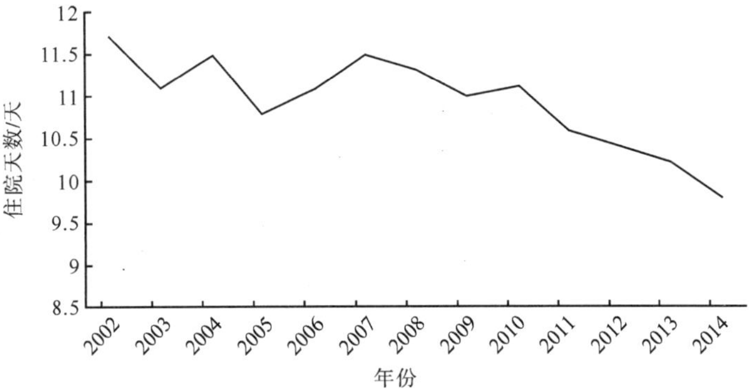

图 12-19　2002～2014 年医院平均住院天数变化趋势

宁夏回族自治区 2003～2014 年门诊次均费用呈上升趋势，2014 年增长到 185.1 元，比 2003 年增长了一倍；住院次均费用在逐年增长，从 2003 年的 3340.8 元增长到 2014 年的 6976.8 元，增长了 3000 多元；去除通货膨胀率后和去除之前变化不很大（表 12-15、图 12-20）。

表 12-15　2003～2014 年宁夏门诊、住院人均费用　单位：元

年度	门诊次均费用	去除通货膨胀率后门诊次均费用	住院次均费用	去除通货膨胀率后住院次均费用
2003	93.9	93.9	3340.8	3340.8
2004	97.3	96.1	3682.6	3638.9

续表

年度	门诊次均费用	去除通货膨胀率后门诊次均费用	住院次均费用	去除通货膨胀率后住院次均费用
2005	112.5	108.3	3978.6	3829.3
2006	108.1	106.5	3826.9	3770.3
2007	87.4	83.4	3477.3	3318.0
2008	103.5	97.7	4091.2	3863.3
2009	110.4	111.2	4342.6	4373.2
2010	130.4	126.2	4966.0	4807.4
2011	138.4	131.3	5488.3	5207.1
2012	143.0	139.4	5610.7	5468.5
2013	162.0	155.8	6492.6	6242.9
2014	185.1	179.2	6976.8	6753.9

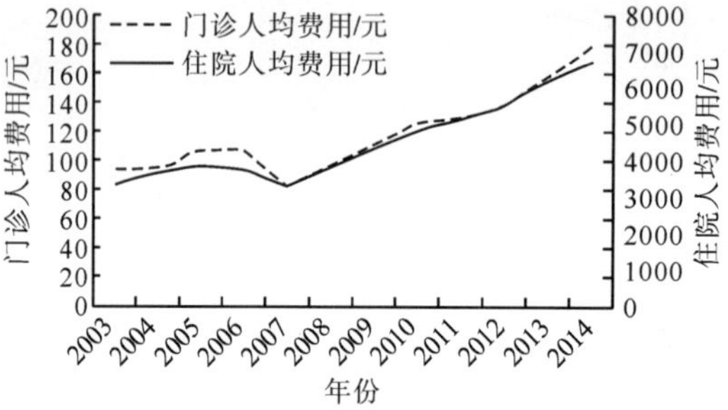

图 12-20　2003～2014 年宁夏回族自治区去除通货膨胀率后门诊、住院次均费用

三、不同地市医疗服务利用比较

（一）地市间比较分析

宁夏回族自治区的医疗服务利用在不同区域间、不同城市间的分布不平衡，银川市的门诊和急诊人次数最多，其次为石嘴山市；在入院人次数方面，银川市最多，吴忠市次之；平均住院天数以银川市最高，其次是固原市及石嘴山市，中卫市最少（表 12-16、图 12-21～图 12-23）。可以看出经济水平越好的地区，各指标的数值越好，可能是因为地区经济水平越好，医疗卫生的经费越多，设施条件越好，从而吸引更多的患者；其次是随着居民经济水平的升高，人们越来越注重自身的健康问题，有病及时治疗。所以随着各地区经济水平的不同，各地市间的医疗服务利用有差异。

表 12-16　2014 年宁夏各地市医疗服务利用指标及其数值

地区	门诊、急诊人次数/人次	人均门诊、急诊人次数/人次	入院人次数/人次	人均入院人次数/人次	平均住院天数/天
银川市	7 768 236	3.65	357 009	0.17	10.7

续表

地区	门诊、急诊人次数/人次	人均门诊、急诊人次数/人次	入院人次数/人次	人均入院人次数/人次	平均住院天数/天
石嘴山市	2 138 528	2.77	118 854	0.15	9.3
吴忠市	2 392 805	1.77	155 620	0.12	9.1
中卫市	2 190 973	1.93	100 111	0.09	8.5
固原市	1 529 511	1.25	134 883	0.11	9.4

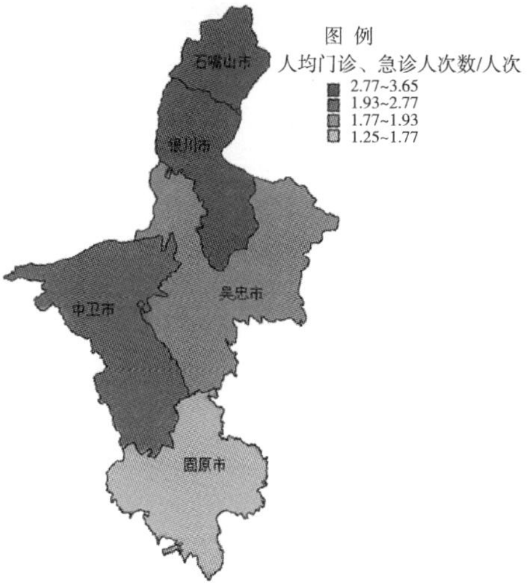

图 12-21　宁夏各地市人均门诊、急诊人次分布

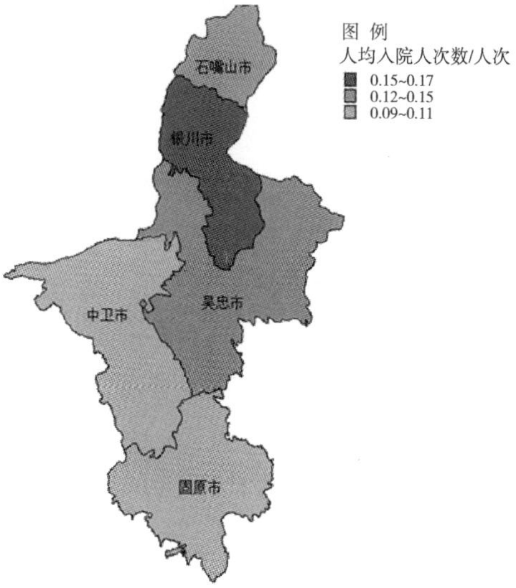

图 12-22　宁夏各地市人均入院人次分布图

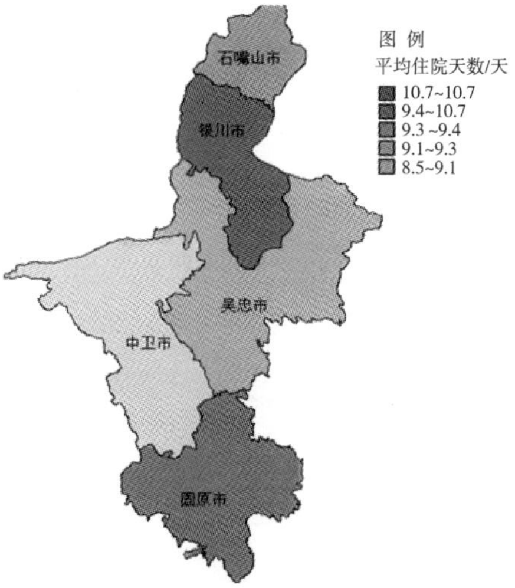

图 12-23　宁夏各地市平均住院天数分布图

（二）基尼系数、集中指数分析

将宁夏 5 个地市参照 2014 年人均 GDP 排名作为经济分组依据来计算 2014 年宁夏卫

生服务利用指标的基尼系数和集中指数，5 市人均 GDP 排名顺序为银川市、石嘴山市、吴忠市、中卫市、固原市。

从表 12-17 可看出：①2014 年宁夏回族自治区的平均门诊、急诊人次数，平均入院人次数，平均出院人次数，平均住院天数的基尼系数分别为 0.2083、0.1284、0.1353、0.1476。说明宁夏的平均门诊、急诊人次，平均出院人数、平均住院天数处于相对公平状态，平均入院人数的公平性最优。②2014 年宁夏回族自治区的平均门诊、急诊人次，平均入院人数，平均出院人数，平均住院天数的集中指数分别为 0.0992、0.0563、0.0571、0.0145，平均门诊、急诊人次，平均入院人数，平均出院人数、平均住院天数的集中指数均为正，这说明宁夏回族自治区的医疗卫生利用更多地倾向于经济水平高的城市；③总体来说，集中指数都接近于 0，这说明了宁夏回族自治区的医疗服务利用状况还是较公平的，由经济水平导致的不公平性较小。

表 12-17　2014 年宁夏医疗服务利用指标的基尼系数和集中指数

指标	平均门诊、急诊人次	平均入院人次数	平均出院人次数	平均住院天数
基尼系数	0.208 3	0.128 4	0.135 3	0.147 6
集中指数	0.099 2	0.056 3	0.057 1	0.014 5

四、医疗服务利用指标的预测

2002～2014 年宁夏回族自治区的医院门诊、急诊人次和医院入院人次数总体上在不断升高。门诊、急诊人次呈平稳上升趋势，预测五年后达到 25 294 632 人次，比 2014 年增加 8 509 065 人次，是 2002 年的四倍多；医院入院人次数的变化起伏较大，在 2009 年急速上升后，2010 年稍有下降，以后都呈上升趋势，增长到 2014 年的 898 700 人次，预测五年后达到 1 445 305 人次，比 2014 年增加 546 605 人次，是 2002 年的六倍多。平均住院天数缓慢下降，在 2002～2014 年从 11.7 天下降到 9.8 天，预测五年后下降到 8.1 天（图 12-24、图 12-25）。

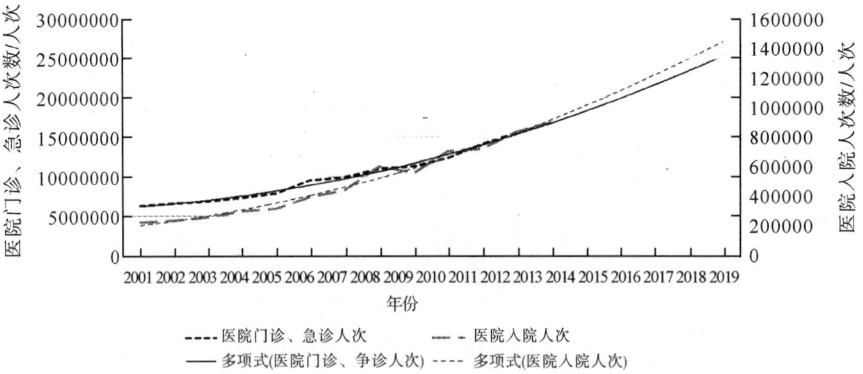

图 12-24　宁夏医院门诊和急诊人次、医院入院人次数五年预测

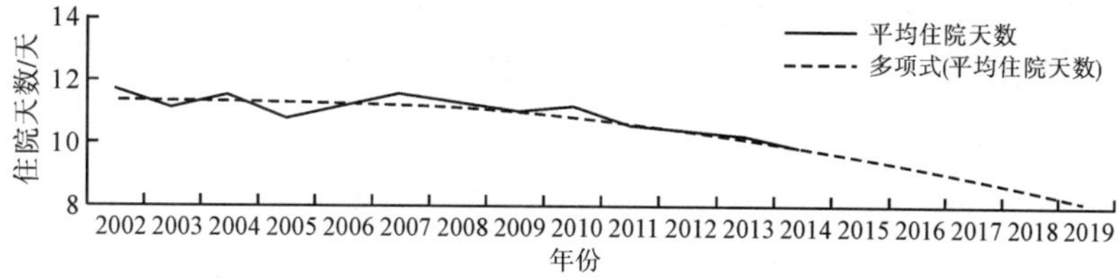

图 12-25　宁夏平均住院天数五年预测

第六节　健康指标

一、居民健康现况

居民的健康状况关系着国家的长治久安，备受各级政府的重视。人群居民健康水平的测量是将健康的多维状态转化成可量化的内容，进一步表达为一个可直接比较的综合性指标[11]。患病率、死亡率及期望寿命等指标都是可以反映居民健康状况的指标，而一个地区的疾病谱则可反映出正威胁着当地居民健康的主要疾病，以下对宁夏的健康状况和疾病构成进行总结。

孕产妇死亡率、婴儿死亡率、新生儿死亡率和 5 岁以下儿童死亡率是衡量一个国家或地区社会发展和文明程度的重要指标，也是评价卫生工作与妇幼保健工作质量的重要指标。

2014 年宁夏孕产妇死亡率为 14.84/10 万，新生儿死亡率为 5.53‰，婴儿死亡率为 7.95‰，5 岁以下儿童死亡率为 10.64‰。2013 年宁夏人均期望寿命达到 73.8 岁。

2013 年宁夏的居民主要健康指标位居西部的中游：人口自然增长率在西部十二省中居第四位；孕产妇死亡率仅高于陕西和广西，在西部十二省中居第十位；新生儿死亡率低于新疆、西藏、甘肃、青海和四川，在西部十二省中居第六位；婴儿死亡率低于新疆、西藏、青海、贵州和四川，在西部十二省中居第六位。期望寿命在数据完整的省市中仅高于西藏，在西部十二省市中居第五位（表 12-18、图 12-26～图 12-29）。

表 12-18　2013 年西部省市妇幼保健指标及其数值

省份	自然增长率/‰	孕产妇死亡率/（/10 万）	新生儿死亡率/‰	婴儿死亡率/‰	期望寿命/岁
四川	3.69	26.23	6.42	9.07	75.65
云南	6.17	26.73	5.35	8.47	—
贵州	5.9	22.56	4.63	9.21	—
陕西	3.86	15.00	5.00	7.2	75.48
甘肃	6.08	22.96	7.73	6.48	—
青海	6.08	44.20	7.34	12.58	—
新疆	15.84	34.88	13.51	22.72	—
宁夏	13.12	15.10	6.09	8.73	73.8

续表

省份	自然增长率/‰	孕产妇死亡率/（/10万）	新生儿死亡率/‰	婴儿死亡率/‰	期望寿命/岁
广西	14.2	14.20	3.57	5.74	75.11
西藏	15.77	154.51	13.40	19.97	68.71
内蒙古	8.98	15.52	4.81	6.12	—
重庆	10.66	17.12	3.87	6.54	77.61

数据来源：2013年西部各省份《国民经济和社会发展统计公报》

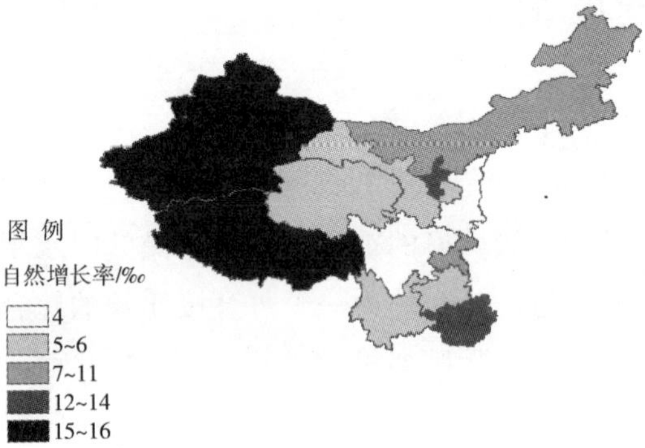

图 12-26　西部十二省人口自然增长率

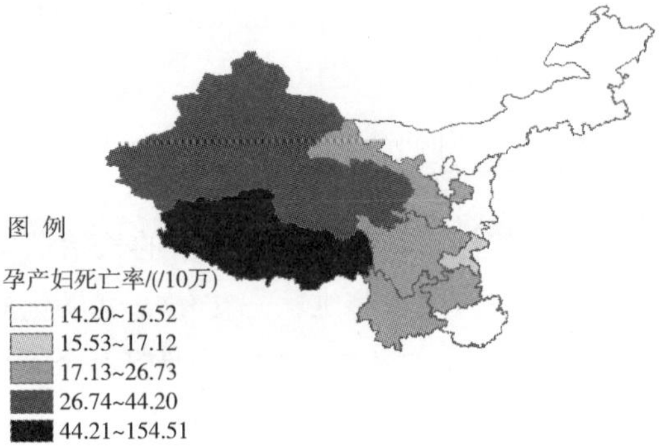

图 12-27　西部十二省孕产妇死亡率

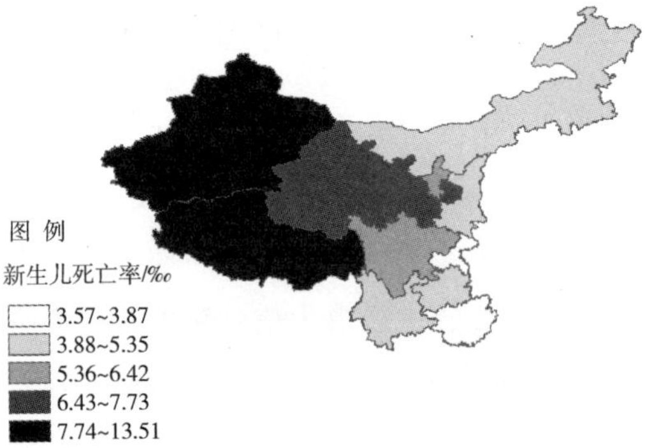

图 12-28　西部十二省新生儿死亡率

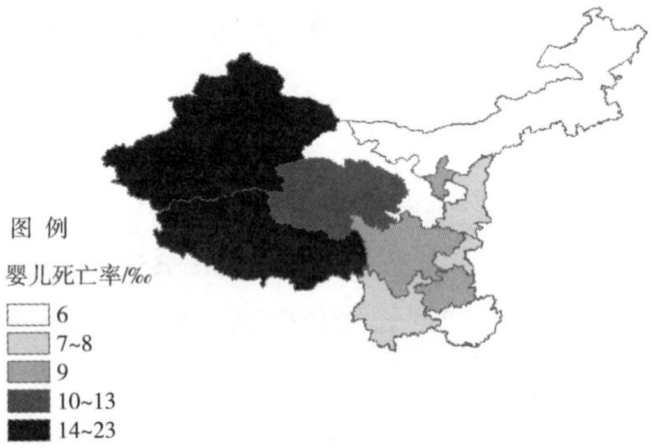

图 12-29　西部十二省婴儿死亡率

二、居民健康状况发展变化

2005～2014年，宁夏孕产妇死亡率整体是下降的，但逐年变化没有形成明显的规律，整体上每年孕产妇的死亡率农村高于城市。新生儿死亡率整体呈逐年下降的趋势，且每年变化幅度较小。婴儿死亡率呈逐年下降的趋势，其中，城市的婴儿死亡率是先降低，2008年突然回升，2009年以后又逐年降低，农村则呈现逐年下降趋势。5岁以下儿童死亡率整体是下降趋势，其中在2009年有回升的迹象，城市和农村下降趋势均如此，整体上5岁以下儿童死亡率城市高于农村（图12-30）。根据2010年和2013年居民期望寿命值可粗略说明宁夏居民人均期望寿命值无明显变化（表12-19）。

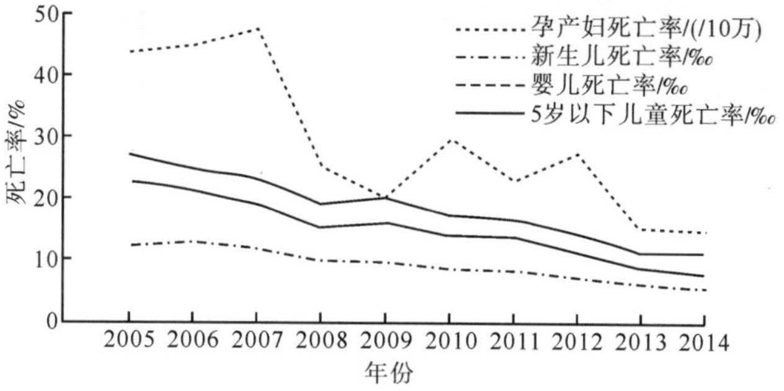

图 12-30　2005～2014 年宁夏妇幼指标变化情况

表 12-19　2005～2014 年宁夏孕产妇、新生儿、婴儿及 5 岁以下儿童死亡情况及期望寿命变化

年份	孕产妇死亡率/（/10 万）			新生儿死亡率/‰			婴儿死亡率/‰			5 岁以下儿童死亡率/‰			期望寿命/岁		
	合计	城市	农村	合计	城市	农村	合计	城市	农村	合计	城市	农村	合计	男性	女性
2005	43.70	16.45	65.35	12.32	—	—	22.59	10.31	25.49	27.13	12.65	30.30	—	—	—
2006	44.65	36.66	50.74	12.94	—	—	21.26	9.68	23.01	24.89	12.10	26.46	—	—	—
2007	47.42	44.96	49.30	11.85	—	—	19.12	8.34	20.71	23.06	10.68	24.53	—	—	—
2008	25.11	24.40	25.66	9.64	—	—	15.18	15.28	15.11	19.04	19.98	18.79	—	—	—
2009	20.70	13.09	25.68	9.52	—	—	15.93	17.55	15.70	20.09	20.96	20.04	—	—	—
2010	29.69	34.17	26.50	8.44	—	—	14.03	15.29	13.75	17.05	16.49	17.77	73.38	71.31	75.71
2011	22.78	17.89	26.39	8.13	—	—	13.52	14.71	12.52	16.31	17.49	15.44	—	—	—
2012	27.47	23.51	30.41	6.82	—	—	10.90	11.02	10.75	14.33	13.3	15.11	—	—	—
2013	15.10	5.91	21.91	5.89	—	—	8.73	9.91	7.52	11.05	12.52	9.53	73.8	—	—
2014	14.84	—	—	5.53	—	—	7.95	—	—	10.64	—	—	—	—	—

数据来源：2005～2014 年不同年份宁夏妇幼卫生年报

三、不同地市居民健康状况比较

2014 年，不同地市孕产妇死亡率，固原市最高（20.86/10 万），银川市最低（10.06/10 万）；不同地市婴儿死亡率，中卫市最高（11.28‰），银川市最低（4.12%）；不同地市新生儿死亡率，中卫市最高（7.71‰），银川市最低（2.97‰）；不同地市 5 岁以下儿童死亡率，中卫市最高（15.08‰），银川市最低（5.93‰）（表 12-20、图 12-31）。

按照不同地市间的经济水平差异，通过计算不同指标的集中指数（CI 值）分析其健康状况的公平性，可知：①不同健康指标的 CI 值均靠近 0，表明各项健康指标在不同地市间的健康公平性均较好；②不同健康指标的 CI 值均为负值，表明各项健康指标的公平性更倾向于经济水平较差的地市。

表 12-20　2014 年宁夏不同地市各项健康指标

健康指标	银川	吴忠	石嘴山	固原	中卫	合计	*CI*
孕产妇死亡率/（/10 万）	10.06	16.22	16.92	20.86	11.51	14.84	−0.043 6
婴儿死亡率/‰	4.12	7.84	6.60	9.44	11.28	7.95	−0.07 708
新生儿死亡率/‰	2.97	5.57	5.58	6.15	7.71	5.53	−0.06 141
5 岁以下儿童死亡率/‰	5.93	10.11	8.97	12.51	15.08	10.64	−0.072 4

数据来源：宁夏妇幼卫生年报

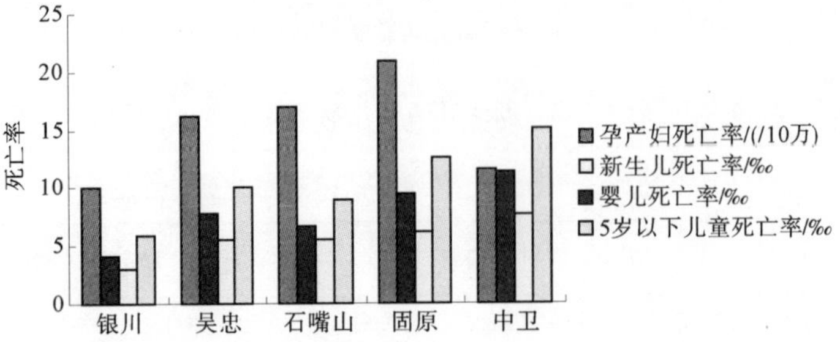

图 12-31　2014 年宁夏不同地市各项健康指标比较

四、宁夏各项健康指标五年预测

通过对各项健康指标做五年预测分析，整体上各项死亡指标均呈下降趋势。除新生儿死亡率降低幅度较小外，孕产妇死亡率、婴儿死亡率和 5 岁以下儿童死亡率的下降幅度相似。预测到 2019 年，宁夏孕产妇死亡率将降低为 8.53/10 万，新生儿死亡率将降低为 1.28‰，婴儿死亡率将降低为 1.78‰，5 岁以下儿童死亡率将降低为 3.09‰（图 12-32）。

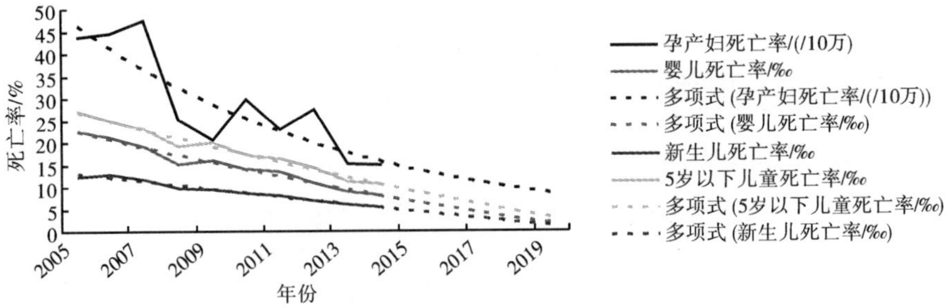

图 12-32　宁夏各项健康指标的五年预测图

第七节　宁夏“创新支付制度、提高卫生效益”项目简介及初步分析

一、项目总体概况

2009年中共中央印发了《深化医药卫生体制改革的意见》，国务院随即下发了《医药卫生体制改革近期重点实施方案》。这标志着破解人民群众“看病难、看病贵”突出问题的攻坚战全面打响。宁夏回族自治区率先在全国启动实施药品“三统一”，在推进全区基层卫生综合改革的基础上，把全面深化医改确定为改善民生的重大任务，并着力寻找破解这一世界性难题的路径和办法。以美国哈佛大学萧庆伦教授、英国牛津大学叶志敏教授带领的研究团队所设计的医改试点项目思路与宁夏医改思路不谋而合。专家团队所提出的“通过改变医保支付方式，运用经济杠杆原理，调动基层卫生资源积极性，合理分流患者就医流向，最终提高基层卫生机构服务能力和服务效率，实现患者就近看病”的试点目标与宁夏医改“从农村开始、从基层启动，先解决农民的看病难、看病贵问题，重在创建基层卫生运行新模式，让农村群众首诊在基层，首选在乡村，实现医保基金可持续保障，实现90%的农村群众小病不出乡、大病不出县”的目标高度吻合。2009年11月，宁夏回族自治区政府与萧庆伦教授、叶志敏教授专家团队签订了试点项目协议书。

2010年1月试点项目在盐池、海原两县全面启动。按照项目所设计的核心内容和主要预期指标在两个试点县的5所县级医院（含自治区人民医院宁南医院）、28个乡镇卫生院、378个村卫生室全面展开。

二、项目实施的主要做法

（一）乡村两级卫生机构门诊费用按人头包干预付制模式，确定乡镇卫生院作为基本医疗守门人

每年组织专家对试点县、乡、村卫生机构前一年度门诊人次、次均费用进行测算，在县域医保基金总框架下，将本年度乡、村两级门诊基本医疗经费包干，并与公共卫生经费一并打包给乡镇卫生院，按季度预拨70%（后调整为60%），剩余30%（后调整为40%）根据绩效考核结果兑现。乡镇卫生院负责对村卫生室门诊包干经费和公共卫生经费进行监管和预拨。同时从城乡居民医保统筹资金中划出一部分资金作为门诊统筹，实行大、小病兼顾，调整报销比例，引导患者小病留在基层、留在门诊。

（二）县级医疗机构实行住院费用总额包干预付制模式，确定县级医院为住院守门人

对县级医院按照病种诊疗能力进行功能定位，按照ICD-10的疾病分类将县级医院的

病种分为县级医院有能力治疗的病种、通过上级医院帮扶能够治疗的病种、没有能力治疗的病种三类，把县级医院有能力治疗的病种、通过上级医院帮扶能够治疗的病种的住院费用经过科学测算总额包干给县医院和中医医院，鼓励县级医院通过提高诊疗水平，主动吸引患者在县内救治，确需转诊者由县级医院按照病情选择定点协作三级医院或专科医院转诊，转诊后医疗费用从县级医院总包干费用中支出。同时，降低非转诊患者报销比例，引导患者住院尽量选择县内。住院包干经费由县医保中心按季度预拨 70%，剩余 30%根据年底绩效考核结果兑现。

（三）建立试点项目技术支撑信息保障平台，围绕试点项目核心内容，专门设计开发了一套项目服务质量、绩效考核和远程监测信息系统

及时对试点县、乡、村卫生机构、县级医院的主要业务指标进行跟踪监测考核，发现问题及时反馈，并安排组织区内专家现场纠正指导。项目专家每年根据信息系统汇总的数据对试点效果进行评估，并对每年的试点方案进行合理调整，保证试点项目顺利进行。

（四）抓住试点项目关键环节，形成项目推进合力

根据试点项目流程设计，确定了数据测算、经费包干、基金预付、绩效考核、结算清算五个项目操作的关键环节，形成了项目专家、医保中心、包干医疗机构、卫生人社部门四方项目推进协作机制，初步建立了包干经费数额由项目专家测算提出、医保中心与包干医疗机构协商、卫生人社部门审核确定的项目操作流程。一年两次绩效考核由卫生人社部门组织专家分级进行，考核内容涵盖数量指标，更关注医疗服务质量和群众满意度指标，考核结果作为兑现 30%考核经费的唯一依据，促使包干医疗机构之间开展良性竞争。医保中心根据考核结果给予拨付剩余经费。

（五）加强项目培训与督导，发挥专家团队技术指导优势

国际、国内项目专家团队每年安排举办项目培训班，区内项目专家在项目县各乡镇对项目方案、处方规范书写、信息系统录入等内容进行巡讲，提高了基层医疗卫生机构的管理能力和业务水平，培养了一批懂管理的基层卫生管理队伍。宁夏医科大学专家和自治区卫生计生委聘请的项目专职专家每月现场监测项目进展，以便发现问题及时解决，确保项目顺利实施。

三、项目取得的主要成效

（一）基层服务能力不断提高，有效缓解了群众“看病难”问题

医保支付方式创新和强化服务质量监管考核，促使医务人员主动规范医疗行为，医

疗服务质量意识明显提高。乡镇卫生院抗生素使用率控制在30%以下，村卫生室抗生素使用率由2010年的24.2%降至2013年的17.5%。乡村医生处方书写合格率较项目实施前明显提高[12]。项目实施前有30%～40%的村卫生室不能提供基本医疗，目前90%以上的村卫生室都能提供基本医疗服务，方便群众就近就医。县级医院为了吸引患者留在县内，通过外派内请方式，引导上级优质资源下沉基层，帮助县级医院加强学科建设，培养学科带头人和业务骨干，县级医院服务范围扩大，诊疗水平提高，住院人次增加。

（二）基层服务人次不断增加，促进了分级诊疗模式的形成

盐池县2013年乡、村两级门诊人次达到24.37万次，人均就诊2.02次，较2009年提高了459%；海原县2013年乡、村两级门诊人次达到73.72万次，人均就诊2.10次，较2009年提高了224%。两县县内住院患者增加，县外住院人次分流比下降。盐池县农村医保居民2013年县外住院人次分流比为18.84%，较2012年的19.35%下降了2.64%。海原县2013年县外住院人次分流比为11.22%，较2012年的14.09%下降了20.37%。两县2013年县外住院人次分流比都明显低于全区27.9%的平均水平[13]。

（三）医疗费用得到有效控制，缓解了群众“看病贵”问题

盐池县和海原县2013年乡镇卫生院门诊次均费用分别为24.4元和25.9元，与2009年基本持平；村卫生室门诊次均费用分别为11.8元和11.9元，明显低于2009年的20.6元和27.7元。2013年两县县医院住院次均费用分别为3296元和2735元，均低于全区3345元的平均水平；中医医院住院次均费用分别为2793元和2720元，均低于全区3071元的平均水平。2013年两县农村居民住院率分别为10.5%和8.2%，均低于全区10.6%的平均水平。医保资金使用率分别为89%和85%，均低于全区93%的平均水平。医疗费用得到了较好的控制，确保了医保基金的安全性。家庭入户调查数据显示：2009年盐池县农村居民两周患病因经济困难未就诊比例为43.86%，2012年下降至12.79%；海原县2009年为57.40%，2012年下降至39.89%。应住院未住院比例盐池县2009年为20%，2012年下降至2.2%，海原县2009年为27.38%，2012年下降至11.31%，群众就医负担明显下降。

（四）激励机制发挥作用，调动了医务人员的工作积极性

由于实施了门诊包干和住院包干预付制，减轻了基层卫生机构垫支费用的负担和压力，将质量考核结果和包干经费挂钩，并将合理结余部分奖励给医疗机构，调动了医务人员的工作积极性，促使医疗机构转变服务观念。县级医院严把患者住院、转诊关，加强内部管理和成本控制，主动改善和提高服务质量，有效节约了医疗成本，遏制了医疗卫生机构的趋利行为。

（五）促进了基层卫生机构运行机制不断完善

建立了政府主导下的定期联席会议制度和谈判机制，及时协调解决医保部门和医疗机构在包干经费测算、病种界定、经费结算等运行过程中出现的问题。完善了以服务质量和群众满意度为核心内容的基层考核机制。建立了县级医疗机构转诊机制，促进了县域内分级诊疗服务体系的建立。

（六）逐步规范了基层医疗卫生机构的管理行为和医疗行为

项目的推进实施对试点县基层卫生机构、县级医院的管理理念和管理行为产生了直接影响，对医务人员的医疗行为产生了渐进性影响。年度包干经费测算、包干经费数额确定、70％预付、半年绩效考核、年终 30％考核经费结算成了包干医疗机构管理者们必须要考虑和认真对待的问题。试点县医疗机构创收冲动正逐步被这种机制和模式所遏制和扭转，基层卫生机构回归公益性的拐点开始出现。

四、项目对推进宁夏医改的启示

坚持从农村开始、从基层改起，着力推进基层卫生机构运行“新机制”建设是试点项目给宁夏医改带来的重要启示，也完全符合国家医改的总体要求，对全面深化宁夏医改工作具有重要指导意义和示范效果。

医保支付的经济杠杆和报销比例的政策杠杆的有效运用，是深化医改的有力抓手和有效切入点。试点项目促进了分级诊疗体系的逐步建立，对规范医疗机构和患者双方诊疗、就医行为已产生积极影响。

住院包干预付制模式对促使县级公立医院回归公益性，遏制趋利行为不失为一个有效机制，对宁夏的 6 个国家级县级公立医院综合改革试点具有重要的借鉴意义。也将会成为宁夏推进县级公立医院综合改革的重要模式和内容。

参考文献

[1] 宁夏回族自治区统计局. 宁夏回族自治区 2010 年第六次中国人口普查主要数据公报[Z]. 2010.

[2] 宁夏回族自治区人民政府. 关于印发宁夏回族自治区卫生事业发展“十二五”规划的通知[Z]. 2012.

[3] 施燕，安锑，顾骞，等. 上海市社区公共卫生服务资源配置公平性分析[J]. 中国卫生资源，2010，13 (6)：285-286.

[4] 邵爱玉，李玉华. 健康不公平性的测量：基尼系数和集中指数简介[J]. 国外医学（卫生经济分册），2003，20 (3)：135-136.

[5] 王丽. 政府医疗机构补助受益分布测算方法及其应用研究[D]. 合肥：安徽医科大学，2005.

[6] 陈丽洁. 天津市卫生改革与发展的政策分析[D]. 天津：天津医科大学，2012.

[7] 天津市卫生局，天津市卫生经济学会，原卫生部卫生发展研究中心．天津市卫生总费用研究报告[R]．天津，2011.

[8] James C D，Bayarsaikhan D，Bekedam H. Health-financing strategy for WHO'S Asia-Pacific Region[J]．Lancet，2010，375 (9724)：1417-1419.

[9] 程晓明．卫生经济学[M]．北京：人民卫生出版社，2007.

[10] 曹根．统筹城乡医疗保障体系研究[D]．南昌：南昌大学，2014.

[11] 廖唐洪．东营市农村居民健康状况综合评价研究[D]．济南：山东大学，2010.

[12] 郎颖．新医改前后宁夏县乡两级医疗机构运行效率评价研究[D]．济南：山东大学，2015.

[13] 黄亚欣．宁夏海原、盐池两县城乡居民总额预付制下住院费用包干的实施效果研究[D]．银川：宁夏医科大学，2015.

（乔慧）

主要作者简介

乔慧，女，1971 年 3 月生，教授，硕士研究生导师。主要从事医学统计方法的应用研究，卫生服务研究，卫生政策研究。主要承担研究生与本科生的卫生统计学、医学统计学、卫生事业管理学、现场调查技术等课程的教学及科研工作。先后主持国家自然科学基金项目 1 项，以及部级、省级、厅局级、校级科研项目 20 余项，其中原卫生部课题 1 项，省级科技攻关项目 2 项，卫生厅项目 2 项，卫生局项目 10 项，累计经费资助达 150 多万元。发表论文 40 余篇。

第十三章　广西卫生体系及发展

我国各地卫生体系提供的资源水平差异较大。但从总体上，卫生体系都是通过指导合理配置有限的卫生资源，提高卫生服务效率，达到促进人们健康的目的。我们将通过分析广西卫生体系近 10 年的变化情况，探讨广西现有卫生体系存在的问题及改进措施。

第一节　广西及其卫生体系概况

一、广西壮族自治区简介

（一）地理位置与自然环境

广西壮族自治区，简称“桂”。广西位于中国西南部，东经 104°26′～112°04′，北纬 20°54′～26°24′，横贯北回归线。邻近的省份有广东、湖南、贵州、云南和海南，南临北部湾，相邻越南，国境线大约有 800 多公里，海岸线长度约 1500 公里。土地总面积 23.67 万平方公里，占中国国土总面积的 2.5%，在全国各省排名第 9 位。

广西地处南亚热带季风气候区，常年温暖，年平均气温大约在 17～22 ℃，阳光充沛，气候回暖早，夏长冬短，季节变化不明显。雨水充沛，年均降雨量大多在 1100～1800mm。雨季恰好与热季重叠，雨热同季，以温暖潮湿的气候为主。

广西地貌以山地丘陵性盆地为主，呈盆地状。喀斯特地貌广布，发育类型多，是全世界也是全国分布最广的熔岩地区。集中分布于桂西南、桂西北、桂中和桂东北，约占广西土地总面积的 37.8%。河流众多，水力资源丰富。境内河流总长约 3.4 万公里。集水面积 1000km^2 以上的地表河有 69 条，水域面积约 8026km^2，占广西陆地总面积的 3.4%[1]。

广西矿产资源丰富，种类多，储量大，是中国 10 个重点有色金属产区之一，发现了锰、铝、锡、铁、砷等 167 种矿产，有 12 种为优势矿产。现已探明 124 种矿藏储量，查明资源储量位列全国第二被誉为“有色金属之乡”[2]。广西具有较长的大陆海岸线，沿海地区有天然优良港群，海洋资源丰富。北部湾鱼类、虾类、头足类、蟹类、贝类等海产动物和藻类等。北部湾盆地、莺歌海盆地和合浦盆地三个含油沉积盆地蕴藏丰富的海洋石油、天然气资源。

（二）历史文化

在 70 万年前，广西就有原始人类劳作生息。秦始皇统一岭南，广西区域分属桂林郡和象郡。唐咸通三年，岭南道分东、西两道，广西属岭南西道，治所设在邕州（南宁）。在唐朝，广西的经济、文化有较大幅度的发展。明洪武五年设广西承宣布政使司，是当时13个布政使司之一，"广西"由此得名。在明代，广西经济开发较快，逐渐缩小与中原地区在文化教育等领域的差距，以合浦大士阁、容县真武阁为代表的建筑艺术达到当时国内的较高水平[3]。

1912年，辛亥革命爆发，成立"中华民国"。"中华民国"期间，广西沿袭清朝称省，地域与清朝大致相同，为中国桂系军阀的根据地。1929～1930年，邓小平、张云逸、陈豪人等领导发动百色、龙州起义，创建红七军、红八军和左、右江革命根据地。1949年12月11日，中国人民解放军攻占全广西，设广西省。1958年3月，广西壮族自治区成立，广西进入了民族团结进步、经济社会快速发展的新的历史时期[3]。

广西在长期的历史发展进程中，创造了大量的有形文化遗产和非物质文化遗产。广西第三次全区文物普查调查登记不可移动文物10 495处。桂林靖江王府及王陵、北海合浦汉墓群列入国家重点大遗址保护项目。兴安灵渠、宁明花山岩画文化景观、海上丝绸之路、北海史迹、侗族村寨、三江侗族村寨列入中国世界文化遗产预备名单。有37个项目列入国家级非物质文化遗产名录，铜鼓文化生态保护区列入国家级文化生态保护实验区。

（三）行政区划

广西有14个地级市，省会是南宁市，共有37个市辖区、8个县级市、53个县、12个民族自治县（共110个县级行政单位）、1个管理区和3个新区（图13-1）。

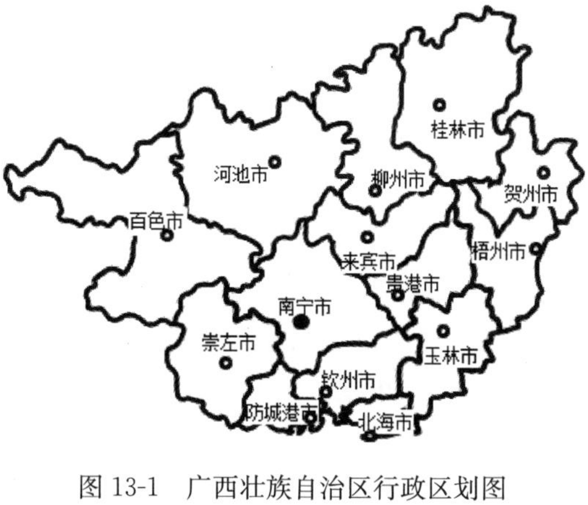

图13-1　广西壮族自治区行政区划图

（四）人口与教育

2014年底，广西常住人口4754万人，比上年增长0.7%；人口密度为201人/平方公里。出生人口72万人，人口出生率为14.07‰；死亡人口30万人，人口死亡率为6.21‰；人口自然增长率为7.86‰。性别结构：男性2470万人，女性2284万人。年龄结构：16～60 岁以下的劳动年龄人口 3034 万人，占常住人口的比重为 63.8%；60 岁及以上人口 633 万人，占常住人口的 13.3%；65 岁及以上人口 460 万人，占常住人口的 9.67%。城乡结构：城镇常住人口 2187 万人，比上年增加 72 万人；农村常住人口 2567 万人，城镇人口比重为 46.01%。广西是我国五个少数民族自治区之一。少数民族人口总数在全国居第一位，在常住人口中，少数民族人口占总人口的 42.15%，有壮族、瑶族、苗族、侗族、仫佬族、毛南族、回族、京族、彝族、水族、仡佬族、满族、蒙古族、朝鲜族、白族、藏族、黎族等少数民族。

广西高等教育发展迅速，为国家和广西的建设和发展提供了大批专业人才。截至 2014 年底，全区拥有各类学校 24 228 所，其中，研究生培养机构 12 所，普通高等学校 70 所，普通中等学校 2565 所，小学 13 488 所。2014 年教育资源迅速扩大，新建学校 201 所，改扩建学校 6885 所，新增基础教育学位 24.7 万个，普通本科招生突破 10 万人。九年义务教育巩固率达到 90.3%，比 2013 年增长了 0.3 个百分点。

（五）经济发展水平

2014 年，广西经济运行总体平稳，结构优化、提质增效、民生改善取得新成效。全年全区生产总值（GDP）15 672.97 亿元，按可比价格计算，比上年增长 8.5%，外贸进出口得到较快增长。其中，第一产业增加值 2 412.21 亿元，比上年增长 3.8%；第二产业增加值 7 335.60 亿元，比上年增长 10.1%；第三产业增加值 5 925.16 亿元，比上年增长 8.1%。地方财政收入 1 422.28 亿元，增长率约为 7.9%。全年完成固定资产投资（不含农户）13 287.60 亿元，比上年增长 16.7%。全年城镇新增就业人口 47.7 万人。全年居民消费价格（CPI）比上年上涨 2.1%。城镇居民人均可支配收入 24 669 元，实际增长 6.5%；农村居民人均可支配收入 8683 元，实际增长 9.3%。地方财政支出 3 479.79 亿元，总支出比上年增长 8.4%[4]。从整体来看，2005～2014 年，广西 GDP 每年都以较高的增长速度在增长，总量增长超过 5 倍，年均增速有所放缓，地方财政收入和支出总量增长超过 7 倍，城镇居民可支配收入总量增长了 3 倍多，农村居民人均纯收入总量增长超过 3 倍。财政支出的增速高于财政收入的增速，农村居民纯收入比城镇居民可支配收入的增速高。近 10 年广西社会经济发展的具体数据见表 13-1。

表 13-1　2005～2014 年广西人口和社会经济基本状况

年份	年末人口数/万人	GDP/亿元	地方财政收入/亿元	地方财政支出/亿元	城镇居民人均可支配收入/元	农村居民人均纯收入/元
2005	4660	3 984.10	283.04	611.48	8917	2495
2006	4719	4 746.16	342.58	729.52	9899	2771
2007	4768	5 823.41	418.83	985.94	12 200	3224
2008	4816	7 021.00	518.42	1 297.11	14 146	3690
2009	4856	7 759.16	620.99	1 621.82	15 451	3980
2010	4610	9 569.85	771.99	2 007.59	17 064	4543

续表

年份	年末人口数/万人	GDP/亿元	地方财政收入/亿元	地方财政支出/亿元	城镇居民人均可支配收入/元	农村居民人均纯收入/元
2011	4645	11 720.87	947.72	2 545.28	18 854	5231
2012	4682	13 035.10	1 166.06	2 985.23	21 243	6008
2013	4719	14 378.00	1 317.60	3 208.67	23 305	6791
2014	4754	15 672.97	1 422.28	3 479.79	24 669	8683

（六）旅游资源

广西的旅游资源得天独厚，山川秀丽，山海兼备。最典型、风景最秀美的是以桂林山水为代表的自然风光。桂林、阳朔一带的石灰岩峰林，曾被明代旅行家徐霞客誉为“碧莲玉笋世界”。桂林山水在国内外享有极高的知名度。第二类是丰富多彩的民族风情。广西少数民族众多，有非常丰富的民族文化和民族风情旅游资源。第三类是海滨风光。北海银滩、防城港金滩等是著名的滨海旅游胜地。第四类是中越边境旅游，最具影响力的是世界第二大跨国瀑布德天瀑布景区。第五是探险旅游。广西喀斯特地貌分布广泛，溶洞、暗河、地下森林等适合进行探险旅游开发，现已开发的探险旅游资源有乐业天坑洞穴探险、资江漂流探险、百色原始森林探险等[5]。

2014 年，广西全年接待国内游客 2.86 亿人次，同比增长 17.7%；国内旅游收入 2495 亿元，同比增长 27.2%；旅游总人数 2.9 亿人次，同比增长 17.4%，旅游总收入 2602 亿元，同比增长 26.5%。

（七）环境状况

2014 年，广西环境质量总体良好，14 个市的环境空气质量均达到二级标准，达标城市比例连续三年达到 100%。14 个市的环境空气综合污染指数平均值为 1.34，低于 2013 年的 1.36，空气质量总体略有改善。广西 39 条主要河流的 72 个断面水质总体良好。其中，67 个断面水质符合Ⅲ类标准，水质达标率为 93.1%。属独流入海水系的 3 条河流的年均水质未达到Ⅲ类标准，其中下雷河和九洲江为中度污染，南流江为轻度污染。全区工业固体废物产生量为 8143.26 万吨，比 2013 年上升 5.3%。工业固体废物综合利用量 5019.28 万吨，处置量 1322.64 万吨，贮存量 1800.97 万吨；排放量为 0.37 万吨、比 2013 年下降 9.0%。生活垃圾无害化处理场实际日均处理垃圾 14 100 吨，生活垃圾无害化处理率实现了 80%的目标[6]。

二、广西卫生体系基本情况

（一）广西卫生组织构成

广西卫生体系主要组织构成包括：广西卫生和计划生育委员会，负责监管全区医疗机构和医疗服务全行业；全区医疗卫生机构和公共卫生机构，负责提供医疗和保健服务；财政部门负责提供资金支持；人力资源和社会保障部门提供基本医疗保障。

（二）广西卫生现状

近10年来，特别是2009年开始实施新一轮医疗卫生体制改革，广西从卫生人力、财力、物力增加了投入力度，给群众带来了各方面的卫生福利。

2014年广西卫生总费用908.06亿元，占GDP的5.79%，人均卫生总费用1910.10元，个人卫生支出由2010年的31.84%降至2014年的27.97%，人民群众医药费用负担有所减轻[4]。第五次国家卫生服务调查结果显示，广西两周患病率为20.51‰，两周就诊率为16.79‰，住院率为8.34‰。医疗卫生服务利用状况显著改善。2014年全区医疗机构诊疗人次2.5亿人次，住院人数832.78万人次，病床使用率86.91%[7]。

妇女儿童健康保障工作成效显著，2014年免费婚检率98.11%，全国排名第一；婴儿死亡率5.27‰，5岁以下儿童死亡率7.74‰，出生缺陷率10.40%；孕产妇死亡率13.84/10万，产前检查率99.3%，产后访视率98.84%，孕前优生健康检查目标人群覆盖率99.54%。孕产妇死亡率、5岁以下儿童死亡率、婴儿死亡率等妇幼健康主要指标在西部地区较优，低于全国平均水平。出生缺陷发生率降至11.72‰，累计少生缺陷儿3.6万多名[8]。

根据2014年广西全人群死因监测点数据，广西全人群、男性和女性前三类死因相同，依次是循环系统疾病、肿瘤和呼吸系统疾病。前三位疾病依次是恶性肿瘤、脑血管病和心脏病，死因构成分别为26.67%、17.70%和16.46%。甲类、乙类和丙类传染病报告发病数为52.08万例，甲、乙、丙类传染病报告发病率为1103.62/10万[9]。

第二节　广西卫生资源情况

一、资料来源

本章所涉及的数据主要来源于《广西卫生统计提要》（2010～2014年，广西壮族自治区卫生和计划生育委员会）、《广西卫生统计年鉴》（2005～2009年，广西卫生厅）、《广西统计年鉴》（2005～2014年，中国统计出版社）、《中国卫生统计年鉴》（2005～2014年，中华人民共和国卫生和计划生育委员会）。

二、卫生资源现状

卫生资源是卫生体系的基本要素，卫生资源的重要组成部分包括卫生人力、卫生财力和卫生物力等，是反映区域卫生水平的重要指标[10]。

2014年底，广西卫生机构总数为11 504个。其中，医院486个，卫生院1270个，社区卫生服务中心 269 个，妇幼保健院 104 个，疾病预防控制中心 113 个，卫生监督所 112 个。广西卫生人员总数为 35.76 万人（包括村卫生室人员）。其中，卫生技术人员占 71.09%，执业医师和执业助理医师占 24.20%，注册护士占 29.07%。每千人口卫生技术人员 5.35 人，每千人口执业（助理）医师 1.82 人，每千人口注册护士 2.19 人，每千农业人口乡镇卫生院人员 1.54 人。

2014 年广西医疗机构有 201 600 张床位，每千人口医疗机构床位数 4.24 张；医院卫生院床位数 187 702 张，每千人口医院卫生院床位数 3.95 张。每千农业人口乡镇卫生院床位数 1.35 张。

三、近十年卫生资源的发展变化

2005～2014 年，广西卫生事业快速发展，卫生资源发生较大变化。主要体现在各种主要卫生资源呈现增长趋势（表 13-2）：卫生总费用支出呈逐年上升趋势，平均增长速度为 21.76%；床位数、卫技人员平均增长速度相对缓慢，为 5.23%～9.88%。从人均指标来看，人均卫生总费用支出的平均增长速度最快（22.24%），千人口床位、千人卫技人员平均增长速度相对缓慢，分别为 9.32%和 8.26%。

表 13-2　2005～2014 年广西主要卫生资源情况

年份	卫生总费用/亿元	床位/张	卫技人员/人	人均卫生总费用/元	千人口床位/张	千人口卫技人员/人
2005	151.65	93 767	129 210	307.93	1.90	2.62
2006	168.79	97 003	136 200	340.23	1.96	2.75
2007	186.23	105 223	145 575	372.31	2.10	2.90
2008	216.96	118 372	155 922	430.24	2.34	3.08
2009	292.23	132 012	169 389	573.90	2.59	3.33
2010	514.88	143 695	185 715	1 116.88	2.79	3.67
2011	665.67	152 039	199 361	1 433.08	2.92	3.83
2012	782.47	168 691	216 199	1 671.24	3.22	4.21
2013	847.36	187 216	233 777	1 795.64	3.97	4.95
2014	892.12	201 600	254 226	1 877.00	4.24	5.35

（一）广西近 10 年卫生机构变化情况

2005～2014 年，广西医疗机构总数有所增长。2014 年广西的卫生机构总数为 11 504 个，远低于全国平均数（30 858 个）。机构总数平均环比增长速度为 2.23%。其中，医院、妇幼保健院、疾病预防控制中心的数量变化不大；而卫生监督所从 63 所增长至 112 所，增长了 106.60%。值得注意的是，卫生院数量出现稍微波动的情况，以 2008 年和 2012 年为转折点，呈减少一增加一减少的趋势，2014 年较 2005 年数量减少了 1.93%（表 13-3）。

表 13-3 2005～2014 年广西主要卫生机构数情况 单位：个

年份	医院	卫生院	妇幼保健院	疾病预防控制中心	卫生监督所	卫生机构总数
2005	458	1 295	103	106	63	9 431
2006	460	1 280	102	104	77	9 977
2007	452	1 267	101	109	95	10 060
2008	450	1 258	103	100	106	10 442
2009	459	1 262	103	105	111	10 654
2010	450	1 278	103	105	109	10 341
2011	465	1 280	103	106	110	10 645
2012	469	1 280	103	109	105	10 828
2013	476	1 279	104	109	110	11 195
2014	486	1 270	104	113	112	11 504

（二）广西近 10 年卫生人员变化情况

卫生人员指在医疗、预防保健、医学科研和在职教育等卫生机构工作的职工，包括卫生技术人员、其他技术人员、管理人员和工勤人员。而卫生技术人员又包括执业（助理）医师、注册护士、药师、检验技师、影像技师、卫生监督员和见习医师等卫生专业人员。近 10 年来，广西卫生人员总数逐年增加（表 13-4）。卫生人员总数平均环比增长速度为 7.99%。增长速度超过医疗机构的增长速度。其中，除乡村医生外，各类人员数量均逐年增加，环比增幅在 5%～10%。但医生数量的增长速度明显低于医技人员和护士人员。2005～2008 年，乡村医生的数量逐年减少，2009～2011 年人数增加，但是在 2011 年之后又逐步减少。

2005～2014 年，广西千人口卫技人员数呈增长趋势，特别是 2010 年以后，千人口卫生技术人员、千人口注册护士数增长相对迅速，而千人口乡村医生和卫生员数在 2012 年之后明显降低。与 2014 年全国的千人口卫生资源指标相比，广西的千人口乡村医生和卫生员数、千人口乡镇卫生院人数超过全国的平均水平（分别是 2.49 人、1.43 人），千人口注册护士与全国平均水平接近（2.20 人），而千人口卫生技术人员、千人口执业医师和执业助理医师低于全国平均水平（分别是 5.56 人、2.12 人）（图 13-2）。说明尽管广西近 10 年卫生人员的总量不断增加，但是人均卫生人员量仍然不足，尤其是基层卫生人员匮乏。今后应继续加大培养卫生人员的力度，满足人们日益增长的卫生需求。

2014 年广西卫生人员中，学历是研究生及以上的有 9443 人（3.03%），大学本科 64 688 人（20.77%），大专 115 400 人（37.05%），中专及技校 98 618 人（31.66%），技校 991 人（0.32%），高中及以下 22 353 人（7.18%）；技术职称是正高 2270 人（0.73%），副高 10 763 人（3.46%），中级 56 582 人（18.16%），师级/助教 72 420 人（23.25%），士级 92 505 人（29.70%），待聘 76 954 人（24.70%）。

表 13-4　2005～2014 年广西卫生人力情况　单位：人

年份	卫生人员	卫技人员	乡村医生	执业医师	注册护士
2005	158 416	129 210	34 350	54 652	44 504
2006	162 725	136 200	33 729	56 661	46 756
2007	178 392	145 575	33 703	60 680	51 881
2008	190 453	155 922	31 018	63 911	56 393
2009	206 772	169 389	33 106	66 797	62 759
2010	225 914	185 715	33 379	70 829	70 250
2011	241 280	199 361	34 056	73 776	76 505
2012	261 765	216 199	33 874	78 043	85 515
2013	282 625	233 777	33 353	81 940	94 281
2014	316 495	254 226	33 173	86 525	103 955

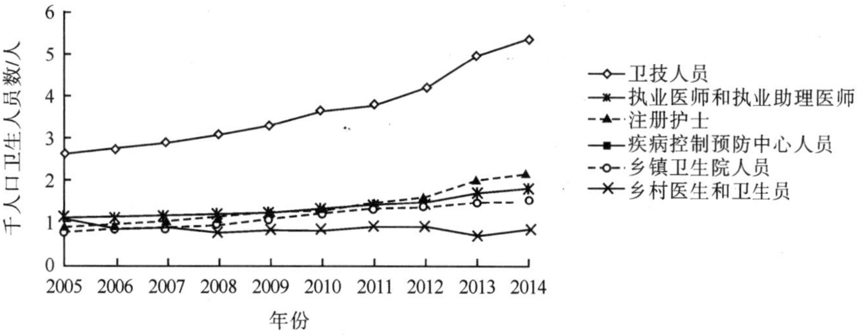

图 13-2　2005～2014 年广西每千人卫生人员数变化情况

（三）广西近 10 年卫生机构床位变化情况

医院床位是连接机构和人力的关键指标，是提供医疗服务的功能主体，同时也是医疗卫生体系的重要组成部分。近 10 年来，广西卫生机构床位数呈逐年平稳增加。床位总数平均环比增长速度为 8.88%。卫生院和中医医疗机构床位数的平均环比增长速度较快，分别为 12.04%和 13.48%。但从绝对数来看，床位总数是 201 600 张，仍低于全国 212 942 张的平均水平（表 13-5）。

千人口医疗机构床位数增加较快，由 2005 年的 1.9 张上升到 2012 年的 3.22 张，2014 年为 4.24 张，年平均增长速度为 9.33%（图 13-3）。2014 年全国千人口医疗机构床位数为 4.84 张，西部地区的千人口医疗机构床位数为 4.83 张，广西千人口医疗机构床位数低于全国和西部地区的水平。

表 13-5　2005～2014 年广西主要卫生机构床位数情况　单位：张

年份	床位总数	医院床位	卫生院床位	妇幼保健机构床位	中医医疗机构床位
2005	93 767	66 098	20 963	4 815	8 314
2006	97 003	68 125	22 058	5 026	8 598

续表

年份	床位总数	医院床位	卫生院床位	妇幼保健机构床位	中医医疗机构床位
2007	105 223	71 039	27 212	5 387	12 362
2008	118 372	75 722	34 008	6 723	13 368
2009	132 012	81 893	40 865	7 093	14 958
2010	143 695	88 913	44 974	7 679	17 319
2011	152 039	95 752	45 526	8 365	19 113
2012	168 691	107 350	49 331	9 550	21 240
2013	187 216	118 475	55 526	10 627	23 535
2014	201 600	129 383	58 319	11 267	25 956

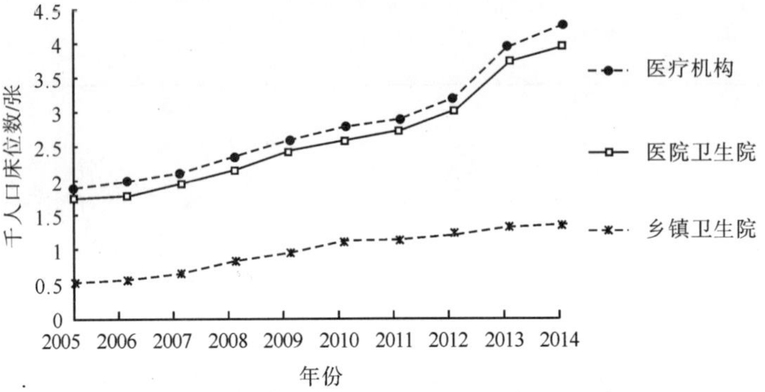

图 13-3　2005～2014 年广西每千人口主要医疗机构床位数变化情况

（四）广西近 10 年卫生费用变化情况

卫生财力资源是以货币形式表现出来，用于医疗卫生事业的经济资源，通常用卫生费用表示。卫生总费用是一个国家或地区（通常在一个自然年内）用于疾病预防、治疗、保健、康复、健康教育等一系列与卫生服务活动相关的资源消耗的货币价值体现，通常用来评价某个地区或国家的卫生发展状况。

从表 13-6 和图 13-4 可知，随着广西经济的不断发展，2005～2014 年广西卫生总费用逐年增长，结构趋向合理。由 151.65 亿元增至 908.06 亿元，年平均增长率 21.76%。然而，2014 年全国卫生总费用为 35 378.9 亿元，广西实际卫生投入总额并不高。卫生总费用占 GDP 的比重可以反映出社会对卫生的投入程度和对居民健康的重视程度。广西卫生总费用占 GDP 的比重从 2005 年的 3.73%增长到 2014 年的 5.79%，比全国平均水平（5.56%）略高。2009～2014 年广西卫生总费用与 GDP 的比值超过了 5%，达到了世界卫生组织提出的卫生总费用与 GDP 的比值不低于 5%的基本要求，这与广西“十二五”期间深化医药卫生体制改革规划暨实施方案中提出，加大医改资金投入力度，落实各项卫生投入政策有关。

国内卫生总费用的核算（来源法）主要由政府卫生支出、社会卫生支出、居民个人现金卫生支出三部分组成[11]。近 10 年广西的卫生总费用中，政府卫生支出和社会卫生支出所占比重不断增加，个人卫生支出比重持续下降，2014 年的个人卫生支出比 2005 年的低 28.90 个百分点，比全国的平均值（33.2%）低，说明广西政府重视对卫生事业的投入，减轻了群众的医药费用负担。人均卫生总费用能消除人口数据对卫生总费用的影响。广西 2014 年人均卫生费用为 1910.10 元，远低于全国平均水平（2586.5 元）。这与广西为西南地区的经济欠发达地区有关，广西社会经济水平与全国平均发展水平存在一定差距，个人可支配收入低于发达省份，人均卫生总费用也低于全国平均水平。

表 13-6　2005～2014 年广西卫生费用情况

年份	卫生总费用/亿元				卫生总费用构成/%			卫生总费用占 GDP /%	人均卫生总费用 /元
	合计	政府卫生支出	社会卫生支出	个人卫生支出	政府卫生支出	社会卫生支出	个人卫生支出		
2005	151.65	30.80	34.61	86.25	20.31	22.82	56.87	3.73	307.93
2006	168.79	31.59	39.54	97.66	18.72	23.43	57.86	3.50	340.23
2007	186.23	34.17	46.69	105.37	18.35	25.07	56.58	3.13	372.31
2008	216.96	57.89	48.49	110.58	26.65	22.32	50.91	3.66	430.24
2009	292.23	119.31	49.84	123.08	40.83	17.05	42.12	3.80	573.90
2010	514.88	191.40	159.53	163.95	37.18	30.98	31.84	5.38	1 116.88
2011	665.67	256.56	184.77	216.06	39.13	28.41	32.46	5.68	1 433.08
2012	782.47	286.69	235.55	260.23	36.64	30.10	33.26	6.00	1 671.24
2013	847.36	322.51	267.94	256.92	38.06	31.62	30.32	5.89	1 795.64
2014	908.06	359.27	294.76	254.76	39.56	32.46	27.97	5.79	1 910.10

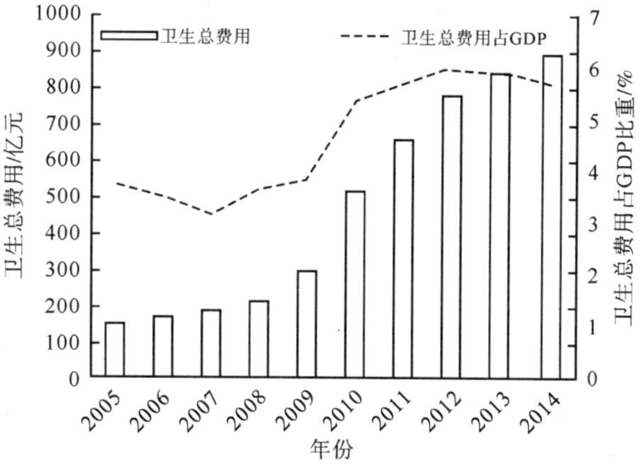

图 13-4　2005～2014 年广西卫生总费用和卫生总费用占 GDP 的比重

四、卫生资源的比较及公平性

广西是中国东盟自由贸易区的前沿阵地，借助东盟自由贸易区的发展，以及西部大开发的深入推进，广西的经济快速发展，居民对卫生服务的需求也随之提高。卫生公平是人民群众对卫生服务提出的基本要求，也是政府的基本职责。卫生资源配置的公平性是卫生公平的重要基础，是区域卫生规划的重要依据。卫生资源配置的不合理会阻碍卫生事业的发展，直接影响该地区人民的健康水平。以下是对 2005～2014 年广西主要卫生资源配置状况及公平性进行的分析评价。

（一）不同地市的公平性分析

广西辖区有南宁、钦州、北海、防城港、柳州、桂林、梧州、玉林、来宾、贵港、贺州、百色、河池和崇左 14 个地级市。各地级市的人口及面积分布情况如表 13-7 所示。从表 13-7 可看出，2014 年广西的人口总数 4754 万人，人口最多的地级市依次是南宁市、玉林市和桂林市，均超过人口总数的 10%以上。而广西总面积为 206 288 平方公里，其中面积最大的地级市依次是百色、河池和南宁市。

表 13-7　2014 年广西 14 辖市人口及面积情况

地区	人口数/万人	面积/平方公里	地区	人口数/万人	面积/平方公里
广西	4 754.00	206 288	贵港市	425.56	10 606
南宁市	691.38	22 293	玉林市	566.01	12 838
柳州市	388.65	18 663	百色市	356.88	36 201
桂林市	491.91	27 809	贺州市	201.34	11 855
梧州市	297.55	12 838	河池市	345.14	33 508
北海市	160.37	3337	来宾市	216.37	13 411
防城港市	90.80	6181	崇左市	203.98	17 406
钦州市	318.06	10 843			

在各类卫生资源总量和人均卫生资源的分配上，南宁市具有绝对优势，均名列第一位，防城港市都排在最后（表 13-8）。2014 年，广西 14 个市千人口医疗机构床位数最高的城市为柳州市，最低的城市为贵港市，两者差距为 2.19 张；千人口卫生人员数最高的城市为南宁市，最低的城市为玉林市，两者差距为 4.10 人；千人口医疗机构床位数超过全国同期水平（4.84 张）的城市有南宁市和柳州市，每千人口卫生人员超过西部地区同期水平（7.5 人）的城市有南宁市、柳州市、桂林市和防城港市。

表 13-8　2014 年广西 14 个市的卫生资源配置情况

地区	医疗机构数/个	卫生人员/人	床位/张	医疗卫生财政支出/亿元	千人口卫生人员数/人	千人口床位数/张
南宁市	2 586	69 203	37 152	35.91	10.01	5.37
柳州市	2 260	35 090	20 656	19.55	9.03	5.31
桂林市	5 441	38 998	18 394	28.79	7.93	3.74
梧州市	1 460	21 621	11 453	16.34	7.27	3.85
北海市	470	11 469	7 074	9.11	7.15	4.41
防城港市	613	7 157	3 719	5.99	7.88	4.10
钦州市	475	23 154	13 157	17.58	7.28	4.14
贵港市	4 212	26 087	13 512	20.07	6.13	3.18
玉林市	3 165	33 426	21 521	28.28	5.91	3.80
百色市	2 554	25 476	15 805	21.80	7.14	4.43
贺州市	1 224	13 676	7 395	11.97	6.79	3.67
河池市	2 171	23 553	14 612	19.89	6.82	4.23

续表

地区	医疗机构数/个	卫生人员/人	床位/张	医疗卫生财政支出/亿元	千人口卫生人员数/人	千人口床位数/张
来宾市	123	14 249	9 697	12.23	6.59	4.48
崇左市	1 317	14 453	7 453	12.91	7.09	3.65

计算 2005～2014 年广西 14 辖市的各种主要卫生资源按照人口配置和地理配置的基尼系数（表 13-9）。总体来看，无论是按人口配置还是按地理配置的基尼系数，医疗机构、床位和卫生人员的基尼系数均呈逐年降低的趋势，公平性逐渐提高。比较三者，卫生机构的基尼系数相对偏高。说明广西比较注重医院内建设，而忽略了城市间卫生机构的合理配置，分布公平性相对较差。

总体来说，按人口配置基尼系数在 0.13～0.22，按地理配置分布基尼系数在 0.18～0.34。卫生资源的基尼系数均小于 0.4，说明卫生资源分配状况较为公平。广西卫生资源按人口配置的基尼系数要优于按地理配置的基尼系数，卫生资源按人口分布的公平性改善较大。按地理配置的基尼系数，从整体来看也存在也递减的趋势，但是变化不大，减速缓慢，公平性不如按人口配置，尤其是卫生机构和卫生人员的地域分布情况。地理公平性受到人口密度的影响，在人口密度高的城市容易发生不公平的情况。所以政府在制定和实施区域卫生规划时，不仅要考虑到卫生资源配置的人口公平性，更要考虑到地理公平性，以提高居住在不同地区的群众的卫生服务可及性[12]。

表 13-9　2005～2014 年广西 14 辖市的基尼系数值

年份	按人口配置			按地理配置		
	医疗机构	床位	卫生人员	医疗机构	床位	卫生人员
2005	0.19	0.19	0.19	0.18	0.30	0.34
2006	0.22	0.19	0.19	0.34	0.30	0.34
2007	0.22	0.18	0.18	0.33	0.29	0.31
2008	0.20	0.14	0.18	0.33	0.29	0.31
2009	0.13	0.13	0.15	0.32	0.30	0.31
2010	0.13	0.12	0.13	0.33	0.29	0.32
2011	0.14	0.11	0.13	0.32	0.30	0.31
2012	0.13	0.10	0.13	0.32	0.30	0.32
2013	0.14	0.09	0.10	0.30	0.29	0.31
2014	0.13	0.09	0.10	0.30	0.29	0.30

（二）不同经济水平地区的公平性分析

根据广西统计年鉴，14 个地市可按经济区域划分为北部湾经济区（南宁、钦州、北海和防城港）、西江经济带（柳州、桂林、梧州、玉林、来宾、贵港和贺州）、桂西资源富集区（百色、河池和崇左）（图 13-5）。

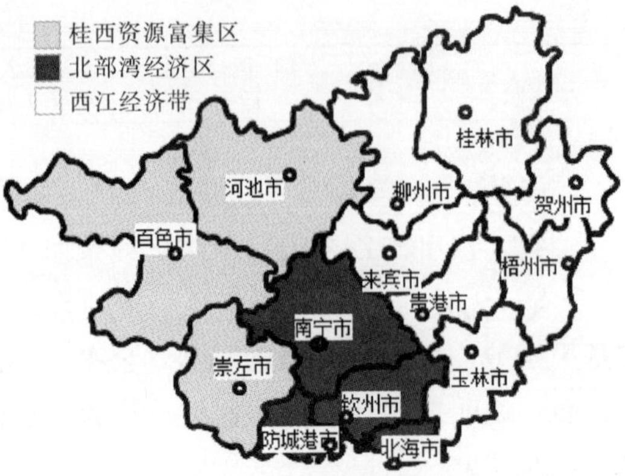

图 13-5　广西壮族自治区经济区域划分图

比较这三个经济区的卫生资源配置情况，结果显示，各种医疗卫生资源按人口分布的公平性均优于按地理分布，卫生资源倾向于发达城市经济区，经济落后地区的卫生资源相对偏少。2014 年最富裕的北部湾经济区在千人口卫生人员、千人口床位数这两个卫生指标上最高，一致性较高；而桂西资源富集地区的土地面积和人口占比最大，千人口机构数最多；桂西资源富集区地广人稀，千人口卫生人员、千人口床位数最低，千人口机构数居中（表 13-10）。总体而言，三个经济区域的基尼系数均没有超过 0.4 的警戒线，卫生资源公平性较好（表 13-11）。进一步分析发现，广西的卫生配置不平衡受地理分布的影响较大。比较三种资源在不同经济区域的变化情况，卫生人员、床位数的配置的不公平性相对突出。说明广西卫生人员向经济发达地区集中，经济发达地区的床位数扩张，造成了区域内医务人员、床位浪费与不足并存的不合理现象，加剧了卫生资源配置的不公平性。因此，在区域卫生规划过程中应充分发挥政府的宏观调控作用，与市场机制相结合，合理配置各种卫生资源，不断提高卫生服务的公平性和可及性[12]。

表 13-10　2014 年广西三个经济区域的基本情况

类别	北部湾经济区	西江经济带	桂西资源富集区
人口/万人	1261	2587	906
面积/平方公里	42 654	107 724	87 054
人均 GDP/元	37 460	26 768	20 766
地区 GDP/亿元	4827	6828	1779
千人口卫生机构数/个	0.67	0.75	0.68
千人口床位数/张	4.85	3.97	4.18
千人口卫生人员数/人	8.04	6.53	6.20

表 13-11　2005～2014 年广西三个经济区域的基尼系数值

年份	按人口配置			按地理配置		
	医疗机构	床位	卫生人员	医疗机构	床位	卫生人员
2005	0.07	0.05	0.08	0.11	0.23	0.25

续表

年份	按人口配置			按地理配置		
	医疗机构	床位	卫生人员	医疗机构	床位	卫生人员
2006	0.08	0.05	0.08	0.25	0.23	0.26
2007	0.08	0.04	0.07	0.25	0.22	0.24
2008	0.08	0.03	0.07	0.26	0.22	0.24
2009	0.06	0.04	0.06	0.21	0.22	0.25
2010	0.05	0.04	0.06	0.21	0.23	0.25
2011	0.04	0.04	0.06	0.21	0.23	0.25
2012	0.03	0.05	0.06	0.21	0.23	0.25
2013	0.03	0.04	0.05	0.20	0.23	0.24
2014	0.03	0.04	0.05	0.20	0.22	0.24

第三节　广西医疗服务情况

一、卫生服务利用变化

2005～2014 年广西的总诊疗人次和入院人数呈上升趋势，提示近 10 年来全区卫技人员的工作量有了很大的提高。2005～2014 年医院的住院者平均住院日呈下降趋势，由 10.6 天减少到 8.9 天。说明医院的医疗效率在不断提高而病床使用率由 2005 年的 75.39%上升到 2014 年的 98.02%，在 2013 年甚至高达 100.28%（表 13-12）。二级医院床位使用率标准为 85%～90%，三级医院床位使用率为 85%～93%。说明广西医院床位仍然紧张，负担不断加重，特别是 2011 年之后。

表 13-12　2005～2014 年广西医疗机构的工作效率情况

年份	诊疗人次/万次	入院人数/万人	床位使用率/%	平均住院日/天
2005	8 515.56	247.60	75.39	10.6
2006	8 702.26	287.90	74.86	10.6
2007	11 980.04	391.76	82.12	10.7
2008	11 708.69	481.80	85.42	10.7
2009	13 292.97	557.34	90.90	10.5
2010	14 087.44	590.20	89.92	9.6
2011	14 711.65	593.86	95.67	9.4
2012	13 849.51	697.71	98.15	9.3
2013	15 114.17	819.18	100.28	9.2
2014	15 988.01	832.78	98.02	8.9

二、不同地市卫生服务利用比较

2014 年，广西 14 个市诊疗人次数、住院人数最高的城市为南宁市，最低的城市为防城港市。有 10 个城市的病床使用率超过 90%，其中两个城市的病床使用率超过 100%（钦州市和玉林市），说明广西大部分地区都出现了床位紧张。北海市的平均住院日最高，其次是南宁市和柳州市，均超过 10 天，贵港市的住院日最低（7.2 天）（表 13-13）。

表 13-13　2014 年广西 14 辖市医疗服务效率情况

地区	诊疗人次/次	入院人数/人	病床使用率/%	平均住院日/天
南宁市	17 960 833	875 736	95.01	10.3
柳州市	10 789 341	498 341	94.41	10.2
桂林市	10 650 038	457 207	88.68	8.4
梧州市	5 087 733	270 955	95.42	9.9
北海市	3 144 592	136 850	89.37	13.0
防城港市	1 442 296	99 183	97.06	8.0
钦州市	3 909 471	284 183	103.13	8.9
贵港市	4 540 298	365 338	92.89	7.2
玉林市	8 001 663	471 375	109.25	9.6
百色市	4 764 906	436 101	99.10	7.6
贺州市	2 560 698	162 484	88.11	8.0
河池市	4 455 746	365 734	92.06	7.6
来宾市	2 798 429	165 642	77.72	7.7
崇左市	3 110 653	190 258	95.83	7.6

第四节　广西卫生体系存在的问题及政策建议

我们通过对 2009～2014 年广西颁布的卫生政策作出回顾性评价，分析政策的框架及数量，分析在卫生政策方面的侧重点和发展趋势。

一、卫生政策现状及其评估

资料来源于广西壮族自治区政府、广西统计局、广西卫计委等部门发布的各种公文和内部资料汇编和政府门户网站及相关学术网站等。经分析、筛选，最终收集了 84 篇相关政策文献（以广西卫计委、广西人社厅、广西财政局、广西发改委、广西统计局官网，中国知网、万方数据库收录的政策文件为主）。

（一）广西颁布的法律法规基本情况

自 2009 年，我国启动新一轮医疗卫生体制改革以来，广西出台了一系列的地方卫生法律法规，推动了新医改的进程，卫生体系建设工作取得了长足进步。2009 年～2014 年，广西颁布的有关法律法规覆盖了人口和计划生育、医疗服务、医疗保障、公共卫生等领域（表 13-14）。

表 13-14　2009～2014 年广西颁布的有关卫生的法律法规

年/月/日	内　容
2009/3/1	广西壮族自治区发展中医药壮医药条例
2010/2/1	广西壮族自治区乡镇卫生院管理办法
2011/1/1	广西壮族自治区城市社区卫生服务管理办法
2011/10/31	广西壮族自治区基本公共卫生服务项目补助资金管理暂行办法
2012/4/1	广西壮族自治区医疗机构管理办法
2012/6/1	广西壮族自治区人口和计划生育条例
2012/9/19	广西壮族自治区城镇基本医疗保险付费方式改革实施方案
2012/12/10	广西壮族自治区“十二五”期间深化医药卫生体制改革规划暨实施方案
2013/1/1	广西壮族自治区医疗废物管理办法
2013/3/1	广西壮族自治区预防接种异常反应补偿办法
2013/7/1	广西壮族自治区艾滋病防治条例
2014/3/1	广西壮族自治区人口和计划生育管理办法
2014/3/1	广西壮族自治区爱国卫生管理办法
2014/6/13	广西北部湾经济区职工基本医疗保险暂行办法
2014/6/13	广西北部湾经济区生育保险暂行办法

（二）广西卫生体系政策的内容框架分析

从卫生体系的内容框架进行分类，所收集的政策文件主要包括医疗服务、医疗保障、公共卫生服务、卫生筹资与资源四个方面（表 13-15）。

表 13-15　广西卫生体系政策文件的内容分布

研究内容	研究数量/份	百分比/%
医疗服务	30	35.7
医疗保障	21	25.0
公共卫生服务	17	20.2
卫生筹资与资源	16	19.0

从政策文件的数量上来看，关于医疗服务的政策文件数量占多数，2009～2014 年共颁布 30 份，其次是医疗保障的政策文件，有 21 份，公共卫生服务、卫生筹资与资源这两部分文件的颁布数量差距不大，分别是 17 份、16 份。有的政策文件并不仅研究一个方面，从主要内容分析，医疗服务的主要内容有深化医药卫生体制、基层医疗、传统医学、医患纠纷等；医疗保障方面包括特殊人群（北部湾地区、失业破产国企人员、大学生、区直属单位等）基本医疗保险、大病保险试点等；公共卫生服务领域包括重大传染病防控、地中海贫血防治；卫生筹资与资源包括人员培养和编制、基层资金补助和财务

结算等。

（三）广西卫生体系政策文件梳理及对比

从涉及的主题对政策文件进行简要的梳理和对比，可分为制度建设、医疗保险、疾病预防、资源管理四个主题（表 13-16）。

表 13-16　卫生体系政策重点

主题	具体内容
制度建设	“十二五”期间农村基本医疗卫生保障工作方案 深化医药卫生体制改革 成立领导小组 卫生体制综合改革试点
医疗保障	职工、居民基本医疗保险 生育保险 门诊统筹
疾病预防	艾滋病攻坚工程实施 地中海贫血防治 甲型 H1N1 流感、手足口病、结核病等防控
资源管理	护士注册、卫生系列高级专业技术资格评审、医学英才培养、卫生事业单位用人新机制 卫生事业补助政策实施、项目立项的批复、改革补助资金管理

分析所收集的政策文件，可见医疗服务的相关政策较为突出。在 2009～2014 年广西制定的 15 条政策法规中，有 5 条关于医疗服务体系，4 条关于公共卫生体系，3 条关于医疗保险。关于医疗服务的政策文件数量也是最多（30 份），其次是医疗保障（21 份）、公共卫生服务（17 份）、卫生筹资与资源（16 份）。医疗服务体系是卫生服务体系的重要组成部分，规模巨大。2009～2014 年医改重点是健全基层医疗卫生服务体系。随着国家新医改不断推进，广西颁布的相关政策法规日渐增加。广西通过加强基层医疗服务机构和卫生人力在数量、结构和布局等方面的建设，形成了比较完整的基层医疗服务体系。截至 2014 年底，广西基层医疗卫生机构有 32 497 个，其中乡镇卫生院 1 270 个、社区卫生服务中心 144 个、社区卫生服务站 125 个、门诊部和诊所 9 041 个、村卫生室 21 917 个。乡镇卫生院床位数 58 319 张，比上年增加 2793 张，增长了 5.03%。每千农业人口乡镇卫生院床位数为 1.37 张，比上年增加 0.06 张。加快推进医疗保障制度建设，也是新医改的重点。广西通过 5 年的努力，基本医疗保障制度不断完善，在广覆盖、保基本的基础上，覆盖深度也逐步提高。2014 年，三大基本医疗保险项目已经覆盖广西 95%以上的人口。全区参加城镇职工基本养老保险人数 557.59 万人，比上年末增加 19.22 万人；参加城镇基本医疗保险人数 1067.35 万人，比上年增加 36.37 万人；共有 111 个县（市、区）开展了新型农村合作医疗试点工作，新型农村合作医疗参合率 99.03%。而公共卫生服务体系、卫生筹资与资源政策文件所占比例较少。2015 年国务院办公厅印发《关于推进分级诊疗制度建设的指导意见》，强基层、提高公共卫生服务可及性、培养全科医生队伍将会成为卫生系统的工作重点。

二、存在的问题和面临的调整

目前广西在卫生体系研究和政策的制定方面，非常重视医疗服务体系。医疗服务是生命的最后一道防线，其重要性不言而喻。但公共卫生、医疗保障以及卫生资源的作用也关系到人民的健康。这几个体系相互依存联系密切[13]。今后应当更侧重于这几个方面工作的协调配合，共同推进卫生体系健康发展。

要认真做好贯彻政策文件的工作。目前出台的一系列的相关法律法规和政策文件中，法律性的文件需要贯彻实施，政策性的文件是指导性意见和对发展方向的明确，属于原则性规定。各地区应根据自身的实际情况，制定具体又可操作的程序和运行机制，合理有序推进工作。然而部分卫生法规缺乏具体的实施办法和细则，可能会导致处于无人监管、主体不明或多头管理的处境。因此，卫生法律法规的对应配套、协调工作有待进一步完善。

第五节　案例分析

2010 年国家发展和改革委员会同原卫生部、国家中医药管理局编制了《健全农村医疗卫生服务体系建设方案》。方案的建设目标是：到 2011 年，在中央和地方政府支持下，改变农村医疗卫生机构房屋短缺、破旧和基本诊疗设备不足的状况，实现农村医疗卫生服务网络的全面覆盖。2009～2013 年，广西发改委和相关部门根据中央要求，科学编制广西的建设方案，制定具体的项目实施计划，积极筹措建设资金，完善有关政策，组织实施国家发改委下达给全区的基层医疗卫生服务体系建设项目。为了解广西基层医疗卫生服务体系（县级医院、乡镇卫生院、村卫生室和社区卫生服务中心）项目的建设情况，我们具体分析了 2009～2013 年的县级综合医院、乡镇卫生院卫生投入、医院床位、卫生人员分布和变化情况。评价项目建设对完善广西基层医疗卫生服务体系、提升“保基本”服务能力和水平的作用，为进一步推进广西基层医疗卫生服务体系的建设，完善基层医疗卫生服务相关政策措施提供参考依据。

我们根据专家意见设计调查问卷，调查问卷由自治区发改委医改办公室下发，要求县（区、市）发改委和卫生局负责组织辖区内各项目的调查上报工作，各项目单位安排专人负责调查及组织相关科室填写调查表；经复核无误后，由所在单位负责人审定、签名，加盖单位公章后上报。

评估报告中，有关广西基层医疗卫生服务体系建设情况的内容如下。

一、县（市）域的政府医疗卫生投入现状

（一）政府医疗卫生投入与经常性财政支出比较

2008～2013 年，广西各县（市）域的经常性财政支出呈现波动性逐年增长趋势，

2009～2010 年增幅较大，2011～2013 年增幅明显变缓[14]；年均增长率为 25.4%。同期，全区县（市）域的政府卫生投入也呈现波动性逐年增长趋势，2009～2011 年增幅较大，2012～2013 年增幅明显变缓，2010 年、2011 年和 2013 年的增幅明显高于同期经常性财政支出的增幅；年均增长率为 34.5%，高于经常性财政支出（25.4%）。同期，14 个地市的经常性财政支出和政府卫生投入也呈现类似的变化（表 13-17）。

（二）县（市）域政府卫生投入占经常性财政支出的比重

2008～2013 年，全区各县（市）域政府的卫生投入占经常性财政支出的比重呈现波动性逐年提高趋势，从 2008 年的 7.40%提高到 2013 年的 10.51%。同期，14 个地市的县（市）域政府卫生投入占经常性财政支出比重也呈现波动性逐年提高趋势（表 13-18）。

表 13-17　2008～2013 年县（市）域的政府卫生投入与经常性财政支出增长率比较　单位：%

地区		2008 年	2009 年	2010 年	2011 年	2012 年	2013 年	年均增长率
南宁市	经常性财政支出增长率	—	22.79	37.13	27.01	18.66	13.60	23.6
	政府卫生投入增长率	—	44.56	114.49	51.88	27.53	4.51	44.4
柳州市	经常性财政支出增长率	—	30.73	23.14	40.83	17.56	0.92	21.9
	政府卫生投入增长率	—	50.12	54.17	20.70	45.77	16.27	36.5
桂林市	经常性财政支出增长率	—	28.27	49.98	24.94	20.25	9.93	26.0
	政府卫生投入增长率	—	55.18	36.89	42.88	7.50	17.62	30.9
梧州市	经常性财政支出增长率	—	40.18	29.35	34.35	25.20	11.69	27.8
	政府卫生投入增长率	—	109.71	34.28	66.95	12.70	7.75	41.7
北海市	经常性财政支出增长率	—	66.99	7.15	28.16	10.54	4.52	21.5
	政府卫生投入增长率	—	91.60	24.15	68.81	14.46	13.16	39.1
钦州市	经常性财政支出增长率	—	29.31	21.63	29.32	21.01	4.36	20.8
	政府卫生投入增长率	—	96.56	40.60	62.39	14.90	16.20	43.1
贺州市	经常性财政支出增长率	—	38.23	26.21	27.04	25.24	12.46	25.6
	政府卫生投入增长率	—	76.77	33.01	49.20	16.14	26.36	38.8
来宾市	经常性财政支出增长率	—	52.26	54.21	13.91	8.88	9.71	26.2
	政府卫生投入增长率	—	76.17	39.66	42.75	−12.43	40.18	33.9
贵港市	经常性财政支出增长率	—	33.58	39.66	23.65	26.04	11.69	26.6
	政府卫生投入增长率	—	24.94	37.68	47.33	18.62	22.82	29.9
百色市	经常性财政支出增长率	—	27.03	26.55	17.17	35.27	9.72	22.8
	政府卫生投入增长率	—	32.12	52.64	51.38	5.57	17.31	30.5
防城港市	经常性财政支出增长率	—	41.05	109.08	2.62	18.28	−18.58	23.9
	政府卫生投入增长率	—	16.02	71.33	68.70	29.90	2.73	34.9
崇左市	经常性财政支出增长率	—	28.58	15.72	23.33	35.10	10.03	22.2
	政府卫生投入增长率	—	50.98	33.72	93.19	16.54	14.96	39.2
河池市	经常性财政支出增长率	—	19.78	33.18	16.16	25.28	13.28	21.3
	政府卫生投入增长率	—	40.32	60.44	30.70	4.91	0.31	25.4
玉林市	经常性财政支出增长率	—	32.46	36.72	24.31	23.21	5.10	23.9
	政府卫生投入增长率	—	76.47	71.77	44.24	0.65	25.44	40.7

续表

地区		2008年	2009年	2010年	2011年	2012年	2013年	年均增长率
全区合计	经常性财政支出增长率	—	132.50	20.20	1.84	16.12	−6.16	25.4
	政府卫生投入增长率	—	51.54	51.47	47.29	12.60	15.61	34.5

表 13-18　2008～2013 年县（市）域的政府卫生投入占经常性财政支出的比重　单位：%

地区	2008年	2009年	2010年	2011年	2012年	2013年
南宁市	7.40	8.71	13.63	16.30	17.52	16.12
柳州市	4.37	5.02	6.28	5.38	6.68	7.69
桂林市	7.10	8.59	7.84	8.97	8.02	8.58
梧州市	4.70	7.02	7.29	9.06	8.16	7.87
北海市	7.52	8.62	9.99	13.16	13.63	14.75
钦州市	7.60	11.55	13.35	16.77	15.92	17.73
贺州市	5.56	7.11	7.49	8.80	8.16	9.17
来宾市	8.25	9.54	8.64	10.83	8.71	11.13
贵港市	28.02	26.21	25.84	30.79	28.98	31.86
百色市	6.31	6.57	7.92	10.23	7.99	8.54
防城港市	4.61	3.79	3.11	5.11	5.61	7.08
崇左市	5.23	6.15	7.10	11.12	9.60	10.03
河池市	7.67	8.99	10.83	12.19	10.21	9.04
玉林市	5.85	7.80	9.80	11.37	9.29	11.08
全区合计	7.40	4.82	6.08	8.79	8.53	10.51

二、基层医疗机构床位规模与利用变化

（一）县医院床位规模与利用变化

2008～2013 年，县医院的编制床位数和开放床位数及其增长率逐年增加，年均增长率分别为 5.9%和 11.5%，开放床位数年均增长率是编制床位数的 1.95 倍；2013 年县医院的开放床位数（院均）468.9 张，是编制床位数（院均）的 1.44 倍（表 13-19、图 13-6）。

县级医院的床位使用率达到 85%，可认为是与当地医疗需求相适应的。如果当地医疗机构的床位使用率达到甚至超过 100%，即说明当地居民的医疗需求超过了医疗机构的提供水平，导致医疗机构的病床超负荷运转。项目县医院 2008～2013 年的平均床位使用率均在 85%以上，2012 年和 2013 年甚至超过 100%。这说明随着基本医疗筹资水平的提高，基层居民住院服务需求得到释放，县医院床位得到较为充分利用，但同时也面临病床超负荷运转的挑战。

表 13-19　2008～2013 年县医院的病床数和病床使用率变化

年份	编制床位数		开放床位数		平均床位使用率/%
	院均床位数/张	增长率/%	院均床位数/张	增长率/%	
2008	244.5	—	271.8	—	86.5
2009	248.8	1.8	283.6	4.3	93.0
2010	249.6	0.3	315.3	11.2	97.0
2011	270.3	8.3	340.3	7.9	98.1
2012	279.7	3.5	397.1	16.7	104.2
2013	324.9	16.2	468.9	18.1	100.4

注：平均床位使用率以开放床位数计算

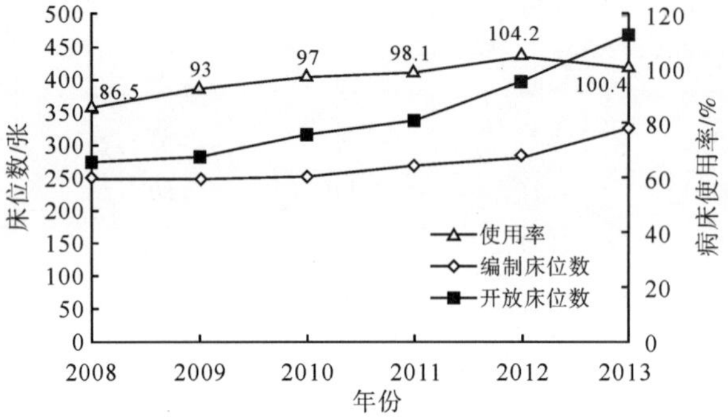

图 13-6　2008～2013 年县医院的病床数和病床使用率变化

（二）中心卫生院床位规模与利用变化

2008～2013 年，中心卫生院的编制床位数和开放床位数及其增长率逐年增加，年均增长率分别为 19.1%和 19.3%；2013 年中心卫生院的开放床位数（院均）193 张，是编制床位数（院均）的 2.12 倍（表 13-20、图 13-7）。中心卫生院床位规模有明显扩张倾向。

乡镇卫生院的床位使用率达到 60%，可认为是与当地医疗需求相适应的。中心卫生院 2008～2013 年的平均床位使用率均在 60%以上，2012 年和 2013 年的床位使用率超过 80%。这说明中心乡镇卫生院床位得到较为充分的利用，同时也面临病床超负荷运转的挑战。

表 13-20　2008～2013 年中心卫生院的病床数和病床使用率变化

年份	编制床位数		开放床位数		平均病床使用率/%
	院均床位数/张	增长率/%	院均床位数/张	增长率/%	
2008	38	—	80	—	65.9
2009	41	7.9	121	51.3	71.6
2010	64	56.1	140	15.7	73.8
2011	75	17.2	144	2.9	76.7
2012	81	8.0	167	16.0	83.8
2013	91	12.3	193	15.6	80.7

注：平均病床使用率以开放床位数计算

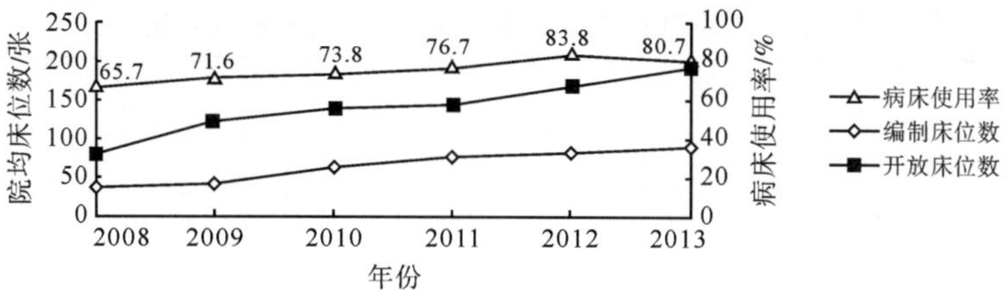

图 13-7　2008～2013 年中心卫生院的病床数和病床使用率变化

三、基层医疗机构医疗服务量变化

（一）基层医疗机构的门急诊量变化

2008～2013 年，县医院、乡镇卫生院和社区卫生服务中心等机构的门急诊人次均呈现逐年增长趋势。县医院门急诊人次从 2008 年的 193 812.4 人次增加到 2013 年的 286 267.1 人次，增加了 47.7%，年均增长率为 8.1%。乡镇卫生院门急诊人次从 2008 年的 44 147.2 人次增加到 2013 年的 78 597.5 人次，增加了 78.0%，年均增长率为 12.2%。社区卫生服务中心门急诊人次从 2008 年的 44 475.3 人次增加到 2013 年的 76 097.1 人次，增加了 71.1%，年均增长率为 11.3%。乡镇卫生院和社区卫生服务中心门急诊人次年均增长率明显高于县级医院（表 13-21）。这表明，基层医疗机构门急诊服务能力得到较大提高，乡镇卫生院和社区卫生服务中心尤其明显。

表 13-21　2008～2013 年基层医疗机构的门急诊量变化

年份	县医院门急诊人次		乡镇卫生院门急诊人次		社区卫生服务中心门急诊人次	
	院均人次/次	增长率/%	院均人次/次	增长率/%	院均人次/次	增长率/%
2008	193 812.4	—	44 147.2	—	44 475.3	—
2009	202 730.8	4.6	45 209.3	2.4	54 334.6	22.2
2010	218 460.3	7.8	49 240.6	8.9	59 565.6	9.6
2011	230 488.1	5.5	51 838.0	5.3	62 423.1	4.8
2012	262 299.8	13.8	61 271.9	18.2	68 414.0	9.6
2013	286 267.1	9.1	78 597.5	28.3	76 097.1	11.2

（二）基层医疗机构的住院量变化

2008～2013 年，县医院和乡镇卫生院等机构的出院人数均呈现逐年增长趋势。县医院出院人数从 2008 年的 11 214.1 人增加到 2013 年的 22 436.2 人，增加了 100.1%，年均增长率为 14.9%。乡镇卫生院出院人数从 2008 年的 3310.0 人增加到 2013 年的 4342.2 人，增加了 31.2%，年均增长率为 5.6%(表 13-22)。这表明，基层医疗机构住院服务能力得到较大提高，县医院尤其明显。

表 13-22　2008～2013 年基层医疗机构的住院量变化

年份	县医院出院人数		乡镇卫生院出院人数	
	院均人数/人	增长率/%	院均人数/人	增长率/%
2008	11 214.1	—	3 310.0	—
2009	12 682.1	13.1	3 506.1	5.9
2010	14 878.6	17.3	3 694.4	5.4
2011	17 633.9	18.5	3 845.5	4.1
2012	19 899.7	12.8	3 905.3	1.6
2013	22 436.2	12.7	4 342.2	11.2

四、基层医疗机构卫生人力资源状况变化

（一）卫生人力配置情况变化

1. 县医院卫生人力配置情况变化

2008～2013 年，县医院编制职工总数逐年增加，年均增长率为 4.7%，但每年均存在缺编，并且缺编比例逐年增加，从 2008 年的 25.8%增加到 2013 年的 35.6%（表 13-23）。缺编比例增加的主要原因：①县医院在岗职工总数年均增长率（7.7%）明显高于编制职工年均增长率。②县医院开放床位数年均增长率（11.5%）是编制床位数年均增长率（5.9%）的 1.95 倍。

按照县级综合医院人力配置标准，卫生技术人员占总人数比例应该在 80%，其中执业（助理）医师占比应该在 30%，注册护士占比应该在 50%，医护比 1∶2。全区县医院人力配置均没有达到上述配置标准，护士尤其严重（表 13-23）。表明县医院存在护理人员短缺。

表 13-23　2008～2013 年县医院卫生人力配置情况变化（院均）

指标	2008 年	2009 年	2010 年	2011 年	2012 年	2013 年
开放床位数/张	272	284	315	340	397	469
编制职工总数/人	284	288	296	313	328	357
人床比	1∶1.04	1∶1.01	1∶0.94	1∶0.92	1∶0.83	1∶0.76
在岗职工总数/人	383	410	433	467	512	554
编制职工数占总人数比例%	74.2	70.2	68.4	67.0	64.1	64.4
在岗卫生技术人员/人	298	314	336	365	401	442
卫生技术人员占总人数比例/%	77.8	76.6	77.6	78.2	78.3	79.8
执业（助理）医师占比/%	25.8	25.1	24.7	24.4	23.8	24.2
注册护士占比/%	37.1	36.1	38.1	39.0	39.8	41.0
医护比	1∶1.44	1∶1.45	1∶1.54	1∶1.60	1∶1.67	1∶1.69

2. 乡镇卫生院卫生人力配置情况变化

2008～2013 年，乡镇卫生院编制职工总数逐年增加，年均增长率为 8.4%，但每年

仍存在缺编，只是缺编比例逐年减少，由 2008 年的 20.8%减少到 2013 年的 4.9%（表 13-24）。

按照乡镇卫生院卫生人力配置标准，医护比为 1∶1.2。全区乡镇卫生院的医护比明显低于配置标准，乡镇卫生院存在较为严重的护理人员短缺。

表 13-24 2008～2013 年乡镇卫生院卫生人力配置情况变化（院均）

指标	2008 年	2009 年	2010 年	2011 年	2012 年	2013 年
编制职工总数/人	38	36	43	50	53	57
在岗职工总数/人	48	51	53	53	56	61
编制职工数占总人数比例/%	79.2	70.6	81.1	94.3	94.6	95.1
在岗卫生技术人员/人	43	45	47	49	51	55
卫生技术人员占总人数比例/%	89.6	88.2	88.7	92.5	91.1	90.2
执业（助理）医师占比/%	29.2	31.4	30.2	32.1	30.4	32.8
注册护士占比/%	27.1	23.5	24.5	26.4	26.8	27.9
医护比	1∶0.93	1∶0.75	1∶0.81	1∶0.82	1∶0.88	1∶0.95

3. 社区卫生服务中心卫生人力配置情况变化

2008～2013 年，社区卫生服务中心每年均存在缺编，缺编比例在 20%～30%左右。社区卫生服务中心的卫生技术人员占总人数比例未超过 90%，低于乡镇卫生院水平；但执业（助理）医师占比和注册护士占比高于乡镇卫生院（表 13-25）。

表 13-25 2008～2013 年社区卫生服务中心卫生人力配置情况变化（院均）

指标	2008 年	2009 年	2010 年	2011 年	2012 年	2013 年
编制职工总数/人	32	32	33	27	28	28
在岗职工总数/人	39	44	48	33	34	34
编制职工数占总人数比例/%	82.1	72.7	68.8	81.8	82.4	82.4
在岗卫生技术人员/人	32	37	39	29	30	30
卫生技术人员占总人数比例/%	82.1	84.1	81.3	87.9	88.2	88.2
执业（助理）医师占比/%	38.5	43.2	43.8	39.4	35.3	35.3
注册护士占比/%	23.1	27.3	27.1	30.3	32.4	35.3
医护比	1∶0.60	1∶0.63	1∶0.62	1∶0.77	1∶0.92	1∶1.00

（二）卫生人力的学历与职称的构成变化

在学历构成上，县医院本科及以上学历所占比例从 2008 年的 23.6%提高到 2013 年的 30.4%；县中医院本科及以上学历所占比例从 2008 年的 20.9%提高到 2013 年的 23.2%。乡镇卫生院大专及以上学历所占比例从 2008 年的 39.2%提高到 2013 年的 52.7%；本科及以上学历所占比例从 2008 年的 5.1%提高到 2013 年的 8.6%。社区卫生服务中心大专及以上学历所占比例从 2008 年的 48.6%提高到 2013 年的 74.1%；本科及以上学历所占比例从2008年的5.0%提高到2013年的24.7%。由此可见，全区基层医疗机构学历结构得到改善，高学历比例得到提高，尤其社区卫生服务中心高学历比例的提高较为明显。这说明，在有编制、全额拨款等政策支持下，基层医疗机构对高等院校医学毕业生有一定的吸引力。

在职称构成上，县医院副高及以上职称所占比例从2008年的2.9%提高到2013年的3.9%；县中医院副高及以上职称所占比例从2008年的1.5%提高到2013年的3.0%。乡镇卫生院中级及以上职称所占比例从2008年的13.3%提高到2013年的19.2%；社区卫生服务中心中级及以上职称所占比例从2008年的25.4%提高到2013年的30.3%。由此可见，全区基层医疗机构卫生人力素质得到不同程度改善。但县级机构高职称所占比例仍较低，不到5%；乡镇卫生院仍有16.3%人员无职称。因此，全区基层医疗机构卫生人力素质仍有待进一步提高。

综上所述，广西农村地区的卫生人力资源总量尽管较为缺乏，但卫生人力资源工作效率较高，卫生人力资源得到较为充分的发挥和利用。这可能与以下因素有关：一是全区各级政府近年来加大对医疗卫生事业的投入；二是近年来农村基层医疗机构卫生人力资源的专业水平和素质得到提高；三是全区制定了一系列针对农村卫生人力资源的激励政策和措施，激发了农村医疗机构职工的工作积极性。

第六节　小　结

本章主要从广西卫生资源、医疗服务效率和政策进行研究和探讨。简要对广西卫生资源近10年的变化情况和分布进行描述，并分析了地区间的公平性和医疗服务利用的情况，系统梳理了卫生政策的结构和内容，最后描述和分析了广西基层医疗服务体系近5年的情况。

当前广西卫生资源已有相当规模，卫生服务能力明显增强。无论是按人口配置还是按地域配置卫生资源分布都在合理范围内，说明近年来广西行政部门实施的区域卫生规划和医疗设备配置规划取得了一定的效果，在宏观上基本实现了卫生资源配置的合理性，资源配置的公平性已基本满足。相对来说，床位数配置较为公平。优质卫生资源集中于大城市，基层医疗的卫生资源尚薄弱。随着疾病谱的改变以及人们健康意识的提高，人们对各种医疗卫生服务的需求也在不断增加，而卫生资源配置的不公平性将直接影响到居民获得有效的医疗卫生服务。建议进一步完善医疗服务体系。卫生资源应向经济欠发达地区倾斜，保证卫生服务供给的效率与公平。

卫生总费用逐年增长，政府卫生支出和社会卫生支出增长、居民个人卫生支出逐年下降；从卫生总费用的筹资结构看，广西与全国平均水平相比仍处在偏高水平。但广西实际卫生投入总额并不高，说明广西卫生资源相对匮乏，制约着广西卫生事业的持续稳定发展。因此，广西应不断加强各级政府对卫生领域的投入力度，同时积极引导和鼓励各类社会资本进入到医疗卫生服务领域，以更好地增加广西各种医疗卫生资源配置的总量，逐步提升广西医疗卫生事业发展的水平和实力。

参考文献

[1] 韦龙宾，黄秀萍. 广西岩溶地区的自然环境和社会经济状况分析 [J]. 广西大学学报（哲学社会科学版），2007，29 (S1)：146-149.

[2] 何海洲，杨志强，李水如，等. 广西优势矿产资源利用现状及保障程度分析 [J]. 中国矿业，2014，23 (11)：40-44.

[3] 龙寻. 广西的历史发展和变迁 [J]. 文史春秋，2008，(12)：29-36.

[4] 广西壮族自治区统计局，国家统计局广西调查总队. 2014 年广西经济运行情况 [R]. 南宁，2015.

[5] 胡建华. "一带一路" 战略背景下广西旅游业对外开放合作问题探析 [J]. 学术论坛，2016，39 (3)：45-49.

[6] 广西壮族自治区环境保护厅. 2015 年广西壮族自治区环境状况公报 [R]. 南宁，2016.

[7] 国家卫生计生委统计信息中心，第五次国家卫生服务调查分析报告 [M]. 北京：中国协和医科大学出版社，2015.

[8] 广西壮族自治区卫生和计划生育委员会. 广西卫生计生事业 "十二五" 成就回眸 [R]. 南宁，2016.

[9] 广西壮族自治区统计局，国家统计局广西调查总队. 2013 年广西全人群死因监测报告 [R]. 南宁，2015.

[10] 梁万年. 卫生事业管理学（第三版）[M]. 北京：人民卫生出版社，2012.

[11] 国家卫生计生委卫生发展研究中心. 2015 年中国卫生总费用研究报告 [R]. 北京，2015.

[12] 韦英婷. 广西卫生资源配置公平性及效率评价研究 [D]. 南宁：广西医科大学，2010.

[13] 代涛. 卫生体系改革评价研究的进展与实践 [J]. 中国卫生政策研究，2013，6 (4)：1-11.

[14] 范世祥，梁宝敏，龙莉莉，等. 广西基层医疗卫生机构财政补助政策研究 [J]. 经济研究参考，2011，(17)：19-23.

（黎燕宁，冯启明）

主要作者简介：

黎燕宁，流行病与卫生统计学专业博士，副教授。现任广西医科大学信息与管理学院卫生事业管理系教研室主任。研究方向是卫生政策与卫生项目评估。冯启明，流行病与卫生统计学专业博士，教授。现任广西医科大学信息与管理学院卫生事业管理系主任。主要研究方向是公立医院改革。